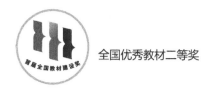

全国优秀教材二等奖

国家卫生健康委员会"十三五"规划教材

全国高等学历继续教育（专科起点升本科）规划教材

供护理学类专业用

健 康 评 估

第3版

主 编 张彩虹

副主编 赵 莉 李雪萍 李雪莉 余丽君

人民卫生出版社

图书在版编目（CIP）数据

健康评估 / 张彩虹主编. —3 版. —北京：人民卫生出版社，2018

全国高等学历继续教育"十三五"（护理专升本）规划教材

ISBN 978-7-117-26195-1

Ⅰ. ①健…　Ⅱ. ①张…　Ⅲ. ①健康－评估－医学院校－教材　Ⅳ. ①R471

中国版本图书馆 CIP 数据核字（2018）第 099168 号

| 人卫智网 | www.ipmph.com | 医学教育、学术、考试、健康，购书智慧智能综合服务平台 |
| 人卫官网 | www.pmph.com | 人卫官方资讯发布平台 |

健 康 评 估

第 3 版

主　　编：张彩虹
出版发行：人民卫生出版社（中继线 010-59780011）
地　　址：北京市朝阳区潘家园南里 19 号
邮　　编：100021
E - mail：pmph @ pmph.com
购书热线：010-59787592　010-59787584　010-65264830
印　　刷：北京盛通数码印刷有限公司
经　　销：新华书店
开　　本：850×1168　1/16　印张：28
字　　数：699 千字
版　　次：2003 年 8 月第 1 版　2018 年 7 月第 3 版
　　　　　2023 年 11 月第 3 版第 4 次印刷（总第 12 次印刷）
标准书号：ISBN 978-7-117-26195-1
定　　价：59.00 元
打击盗版举报电话：010-59787491　E-mail：WQ @ pmph.com
（凡属印装质量问题请与本社市场营销中心联系退换）

纸质版编者名单

数字负责人 李雪萍

编　　者（按姓氏笔画排序）

王　艳（新疆石河子大学医学院）　　吴武萍（长治医学院和平医院）

尹　凯（南华大学医学院）　　　　　余丽君（北京协和医学院护理学院）

任海蓉（湖北中医药大学护理学院）　张彩虹（海南医学院国际护理学院）

刘　蕾（沈阳医学院护理学院）　　　金春明（牡丹江医学院附属红旗医院）

刘国杰（哈尔滨医科大学附属第二医院）周艳丽（大连医科大学附属第一医院）

阳晓丽（海南医学院国际护理学院）　赵　莉（川北医学院护理学院）

李雪莉（三峡大学第一临床医学院）　荣　芳（山西大同大学医学院）

李雪萍（西安医学院护理学院）

编写秘书 阳晓丽（海南医学院国际护理学院）

数字秘书 尚　瑜（西安医学院临床医学院）

在线课程编者名单

在线课程负责人 李雪萍

编　　者（按姓氏笔画排序）

马建梅（西安医学院临床医学院）　　宋　梅（西安医学院护理学院）

王　艳（新疆石河子大学医学院）　　尚　瑜（西安医学院临床医学院）

白　燕（西安医学院护理学院）　　　金春明（牡丹江医学院附属红旗医院）

刘　华（西安医学院护理学院）　　　周艳丽（大连医科大学附属第一医院）

刘　蕾（沈阳医学院护理学院）　　　周晓丽（西安医学院护理学院）

刘国杰（哈尔滨医科大学附属第二医院）孟　黎（西安医学院护理学院）

阳晓丽（海南医学院国际护理学院）　荣　芳（山西大同大学医学院）

李雪莉（三峡大学第一临床医学院）　唐俐玲（西安医学院护理学院）

李雪萍（西安医学院护理学院）　　　黄　黎（西安医学院护理学院）

吴武萍（长治医学院和平医院）　　　焦艳会（西安医学院护理学院）

余丽君（北京协和医学院护理学院）　褚　静（西安医学院护理学院）

在线课程秘书

尚　瑜（西安医学院临床医学院）

第四轮修订说明

随着我国医疗卫生体制改革和医学教育改革的深入推进,我国高等学历继续教育迎来了前所未有的发展和机遇。为了全面贯彻党的十九大报告中提到的"健康中国战略""人才强国战略"和中共中央、国务院发布的《"健康中国 2030"规划纲要》,深入实施《国家中长期教育改革和发展规划纲要(2010-2020 年)》《中共中央国务院关于深化医药卫生体制改革的意见》,落实教育部等六部门联合印发《关于医教协同深化临床医学人才培养改革的意见》等相关文件精神,推进高等学历继续教育的专业课程体系及教材体系的改革和创新,探索高等学历继续教育教材建设新模式,经全国高等学历继续教育规划教材评审委员会、人民卫生出版社共同决定,于 2017 年 3 月正式启动本套教材护理学专业(专科起点升本科)第四轮修订工作,确定修订原则和要求。

为了深入解读《国家教育事业发展"十三五"规划》中"大力发展继续教育"的精神,创新教学课程、教材编写方法,并贯彻教育部印发《高等学历继续教育专业设置管理办法》文件,经评审委员会讨论决定,将"成人学历教育"的名称更替为"高等学历继续教育",并且就相关联盟的更新和定位、多渠道教学模式、融合教材的具体制作和实施等重要问题进行了探讨并达成共识。

本次修订和编写的特点如下:

1. 坚持国家级规划教材顶层设计、全程规划、全程质控和"三基、五性、三特定"的编写原则。

2. 教材体现了高等学历继续教育的专业培养目标和专业特点。坚持了高等学历继续教育的非零起点性、学历需求性、职业需求性、模式多样性的特点,教材的编写贴近了高等学历继续教育的教学实际,适应了高等学历继续教育的社会需要,满足了高等学历继续教育的岗位胜任力需求,达到了教师好教、学生好学、实践好用的"三好"教材目标。

3. 本轮教材从内容和形式上进行了创新。内容上增加案例及解析,突出临床思维及技能的培养。形式上采用纸数一体的融合编写模式,在传统纸质版教材的基础上配数字化内容,以一书一码的形式展现,包括在线课程、PPT、同步练习、图片等。

4. 整体优化,本轮修订增加3个品种,包含我国新兴学科以及护理临床操作技能,以满足新形势下的教学培养目标与需求。

本次修订全国高等学历继续教育"十三五"规划教材护理学专业专科起点升本科教材19种,于2018年出版。

第四轮教材目录

序号	教材品种	主编	副主编
1	护理研究(第3版)	陈代娣	肖惠敏　邹海欧
2	护理管理学(第3版)	张振香	刘彦慧　陈翠萍
3	护理心理学(第3版)	史宝欣	唐峥华　孙慧敏
4	护理教育学(第3版)	李小寒　罗艳华	周　芸　马小琴
5	健康评估(第3版)	张彩虹	赵　莉　李雪萍　李雪莉　余丽君
6	内科护理学(第3版)	胡　荣　史铁英	李健芝　游兆媛　朱小平
7	外科护理学(第3版)	张美芬　孙田杰	王爱敏　尹　兵　牟绍玉
8	妇产科护理学(第3版)	张秀平	王爱华　陈　洁　周小兰
9	儿科护理学(第3版)	范　玲　沙丽艳	杨秀玲　李智英
10	急危重症护理学(第3版)	成守珍	桑文凤　甘秀妮　郝春艳
11	老年护理学(第3版)	王艳梅	尹安春　童　莉　石　蕾
12	精神科护理学(第3版)	吕春明	刘麦仙　王秀清　魏钦令
13	临床营养学(第3版)	让蔚清　于　康	施万英　焦凌梅
14	护理伦理学(第3版)	崔香淑　翟晓梅	张　旋　范宇莹
15	护理人际沟通	刘均娥　孟庆慧	付菊芳　王　涛
16	助产学	蔡文智	丁艳萍
17*	基础护理学(第2版)	杨立群　高国贞	崔慧霞　龙　霖
18*	社区护理学(第3版)	涂　英　沈翠珍	张小燕　刘国莲
19*	临床护理技能实训	李　丹	李保刚　朱雪梅　谢培豪

注：1. * 为护理学专业专科、专科起点升本科共用教材

2. 本套书部分配有在线课程，激活教材增值服务，通过内附的人卫慕课平台课程链接或二维码免费观看学习

评审委员会名单

前　言

为了适应高等学历继续教育的发展,全面贯彻落实《国家中长期教育改革和发展规划纲要(2010-2020)》,人民卫生出版社适时启动了第四轮护理学专业高等学历继续教育(专升本)教材的修订工作。《健康评估》作为护理学专业学生必修的主干课程,在传承上版教材的优势和基本框架的基础上,系统描述了健康评估的方法,阐明了针对评估对象的生理、心理和社会评估,以及特殊人群评估,介绍了临床检验、医学影像检查和心电图检查,在突出护理诊断思维的基础上撰写了健康资料的整理、分析和记录,并注重结合当今高等学历继续教育教学改革的特点与要求,以案例为引导,突出操作技能和思维技能的培养,以期培养满足行业要求和社会用人需求的护理应用型人才。

与上版教材相比,本教材做了如下调整:

一、编写内容

1. 身体评估　在原有案例、理论与实践、案例分析 3 个模块的基础上,修改为每个案例均提出 1~2 个思考问题,在理论与实践中紧扣案例评估的要点与注意事项,根据身体评估的结果及相应的护理诊断编写案例分析的内容,环环相扣,增强了 3 个模块的逻辑性与连贯性,有助于培养学生的临床思维能力。

2. 心理社会评估　将功能性健康型态改为心理社会评估,以突出生理 – 心理 – 社会医学模式的系统性与完整性。

3. 特殊人群评估　删去临终病人的评估,引入全科医学的理念,增加残疾人和精神障碍病人的评估。

4. 临床检验　根据检查项目性质的类别进行归类编写,如将尿液、粪便、脑脊液及浆膜腔积液检验归为排泄物及体液检验,并调整节的划分,以凸显内容的逻辑性与条理性。

5. 医学影像检查　突出实用性,将 X 线、CT、MRI、超声与核医学检查的原理、设备、图像特点等理论知识合并为概述,并在内容上做了适当删减,重点突出影像学检查的准备与处理等护理相关知识。

6. 心电图　心电图的基本知识介绍更简洁、凝练,增加了动态心电图与心电图运动负荷试验等临床常用心电图检查。

7. 健康资料的整理、分析和记录　增加了护理诊断的构成元素与分型等护理诊断的相关知识,以期提升学生的护理诊断思维能力,在入院护理评估表中补充了以生理 – 心理 – 社会模式和依据戈登的 11 个功能性健康型态设计的病人入院评估单,更适合临床应用。

8. 附录　基于便于实践练习的原则对附录一的实践指导与评分标准进行了部分修订,附录二增加了北美护理诊断协会护理诊断一览表(2015-2017),以便临床应用。

二、其他

1. 相关链接　在原有基础上更新了与健康评估相关的较新的理论与实践知识,体现了与时俱进。

2. 数字资源　包括 PPT 和同步练习题,学生可通过扫描相应的二维码自主学习,并完成课后自测。

3. 在线课程　为了适应信息时代的需求,本教材精心选取各章节的知识点录制在线课程,内容覆盖全面、重点突出,形式多样,更好地服务于广大师生教与学的需求。

各位编者在本教材编写过程中的密切配合和精诚合作,海南医学院国际护理学院曹兰玉老师在本教材编写的前期准备方面付出了辛苦劳动,在此一并致谢!

由于较上一版教材改动较多,同时增加了配套数字资源,加之编者水平有限,难免出现不足或增删不当之处,恳请专家、同行和广大师生提出宝贵意见,惠予指正。

张彩虹

2018 年 3 月

目　录

第一章 绪 论

1

学习目标	
掌握	健康评估的概念和学习要求。
熟悉	健康评估课程的内容和学习方法。
了解	健康评估课程的起源和发展。

> 　　刘某，女，30 岁，计算机程序员。近日连续加班后出现乏力、心慌、失眠、怕热、多汗、左眼胀痛、情绪急躁 3 天而入院。
>
> 　　**思考：**
>
> 　　1. 病人入院后，如何对该病人进行评估？
>
> 　　2. 该病人存在哪些护理问题？

　　健康评估（health assessment）是从护理的角度研究诊断个体、家庭或社区对现存或潜在的健康问题反应的基本理论、基本技能和临床思维方法的学科。它是在学完医学基础课程之后，为后期临床各专科护理课程学习而开设的一门护理专业基础和桥梁课程。评估的目的在于了解病人的健康状况、识别病人的健康问题，为制定护理措施、评价治疗和护理效果奠定基础。

一、健康评估课程的起源和发展

　　19 世纪中叶，佛罗伦斯·南丁格尔（Florence Nightingale）创建护理学的同时就有了健康评估。南丁格尔视评估为"对疾病的观察"，并认为护士需要收集、分析、记录和解释病人的资料。随着护理实践范围的不断扩展、护士角色功能的逐渐增强、护理专业的快速发展以及社会对护理人才的需求增加，尤其是独立从事家庭和社区工作的护士的出现，对护士的健康评估知识和技能提出了更高的要求。1967 年，国际护理程序学术会议首次提出护理评估的原则：评估是护理程序的第一步；评估是一个系统的、有目的的护患互动过程；评估重点在于个体的功能和日常生活能力，评估过程包括收集资料和临床判断。

　　美国从 1970 年开始，采用已经标准化了的医疗模式培养本科护士健康评估的方法和能力，使护士能够识别和监测疾病过程。该模式在目前的护理教育和护理实践中仍占主导地位。尽管护士和医生一样，需要收集病人的有关症状、健康史、家族史和各系统检查结果，但评估的重点和结果不同。护理评估框架（nursing assessment frameworks）的研究工作一直是护理教育工作者和临床护理工作者关注的重点，即如何有效地促进护士对病人从生理、心理和社会方面进行评估，并帮助病人达到理想的健康状态。护理评估框架结合护理诊断的研究也在不断发展。国内健康评估课程的开设始于 20 世纪 90 年代末期，在临床护理和护理教育同仁们的共同努力下，健康评估已取代以往的《诊断学》课程，被定位为护理专业主干课程。随着护理一级学科的发展和整体护理实践的不断深入，对护士健康评估的能力提出了更高的要求。因此，护理专业学生必须掌握健康评估的知识与技能，以适应日益增长的健康需求。

二、健康评估课程的内容

　　健康评估课程基本内容包括健康评估的内容与方法、身体评估、心理与社会评估、特殊人群的评估、辅助检查及评估结果的整理、分析与记录。具体内容如下：

　　1. **健康评估的内容与方法**　健康评估是利用各种评估方法收集病人健康资料，并根据不同的资料收集方法和时间，将健康资料进行分类的过程。主要的评估方法包括交谈法、身体评估法和辅助检查法。其中健康史是健康评估的主要内容。健康史的内容包括基本资料、主诉、现病史、既往史、家族史、心理社会史和系统回顾。健康史主要采用交谈法进行收集。

2. **身体评估**（physical assessment） 又称体格检查，是护士运用自己的感官或借助简单的辅助工具对被检查者进行系统检查，以了解被检查者身体健康状况和功能的一组基本方法，是获取护理诊断客观依据的最重要的手段。身体评估以人体解剖学、生理学和病理学等知识为基础，具有很强的技术性，需通过系统训练并反复实践才能掌握。有效的身体评估可以及早发现病人的异常、为医生提供诊疗依据，指导护士制定合理的护理措施。

3. **心理与社会评估**（psychological and social assessment） 是依据"生物 - 心理 - 社会"医学模式和世界卫生组织（World Health Organization，WHO）对健康概念的新阐述，贯彻"以人为中心"和整体护理理念而增设的有别于诊断学内容的特色部分。此部分内容主要从认知水平、情感与应激、自我概念、价值观与信仰、社会角色、文化、家庭及环境等方面阐述了如何获取病人的心理和社会资料，增强学生对病人身心反应的理解。由于心理、社会资料主观成分居多，故在收集、分析和判断资料过程中，切忌主观臆断。

4. **特殊人群的评估**（special groups assessment） 本部分是在成人身体评估的基础上，针对人体不同生长阶段或特殊状态，对孕产妇、儿童、老年人、残疾人和精神病人等特殊对象进行评估，在阐述各阶段解剖生理、身心变化特点的基础上，详述评估要点和注意事项。一方面注重培养学生既具备人的整体观，又要注重个体化的意识；另一方面也为学生未来对以上特殊人群进行护理实践奠定基础。

5. **辅助检查**（assistant examination） 该部分与护理工作关系密切，包括临床检验、医学影像检查和心电图。辅助检查结果是健康评估的客观资料，需要结合健康史、身体评估等临床资料综合分析。临床检验是通过物理、化学及生物学等方法，对评估对象的血液、体液、排泄物、脑脊液和浆膜腔液等取样进行化验，以获取器官功能状态、疾病病原体、病理组织形态等客观资料；医学影像检查包括 X 线检查、计算机体层成像、磁共振成像、核医学检查和超声检查，检查结果可协助护理诊断，检查前的准备与护理工作关系密切；心电图检查是一种常规检查方法，不仅对心血管疾病，而且对其他疾病的病情评估，以及重症监护均有重要作用。

6. **健康资料的整理、分析与记录**（validation and documentation of findings） 健康评估的最终结果是形成护理诊断，即提出护理问题，这需要运用护理诊断思维对资料进行加工、提炼。护理诊断思维是护士需要训练的重要内容，需要通过系统训练和大量的临床护理实践才能熟练掌握。

三、健康评估课程的学习方法与要求

健康评估作为护理程序的首要环节，无论对病人或对护士都十分重要。因为完整、全面、正确的评估是保证高质量护理的基础。健康评估课程的学习方法与基础课程有很大的不同，除课堂学习、观看录像和自主学习外，最突出的变化是实践动手能力的学习，不仅要在示教室内进行各种技能训练，还要进入医院进行临床实践。故在课程学习过程中，应注重将课堂所学的理论知识转化为从事临床护理实践的能力，学会以整体评估的思维模式判断评估对象的健康问题和护理需求；同时要注重自身素质的培养，学会与人良好沟通，尊重和关爱病人。

（一）具体学习方法

1. 预习教材中的基本内容，尤其是机体的解剖、生理和病理概要，明确问题。

2. 课堂上积极思考、记录要点、主动参与问题讨论,模拟和体会操作录像内容。

3. 课后复习重点、善于总结,反复操练各项评估技能。

4. 以准护士角色到临床实践求证,训练提出问题、分析问题和解决问题的能力。

(二) 基本要求

1. 树立以人为中心的护理评估理念,处处关心和体贴病人,注意建立良好的护患关系。

2. 基本概念要清楚,基本技能要熟练,基本知识要牢固。

3. 能独立通过交谈收集健康史,并了解主诉和症状的临床意义。

4. 能独立进行身体评估,检查应达到熟练、准确的程度。

5. 能综合应用交谈、观察、量表测评等方法对病人进行心理和社会评估。

6. 对孕产妇、老年人、精神病人等特殊人群,能及时变通,采取灵活策略完成身心评估。

7. 掌握临床检验的标本采集方法和要求、理解检验结果及其临床意义。

8. 能对医学影像检查前后的病人进行护理,并理解检查结果的临床意义。

9. 掌握心电图操作,并理解检查结果的临床意义。

10. 能根据交谈、身体评估及辅助检查等结果,作出初步护理诊断或提出护理问题,并能书写完整的护理病历。

案例分析(案例 1-1)

　　该病人入院后,护士主要通过交谈、身体评估、临床检验、医学影像检查和心电图检查等方法收集其健康资料。该案例评估结果如下:T 37.8℃,P 100 次 / 分,R 22 次 / 分,BP 120/70mmHg,身高 170cm,体重 45kg,神志清,面色红润,呈焦虑状。左眼突出明显,甲状腺Ⅱ度对称性弥漫性肿大,双肺(-),心率 100 次 / 分,律齐,腹(-)。化验检查结果显示:游离 T_3↑、游离 T_4↑、促甲状腺激素测不出,血甲状腺刺激抗体(+)。心电图显示窦性心动过速。自述常因一些小事与家人和同事发生争执,关系紧张。

　　该案例的主要护理问题:

1. 营养失调:低于机体需要量　与代谢率增高导致需求增高有关。

2. 应对无效　与性格和情绪改变有关。

(张彩虹)

学习小结

　　通过本章的学习,首先要理解健康评估概念的内涵,了解健康评估起源和发展,并深刻认识到实践是学科发展的源泉和动力;然后在基本内容介绍部分,熟悉健康评估课程各章节的整体内容,并对健康评估的基本理论和基本技能有初步的认识;最后是明确健康评估课程的方法与要求,在掌握学习方法后,动手实践才是理论深厚和技能熟练的关键。

复习思考题

1. 谈谈你如何理解健康评估概念的内涵。

2. 为什么说健康评估是护理实践的基础?

3. 请结合你自己的工作和学习习惯,思考如何学好健康评估课程。

第二章　健康评估的内容与方法

2

　　健康评估是一个有计划、系统、动态地收集被评估者的健康资料，并对资料进行整理、分析及判断的过程。健康资料的收集不仅是形成护理诊断的基础，还为制定和实施护理计划及其评价提供依据。健康评估所要收集的资料不仅包括被评估者的身体健康状况，还包括其心理、社会健康状况；不仅要获得有关被评估者健康状况的主观资料，还要获得其健康状况的客观资料。为使所收集的资料全面、客观和准确，护士必须明确健康资料的内容、来源、分类及价值，掌握收集健康资料的方法和技巧。

第一节　健康资料

学习目标	
掌握	健康资料的内容及来源。
熟悉	健康资料的分类方法及其类型。
了解	身体、心理、社会系统回顾与功能性健康型态系统回顾。

案例 2-1

　　毛某,男,65 岁。因用力排便后出现头痛、呕吐伴左侧肢体无力 1 小时被家人送医院急诊,诊断为"脑出血"而入院。

思考:

1. 如何系统地收集该患者的健康资料?
2. 该患者存在哪些护理问题?

　　健康资料是关于被评估者目前的、过去的健康状况及其影响因素、被评估者对自己健康状况的认识与反应等的所有资料,内容丰富、来源广泛,对健康资料的全面认识有利于资料收集工作的开展。

一、健康资料的类型与来源

(一) 健康资料的类型

　　被评估者的健康资料可以是被评估者或有关人员的主观描述,也可以是身体评估、临床检验或医学影像检查的结果等。为了更好地分析和利用资料,可根据其不同特点加以分类。

　　1. **根据资料的来源分类**　分为主观资料和客观资料。

　　(1) 主观资料:是指被评估者对自己健康状态的主观感觉和情绪体验,通过与被评估者交谈而获得。如"我的头好痛""我今天觉得很疲倦""我感到压抑"。在某些情况下,如昏迷病人、精神障碍病人、婴幼儿等不能表述自我感受时,由其家人、重要亲友或其他医务人员等代诉的,也属于主观资料。主观资料可指导客观资料的收集。

　　(2) 客观资料:指通过他人观察、体检或借助各种医疗仪器检查所获得的有关被评估者健康状况的资料,如黄疸、血压、心脏杂音、血常规、心电图等。客观资料可进一步证实或补充所获得的主观资料,具有与主观资料同等重要的作用。

　　2. **根据资料的时间分类**　分为既往资料和现时资料。

　　(1) 既往资料:指与被评估者过去的健康状况有关的资料,如既往病史、治疗史、过敏史等。

（2）现时资料：指与被评估者现在的健康状况有关的资料，如现在的生命体征、自理能力、睡眠状况等。

上述两种分类的健康资料常常相互交错，相互组合。如既往资料中，既有主观资料，也有客观资料；客观资料可以是既往资料，也可以是现时资料。必须将各种类型的健康资料组合起来，通过综合分析与判断，才能全面了解被评估者的健康状况，确定其健康问题。

（二）健康资料的来源

1. 主要来源　被评估者本人是健康资料的主要来源。被评估者本人所提供的资料如患病后的感觉、对健康的认识与需求、对治疗和护理的期望等，只有被评估者本人最清楚，并最能准确地加以表述，因此认为最为可靠。只要被评估者意识清楚，沟通无障碍，健康状况允许，就应首先通过交谈等方式向其获取资料。

2. 次要来源　除了被评估者本人外，还可以从其他人员或记录中获取健康资料。

（1）被评估者的家人或关系密切者：被评估者的父母、亲戚、朋友、同事、保姆及邻居等，他们对被评估者生活或工作的环境、生活习惯、既往的身心健康状况等有较全面的了解，因此他们所提供的资料具有重要的参考价值。对于婴幼儿或患有严重疾病、意识不清、无判断力或语言障碍的被评估者，其家人或关系密切者可作为主要的资料来源。

（2）目击者：指目睹被评估者发病或受伤过程的人员，可提供有关被评估者发病或受伤原因、当时的状况、病情进展等资料。

（3）其他医务人员：包括被评估者在寻求健康帮助时所接触的医生、护士、心理治疗师、营养师、理疗师等，他们可提供有关被评估者健康状况的相关资料，如诊疗、护理措施，被评估者对治疗、护理的反应、情绪状态等资料。

（4）被评估者的健康记录或病历：儿童预防接种记录、健康体检记录、病历等，可提供被评估者目前或既往健康状况的资料，帮助护士了解被评估者健康状况的动态变化。

由次要来源获取的资料可进一步证实和补充被评估者本人所提供的资料，使资料收集得更加全面、客观和准确。

二、健康资料的内容

（一）健康史

健康史（health history）是关于被评估者目前及过去的健康状况、影响健康状况的有关因素及被评估者对自己健康状况的认识与反应的主观资料。与医疗史不同的是，医生关注的是病人的症状、体征、治疗及疾病的进展情况，而健康史的评估中，护士主要关注的是被评估者对其健康状况以及因之而带来的生活方式等改变所作出的反应。健康史主要包括以下内容：

1. 一般资料（general data）　包括被评估者姓名、性别、年龄、职业、民族、籍贯、文化程度、婚姻状况、宗教信仰、家庭地址及联系电话、入院类型、入院方式、入院时间及收集资料的时间等。性别、年龄、职业、住址等可为某些疾病提供有用的信息；文化程度、宗教信仰等有助于了解被评估者对健康的态度及价值观。同时应注明资料的来源(如果资料不是来源于被评估者本人,应注明资料提供者与被评估者的关系)及可靠程度。

2. 主诉(chief complaint) 主诉为被评估者感觉最主要、最明显的症状或体征,以及这些症状或体征的性质及持续时间,是被评估者本次求医的主要原因。记录时应简明扼要,高度概括,如"咽痛、发热2天""发现乳房无痛性包块3小时";主诉在一个以上时应按发生的先后顺序排列,如"咳嗽、咳痰3天,喘息1天";一般应尽可能使用被评估者自己的语言,不要使用诊断用语,如"甲状腺功能亢进半年"应记录为"多食、消瘦、乏力半年"。

3. 现病史(history of present illness) 围绕主诉详细描述被评估者自患病以来疾病的发生、发展和诊疗、护理的全过程,是健康史的主体部分。包括以下内容:

(1)发病情况及时间:本次发病的时间、地点、起病缓急、有无前驱症状或诱因。注意现病史的时间与主诉要一致。

(2)主要症状:主要症状出现的部位、性质、持续时间、发作频率、严重程度、有无使其加重或减轻的因素等。

(3)伴随症状:与主要症状同时或随后出现的其他症状,应注意其发生的时间、特点、演变情况及与主要症状之间的关系等。

(4)病情的发展与演变:发病后主要症状的变化及有无新的症状出现。

(5)诊疗和护理经过:发病后在何时、何地接受过何种检查和治疗,诊断名称,治疗、护理措施及其效果等。

(6)健康问题及其影响:被评估者对自己目前健康状况的评价及健康问题对其生理、心理、社会各方面的影响。

4. 既往史(past history) 是关于被评估者过去的健康状况及患病、求医经历,特别是与现病史有密切关系的患病情况。其目的是了解被评估者过去主要的健康问题、求医经验及对自身健康的态度等。主要内容如下:

(1)被评估者对自己既往健康状况的评价。

(2)既往病史:包括既往患病史、住院史、手术史、外伤史。既往是否患过疾病,患病的时间、诊断、治疗、护理及转归情况;有无住院、外伤及手术经历,住院的原因及时间、治疗、护理情况;手术时间、手术方式及结果等。

(3)预防接种史:包括预防接种类型及接种时间。

(4)过敏史:有无对某种食物、药物、环境中接触的物质过敏。若有,应详细了解过敏的时间、机体的反应及脱敏方法等。

(5)传染病接触史:居住或生活地区的传染病流行情况,是否到过疫区。

(6)冶游史:有无不洁性交、是否曾患过性病等。

5. 用药情况(medication) 是否用过药物,如有,应了解药物名称、剂型、用药时间、用法、用量、疗效及不良反应等。

6. 日常生活状况(daily living conditions) 包括平时饮食、卫生习惯、排泄型态、日常活动及生活自理能力、休息与睡眠、个人嗜好及其患病后精神、体力状态、睡眠与大小便情况、食欲及食量的改变等。

7. 成长发展史(growth and development history) 不同的年龄阶段有着不同的成长发展任务,个体的成长发展史亦是反映其健康的重要指标之一。

（1）生长发育史（growth history）：根据被评估者所处的生长发育阶段，判断其生长发育是否正常。评估儿童主要是询问家长，了解出生时的情况及其生长发育情况。

（2）月经史（menstrual history）：青春期后的女性应询问月经初潮的年龄、月经周期和经期的天数、经血的量、颜色、经期症状等。已绝经的女性还应询问绝经年龄。记录格式如下：

$$初潮年龄 \frac{行经期（天）}{月经周期（天）} 末次月经时间（LMP）或绝经年龄$$

例：

$$13 \frac{4\sim6天}{27\sim30天} 2017年5月21日 （或50岁）$$

（3）婚姻史（marital history）：成年男女应询问婚姻状况、结婚年龄、配偶健康状况及夫妻关系等。

（4）生育史（childbearing history）：结婚后的女性应询问妊娠与生育次数、人工或自然流产次数、有无早产、死产、难产、剖腹产及计划生育情况等；男性应询问是否患过影响生育的疾病。

8. 家族史（family history） 主要了解被评估者双亲、兄弟、姐妹及子女的健康状况与患病情况，特别应询问是否患有与被评估者同样的疾病，如糖尿病、高血压、血友病、遗传性球形红细胞增多症、肿瘤、精神病、哮喘等具有遗传倾向的疾病。对已经死亡的直系亲属要问明死亡原因和年龄。

9. 系统回顾（review of systems） 是通过询问被评估者有无各系统或与各功能性健康型态相关的症状及其特点，全面系统地评估被评估者以往已发生的健康问题及其与本次健康问题的关系。通过系统回顾可避免遗漏重要的信息。护士根据需要可以采用身体、心理、社会系统回顾或戈登（Majory Gordon）的功能性健康型态系统回顾来收集资料。

（1）身体、心理、社会系统回顾：询问项目及具体内容如下。

身体方面：

1）一般健康状态：有无不适、疲乏无力、发热、盗汗、体重改变、睡眠障碍等。

2）皮肤：有无皮肤颜色、温湿度或弹性的改变；有无皮疹、皮肤破溃、感染、出血、水肿、瘙痒等。

3）眼睛：有无结膜充血、水肿；有无巩膜黄染；有无眼睛畏光、流泪、分泌物增多、疼痛、灼热感、发痒；有无视力下降及白内障、青光眼；是否配戴眼镜等。

4）耳：有无耳痛、耳内溢液、流脓、耳鸣、眩晕、听力减退或耳聋；是否使用助听器。

5）鼻：有无鼻塞、流涕、鼻出血或嗅觉改变等。

6）口腔：有无口腔黏膜干燥、溃疡；有无牙痛、牙龈肿胀、流脓或出血；有无龋齿、义齿；有无咽喉疼痛、声音嘶哑、味觉改变等。

7）乳房：有无疼痛、肿胀、异常分泌物或肿块等。

8）呼吸系统：有无咳嗽、咳痰、咯血、胸痛、喘息或呼吸困难等。咳嗽发生的时间、频率、性质、程度及其与气候变化或体位的关系；痰液的颜色、性状、量和气味；咯血的颜色和量；胸痛的部位、性质及其与呼吸、咳嗽和体位的关系；呼吸困难发生的时间、性质和程度。既往有无呼吸系统疾病等。

9）循环系统：有无心悸、胸闷、心前区疼痛、呼吸困难、晕厥及水肿等。心悸发生的时间与诱因；心前区疼痛的部位、性质、程度、放射部位、持续时间、发作的诱因及缓解的方式；呼吸困难的程度、有无夜间阵发性呼吸困难、与体力活动、体位的关系以及缓解的方式；晕厥前有无心悸；水肿出现的部位等。既往有无高血压、冠心病等心血管系统疾病病史。

10）消化系统：有无恶心、呕吐、嗳气、反酸、吞咽困难、食欲下降、腹痛、腹胀、腹泻、便血、便秘、黄疸等。上述症状发生的缓急，与进食有无关系。呕吐的诱因、方式、次数、发生的时间，呕吐物的量、性状、颜色和气味；腹痛的部位、性质、程度，有无转移痛、放射痛或规律；腹泻的次数、量、粪便性状，有无里急后重，是否伴有脱水；便血的次数、量、颜色、性状等。

11）泌尿生殖系统：有无尿频、尿急、尿痛、排尿困难、尿潴留、尿失禁、血尿、少尿、夜尿增多、颜面水肿、尿道或阴道异常分泌物、性交时疼痛或阴道出血等。有无长期使用对肾脏有损害作用的药物等。

12）血液系统：有无头晕、耳鸣、眼花、乏力；有无皮肤黏膜苍白、瘀点、瘀斑、血肿、黄染及肝、脾、淋巴结肿大等；有无骨骼、四肢关节疼痛；有无输血或输液反应史；有无药品、毒物或放射物质接触史。

13）内分泌与代谢系统：有无怕热多汗、畏寒少汗、疲乏无力、口渴多饮、多食、多尿、肥胖或消瘦；有无性格改变以及智力、体格、性器官发育的异常；有无毛发稀疏、皮肤粗糙、色素沉着等；有无精神创伤、外伤手术、产后大出血等情况；有无肿瘤及自身免疫疾病病史。

14）神经系统：有无头痛、头昏、眩晕、失眠、抽搐、瘫痪、记忆力减退、感觉异常；有无视力、语言、意识、定向力及运动障碍等。

15）骨骼、肌肉系统：有无肌肉疼痛、痉挛、萎缩、肢体无力，有无关节肿痛、畸形、运动障碍，有无骨折、外伤、关节脱位等。

心理方面：

1）感知能力：有无视力、听力、触觉、嗅觉及味觉异常，有无错觉、幻觉等。

2）认知能力：有无记忆力、注意力、理解力、计算力及判断力下降，定向力障碍；语言表达有无逻辑性，有无语言沟通障碍等。

3）情绪与情感：有无紧张、焦虑、抑郁、恐惧、愤怒、情感高涨、情绪不稳等。

4）自我概念：是否对自己满意，有无自信和价值感。

5）对健康和疾病的理解：对疾病的认识与反应，是否遵从医嘱或想放弃治疗等。

6）应激反应：遇到困难或挫折有何情绪，如何应对处理；处理方法是否有效、是否寻求社会支持等。

社会方面：

1）生活与居住环境：卫生状况、居民素质；有无空气污染、噪音等危害健康的因素。

2）家庭情况：家庭结构、家庭关系、在家庭中扮演的角色及其生病后对家庭的影响。

3）职业与工作环境：工作性质、工作环境、承担的角色等。

4）受教育情况：受教育程度、受教育的经历等。

5）社会交往：社交活动，与领导、同事、朋友的关系。

6）价值观与信仰：有无宗教信仰，是否参加宗教信仰活动，患病对其价值观和信仰有无影响等。

7）经济状况：经济来源、收入状况，有无经济压力等。

（2）功能性健康型态系统回顾：询问项目及具体内容如下。

1）健康感知 - 健康管理型态（health perception-health management pattern）：感觉自己的健康状

况如何；常采取何种措施保持或增进健康；有无烟、酒、毒品嗜好；有无药物成瘾或药物依赖；是否知道自己所患疾病的原因或出现症状时应采取的措施，有无需咨询的问题；能否服从医护人员的健康指导等。

2）营养 - 代谢型态（nutrition-metabolism pattern）：平常食欲如何，食物摄入的种类、性质和量，有无偏食、特殊饮食限制（如低蛋白饮食、低脂饮食等）或某种食物过敏；有无咀嚼或吞咽困难及其原因；近期有无体重变化及其原因；有无皮肤黏膜、头发和牙齿的异常改变。

3）排泄型态（elimination pattern）：每日排便与排尿的次数、量、颜色、性状如何，有无异常改变及其诱发或影响因素，是否应用药物或其他排泄辅助器具。

4）活动 - 运动型态（activity-exercise pattern）：进食、穿衣、洗漱、沐浴、入厕、行走、床上活动、上下楼梯、烹饪、购物等生活自理能力及其功能水平如何，是否借助拐杖、轮椅、义肢等辅助用具，活动与运动的方式、活动量、活动耐力，是否受医疗或疾病限制。

5）睡眠 - 休息型态（sleep-rest pattern）：日常睡眠与休息情况，睡眠或休息后精力是否充沛，有无睡眠异常及其原因，是否借助药物或其他方式辅助入睡等。

6）认知 - 感知型态（cognition-perception pattern）：有无听觉、视觉、味觉、嗅觉、记忆力、注意力、定向力、语言能力和思维能力的改变，视、听觉是否借助辅助用具；有无疼痛及其部位、性质、程度、持续时间；学习方式及学习中有何困难等。

7）自我感知 - 自我概念型态（self-perception-self-concept pattern）：对自己的看法、自我感觉良好或不良；有无导致焦虑、抑郁、恐惧等情绪的因素。

8）角色 - 关系型态（role-relationship pattern）：职业、社会交往情况；角色适应如何，有无角色适应不良；家庭结构与功能，有无处理家庭问题方面的困难，家庭支持情况；是否参加社会团体；与朋友关系如何，是否经常感到孤独；工作是否顺利；经济收入能否满足个人生活所需等。

9）性 - 生殖型态（sexuality-reproductive pattern）：性别认同和性别角色、性生活满意度，女性月经史、生育情况等。

10）应对 - 应激耐受型态（coping-stress tolerance pattern）：是否经常感到压力或紧张，所采取的应对措施（药物、酗酒、找朋友倾诉或其他）；近期生活中有无重大变化或危机，当生活中出现重大问题时如何处理，结果如何等。

11）价值 - 信念型态（value-belief pattern）：有无宗教信仰；价值观、健康信念是否受宗教信仰或疾病的影响等。

（二）身体评估结果

是护士运用自己的感官或借助于简单的工具，采用视诊、触诊、叩诊、听诊、嗅诊等方法，对被评估者按照一定的顺序进行细致和系统的检查后所获得的客观资料，是健康资料的重要组成部分。身体评估项目和内容如下：

1. **一般状况评估**　生命体征、发育与体型、面容与表情、意识、营养状态、体位、步态等的评估。

2. **皮肤评估**　皮肤颜色、温湿度、弹性、完整性、皮肤损害等的评估。

3. **淋巴结评估**　全身浅表淋巴结的评估。

4. **头颈部评估**　头皮、头发、头颅、面部器官、颈部外形、颈部血管、甲状腺和气管等的评估。

5. **胸部评估**　胸壁、胸廓、乳房、肺和胸膜、心脏和周围血管的评估。

6. **腹部评估**　腹部外形、腹壁静脉、腹腔内脏器官如肝、胆、脾、肾、膀胱等的评估。

7. **肛门、直肠与生殖器的评估**　肛门、直肠、男性和女性生殖器的评估。

8. **脊柱与四肢评估**　脊柱弯曲度、活动度,四肢与关节的形态与运动等的评估。

9. **神经系统评估**　脑神经、感觉功能、运动功能、神经反射、自主神经功能的评估。

(三)各种辅助检查结果

被评估者所作的与本次疾病密切相关的临床检验、医学影像检查、心电图检查的结果也是健康资料的组成部分,属于客观资料,对明确被评估者的健康问题,作出护理诊断,制定护理计划和措施有着非常重要的作用。

第二节　健康评估的方法

学习目标	
掌握	交谈的方法、技巧与注意事项; 身体评估的基本方法及注意事项。
熟悉	不同叩诊音的特点与临床意义; 常见的异常气味及其临床意义。
了解	其他收集健康资料的方法。

健康评估的方法是否科学、正确、全面,直接关系到所收集资料的完整性、准确性,以及其价值。健康评估的方法包括交谈、身体评估、临床检验、医学影像检查、心电图检查等,其中最常用、最基本的方法是交谈和身体评估。

一、交谈

健康评估中的交谈(interview)是护士与被评估者及其家属之间的有目的、有计划的沟通,以期获取有关被评估者生理、心理、社会等方面健康状况的主观资料。成功的交谈是确保健康资料完整性和准确性的关键,护士应掌握交谈的方法与技巧、注意事项等。

(一)交谈的目的

1. 获得完整的有关被评估者健康史的基本资料。

2. 获取确立护理诊断的重要依据。

3. 为进一步身体评估提供线索。

4. 建立良好的护患关系。

（二）交谈的方式

临床上常分为正式交谈和非正式交谈。

1. 正式交谈　是指事先通知被评估者的有目的、有计划的交谈。在交谈之前，护士明确谈话的目的、拟定交谈的内容，并做好相应的准备；交谈时按原定目标引导谈话围绕主题进行，如入院评估时的交谈。

2. 非正式交谈　是指护士在日常护理工作中与被评估者进行的随意而自然的交谈，护士不指定或不干扰谈话的主题。这种交谈方式使被评估者和家属比较放松，容易获取被评估者对自己疾病的真实想法和感受，对治疗、护理效果的反应等。

（三）交谈的方法与技巧

使用一定的方法与技巧，可使交谈顺利进行，达到预期目的，获得真实可靠的健康资料。

1. 准备阶段

（1）环境：尽量安排一个安静、舒适、光线温度适宜的交谈环境，必要时可关闭房门、拉上病室内的帷幔或以屏风遮挡，甚至请其他人暂时离开，保证环境的私密性。

（2）时间：根据被评估者具体情况选择适当的时机，一般来说新入院病人在其入院事项安排就绪后进行，危重病人在其病情稳定后进行，必要时与被评估者商量决定。

（3）内容：了解被评估者的基本情况，明确交谈的目的和具体内容，选择合适的交谈方式。必要时拟定交谈提纲或准备评估表。

（4）护士：衣着规范得体，举止端庄大方。

（5）被评估者：采取舒适的体位，保暖。

2. 导入阶段

（1）礼貌称呼：根据被评估者的姓名、年龄、性别、职业、文化背景等选择合适的称谓，应避免以床号称呼对方。

（2）自我介绍：主动介绍自己的姓名和职责，必要时展示胸牌。

（3）有关说明：向被评估者说明交谈的目的及所需的大概时间，并承诺会保护其隐私，以消除其顾虑。

3. 交谈阶段

（1）提问循序渐进：一般从简单问题或主诉开始，逐步深入，进行有目的、有计划、有顺序的交谈。可首先询问："您感到哪儿不舒服"，如病人主诉腹痛，可接着问："有多长时间了""是什么性质的疼痛""在什么情况下疼痛会加重或减轻""疼痛时有无其他伴随症状？"……一般一次只提一个问题，便于被评估者理解和回答。提问后要仔细聆听，不要轻易打断对方叙述。

（2）采用适当提问方式：根据需要灵活采用开放式提问和封闭式提问。

1）开放式提问：问题较笼统，没有可供选择的答案，需要被评估者根据实际情况自己组织语言叙述。如"您今天感觉怎么样""您哪里不舒服""您对您的手术有什么看法"等。这种提问方式的优点是被评估者有较多的自主权，可以自由地说出自己认为最重要的问题，最切身的感受、意见与想法,甚至可为护士提供没有问到的信息,获得较丰富的资料。缺点是要求被评估者具有一定的语言表达能力,回答内容可能较松散,甚至与评估目的无关,花费时间较长。

2)封闭式提问:是一种将被评估者的回答限制在特定的范围之内的提问。被评估者回答时选择性较小,只需要回答"是"或"不是",或者一些简单的词语。如"您吸烟吗""您的年龄是多少""您痰里有血吗"等。这种提问方式的优点是护士能有效地控制问题与回答,问题直接简洁,易于回答,所需的时间较少,记录简单,被评估者回答时不需要太多的主观努力。对处于紧张状态和沟通较困难的被评估者,封闭式提问比开放式提问更容易获得所需要的资料。缺点是采集到的信息有限。

(3)控制主题:交谈过程中当被评估者抓不住重点、离题时可适时插入与交谈目的有关的问题,使话题重回主题。如"您刚才讲的我都明白,现在能不能谈谈您头痛发作时有其他伴随症状吗",切忌贸然打断被评估者的叙述或改变话题,令对方不舒服,甚至产生抵触情绪,破坏交谈气氛。

(4)及时核实:对含糊不清、有疑问、前后有矛盾的资料要及时核实,确保资料的准确性。常用的方法:①澄清:要求被评估者对模糊不清、模棱两可或者不完整的资料做进一步的解释和说明,如"您说您感到压抑,可以说说具体情况吗"。②复述:用另外的表达方式重复被评估者所说的内容,如"您说您每天都会喝52度的白酒,每天大概半斤,已经有10多年了,是这样吗"。③反问:以询问的口气重复被评估者所叙述的内容,但不加入自己的观点,并鼓励被评估者提供更多的信息,如"您刚才说您进食后腹痛就会减轻"。④质疑:用于被评估者的叙述与护士所见的情况不一致时或被评估者的诉说前后不一致时,如"您说您昨晚不紧张,睡得很好,可您眼圈黑黑的,精神不好,刚才还打呵欠,是为什么呢"。⑤解析:将被评估者提供的信息进行分析和推论,与之交流,让被评估者对推论加以评判,得出确认、否定或其他的解释,使得到的资料更准确。如"您从小与祖父母一起生活,与他们的感情一定很深吧"。

(5)使用适当的停顿和必要的提示:交谈时使用适当的停顿,让被评估者有充分的时间考虑和回答;当被评估者回答不确切时,要耐心启发,给些提示帮助被评估者理清思路,如"您再想想,能不能再确切些"。当被评估者不能很好地表达时,可提供有多项备选答案的问题,如"您的腹痛是钝痛、绞痛、刺痛、烧灼样痛或其他什么"引导其提供完整而准确的资料。

(6)避免暗示性提问:暗示性提问是一种能为被评估者提供带倾向性的特定答案的提问方式,问题的措辞已暗示了期望的答案。此时,被评估者可能会受到暗示,在不解其意的情况下随声附和,影响资料的真实性。如"你的大便发黑吗""你服用这种药物后,病情好多了吧"。正确的提问方式应当是"你的大便是什么颜色呢""服用这种药物后,病情有没有好转呢"。

4. 结束阶段

(1)提醒结束:当交谈接近尾声时,可先给被评估者一些暗示或提示,如看看手表,不要再提新问题,让被评估者有心理准备,不应突然结束话题。

(2)总结致谢:简要总结交谈的内容,询问有没有补充。向被评估者致谢,必要时预约下次交谈的时间。

(四)交谈的注意事项

1. 根据被评估者的病情、时间、情绪选择合适的交谈时间,更容易得到被评估者的配合。交谈时要减少不必要的社交性谈话,有效利用时间,以免交谈时间太长,增加被评估者的疲劳程度。

2. 选择比较安静、舒适、私密性良好的交谈环境，光线温度适宜，减少环境因素对被评估者注意力的干扰。

3. 要尊重、体谅、关心爱护被评估者，态度和蔼可亲，有责任感、同情心、耐心。这样容易获得被评估者的信任，有助于资料的收集。

4. 交谈时语言要通俗易懂，不要使用生涩的医学术语，如里急后重、心悸等。同时要注意语速适中，语音、语调合适，对反应较慢或听力不好的被评估者要减慢语速和提高声调，便于对方听清楚和明白。

5. 注意非语言信息的沟通。保持适当的身体距离，保持目光与被评估者的接触，适时的微笑和点头赞许，表示出对回答的兴趣和鼓励。必要时应用触摸，但注意文化差异，避免误会。不要有皱眉、摇头、用笔敲打记录本或其他小动作，以免影响交谈。同时观察被评估者的身体语言所传递的信息。

6. 提问题应该注意系统性，目的性和必要性。注意倾听被评估者的诉说，做记录要简明扼要，主要精力放在交谈和聆听上，避免重复提问，引起被评估者的不快。

7. 提问以获取资料的准确性和真实性为原则，避免暗示、诱导、更不能逼问，要尊重事实、实事求是。

8. 对于焦虑、紧张、情绪低落者，交谈时要及时给予安慰和鼓励。对于愤怒者要采取理解、宽容、冷静的态度，提问应温和、谨慎或分次进行，允许其以无害的方式发泄愤怒，以助于交谈的顺利进行。病情危重者先作扼要的询问和重点的检查后积极救治，待病情缓解后再详细了解。

二、身体评估

身体评估（physical assessment）又称体格检查，是指护士运用自己的感官或借助于简单的检查工具如体温表、听诊器、血压计、叩诊锤、手电筒等，客观地评估被评估者身体状况的基本方法。通过身体评估得到的是有关被评估者健康状况的客观资料。身体评估一般于采集健康史后进行，其目的是进一步验证交谈中所获得的有临床意义的症状，发现被评估者的异常体征，为确立护理诊断提供客观依据。

（一）身体评估的注意事项

1. 检查环境安静、舒适、具有私密性，室温适宜，光线充足，最好以自然光线照明。

2. 护士着装整洁、规范，举止端庄，态度友善，语言温和恰当。

3. 检查前先作自我介绍，解释身体评估的目的与要求，最好当被评估者面洗净双手，取得被评估者的配合。检查后再次洗手，以预防医源性感染的发生。

4. 护士一般站于被评估者右侧，若是男护士检查女性应有其他医务人员在场。检查时充分暴露受检部位，按一定顺序进行，动作轻柔、规范，全面有序，重点突出，手脑并用。

5. 根据病情变化，随时补充检查，以发现新的体征，不断补充和修正检查结果。

6. 必要时就检查结果做说明和解释。

7. 始终尊重、关爱被评估者，注意保暖。

（二）身体评估的基本方法

身体评估的基本方法包括视诊、触诊、叩诊、听诊和嗅诊。护士要反复练习和实践，才能熟练掌握身体评估的方法和技巧，提高评估的正确性。

1. **视诊**（inspection） 视诊是通过视觉来观察被评估者全身或局部状态有无异常的检查方法，通常作为身体评估的第一步。视诊方法简单，适用范围广，可提供重要的诊断资料和线索。护士必须具有丰富的医学知识和临床经验，通过深入细致的观察，才能发现有重要意义的临床征象。否则，会出现视而不见的情况。

（1）视诊方法：视诊可分为全身视诊和局部视诊。全身视诊能观察被评估者一般状态和全身性的体征，如年龄、发育与体型、营养、意识状态、面容与表情、体位、姿势和步态等。局部视诊可了解被评估者机体某部分的改变，如皮肤、黏膜的颜色，头颅、瞳孔大小、胸廓、腹部、四肢、骨骼和关节外形的异常等。多数情况下，视诊可通过护士的眼睛直接观察进行，但深暗或特殊部位的视诊则需要借助深部照明工具和某些仪器，如手电筒、检眼镜、喉镜、鼻内窥镜等。

（2）视诊的注意事项

1）视诊应在适宜的自然光线下进行，因在普通灯光下不易辨别黄染和轻微的颜色改变；观察搏动、肿块或某些器官的轮廓以侧射（面）光线为宜。

2）视诊时应充分暴露被检部位，必要时显露对侧相应部位，以便于对比，但要注意防寒保暖。

3）视诊应按一定顺序进行，观察要全面、细致。必要时与触诊、叩诊、听诊、嗅诊等其他方法结合进行，使检查结果更具有临床意义。

2. **触诊**（palpation） 触诊是通过手的触觉或触诊时被评估者的反应来判断被评估者身体某一部位或器官有无异常的评估方法。手的不同部位对触觉的敏感度不尽相同，以指腹对触觉最为敏感，手背皮肤对温度较为敏感，掌指关节的掌面对震颤较为敏感，因此对不同触诊内容，使用的部位也不相同。触诊的适用范围很广，可遍及全身各部，尤以腹部应用最多。

（1）触诊方法：触诊时，由于目的不同而施加的压力亦有轻有重，因此分为浅部触诊法和深部触诊法。

1）浅部触诊法（light palpation）：①触感法：护士将手指的指腹、手掌的掌面或尺侧缘轻贴于被检查部位去感知震动、搏动和温度等的一种方法，如检查语音震颤、心尖搏动和皮肤温度等。②按压法：护士将一手四指并拢轻置于被检位，利用掌指关节和腕关节的协同动作以旋转或滑动的方式轻压触摸，触及的深度约1~2cm（图2-1）。多用于检查腹部有无压痛、抵抗感、包块或某些肿大的脏器等。

2）深部触诊法（deep palpation）：检查时用单手或双手重叠、由浅入深、逐渐加压，触及的深度可达4~5cm。深部触诊主要用以诊查腹部病变和脏器情况，根据检查目的和手法的不同，又将深部触诊法分为以下几种：

①深部滑行触诊法：检查时嘱被评估者张口平静呼吸，尽量放松腹肌，护士以并拢的二、三、四指末端逐渐压向深部，在被触及的脏器或肿块上作上、下、左、右的滑动触摸（图2-2）。多用于检查腹腔深部包块或某些脏器的表面、轮廓、质地和移动度等。

②双手触诊法：将左手掌置于被检查脏器或包块的后方，向右手方向托起，这样可起固定作用，使被检查脏器或包块更接近体表以利右手触诊（图2-3）。多用于触诊肝、脾、肾和移动性较大的肿物等。

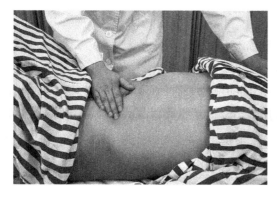

图 2-1　浅部触诊法

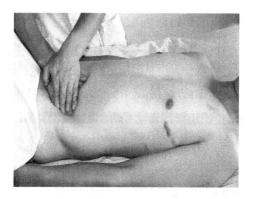

图 2-2　深部滑行触诊法

③深压触诊法：以一手并拢的 2~3 个手指逐渐用力深压腹部被检查部位达 4~5cm，用以探测腹腔深在病变的部位或确定腹腔压痛点（图 2-4），如阑尾压痛点、胆囊压痛点等。在检查反跳痛时，即在深压的基础上迅速将手松开，询问被评估者是否感觉疼痛加重或观察其面部是否出现痛苦表情。

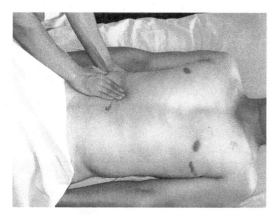

图 2-3　双手触诊法

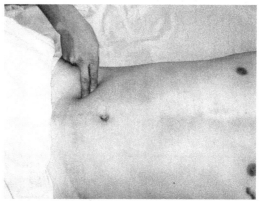

图 2-4　深压触诊法

④冲击触诊法：又称浮沉触诊法。检查时四指弯曲并拢与腹壁呈 70°~90° 角，连续作几次急促的冲击动作，冲击时会出现腹腔脏器或包块在指端浮沉的感觉（图 2-5）。这种方法一般只用于有大量腹水肝、脾难以触及时，因急速冲击可使腹水在脏器表面暂时移去，脏器随之浮起，指端易于触及。冲击触诊法会使被评估者感到不适，操作时勿用力过猛。

（2）触诊的注意事项

1）触诊前应向被评估者解释触诊目的及可能造成的不适，以免引起不必要的害怕和紧张。嘱咐被评估者触诊过程中有疼痛不适时，随时提出。做下腹部检查时，应嘱被评估者先排尿，有时还需排净大便。

2）触诊的手要温暖、干燥，手法轻柔，以免引起被评估者的不适。

3）触诊前护士与被评估者都应采取适宜的位置。如腹部检查时，护士位于右侧，面向被评估者。被评估者取仰卧位，腿稍屈，腹肌放松。检查

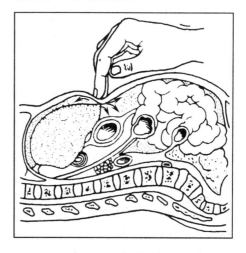

图 2-5　冲击触诊法

肝、脾、肾也可取侧卧位。

4）检查中要耐心指导被评估者做好配合动作，如指导被评估者深呼吸。

5）操作时应从健康处开始，渐及疑有病变处，深部触诊时要由浅入深。

3. 叩诊（percussion） 叩诊是用手指叩击或手掌拍击被检查部位的表面，使之震动而产生音响，护士根据震动和听到的音响特点来判断被检查部位的脏器有无异常的一种评估方法。叩诊多用于分辨被检查部位或器官的位置、大小、形状及密度，如确定肺下界、肝、脾边界，检查心界的大小与形状、膀胱有无充盈等，在胸腹部的检查中尤为重要。另外，叩诊也用于了解某些部位有无叩击痛，如肝区、肾区。

（1）叩诊方法：根据叩诊目的和叩诊方法不同，叩诊方法可分为间接叩诊法和直接叩诊法。

1）间接叩诊法（indirect percussion）：又分为指指叩诊与捶叩诊。指指叩诊是护士以一手中指的第二指节作为叩诊板指，平置于欲叩诊的部位上，其余手指稍抬起，勿与体表接触。另一手手指自然弯曲，以中指指端作为叩诊锤，以垂直方向叩击于板指上，根据声音判断结果。该法目前应用最为普遍。捶叩诊是护士将一手掌平置于被检查部位，另一手握拳后用尺侧缘叩诊手背，观察并询问被评估者有无疼痛（图2-6）。

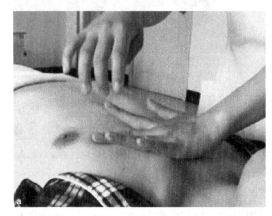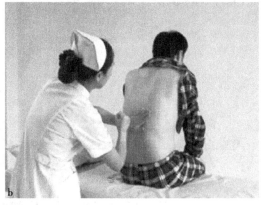

图2-6　间接叩诊法
a 指指叩诊；b 捶叩诊

相关链接　　　　　间接叩诊的基本要领：紧、翘、直、匀、快

　　　　　　所谓"紧"就是评估者左手手指第二指骨紧贴叩诊部位；"翘"：是指左手其他手指稍微抬起，勿与体表接触；"直"：以右手中指指端叩击左手中指末端指关节处或第二节指骨前端；"匀"：叩击力量要均匀一致，节奏也要保持匀速；"快"：每次叩击后右手要快速抬起，有被弹回的感觉。

2）直接叩诊法（direct percussion）：护士用一手中间三指掌面直接拍击被检查部位，借拍击的反响和指下的振动感来判断病变情况。主要适用于胸部或腹部面积较广泛的病变，如大量胸腔积液、积气或腹水等。

（2）叩诊音（percussion sound）：被叩击部位的组织或脏器因其致密度、弹性、含气量以及与体表的距离不同，叩击时产生的音调高低（频率）、音响强弱（振幅）及振动持续的时间亦不同。临床上据此将其分为清音、鼓音、过清音、浊音和实音。

1）清音（resonance）：是一种音调较低、音响较强、振动持续时间较长的叩诊音，为正常肺部的叩诊音，提示肺组织的弹性、含气量、致密度正常。

2）鼓音（tympany）：是一种音响较清音强，振动持续时间亦较长的叩诊音，在叩击含有大量气体的空腔脏器时出现，如正常的胃泡区、腹部。病理情况下见于肺内空洞、气胸或气腹等。

3）过清音（hyperresonance）：介于鼓音与清音之间的一种音响，音调较清音低，音响较清音强，常见于肺组织含气量增多，弹性减弱的疾病，如肺气肿。

4）浊音（dullness）：是一种音调较高、音响较弱、振动持续时间较短的叩诊音。正常情况下，产生于叩诊被少量含气组织覆盖的实质脏器时，如被肺覆盖的心脏和肝脏。病理情况下，见于肺组织含气量减少的疾病，如肺炎。

5）实音（flatness）：是一种音调比浊音更高、音响更弱、振动持续时间更短的叩诊音。正常情况下，见于未被肺组织覆盖的实质性脏器如心、肝、脾的叩诊音；病理情况下，见于大量胸腔积液或肺实变等。

（3）叩诊的注意事项

1）保持环境安静，以免影响对叩诊音的判断。

2）根据不同的叩诊部位，选择适当的叩诊方法和体位，如叩诊胸部可取坐位或卧位，叩诊腹部采取仰卧位。

3）充分暴露被检查部位，肌肉放松。

4）注意叩击力量均匀适中，动作灵活、短促、富有弹性。一个部位可连续叩击 2~3 下，叩击时以腕关节与掌指关节的活动为主，避免肘关节和肩关节参与活动。

5）除注意辨别叩诊音的变化外，还要注意指下振动感的差异。

6）注意对称部位的比较与鉴别。

4. 听诊（auscultation） 是以听觉听取发自身体各部的声音，判断其是否正常的评估方法。听诊是身体评估中的一项基本技能和重要手段，在心、肺疾病的检查中尤为重要。常用以听取正常与异常呼吸音、心音，杂音及心律等。

（1）听诊方法：可分为直接听诊法和间接听诊法。

1）直接听诊法（direct auscultation）：是用耳直接贴在被评估者体表进行听诊的方法。该法听到的声音微弱，仅用于某些特殊或紧急情况时。

2）间接听诊法（indirect auscultation）：是借助于听诊器进行听诊的方法，此法方便，可在任何体位时使用，应用范围广。因听诊器对听诊部位的声音有一定的放大作用，且能阻隔环境中的噪音，所以听诊效果好。除可用于心、肺、腹部的听诊外，还可用于听诊血管音、关节活动音、骨折断面的摩擦音等。

（2）听诊的注意事项

1）保持环境安静，室内温暖，避免噪音和寒冷所致肌束震颤所产生的附加音对听诊的影响。

2）听诊前检查听诊器的耳件弯曲方向及各部件是否完好，正确使用听诊器。

3）根据病情和需要，帮助被评估者采取适当体位，并指导其充分配合，如深呼吸或屏气等。

4）听诊时听诊器的体件要直接接触检查部位的皮肤，接触应松紧适宜，避免对听诊的影响。

5）听诊时要注意力集中，排除其他声音的干扰，如听诊心脏时要排除呼吸音的干扰，同样听诊肺部时也要排除心音的干扰。

5. 嗅诊（smelling） 是用嗅觉来判断发自被评估者的异常气味与健康状况之间关系的评估方法。这些异常气味大多来自皮肤、黏膜、呼吸道、胃肠道的呕吐物或排泄物，以及脓液和血液等。必要时可用手将被评估者的气味扇向自己的鼻部，然后仔细辨别气味的特点和性质，为诊断提供有价值的线索。

常见的异常气味及临床意义：

（1）汗液味：酸性汗味常见于发热性疾病、长期口服解热镇痛药者；特殊的狐臭味见于腋臭者。

（2）痰液味：血腥味见于大量咯血者；恶臭味提示有厌氧菌感染，多见于支气管扩张或肺脓肿。

（3）呼气味：浓烈的酒味见于饮酒后；刺激性大蒜味见于有机磷农药中毒；烂苹果味见于糖尿病酮症酸中毒；腥臭味见于肝性脑病；氨味见于尿毒症。

（4）脓液味：恶臭味可考虑气性坏疽或厌氧菌感染。

（5）呕吐物：酸臭味提示食物在胃内停留时间过长，见于幽门梗阻；粪臭味提示肠梗阻。

（6）粪便味：腐败味见于消化不良；腥臭味见于细菌性痢疾。

（7）尿液味：浓烈的氨味见于膀胱炎、尿潴留。

三、其他方法

健康资料的收集，除交谈和身体评估外，临床上还有临床检验、医学影像检查、心电图检查等评估方法，具体详见第七至第九章。

理论与实践

该病人入院后，护士主要通过交谈、身体评估的方法收集病人的主、客观资料。应注意了解病人的一般资料、主诉、现病史、既往史、用药情况、家族史、日常生活状态、心理 - 社会状态，重点评估病人的意识、生命体征、神经系统功能等，同时运用临床检验、医学影像检查、心电图检查等方法系统地收集病人的健康资料，为确立护理诊断／问题，制订、实施护理计划及效果评价提供依据。但由于该病人病情急、重，不能为了系统、全面地收集其健康资料耽搁救治的时间。应该先作扼要的询问和重点的检查后进行积极救治，待病情缓解后再详细地了解和检查。病人如果出现意识障碍、语言障碍等情况时应通过询问病人家人或关系密切者收集其健康资料。

案例分析（案例2-1）

该案例健康史、身体评估等结果如下：

一般资料：病人本地人，退休工人，初中文化，急诊入院、平车送入病房。

主诉：头痛、呕吐伴左侧肢体无力1小时。

现病史：病人于入院前1小时因用力排便后突然出现剧烈头痛，喷射状呕吐，呕吐物为胃内容物，无鲜血及咖啡色样物。同时伴有左侧肢体无力，无明显意识障碍，无肢体抽搐，无大小便失禁。家属立即将其送入医院急诊。头部CT提示：右侧内囊区高密度灶，急诊以"脑出血"收入院进一步诊治。

既往史：否认肝炎、结核等病史，患高血压 5$^+$ 年，曾住院治疗 1 次。对青霉素过敏。

用药情况：平时规律服用降压药，近两周由于随团外出旅游未规律服药。

日常生活状态：喜欢吃高脂、多盐的食物，不爱吃水果。吸烟，1 包／日，约 30 年。少量饮酒。喜欢打麻将。

家族史：母亲死于脑出血，哥哥患有高血压，妹妹患有糖尿病。

心理 - 社会状况：平时性格急躁，不爱运动。与妻子单独居住，关系和睦。患病后家属非常紧张、担心。有医疗保险。

体格检查结果：T 37.3℃，P 102 次／分，R 23 次／分，BP 198/116mmHg。发育正常，肥胖体型，皮肤黏膜无黄染及色素沉着，全身浅表淋巴结不大。双肺（－），心界不大，心律齐，无杂音，腹部（－）。嗜睡状态，无精神行为异常，双侧瞳孔等大等圆，直径约 0.3cm，对光反射存在。左侧鼻唇沟稍浅，左口角低垂，伸舌稍偏左。四肢肌张力正常，左侧肢体肌力Ⅱ级，右侧肢体肌力Ⅴ级。腱反射（＋＋），左侧病理征（＋），右侧病理征（－），颈软，克氏征（－），布氏征（－）。

辅助检查结果：头部 CT 检查示右侧内囊区有高密度灶约 4cm×4.5cm，心电图提示窦性心动过速，血白细胞计数 12×10^9/L，总血清胆固醇 6.72mmol/L，甘油三酯 2.5mmol/L。

该案例的主要护理问题：

1. 急性意识障碍　与脑出血、脑水肿所致大脑功能受损有关。

2. 生活自理缺陷　与偏瘫、医源性限制有关。

3. 潜在并发症：脑疝。

（赵　莉）

学习小结

通过本章的学习，首先要理解全面、准确、客观地收集健康资料的重要性，其次应清楚健康资料的内容，尤其是健康史的主要内容；明确健康资料的主要来源和次要来源及其价值；熟悉健康资料的分类方法及其类型；掌握收集健康资料的方法、技巧及其注意事项。收集资料的方法中最常用、最基本的方法是交谈和身体评估，只有反复练习和实践，才能掌握好交谈的技巧和身体评估的基本方法，在实际工作中熟练运用。最后能够运用一种系统回顾模式收集被评估者的健康资料。

复习思考题

1. 健康资料的内容、来源和类型有哪些？

2. 试述交谈的方法与技巧。

3. 简述身体评估的基本方法和注意事项。

第三章　身 体 评 估

3

第一节 一般状态评估

一般状态评估是对被评估者的个人特征性信息及一般状况的概括性观察。检查方法以视诊为主,有时结合触诊并借助体温表、血压计、听诊器等进行检查。评估内容包括性别、年龄、生命体征、发育与体型、营养、意识状态、面容与表情、语音与语调、体位、姿势和步态等。

一、性别

男女性别(sex)主要以性征来区别。正常成年男女性征明显,不难判断。评估中应注意:①性格、习俗、服饰、装束对外在性别判断的影响;②某些疾病对性征的影响,如肝硬化可使男性乳房女性化及出现第二性征的改变;③某些药物对性征的影响,如长期应用雌激素、雄激素引起的第二性征的改变;④性染色体异常对性征的影响,如性染色体数目和结构异常所致的两性畸形;⑤某些疾病发病率与性别的关系,如甲状腺疾病和系统性红斑狼疮多发生于女性,甲型血友病仅见于男性;⑥变性人的性别判断以身份证为准。

二、年龄

年龄(age)与疾病的发生和预后密切相关。年龄大小可通过询问得知,昏迷、死亡或隐瞒真实年龄时则需通过观察和检查进行估计。如皮肤的弹性与光泽、肌肉的状态、毛发的颜色和分布、面与颈部皮肤皱纹及牙齿的状态等,青少年可通过骨龄鉴定。评估中应注意:①某些疾病发生与年龄的关系,如佝偻病、麻疹多见于幼儿与儿童;结核病多见于青少年;冠心病、恶性肿瘤等多发生于中老年人,而近年来某些老年病呈年轻化的发病趋势;②某些疾病与预后的关系,青年人患病后易康复,老年人则相对较慢;③药物的用量与种类的选择也与年龄有关,如小儿用药量通常是用公斤体重计算,影响生长发育的药物不可用于青少年。

三、生命体征

生命体征(vital sign)包括体温、脉搏、呼吸和血压,是生命活动存在与否及其质量的重要征象,是身体评估的重要指标之一。具体内容参见《基础护理学》(李小寒、尚少梅主编,第6版,人民卫生出版社)。

四、发育与体型

(一)发育

发育(development)正常与否通常以年龄是否与智力、体格成长状态(身高及其比例、体重和第二性征)相称来判断。正常发育与种族遗传、内分泌、营养代谢、生活条件及体育锻炼等因素密切相关,随年龄的增长,体格也不断成长变化。青春期成长速度特别快,称为青春期急速成长期,是正常的发育状态,男孩急速成长时间较女孩约晚2年。青春期不仅直线增长速度加快,体格及身体的相应部位也出现变化,男孩表现为肩部增宽,肌肉和骨骼体积增大,重量增加,男性性征发育等。而女孩出现臀部增大,体脂量增加,女性性征发育等。成人发育正常的判断指标为:具有正常的智力和性征发育,头部的长度为身高的1/8~1/7。两上肢展开后,左右指端间长度约等于身高。胸围约等于身高的一半,坐高约等于下肢的长度。

临床上的病态发育与内分泌的改变密切相关。在发育成熟前,如出现垂体前叶功能亢进,可致体格异常高大,称为巨人症(gigantism);如发生垂体功能减退,可致体格异常矮小,称为垂体性侏儒症(pituitary dwarfism)。个体发育成熟前,如甲状腺功能亢进,可出现代谢增强、食欲亢进,导致体格发育异常;如甲状腺功能减退,可导致体格矮小和智力低下,称为呆小病(cretinism)。性激素决定第二性征的发育,当性激素分泌受损,可导致第二性征的改变。男性病人出现"阉人"征(eunuchism),可表现为上、下肢过长,骨盆宽大,无胡须、毛发稀少,皮下脂肪丰满,外生殖器发育不良,发音女声;女性病人男性化,表现为乳房发育不良、闭经、体格男性化、多毛、皮下脂肪减少、发音男声。性激素对体格亦具有一定的影响,性早熟儿童,患病初期可较同龄儿童体格发育快,但常因骨骺过早闭合限制其后期的体格发育。婴幼儿时期维生素D缺乏可致佝偻病(rachitis)。

(二)体型

体型(habitus)是身体各部发育的外观表现,包括骨骼、肌肉的成长与脂肪分布状态等。临床上将体型分为三种类型:①瘦长型(无力型):体高肌瘦、颈细长、肩窄下垂、四肢细长、胸廓扁平、腹上角<90°;②矮胖型(超力型):身短粗壮、颈粗短、肩宽平、四肢粗短、胸廓宽厚、腹上角>90°;③均称型(正力型):身体各部匀称适中、腹上角接近90°,此型多见于正常人。

五、营养状态

营养状态(state of nutrition)是指与营养(通常是指蛋白质和热量)摄取相关的健康状况,是评估个体健康和疾病程度的指标之一。通常根据皮肤、毛发、皮下脂肪、肌肉等情况,结合年龄、身高和体重进行综合判断。

体重(body weight, BW)是营养评估中最简单、直接、可靠的指标。通常选择晨起空腹,排空大小便后,穿内衣裤站在体重秤中心测定。粗略评估成人理想体重可以用公式估计:即理想体重（kg）= 身高（cm）-105。女性按上式所得再减 2～3kg。当体重减轻低于正常（理想体重）的 10%～20% 时为消瘦（emaciation），极度消瘦者称为恶病质（cachexia）。当超过理想体重的 20% 以上者称为肥胖（obesity）。

也可使用下列方法评估营养情况：①体重指数（body mass index，BMI）：BMI= 体重（kg）/ 身高（m）^{2}，我国成人正常值为 18.5～23.9。如 BMI<18.5 为消瘦，24～27.9 为超重，≥28 为肥胖；②皮褶厚度（skinfold thickness）测量：常用测量部位包括肱三头肌、肩胛下和脐部。成人常用肱三头肌测量其皮褶厚度。测量时被评估者手臂自然下垂，评估者站在被评估者背面，以拇指与示指在肩峰和鹰嘴的中点上方 2cm 处将皮肤连同皮下脂肪捏起呈皱褶，捏起处两边的皮肤须对称，用压力为 10g/mm^2 的皮褶计测量，在夹住后 3 秒内读数，一般重复 3 次取其平均值。正常参考值男性青年为（13.1±6.6）mm，女性为（21.5±6.9）mm。

营养状态除与食物的摄取、消化、吸收及代谢等因素有关，还受心理、社会、文化和环境因素的影响。临床上常用营养良好、营养中等、营养不良三个等级来描述。①营养良好：皮肤黏膜红润、光泽及弹性好、毛发润泽、皮下脂肪丰满，肌肉结实，肩胛部及股部肌肉丰满；②营养不良：皮肤黏膜干燥、弹性减低，毛发稀疏，皮下脂肪菲薄，肌肉松弛，肩胛骨、髂骨嶙峋突出；③营养中等：介于两者之间。临床上异常营养状态包括营养不良和营养过度。引起营养不良的主要因素是营养摄入不足和消耗增多。常见于严重的慢性疾病，如消化道病变、肝、肾病变、神经系统因素、活动性结核、肿瘤、代谢疾病（如糖尿病）及某些内分泌疾病（如甲状腺功能亢进症等）均可引起热量、蛋白、脂肪消耗过多而导致营养不良。营养过度者体内中性脂肪积聚过多，主要表现为肥胖。按病因可将肥胖分为单纯性肥胖和继发性肥胖。单纯性肥胖表现为脂肪分布较均匀，无神经、内分泌、代谢等系统的功能或器质性异常。继发性肥胖常由下丘脑病变、内分泌、代谢疾病，如垂体功能减退症、甲状腺功能减退症、皮质醇增多症及胰岛素瘤等引起。其脂肪分布多有显著特征性，如肾上腺皮质功能亢进表现为向心性肥胖，以面部、肩背部、腰腹部最显著。下丘脑病变所致的肥胖性生殖无能综合征表现为大量脂肪积聚在面部、腹部、臀部及大腿，性器官和第二性征发育不全。

六、意识状态

意识状态（consciousness）是大脑功能活动的综合表现，指病人的清醒程度，即对周围环境及语言刺激的反应。正常人意识清晰，定向力正常，反应敏捷精确，思维活动正常，语言流畅、准确，词能达意。凡影响大脑功能活动的疾病都可引起不同程度的意识改变，如兴奋不安、思维紊乱、情感异常、无意识动作等。临床上多通过细微的观察、与病人交谈了解其思维、反应、情感活动和定向力（指病人对人物、时间、地点的识别）是否正常来判断意识是否正常。对较为严重者，进行压眶反射、瞳孔对光反射、腱反射及神经系统的检查等判断意识障碍的程度。意识障碍可以按照意识水平改变和意识内容改变进行分类，意识水平改变包括嗜睡、昏睡、昏迷；意识内容改变包括意识模糊和谵妄。

按照意识水平改变进行分类：

（一）嗜睡

嗜睡（somnolence）是最轻的意识障碍，是一种病理性嗜睡，病人陷入持续的睡眠状态，可被唤醒,并能正确回答和做出各种反应,但当刺激去除后很快又再入睡。

(二)昏睡

昏睡(stupor)是接近于人事不省的意识状态。病人处于熟睡状态,不易唤醒。虽在强烈刺激下(如压迫眶上神经,摇动病人身体等)可被唤醒,但很快又再入睡。醒时答话含糊或答非所问。

(三)昏迷

昏迷(coma)是严重的意识障碍,表现为意识持续的中断或完全丧失。

1. 按其程度可分为三阶段

(1)轻度昏迷:意识大部分丧失,无自主运动,对声、光刺激无反应,对疼痛刺激尚可出现痛苦的表情或肢体退缩等防御反应。角膜反射、瞳孔对光反射、眼球运动、吞咽反射等可存在。

(2)中度昏迷:对周围事物及各种刺激均无反应,对于剧烈刺激可出现防御反应。角膜反射减弱,瞳孔对光反射迟钝,眼球无转动。

(3)深度昏迷:对各种刺激全无反应,深、浅反射均消失。

2. 按照意识内容改变进行分类

(1)意识模糊(confusion):是意识水平轻度下降,较嗜睡为深的一种意识障碍。病人能保持简单的精神活动,但对时间、地点、人物的定向能力发生障碍。

(2)谵妄(delirium):是一种以兴奋性增高为主的高级神经中枢急性活动失调状态,表现为意识模糊、定向力丧失、幻觉、错觉、躁动不安、言语杂乱。谵妄可发生于急性感染的发热期间,也可见于某些药物中毒(如颠茄类药物中毒、急性酒精中毒)、代谢障碍(如肝性脑病)、循环障碍或中枢神经系统疾患等。

为了更客观地确定病人意识清醒程度,临床上可采用Glasgow昏迷评分表来进行量化。

七、面容与表情

面容(facial features)与表情(expression)是评价一个人情绪状态和身体状况的重要指标。某些疾病时会出现一些特征性面容与表情,常见的几种典型面容与表情有:

(一)急性面容

急性面容(acute facies)表现为表情痛苦、躁动不安、面色潮红,有时可有鼻翼扇动、口唇疱疹等。常见于急性发热性疾病如大叶性肺炎、疟疾、流行性脑脊髓膜炎等。

(二)慢性病容

慢性病容(chronic facies)表现为面容憔悴,表情忧虑,面色灰暗或苍白,目光暗淡。见于慢性消耗性疾病如恶性肿瘤、严重结核病等。

(三)病危面容

病危面容(critical facies)表现为面部瘦削,面色铅灰或苍白,表情淡漠,眼窝凹陷,目光无神,鼻骨峭耸。见于大出血、严重休克、脱水、急性腹膜炎等。

（四）贫血面容

贫血面容（anemic facies）表现为面色苍白，唇舌、眼睑色淡，表情疲惫。见于各种贫血。

（五）肝病面容

肝病面容（hepatic facies）表现为面色晦暗萎黄无光泽，额头、鼻背、双颊可有褐色色素沉着，有时可见蜘蛛痣。见于慢性肝病者。

（六）甲状腺功能亢进面容

甲状腺功能亢进面容（thyrotoxic facies）表现为表情惊愕，眼裂增大，眼球突出，目光闪烁，烦躁易怒。见于甲状腺功能亢进症。

（七）黏液性水肿面容

黏液性水肿面容（myxedema facies）表现为面色苍黄，颜面水肿，睑厚面宽，目光呆滞，反应迟缓，神情倦怠，眉毛、头发稀疏，舌肥大、色淡。见于甲状腺功能减退症。

（八）二尖瓣面容

二尖瓣面容（mitral facies）表现为面色晦暗，双颊紫红，口唇发绀。见于风湿性心脏病二尖瓣狭窄。

（九）肢端肥大症面容

肢端肥大症面容（acromegaly facies）表现为头颅增大，面部变长，下颌大且前突，眉弓及颧部隆起，唇舌肥厚，耳鼻增大。见于肢端肥大症。

（十）苦笑面容

苦笑面容（sardonic facies）表现为发作时牙关紧闭，面肌痉挛，呈苦笑状。见于破伤风。

（十一）满月面容

满月面容（moon facies）表现为面圆如满月，皮肤发红，常有痤疮，唇可出现细小胡须。见于库欣综合征及长期应用糖皮质激素者。

八、体位

体位（position）是指病人身体所处的状态，是某些疾病的特征性表现。

（一）主动体位

主动体位（active position）是指身体活动自如，不受限制，见于正常人、疾病早期或病情较轻者。

（二）被动体位

被动体位（passive position）是指病人不能自己调整和变换肢体和躯干的位置，见于极度衰弱和意识丧失者。

（三）强迫体位

为了减轻疾病所致的痛苦和某些手术、操作、检查时，病人被迫采取的体位，称强迫体位（compulsive position）。常见的强迫体位有：

1. 强迫仰卧位（compulsive dorsal position）　常伴有双腿屈曲，以减轻腹部肌肉紧张。见于急性腹膜炎、胸腹部手术、介入手术等。

2. 强迫俯卧位（compulsive prone position）　病人呈俯卧体位，可减轻脊背肌肉的紧张程度。见于脊柱疾病、腰背部手术和外伤等。

3. 强迫侧卧位（compulsive lateral position）　为了减轻胸痛，胸膜炎者多卧向患侧；为了减轻呼吸困难，大量胸腔积液者多卧向患侧。

4. 强迫坐位（orthopnea）　病人取坐位，两手撑在膝部或床边，常见于心肺功能不全者。

5. 强迫蹲位（compulsive squatting position）　见于发绀型先天性心脏病。病人在走路或其他活动过程中，为了缓解呼吸困难和心悸而采取的蹲踞体位或膝胸位。

6. 强迫停立位（compulsive standstill position）　见于心绞痛者，在活动时，由于心前区疼痛突然发作，病人被迫立即原地停立，并常用手按抚心前部位，待缓解、好转后，才离开原位。

7. 辗转体位（alternative position）　常由于平滑肌痉挛所引起，见于胆石症、胆道蛔虫症、肠绞痛等，腹痛发作时，病人坐卧不安，辗转反侧。

8. 角弓反张位（opisthotonos position）　见于破伤风、脑炎及小儿脑膜炎等，由于颈及脊背肌肉强直，致使病人头向后仰、胸腹前凸，躯干呈弓形。

九、步态

步态（gait）是走动时所表现的姿态。当患有某些疾病时，步态可具有一定特征性。常见典型的异常步态有：

1. 醉酒步态（drunken man gait）　指行走时躯干重心不稳，步态紊乱不准确如醉酒状。见于小脑病变、酒精中毒或巴比妥类中毒。

2. 跨阈步态（steppage gait）　是由于踝部肌腱、肌肉弛缓，患足下垂，行走时必须抬高下肢才能起步。见于腓总神经麻痹。

3. 剪刀式步态（scissors gait）　是由于双下肢肌张力增高，尤以伸肌和内收肌张力增高明显，移步时下肢内收过度，两腿交叉呈剪刀状。见于脑性瘫痪及截瘫病人。

4. 间歇性跛行（intermittent claudication）　步行中，因下肢突发性酸痛乏力，病人被迫停止行进，需稍休息后方能继续行进。见于高血压、动脉硬化者。

（尹　凯）

一般状态评估是对病人一般状况的概括性观察，对于病人整体生理和心理功能评估有重要意义，并与疾病发生发展密切相关。在学习时，应熟悉一般状态评估的内容，即性别、年龄、生命体征、发育与体型、营养状态、意识状态、面容与表情、语音与语调、体位与步态等，并熟悉其阳性体征的意义。一般状态评估除常规身体评估外，必要时还应注意结合病史资料如既往病史、家族史及动态改变特点等，以提高评估准确性。

1. 内分泌异常引起的发育异常有何体征？
2. 简述意识的评估方法。
3. 简述常见的异常面容及其临床意义。

第二节　皮肤评估

掌握	皮肤评估的检查方法和内容。
熟悉	皮肤正常表现及常见阳性体征。
了解	皮肤评估常见阳性体征的临床意义。

问题与思考　　　　病人，张某，女，46岁。因"全身皮肤弥漫性红肿伴大量脱屑1周"入院。病程中病人出现发热，体温波动在38～39℃。病人患癫痫多年，约1个月前开始口服卡马西平，癫痫控制尚好，一直未予停药。

1. 对该病人进行皮肤评估应注意哪些方面？
2. 该病人的初步诊断及护理措施是什么？

一、健康史

（一）现病史

除一般资料和主诉外，应详细评估病人发病以来的皮肤改变过程，包括开始发病的部位、有无皮疹、瘙痒及脱屑、皮肤温度及颜色改变等，如有皮肤损害应评估初发皮肤损害的性质、数目、始发部位、散在还是多发、自觉症状、疾病发展快慢、皮肤损害扩展顺序、有无加重、缓解或复发、皮肤损害变化有无规律、是否合并全身症状（例如有无发热、发热与皮损的先后顺序等）、是否经过治疗及治疗方案和疗效、各种环境因素（季节、气候、饮食、药物、环境和嗜好等)与疾病的关系、是否存在加重因素或诱因等。

（二）既往史

1. **有无相关系统性疾病**　如系统性红斑狼疮、类风湿关节炎、痛风病史。有无慢性肝病病史。
2. **皮肤病史**　曾患疾病名称与治疗方案及疗效，特别是与现有皮肤改变相关的疾病。
3. **用药史及过敏史**　是否使用免疫抑制药物，因其易诱发病毒感染；是否使用糖皮质激素；有无药物过敏史和食物等物质过敏史。

（三）家族史

家族中有无类似疾病，有无"遗传过敏性"家族史（如家族中湿疹病史）及其他遗传病，父母是否近亲结婚等。

（四）心理－社会状况

评估病人有无意识、行为改变，有无因皮肤病带来的心理压力，甚至影响其社会功能。了解病人婚姻状况、生育情况及有无冶游史；了解病人是否因职业需要长期暴露在污染环境中，如油漆、涂料等化学制品。此外，有无外出旅行暴露于传染性疾病流行或寄生虫污染的地域，有无疫水、疫源接触史。

（五）日常生活状况

病人有无吸烟、饮酒史，有无毒品、放射物质接触史，职业情况、有无日光暴晒史或日光浴习惯，有无爱吃辛辣刺激性食物、高脂肪饮食或饮用刺激性饮料嗜好，有无过度洗浴导致皮肤干燥情况。

理论与实践　　　　该案例初步诊断考虑为：剥脱性皮炎型药疹。进行健康史采集时应注意询问病人药物过敏史和食物等物质过敏史、了解病人既往传染病接触史、预防接种史、家族史、职业史，围绕皮疹伴脱屑症状进行重点评估。此外还应了解病人的精神心理状态、社会家庭支持情况等。

二、身体评估

皮肤是身体与外在环境间的一层屏障，它具有感觉、屏障、调节体温、分泌及排泄等功能，无论是外在的环境改变或是体内疾病或其他因素影响，均可造成皮肤生理功能和（或）组织结构发生变化。皮肤评估通常采用视诊，有时需配合触诊。

相关链接　　　　皮肤评估的注意事项

病人在整个皮肤评估过程中都应该感到舒适，最好选择自然光。即使病人不是以皮肤不适为主诉来就诊，医护人员仍应仔细进行全面皮肤评估，因为皮肤可为系统性疾病提供线索。皮肤评估可以单独进行，但最好和全身其他部位查体一并来评估。

（一）颜色

皮肤颜色反映两种情况，一是皮肤本身的色素沉着情况，二是血液灌流情况。皮肤颜色与种族遗传有关，但同一种族也可因毛细血管分布、血液充盈度、色素量、皮下脂肪厚薄的不同而异。同一个人不同身体部位、不同生理与疾病状态、不同环境下皮肤颜色也不相同。肤色深的人（包括黑人）皮肤颜色的改变较难评估，应结合巩膜、结膜、颊黏膜、舌、唇、手掌和脚掌等处的检查和比较来确定。注意在自然光线下评估。皮肤颜色的改变可能是病人疾病的首发表现，如黄疸和发绀等，但某些药物和食物也可引起皮肤颜色的改变，如大量摄入胡萝卜素。

1. **苍白（pallor）** 皮肤黏膜苍白可由贫血或末梢毛细血管痉挛或充盈不足所致，如寒冷、惊恐、休克、虚脱、晕车船及主动脉瓣关闭不全等。评估时注意观察甲床、掌纹、结膜、口腔黏膜及舌质颜色。若仅出现肢端苍白，可能与肢体动脉痉挛或阻塞有关，如雷诺病、血栓闭塞性脉管炎等。

2. **发红（redness）** 皮肤发红是由于毛细血管扩张充血、血流加速以及红细胞量增多所致。见于发热性疾病（如败血症、猩红热等）及某些中毒（如阿托品、一氧化碳中毒等）等。生理情况下可见于激动、饮酒、运动、环境温度过高时。皮肤持久性发红可见于库欣综合征、真性红细胞增多症、高原地区居民。

3. **发绀（cyanosis）** 皮肤黏膜呈青紫色为发绀，常发生的部位是舌、唇、耳垂、面颊、肢端等，提示机体缺氧，见于心、肺疾病，亚硝酸盐中毒等。

4. **黄染（stained yellow）** 皮肤黏膜发黄称为黄染，主要见于黄疸。与血液中胆红素浓度增高有关。早期或轻微时出现于巩膜及软腭黏膜，较明显时才见于皮肤。常见于肝细胞损害、胆道阻塞、溶血性疾病。黄染的色调与血中胆红素增加的程度和性质有关，溶血性黄疸呈柠檬色，肝细胞损害黄疸呈黄绿色或暗黄色，胆道阻塞黄疸呈橘黄色。使用呋喃妥因等药物或过量食用胡萝卜素含量丰富的食物也会导致皮肤黄染，应注意结合其他指标予以鉴别。

5. **色素沉着（pigmentation）** 由于表皮基底层黑色素增多，引起部分或全身皮肤色泽加深称为色素沉着。身体的外露部位、乳头、乳晕、腋窝、关节、肛门周围及外阴部位皮肤颜色较深，掌跖部位的皮肤颜色最浅。评估中注意区分以下几种情况：①全身皮肤色素加深，口腔黏膜出现色素沉着时，常见于肾上腺皮质功能减退；②肝硬化、肝癌、疟疾及应用某些药物如白消安等也可引起皮肤色素沉着；③妊娠斑：妇女妊娠期不仅乳头、乳晕、外生殖器及身体皱褶等部位皮肤色素加深，而且在面部、额部可出现棕褐色对称性色素斑；④老年斑：老年人面部及全身出现散在的色素斑片；⑤反复大量输血所致继发性血色病者，皮肤可出现褐色或青铜色色素沉着；⑥黄褐斑或黑斑：青春期以后妇女出现月经不调等内分泌紊乱者，有时在额部、面部及口周等出现界限清楚、对称分布的褐色色素沉着。长期服用某些避孕药的妇女，有时面部也会出现色素沉着。

6. **色素脱失（depigmentation）** 正常皮肤均会有一定量的黑色素，色素脱失主要是由于体内酪氨酸酶缺失或功能受抑制，使酪氨酸不能变成多巴导致黑色素生成减少。常见的色素脱失有白癜、白斑和白化病。评估时注意部位、形状及自觉症状。

（二）湿度

皮肤湿度与皮肤的排泄与分泌功能有关，皮肤排泄功能是由汗腺和皮脂腺完成的。自主神经功能、气温、湿度、精神、药物、饮食、年龄等均可影响腺体排泄功能。老年人皮脂分泌少，在冬天容易发生皮肤干燥常伴瘙痒，并产生皮肤碎屑，常发生龟裂现象，触诊时感觉粗糙。青春期皮脂分泌旺盛，皮脂分泌过多时容易长粉刺，特别是在脸、颈、背、胸、臀等皮脂腺较多的地方出现。常见病理情况如下：①皮肤异常干燥见于维生素 A 缺乏、黏液性水肿、脱水、尿毒症等；②盗汗为夜间睡后出汗，常见于结核病；③大汗淋漓伴皮肤四肢发凉为冷汗，见于休克、虚脱；④阵发性出汗，见于自主神经功能紊乱；⑤发热期伴出汗，多见于风湿病、结核病等；⑥出汗增多见于甲状腺功能亢进症、佝偻病、脑炎后遗症等。高热退热时注意有无大汗淋漓、虚脱现象。

皮肤腺体排泄使人体具有一种体味，出汗多未及时更衣时常可闻及汗臭味。狐臭是大汗腺排泄有臭物质所致。汗液中含尿素过多有尿味时称尿汗，见于尿毒症。色汗症是汗腺排泄有色物质，可为黄色、黄褐色、绿色等，常由产生某种色素的细菌或使用某些药物所致。

（三）弹性

皮肤弹性（elasticity）与年龄、营养状态、皮下脂肪及组织间隙所含液体量多少有关。正常情况下，儿童及青年皮肤弹性好，中年以后皮肤逐渐松弛，弹性减弱，老年人皮肤组织萎缩，皮下脂肪减少，弹性减退。检查皮肤弹性的部位常选择手背或上臂内侧，用示指和拇指捏起皮肤 1~2 秒后松开，观察皮肤皱褶平复速度。迅速平复者为弹性好或正常；平复缓慢者为弹性减弱，见于长期消耗性疾病、营养不良和严重脱水病人及老年人。

（四）皮肤完整性

皮肤完整性是皮肤功能的保证，与机体的营养状态、局部血液循环密切相关。其评估内容及顺序为：①皮肤有无破损、抓痕；②有破损者进一步评估破损的部位、原因、大小、深浅、有无瘘管、引流物的性质、量、气味以及周围组织的性状；③压疮：又称压力性溃疡［详见《基础护理学》（李小寒、尚少梅主编，第 6 版，人民卫生出版社）］。Braden 压疮危险因素评估量表是预测压疮风险的常用工具（表 3-1）。

表 3-1　Braden 压疮危险因素评估量表

项目	1分	2分	3分	4分
感觉	完全异常	中度异常	轻度异常	正常
潮湿	持续潮湿	潮湿	有时潮湿	很少潮湿
活动力	限制卧床	可以坐椅子	偶尔行走	经常行走
移动力	完全无法移动	严重受限	轻度受限	未受限
营养	非常差	可能不足够	足够	非常好
摩擦力和剪切力	有问题	有潜在危险	无明显问题	

注：评估值最高23分，最低6分，15分~18分为轻度危险，13分~14分为中度危险，10分~12分为高度危险，9分以下为极度危险

（五）皮疹

皮疹（skin eruption）多为全身疾病的皮肤表现，是某些疾病的特征性表现。若发现皮疹，应

评估皮疹部位、分布、形状、大小、颜色、平坦或隆起、压之是否褪色、有无瘙痒及脱屑、发展顺序、出现及消退时间、有无自觉症状，并询问病变前后的活动、接触物、饮食、是否有类似发作史、家人是否有相同症状等。常见皮疹见表3-2。

表3-2 常见皮肤损害

类型	特点	临床意义
斑疹	只有局部皮肤颜色变化而不隆起的皮疹	丹毒、风湿性多形性红斑
丘疹	局部皮肤颜色改变，坚实突出于皮肤表面	麻疹、药物疹、猩红热
斑丘疹	丘疹周围有皮肤发红的底盘	风疹、药物疹、猩红热
玫瑰疹	鲜红色圆形斑疹，直径2～3mm，因病灶周围血管扩张所致，多见于前胸及上腹部	伤寒或副伤寒的特征性皮疹
荨麻疹	隆起皮面，苍白色或红色、大小不等的水肿性皮疹，常有痒感	过敏症
水疱疹	高出皮面、大小不等，充满浆液的小水疱	单纯疱疹、水痘、天花
脓疱疹	与水疱相似，充满脓液	痤疮、疖
囊肿	充满液体的囊性病灶，位于真皮和皮下组织中	皮脂囊肿、表皮样囊肿
肿瘤	质地可软可硬，比结节大，超过3cm	脂肪瘤、纤维瘤、癌

（六）皮肤瘙痒

瘙痒是一种仅有皮肤瘙痒而无原发性皮肤损害的皮肤症状。根据瘙痒的范围及部位，一般分为全身性和局限性两大类。皮肤瘙痒可能是皮肤病的一种症状，也可能是其他疾病的一种表现。在评估皮肤瘙痒时注意是否合并皮疹或皮损，是否与皮肤出汗或干燥有关。慢性疾病如胆汁性肝硬化及癌症病人可出现皮肤瘙痒。

（七）皮下和黏膜出血

皮下和黏膜出血(subcutaneous and mucosal hemorrhage)：皮下出血的特点是局部皮肤青紫色，除血肿外一般不高出皮面。出血斑点直径<2mm者，称为瘀点(petechia)；直径为3～5mm者，称为紫癜(purpura)；直径>5mm者，称为瘀斑(ecchymosis)；片状出血伴皮肤显著隆起者称为血肿(hematoma)。皮下小出血点有时易与充血性皮疹和小红痣相混淆，充血性皮疹不高出皮面，但加压时褪色或消失；小红痣加压时不褪色，但它高出皮面且表面光亮。皮下出血、黏膜出血常见于造血系统疾病、严重感染、某些血管损伤性疾病或药物中毒等。

（八）蜘蛛痣

蜘蛛痣(spider angioma)是皮肤小动脉血管末端分支扩张所形成的血管痣，形似蜘蛛。蜘蛛痣大小不等，多出现在上腔静脉分布的区域内，如面、颈、手背、上臂、前臂、前胸和肩部等处。评估时用火柴杆或小棍压迫蜘蛛痣的中心(即中央小动脉干部)，其辐射状小血管网即褪色或消失，压力去除则又出现。见于慢性肝炎或肝硬化病人及健康妊娠妇女，其发生机制可能与血浆中雌激素水平升高有关。

（九）水肿

水肿(edema)是皮下组织的细胞内及组织间隙液体潴留过多所致。水肿部位的皮肤张力大且有光泽，但轻度水肿有时不易觉察。检查时，可用手指按压被检查部位皮肤(通常是胫骨前内侧皮肤)3～5秒，若加压部位组织发生凹陷，则为凹陷性水肿。常见于心、肝、肾疾病病人。若指压后无组织凹陷,则为非凹陷性水肿,常见于黏液性水肿、丝虫病。根据水肿表现可分为轻、中、重三度(表3-3)。

表3-3 水肿分度

程度	表现
轻度	水肿仅发生于眼睑、眶下软组织、胫骨前、踝部皮下组织,指压后可出现组织轻度凹陷,平复较快;有时早期水肿,仅有体重迅速增加或仅感手指发紧、鞋子变小而无水肿征象出现
中度	全身组织均有可见性水肿,指压后可出现明显的或较深的组织凹陷,平复缓慢
重度	全身组织严重水肿,身体低垂部皮肤发亮、变白,甚至出现白纹,皮肤破损时可有组织液渗漏不止,常伴有胸腔、腹腔、鞘膜腔积液,外阴部亦可见明显水肿

(十)瘢痕

瘢痕(scar)是真皮或其深部组织外伤或病变愈合后结缔组织增生修复所形成的斑块。表面低于周围正常皮肤者为萎缩性瘢痕;高于周围正常皮肤者为增生性瘢痕。

(十一)毛发

毛发(hair)的颜色、分布、稠密度、粗细受年龄、性别、种族、遗传、营养和精神状态的影响。临床上毛发脱落较为多见,常见原因有:①局部皮肤病变:如脂溢性皮炎等,脱发常不规则。②神经营养障碍:如斑秃,为突然发生的局限性斑状秃发,有时可伴有眉毛、胡须等脱落,常可再生。③内分泌性疾病:如甲状腺功能低下、性腺功能低下等。④某些发热性疾病:如伤寒。⑤某些药物及放射线的影响:如环磷酰胺、顺铂等抗癌药物的应用及放射治疗。⑥外伤:如灼伤及瘢痕处等。毛发过多可见于多毛症。先天性全身多毛症(如"毛孩"),常有家族史,可伴有牙齿发育异常。获得性多毛症大多于青春发育期开始出现毛发增多,常见于皮质醇增多症等。长期服用某些药物如糖皮质激素、环孢素A等也可以出现多毛现象,称为医源性多毛。

(尹 凯)

学习小结

通过本节的学习,掌握皮肤评估的内容和检查方法,熟悉皮肤异常体征的临床意义,了解皮肤改变可见于局部病变及全身性疾病。皮肤评估以视诊为主,必要时结合触诊,应注意皮肤的颜色、弹性、湿度,有无皮疹、出血、水肿、蜘蛛痣与肝掌等,还要注意结合病史资料如用药史、过敏史、辅助检查结果、皮疹或紫癜的动态改变特点以及其他系统并存的异常体征。

复习思考题

1. 描述皮肤黄染的原因及鉴别方法。

2. 请列举5种常见皮疹及其相关疾病。

3. 根据水肿的轻重程度分度,各有何特征?

第三节　淋巴结的评估

案例3-1

　　病人男，52岁。乏力、低热半年，伴颈部淋巴结肿大2周入院。半年前无明显诱因出现乏力，常出现低热，体温波动在38～39℃。2周前出现颈部淋巴结肿大，可移动，无明显压痛，约3cm×2cm。食欲差，大小便正常，门诊血常规：RBC $3.14×10^{12}$/L，HGB 79g/L，WBC $31.7×10^9$/L，LYM% 0.84。

思考：

1. 该病人淋巴结的评估应注意哪些方面？

2. 该病人的主要护理问题有哪些？

一、健康史

（一）现病史

　　首先注意评估病人是否存在急慢性感染及血液病、癌症相关症状，如发热、贫血、黄疸、皮疹、乏力、呼吸困难、吞咽困难、吐血、便血、大便习惯改变、皮下出血、乳房肿块、体重减轻及食欲改变等。注意实验室检查及相关辅助检查结果。

（二）既往史

　　1. **感染性疾病史**　了解病人是否有传染性单核细胞增多症、艾滋病、血行播散型肺结核；梅毒、钩端螺旋体病等疾病；有无黑热病、丝虫病等原虫与寄生虫感染病史。

　　2. **其他系统疾病史**　了解病人有无血液与造血组织疾病，如急慢性白血病、淋巴瘤等；有无不明原因皮肤黏膜出血、关节血肿，关节痛等。有无结缔组织疾病，如干燥综合征、系统性红斑狼疮等疾病。

　　3. **用药史**　了解病人是否使用药物，如是否使用抗结核药、抗生素等，问清楚病人所使用的药物名称、剂型、用量、用法、效果及不良反应等，同时注意询问药物过敏史。

　　4. **过敏史**　了解病人是否对牛奶、食品添加剂或海鲜等异体蛋白过敏。接触或食用过敏原后有无出现皮肤荨麻疹，肠胃绞痛、恶心呕吐、频繁排气、腹泻、便血等情况。

　　5. **个人史及日常生活状况**　了解病人社会经历、职业及工作条件，包括工种、劳动环境、是否有工业毒物接触及其接触时间。了解病人有无吸烟、饮酒史，有无毒品、放射物质接触史,有无冶游史。有无暴饮暴食、酗酒等不良饮食习惯,有无不良嗜好,起居及卫生习惯,有无长期食用腌制、熏制等致癌性饮食及高温食物等消化道刺激性因素。

(三)家族健康史

询问病人家族中有无相关疾病,包括血液病、胃肠道肿瘤、肺癌、结缔组织疾病等。

(四)心理-社会状况

评估病人有无意识、行为改变,有无谵妄、昏迷、婚姻状况、生育情况,女性病人应注意月经情况;了解病人职业及工作条件,包括工种、劳动环境、是否因职业需要长期接触铅、苯、水银、甲醛、农药等室内外污染源。此外,还应评估病人有无外出旅行暴露于传染性疾病流行或寄生虫污染的地域,有无疫水、疫源接触史。

理论与实践　　　　　　该案例进行健康史采集时应注意询问病人是否有低热、盗汗,易出血和易感染等表现;是否有乏力、食欲缺乏及皮肤瘙痒等现象。注意淋巴结肿大的部位(局部肿大还是全身性肿大),有无疼痛及疼痛的性质等。注意病人的诊疗经过,是否做过相关检查,如血常规、尿常规、粪便常规、骨髓活检和淋巴结活检等;是否服用相关的药物,疗效如何。还应注意病人患病以来的一般情况,如体重变化和一般情况等。

二、身体评估

淋巴结分布于全身,一般身体评估仅能检查身体各部表浅的淋巴结。正常情况下,表浅淋巴结很小,直径约为 0.2~0.5cm,质地柔软,表面光滑,不易触及,无压痛,与毗邻组织无粘连。淋巴结的变化与许多疾病的发生、发展、诊断及治疗密切相关,尤其是对感染性疾病及肿瘤的诊断、转移及发展变化的观察起着非常重要的作用。

(一)浅表淋巴结的分布

人体浅表淋巴结分为以下几个组群:耳前淋巴结主要收集眼睑、腮、腺、颊、耳、额颞部等的淋巴液;耳后、乳突淋巴结收集头皮范围内的淋巴液;颌下淋巴结收集口底、颊黏膜、牙龈等处的淋巴液;颏下淋巴结收集颏下三角区内组织、唇、舌部的淋巴液;颈前淋巴结主要收集颈部浅层淋巴液,其输出管输入颈后淋巴结(又称颈深淋巴结);颈后淋巴结上群收集鼻咽部淋巴液,下群收集咽喉、气管、甲状腺等处的淋巴液;左侧锁骨上淋巴结收集食管、胃等器官的淋巴液,右侧收集气管、胸膜和肺的淋巴液;腋窝淋巴结分为 5 群,外侧淋巴结群位于腋窝外侧壁,胸肌淋巴结群位于胸大肌下缘深部,肩胛下淋巴结群位于腋窝后皱襞深部,中央淋巴结群位于腋窝内侧壁近肋骨及前锯肌处,腋尖淋巴结群位于腋窝顶部,腋窝淋巴结主要收集乳房、前后胸壁及臂部淋巴液;腹股沟淋巴结收集会阴部及下肢的淋巴液。局部炎症或肿瘤可引起相应区域的淋巴结肿大。头颈部与腋窝淋巴结分布见图 3-1、图 3-2。

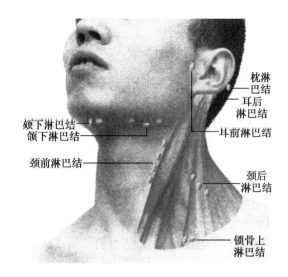

图 3-1　头颈部淋巴结

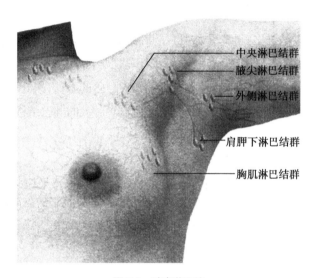

图 3-2　腋窝淋巴结

（二）浅表淋巴结的评估

1. **检查顺序**　为避免遗漏,应注意淋巴结的检查顺序。头颈部淋巴结的检查顺序是:耳前、耳后、乳突区、枕骨下区、颌下、颏下、颈前、颈后、锁骨上淋巴结。上肢淋巴结的检查顺序是:腋窝淋巴结、滑车上淋巴结。腋窝淋巴结应按尖群(腋尖群)、中央群、胸肌群、肩胛下群和外侧群的顺序进行。下肢淋巴结的检查顺序是:腹股沟淋巴结(先查上群、后查下群)、腘窝淋巴结。

2. **检查方法**　被检查者取坐位或仰卧位,检查者面向被检查者,坐位或立位。一般以并拢的示、中、环三指紧贴检查部位,由浅入深,以指腹按压皮肤进行滑动触诊。滑动是指指腹按压的皮肤与皮下组织之间的滑动,方式应取相互垂直的多个方向或转动性滑动。检查颈部淋巴结时让被评估者头稍低或偏向检查侧,使皮肤或肌肉放松,便于触诊;检查锁骨上窝淋巴结时,让被评估者取坐位或卧位,头部稍向前屈,用双手进行触诊,左手触诊右侧,右手触诊左侧;检查腋窝时应以手扶托被评估者前臂使其稍外展,以右手检查左侧,以左手检查右侧,由浅入深触诊腋窝顶部;检查滑车上淋巴结时以左(右)手扶托被评估者左(右)前臂,以右(左)手向滑车上进行触摸。

3. **检查内容**　有无淋巴结肿大,若有则注意其部位、大小与形状、数目与排列、表面特性、质地、有无压痛、活动度、界限是否清楚,有无组织粘连,局部皮肤有无红肿、瘢痕、瘘管等。

同时应注意淋巴结与肌肉和血管结节的区别。

（三）淋巴结肿大的临床意义

1. 局限性淋巴结肿大

（1）非特异性淋巴结肿大：见于淋巴结引流范围内组织器官的急慢性炎症，如颈部淋巴结肿大常见于急性化脓性扁桃体炎、牙龈炎等。腋窝淋巴结肿大常见于胸壁、乳腺等部位的炎症。腹股沟淋巴结肿大常见于会阴、臀部、小腿等部位感染。急性感染引起的淋巴结肿大特点是质软，有压痛，表面平滑，无粘连，肿大到一定程度即停止，经抗菌药物的有效治疗后多数会缩小或消失。慢性者质地较硬，但最终仍可缩小或消失。

（2）淋巴结结核：为肺外结核的好发部位，浅表淋巴结结核以颈部最多（68%～90%），肿大的淋巴结常发生于颈部血管周围，呈多发性、大小不等、质地稍硬，可互相粘连或与周围组织粘连。如发生干酪样坏死，可触及波动，晚期可溃破，不易愈合而形成瘘管，愈合后可形成不规则瘢痕。

（3）恶性肿瘤淋巴结转移：肿瘤转移所致的肿大淋巴结质地坚硬，有时呈橡皮样感，一般无压痛，可与周围组织粘连，有时肿大淋巴结界限不清。胸部肿瘤如肺癌可向右侧锁骨上窝或腋窝淋巴结群转移；左侧锁骨上窝处为胸导管进入颈静脉的入口，若出现大而坚硬无压痛的淋巴结肿大，应考虑胃癌或食管癌的肿瘤转移所致，这种肿大的淋巴结称为 Virchow 淋巴结，为胃癌、食管癌转移的标志。

2. 全身性淋巴结肿大

（1）感染性疾病：如传染性单核细胞增多症、艾滋病等病毒感染、血行播散型肺结核等细菌感染；梅毒、钩端螺旋体病等螺旋体感染；黑热病、丝虫病等原虫与寄生虫感染等。

（2）结缔组织疾病：如干燥综合征、系统性红斑狼疮。

（3）血液与造血组织疾病：如急慢性白血病、淋巴瘤等。

临床上常按病因将淋巴结肿大分为非特异性、特异性和肿瘤性三类（表 3-4）。

表3-4 淋巴结肿大分类与特征

分类	频率	多数原因	淋巴结特征			
			质地	光滑度	活动度	边界
非特异性	常见	急慢性炎症或疲劳	软	光滑	活动	清
特异性	少见	结核等特异性细菌感染	中等	光滑	活动或固定	清
肿瘤性	少见	淋巴系肿瘤或癌症淋巴转移	硬	高低不平	固定	不清

案例分析（案例 3-1）

该案例身体评估结果如下：

视诊：贫血面容，全身皮肤无皮疹，双下肢皮肤散在出血点，咽红，扁桃体Ⅱ度肿大。

触诊：左颈部淋巴结肿大，约 3cm×2cm，表面光滑，活动，无压痛，界清，局部皮肤无红肿、瘢痕及瘘管，其余部位淋巴结未触及肿大。胸骨压痛阳性，腹平软，肝脏未触及，脾左肋缘下 4cm。

听诊:心率88次/分,律齐,心尖区可闻收缩期2/6柔和吹风样杂音,其余瓣膜听诊区未闻杂音;肺部未听到啰音。

骨髓检查:增生活跃至极度活跃,以成熟淋巴细胞增生明显,占40%以上,原、幼稚淋巴细胞10%。红系、粒系相对减少,巨核细胞正常或减少。

临床诊断:慢性淋巴细胞白血病。

该案例的主要护理问题:

1. 营养失调:低于机体需要量　与发热、食欲缺乏、代谢亢进有关。

2. 出血　与血小板减少有关。

3. 感染　与白细胞高有关。

4. 活动无耐力　与贫血有关。

5. 心脏杂音　与贫血有关。

（尹　凯）

学习小结

检查浅表淋巴结时主要利用触诊,尤其以浅部触诊法为主。发现淋巴结肿大时,应注意部位、大小、数目、硬度、活动度,有无压痛及粘连,局部皮肤有无红肿、瘢痕、瘘管等。并同时注意病史和其他身体评估。为避免遗漏,检查应按一定的顺序进行。一般顺序为:耳前、耳后、乳突区、枕骨下区、颌下、颏下、颈前三角、颈后三角、锁骨上窝、腋窝、滑车上、腹股沟、腘窝等。

复习思考题

1. 简述淋巴结检查的方法和内容?

2. 简述淋巴结肿大的临床意义?

3. 非特异性淋巴结炎与肿瘤引起的淋巴结肿大触诊有何特点?

第四节　头面部评估

学习目标

掌握	头部及面部器官的主要检查内容、检查方法及正常表现。
熟悉	头部及面部器官评估的常见异常改变及其临床意义。
了解	头部及面部器官的解剖位置和结构。

李某，女，56 岁，退休教师。晚 10 点在看电视时突然发生右眼剧烈疼痛，同侧头痛。呕吐 1 次，为胃内容物。服索米痛片后卧床休息，次日早上起床发现右眼视物模糊。病人十分紧张、焦虑，由家人陪同来医院急诊。

思考：

1. 该病人进行头面部检查时，可能会有哪些异常体征？
2. 该病人存在哪些护理问题？

一、健康史

（一）现病史

评估现病史时应根据病人的主诉询问并观察病人主要症状及体征，详细了解发病、检查、诊疗经过，以确保评估的正确性和完整性。

1. **评估眼病** 注意询问视力改变及类型，如视力减退、模糊还是复视，双侧改变还是单侧改变，视力改变是突然发生还是逐渐发生，有无影像扭曲、色弱或色盲、眼前物体飘动、眼痛、眼痒等症状。如突然发生眼前物体飘浮提示为晶状体剥离，也可能为视网膜脱离或眼内炎症的先兆。眼睛疼痛要询问疼痛部位，疼痛的性质和伴随症状，疼痛加重或减轻的因素，是否有眼睛畏光、流泪、分泌物和眼睛发干等症状。

2. **评估耳病** 询问病人是否有听力改变、耳痛、外耳道分泌物、耳鸣、眩晕等；询问耳鸣和眩晕等症状是发作性的还是持续性的，发作时有无恶心、呕吐、头痛等症状。

3. **评估鼻病** 询问鼻腔分泌物的颜色和量。大量水样分泌物见于病毒感染或过敏性鼻炎，脓性分泌物提示为鼻或鼻旁窦的化脓性感染。鼻出血应询问出血是单侧还是双侧鼻孔，是涕中带血还是大量出血。单侧涕中带血见于鼻腔感染、鼻咽癌等；双侧出血见于血液系统疾病、高血压病及慢性肝病等。女性周期性鼻出血可能为子宫内膜异位症。

4. **口腔评估** 牙痛时按照疼痛的评估要点进行，例如何时出现牙痛，何种因素可使疼痛加重或减轻，性质是剧痛、钝痛，还是胀痛等，是阵发性还是持续性疼痛，有无其他伴随症状。主诉牙龈出血的病人应询问何时发现牙龈出血，有何诱发因素，是否伴有皮肤瘀点、紫癜、鼻出血或其他部位出血。咽痛者应评估疼痛性质，有无发热、头痛、声音嘶哑等症状。急性喉炎起病急，初为咽部干燥，继有疼痛，吞咽唾液时疼痛加重。急性咽炎常伴上呼吸道感染，因此可有鼻塞、流涕等不适。慢性咽炎病程较长，咽痛轻微，常伴有咽部异物感、干燥、发痒等不适。急性化脓性扁桃体炎咽痛剧烈，吞咽困难，疼痛常放射至耳部，伴有发热、头痛等症状。

（二）既往史

1. **既往患病及住院病史** 询问病人曾经是否患过眼、耳、鼻、咽喉的疾病；有无糖尿病、高血压病、出血性疾病、甲状腺功能亢进等可引起眼及眼底损害的疾病；是否经常感冒，经常感冒者可引起慢性鼻炎、慢性咽炎，可并发鼻窦炎，亦可经过耳咽管引起中耳炎。是否因病住院治疗,包括住院的原因、时间、治疗及护理情况等。

2. 外伤手术史 询问有无头面部外伤及手术史。如有外伤应注明外伤部位、严重程度、治疗经过及效果;如有手术应注明手术时间、原因和手术名称。

3. 用药史和过敏史 询问病人是否使用药物及药物的名称、剂型、用法、用量、效果及不良反应等,幼年注射链霉素或其他氨基苷类抗生素可引起双侧神经性耳聋。经常使用非经医生处方许可的眼用药物可引起视力改变,过多使用滴鼻剂如麻黄碱可引起鼻黏膜改变等副作用。询问病人是否对药物过敏或对牛奶、海鲜、食品添加剂等异体蛋白过敏。接触或食用过敏原后有无出现皮肤荨麻疹、眼睛痒、流清涕、打喷嚏、恶心呕吐、腹泻等情况。

(三)家族健康史

询问病人家族成员中有无相关疾病发生。包括:家族中有无早年失明者,有无色盲、色弱者,有无早年失聪者;母亲怀孕期间有无罹患疾病及用药史,如用过氨基苷类药物可引起子女先天性耳聋。父母是否为近亲婚配,近亲婚配可致其子女唇腭裂及其他先天性畸形发病率增加。父母有无梅毒史,先天性梅毒可引起听力丧失、鼻梁塌陷、哈钦森牙(Hutchinson tooth)。

(四)心理-社会状况

询问病人的性格、情绪特点,是否因头面部病变而产生心理压力,有无情绪、行为改变和精神紧张;询问病人在家庭中的角色,患病后是否影响家庭和社交生活,是否因为疾病影响工作而造成经济困难。

(五)日常生活状况

询问病人有无长时间看手机或戴耳机听音乐的习惯,有无爱吃甜食和烹饪过度的饮食习惯,有无吸烟、饮酒嗜好,并详细询问时间及用量;是否从事接触重金属、染发剂或长期暴露在污染环境中的职业;是否经常佩戴隐形眼镜且不注重用眼卫生;询问病人有无冶游史,有无外出旅行暴露于传染性疾病流行或寄生虫污染的地域,有无疫水、疫源接触史。

理论与实践　　　　　　该案例进行健康史采集时应注意询问病人眼痛发作的时间和疼痛的性质,是否伴头痛或恶心。疼痛发作前有无诱因,如情绪波动、脑力或体力过度疲劳、阅读过久或看电视电影时间过长等。平时是否经常感觉眼睛干涩、疲劳不适或酸胀,是否有视物模糊。病人是否有屈光不正、是否有角膜炎、结膜炎、葡萄膜炎或白内障等眼部疾患,是否发生过眼外伤。家族中有无早年失明者等。此次发病是否有紧张、焦虑和恐惧等情绪变化。

二、身体评估

头部及其器官是人体最重要的外形特征之一,是评估者最先和最容易见到的部分。头部的评估内容包括头部的形状、大小,头皮,头发的分布、质地、量,颜面和眼、耳、鼻、口的评估。主要采取视诊和触诊的方法进行检查,必要时也可采用叩诊和嗅诊的技巧。

（一）头发

评估头发（hair）可了解病人的个人清洁卫生、营养和新陈代谢、情绪压力及疾病等情况。

视诊：观察头发的颜色、疏密度、有无脱发及脱发的类型。检查脱发时要注意其发生部位、形状与头发改变的特点。

触诊：触摸头发感觉其柔软度、清洁度（油腻或污垢）。

嗅诊：嗅其有无异味（如汗味、有机磷农药味、蒜臭味等）。

正常头发应干净且具有自然光泽。甲状腺功能低下、劣质染发或烫发可使发质粗糙，干而易脆。秃发可见于先天性遗传，也可由情绪压力、长期患病、射线或抗癌药物治疗所致。

（二）头皮

头皮（scalp）是指头颅顶部、侧面及后面被头发覆盖的皮肤。

视诊：检查头皮时，护士站在病人的后面或侧面，在充足光线下，先分开头发，观察头皮颜色、有无头皮屑（干燥且薄的皮肤鳞片），头皮是否完整，有无瘢痕，有无头癣、疖痈，有无头虱及头虱卵。

触诊：用手指触压头皮，顺序为从额骨区到枕骨区，再自顶骨区到乳头区。以了解头皮有无肿胀、硬块和压痛。

正常头皮颜色较其他部位皮肤白，且光滑，完整无损。头皮屑多且油腻常见于脂溢性皮炎；头皮疖肿常伴压痛，多由皮脂腺阻塞所致；头癣、头虱具有传染性。

（三）头颅

头颅（skull）检查包括视诊与触诊。

视诊：观察病人头部的大小、外形变化和有无异常活动。头颅大小以头围来衡量，测量时以软尺自眉间绕到颅后通过枕骨粗隆。

触诊：护士用双手仔细触摸病人头颅的每一个部位，了解其外形，有无压痛和异常隆起，有无颅骨软化。

正常人的头及脸部对称，大小及形状因人而异。新生儿头围约34cm，以后逐年增加，至18岁成年时头围应在53cm以上，占身高的1/8～1/7。头颅呈圆形，额部、枕部与顶部略向外突出。头颅局部的畸形要注意排除因外伤或手术摘除头颅骨所致。常见的头颅大小异常或畸形如下：

1. **小颅（microcephalia）** 小儿囟门过早闭合（早于12个月）所引起，常伴有智力发育障碍。

2. **尖颅（oxycephaly）** 由于矢状缝和冠状缝过早闭合所致，常见于先天性尖颅并指（趾）畸形。

3. **方颅（squared skull）** 前额左右突出，头顶平坦呈方形，见于佝偻病或先天性梅毒。

4. **巨颅（large skull）** 头颅增大呈圆形，颜面相对显小，可伴颞静脉充盈，双目下视，见于脑积水。

5. **长颅（dolichocephalia）** 自颅顶至下颌部的长度明显增大，见于马凡（Marfan）综合征及肢端肥大症。

头部活动受限可见于颈椎疾患；头部不随意颤动见于震颤麻痹；与颈动脉搏动相一致的

点头运动称为缪塞（Musset）征，见于严重的主动脉瓣关闭不全。

（四）颜面及其器官

颜面（face）为颅部前面不被头发遮盖的部分。检查方法主要采用视诊，部分项目可以采用触诊。

视诊：观察病人睑裂大小是否相等，鼻唇沟是否对称，鼻与口是否位居中线，以判断面部结构的对称性；通过交谈观察病人面部肌肉的协调性；观察面部皮肤的颜色、毛发分布、有无瘢痕、水肿及不自主运动。

触诊：用双手指尖自额头往下颌、自鼻侧往面颊至耳前触摸，评估皮肤的质地、弹性、有无结节和压痛。

颜面呈苍白见于血液供给不足如休克、贫血者；皮肤黄染应考虑肝胆疾病；局部的色素沉着可能为粉刺或外伤瘢痕所致。恶病质者常表现为眼、颊、颞部的深陷，鼻突出明显。面部结构不对称常见于面神经麻痹。

1. 眼

（1）眼眉（eyebrow）：嘱病人两眼自然张开向前平视，观察其眉毛的分布、颜色、质地以及有无稀疏和脱落。正常眉毛应呈均匀分布，颜色与头发相似。如外 1/3 的眉毛过分稀疏或脱落，见于黏液性水肿、垂体功能减低症；眉毛上有鳞屑见于脂溢性皮炎。

（2）眼睑（eyelids）：观察病人眼睑的形态和对称性，有无上睑下垂、水肿及闭合障碍，有无压痛、包块和倒睫等。正常眼睑应完整无缺，皮肤平滑。睁眼时两眼睑平均分开，睑裂相等；闭眼时上下眼睑紧紧闭合。

常见的异常有：①睑内翻或睑外翻：常由瘢痕的牵拉造成，见于烧伤或沙眼；②上睑下垂：双侧睑下垂见于重症肌无力，单侧上睑下垂见于动眼神经麻痹；③眼睑闭合障碍：双侧眼睑闭合障碍见于甲状腺功能亢进，单侧眼睑闭合障碍见于面神经麻痹；④眼睑水肿：见于肾脏疾病、心力衰竭、过敏、甲状腺机能减退或眼睛受到直接伤害；⑤眼睑痉挛：这是眼睑的一种不自主跳动，可以由眼睛疲劳或神经末梢兴奋所引起，也可见于老年人。

（3）结膜（conjunctiva）：结膜分睑结膜、穹隆部结膜和球结膜三部分。检查下睑结膜时护士用拇指向下按压病人的下睑，同时嘱其向上方注视，则下睑结膜露出；检查上睑结膜时，护士用拇指及示指捏住病人上睑皮肤，在其向下注视的同时轻轻向前下方牵拉，然后示指向下压迫睑板上缘，并与拇指配合将眼睑向上捻转即可将眼睑翻开。观察结膜有无水肿、充血、苍白、出血点、颗粒与滤泡。充血时结膜发红可见血管充盈，见于结膜炎、角膜炎；颗粒与滤泡见于沙眼；结膜苍白见于贫血；结膜黄染见于黄疸；若有数量不等散在的出血点时，可见于感染性心内膜炎。

（4）巩膜（sclera）：正常巩膜应为瓷白色。在自然光线下观察巩膜有无黄染。检查时用拇指轻轻向上压住病人的上睑，嘱其向下看，再以拇指向下按住下睑，嘱其向上看，即可观察到全部巩膜。

（5）角膜（cornea）：角膜正常时应是平滑而透明的。检查时应观察角膜的透明度，有无云翳、白斑、软化、溃疡和新生血管等。

老年人角膜周围可出现一弓形或环形灰白色不透明物质，称为老年环，是类脂质沉着的结果；角膜边缘出现的黄绿色环，称凯 - 佛（Kayser-Fleischer）环，是铜代谢障碍的结果，见于肝豆状核变性。

检查角膜反射：嘱病人向内上方注视，护士用脱脂棉细毛由角膜外缘轻触受检者角膜，正常时可见眼睑迅速闭合。角膜反射消失见于颅神经麻痹和昏迷。

（6）虹膜（iris）：虹膜属眼球葡萄膜的最前部分，呈环形辐射状排列，中间的开口即为瞳孔。虹膜内有瞳孔括约肌和开大肌，能调节瞳孔大小；虹膜还有色素沉着，可因色素沉着量的不同而使眼睛呈现出不同的颜色。虹膜颜色与种族有关。虹膜纹理模糊或消失见于炎症、水肿；虹膜形态异常或有裂孔见于虹膜前粘连、外伤、先天性缺损等。

（7）瞳孔（pupil）：正常瞳孔为圆形，两侧大小一致，直径为 3～4mm。婴儿、老年和远视病人瞳孔较小，但不小于 2mm；近视病人瞳孔较大，但不大于 6mm。

评估瞳孔应注意瞳孔的大小、形状，两侧是否等大、等圆，对光反射是否正常等。

1）瞳孔形状与大小异常包括：①瞳孔形态改变：青光眼或眼内肿瘤时瞳孔呈椭圆形；虹膜粘连时形状可不规则；②瞳孔缩小：见于虹膜炎症，有机磷农药中毒和某些药物反应（如吗啡、氯丙嗪等）；③瞳孔散大：见于视神经萎缩，青光眼绝对期以及使用阿托品或可卡因等，瞳孔散大并固定为濒死状态的表现；④双侧瞳孔大小不等：见于脑外伤、脑肿瘤、脑疝等颅内病变，双侧瞳孔大小不等且变化不定，多是中脑功能损害的表现。

2）对光反射的检查：护士用手隔开病人两眼，用手电筒照射一侧瞳孔，可出现双侧瞳孔立即缩小，移开光源后迅速恢复。同侧瞳孔的变化称直接对光反射，对侧瞳孔的变化称间接对光反射。对光反射迟钝或消失见于昏迷病人。

3）调节和集合反射的检查：护士用手指放在病人前方 1m 以外，然后迅速移近至其眼前20cm 处。病人注视护士手指的移动，瞳孔随手指靠近而逐渐缩小，称为调节反射；同时双眼球内聚，称为集合反射。调节和集合反射消失见于动眼神经麻痹。

（8）眼球（eyeball）：观察眼球外形、有无震颤，并检查眼球的运动。

1）检查眼球外形：观察眼球有无突出或下陷，双侧眼球突出见于甲状腺功能亢进症；单侧眼球突出多由局部炎症或眶内占位性病变所致。双侧眼球下陷见于严重脱水；单侧眼球下陷见于 Horner 综合征和眶尖骨折。

2）检查眼球震颤：嘱病人眼球随护士手指所指方向（水平或垂直）运动数次，如眼球出现一系列有规律的快速往返运动，称为眼球震颤。见于耳源性眩晕和小脑疾患等。

3）检查眼球运动：嘱病人固定头位，注视放置于眼前 30～40cm 处的目标物（手指），观察眼球是否随目标物的方向移动。一般按左→左上→左下，右→右上→右下的顺序进行。动眼神经、滑车神经和展神经麻痹时可出现眼球运动障碍，并伴有复视或麻痹性斜视。

（9）眼功能检查：包括视力、色觉和视野检查。

1）视力（visual acuity）：主要是检查黄斑中央凹视力，用视力表检测。①远距离视力表：在距视力表 5m 处，两眼分别检查，一般先检查右眼，用干净的卡片或遮眼板盖于左眼前，但勿使眼球受压，嘱病人从上至下指出"E"字形视标开口的方向，记录所能看清的最小一行视力读数，即为该眼的远视力。能看清"1.0"行视标者为正常视力。②近距离视力表：在距视力表 33cm 处能看清"1.0"行视标者为正常视力。

如果病人不能看清视力表则用：①变动距离，即在 5m 处不能辨认 0.1 行视标者，让病人逐步走近视力表，直至认出 0.1 视标为止，并用实测距离（m）/50 计算视力（例如：在 3m 处看清，则为 3/50=0.06，记录视力为 0.06）；②指数检测：即辨认护士所示的手指数，如不能辨认指数，则改用指动检测，即病人能否分辨护士的手指运动；③光感检测：检测病人光感是否存在，直接用手电筒照射眼球，如光感消失，则称为失明，即视力完全丧失。

2）色觉（color sensation）：病人在 0.5m 距离处读出色盲表上的数字或图像。如 5～10 秒内不能读出，即可按色盲表上的说明判断为某种色盲或色弱。常见色盲有先天性和后天性两种，前者为男性伴性遗传，以红绿色盲最多见；后者常见于视网膜病变，视神经萎缩等。

3）视野（visual fields）：当眼球向正前方固视不动时所能看见的空间范围称为视野，反映黄斑中央凹以外的视网膜功能。粗略测定视野的方法为：病人背光与护士相对而坐，距离约为 1m。检查右眼时，遮盖病人左眼，同时遮盖护士右眼，嘱病人右眼注视护士左眼。在病人和护士间等距离处，护士将手指分别自上、下、左、右等不同方向从外周逐渐向眼的中央部移动，嘱病人在发现手指时立即示意。如病人与护士在各方向同时看到手指，则视野大致正常；如对比检查结果异常或有视野缺失，可利用视野计进行精确的视野测定。

（10）眼底：需借助检眼镜在暗房中才能看到，主要观察项目为视神经盘（视乳头）、视网膜血管、黄斑区、视网膜等处。视神经病变及全身性疾病如高血压动脉硬化、慢性肾炎、妊娠中毒症、糖尿病、白血病等都可以引起眼底的改变。

案例分析（案例 3-2）

该案例身体评估结果如下：

生命体征：T 37.7℃，P 78 次/分，BP 100/65mmHg。

头颅外形无异常，面部对称，心、肺检查及腹部检查无异常。

眼科检查：右眼角膜雾状水肿，前房极浅，瞳孔 8mm，对光反射消失。视力眼前手动，眼压 6.7kPa（50mmHg）。

临床诊断：右眼急性闭角型青光眼急性发作期，左眼急性闭角型青光眼临床前期。

该案例的主要护理问题：

1. 疼痛：眼痛、头痛　与眼压升高有关。

2. 感知改变（视觉障碍）　与视力下降有关。

3. 焦虑、恐惧　与视力下降、害怕失明有关。

4. 知识缺乏：缺乏急性闭角型青光眼的防治及护理常识。

2. 耳

（1）耳廓（auricle）：观察耳廓的外形、大小、位置和对称性。有无畸形、瘢痕、红肿和结节等。痛风病人可在耳廓上触及小而硬的痛感白色结节，为尿酸钠沉积的结果，称为痛风结节；耳廓红肿并有发热和疼痛者见于各种炎症，检查时多有触痛和牵拉痛。

（2）外耳道（external auditory canal）：检查外耳道时，嘱病人面向一侧，护士用拇指及示指将耳廓向外上方牵拉，使外耳道伸直，进行观察。注意耳廓有无牵拉痛，外耳有无堵塞、红肿或分泌物。如外耳道内有局部红肿疼痛，并有耳廓牵拉痛则为疖肿；有黄色液体流出并有痒痛者为外耳道炎；有脓液流出并伴全身症状则应考虑急性中耳炎；如流出血性或清水样液体应考虑颅底骨折。

（3）乳突（mastoid）：注意乳突有无皮肤红肿和压痛，有无瘘管和瘢痕。乳突内腔与中耳相连，化脓性中耳炎引流不畅时可蔓延为乳突炎，检查时可发现乳突部皮肤红肿并有明显压痛，有时可见瘘管或疤痕等。严重时可继发耳源性脑脓肿或脑膜炎。

（4）听力（audition）：一般采用粗测法测定听力。在安静环境下，嘱病人闭目坐于椅子上，并用手指堵塞一侧耳道，护士以拇指和示指互相摩擦，自1m以外逐渐移近至病人听到声音为止。正常听力者约在1m处可听到捻指音。听力减退见于外耳道耵聍或异物，听神经损害，局部或全身血管硬化，中耳炎等。如果粗测法发现有听力减退，建议进行精确法测试及其他相应的专科检查。

3. 鼻

（1）鼻的外形：视诊时注意鼻部皮肤颜色和鼻外形的改变。如鼻梁皮肤出现黑褐色斑点或斑片多为日晒后或其他原因所致的色素沉着，如慢性肝脏疾患等。如鼻梁部皮肤出现红色斑块，病损处高出皮面并向两侧面颊部扩展，见于系统性红斑狼疮。如发红的皮肤损害主要在鼻尖和鼻翼，并有毛细血管扩张和组织肥厚，见于酒渣鼻（rosacea）。鼻骨骨折是最常见的骨折之一，凡鼻外伤引起鼻出血病人都应仔细检查有无鼻骨或软骨的骨折或移位。鼻腔完全堵塞、外鼻变形、鼻梁宽平如蛙状，称为蛙状鼻，见于肥大的鼻息肉病人。鞍鼻（saddle nose）是由于鼻骨破坏、鼻梁塌陷所致，见于鼻骨折、鼻骨发育不良等。

（2）鼻腔：嘱病人头稍后仰，护士用拇指抬起鼻尖，便于观察鼻腔。注意有无鼻中隔偏曲和穿孔，黏膜有无肿胀、出血和萎缩，有无分泌物及其性质。清稀无色的分泌物为卡他性炎症；黄绿色黏稠分泌物为化脓性炎症所致。单侧鼻出血（epistaxis）见于鼻腔干燥、挖鼻痂、鼻外伤、鼻腔感染、局部血管损伤、鼻咽癌、鼻中隔偏曲等；双侧鼻出血则多由全身性疾病引起，如某些传染病（流行性出血热等）、血液系统疾病、高血压病、肝脏疾病等。

（3）鼻翼扇动（nasal ale flap）：吸气时鼻孔开大，呼气时鼻孔回缩，常见于呼吸困难、高热、哮喘发作时。

（4）鼻窦（nasal sinus）：鼻窦为鼻腔周围含气的骨质空腔，包括额窦、上颌窦、筛窦和蝶窦，皆有窦口与鼻腔相通。鼻窦炎时可出现鼻塞、流涕和压痛。检查压痛方法：①额窦：护士两手固定病人头部，双手拇指置于眼眶上缘内侧，用力向后、向上按压，询问有无疼痛或观察病人表情进行两侧比较；②上颌窦：护士双手固定于病人两侧耳后，两手拇指分别置于两侧颧部向后按压；③筛窦：双手固定于病人两侧耳后，双侧拇指分别置于鼻根部与眼内眦之间向后方按压；④蝶窦：因其解剖位置较深，不能被体表检查压痛。

4. 口（mouth） 评估内容包括口唇、口腔内器官和组织以及口腔气味等。

（1）口唇：评估口唇时应注意排除涂抹口红及漂唇等干扰因素，健康人口唇红润光泽。口唇苍白见于贫血、休克及主动脉瓣关闭不全；口唇深红并有疱疹见于急性热病。口唇疱疹是口唇黏膜与皮肤交界处发生的成簇的小水疱，半透明，初发时有痒感或刺激感，随后出现疼痛，一周左右即结棕色痂，愈后不留瘢痕，多为单纯疱疹病毒感染所引起，可伴发于大叶性肺炎、上呼吸道感染等。口唇发绀应考虑有缺氧；口唇干燥、皲裂见于严重脱水病人；口唇突然发生非炎症性、无痛性肿胀，见于血管神经性水肿；口角糜烂见于维生素 B_2 缺乏症；口唇肥厚增大见于肢端肥大症、黏液性水肿和呆小病等。

（2）牙齿（teeth）：观察牙齿的颜色和形状，有无龋齿、残根、缺齿和义齿等。正常成人有32颗牙齿，呈淡黄色而有光泽，排列整齐。如发现牙齿疾患，应按下列所示格式标明病牙所在部位。

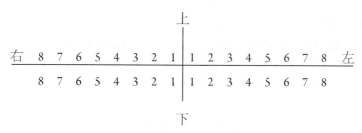

1. 中切牙　2. 侧切牙　3. 尖牙　4. 第一前磨牙　5. 第二前磨牙
6. 第一磨牙　7. 第二磨牙　8. 第三磨牙

如⌐表示右下中切牙，⌐表示左上第一前磨牙。

（3）牙龈（gums）：观察牙龈有无肿胀、溢脓、出血及色素沉着。可用压舌板轻轻挤压牙龈根部，观察是否溢脓或出血。牙龈水肿见于慢性牙周炎，牙龈缘出血常为口腔内局部因素引起，如牙石等，也可由全身性疾病所致，如维生素C缺乏症、肝脏疾病或血液系统性疾病等。牙龈挤压后有脓液溢出见于慢性牙周炎、牙龈瘘管等。牙龈的游离缘出现蓝灰色点线称为铅线，是铅中毒的特征。在铋、汞、砷等中毒时可出现类似的黑褐色点线状色素沉着，应结合病史注意鉴别。

（4）舌（tongue）：观察舌的颜色、舌苔、有无偏斜及僵硬。正常舌为粉红色、潮湿，并覆有白色舌苔，大小适中、对称，说话时咬字清楚。如舌乳头肿胀、发红类似草莓，称为草莓舌，见于猩红热或长期发热病人。舌震颤见于甲状腺功能亢进症，舌偏斜见于舌下神经麻痹。

（5）口腔黏膜：检查应在充足的自然光线下进行，也可用手电筒照明，正常口腔黏膜光洁呈粉红色。观察黏膜的颜色，有无黏膜斑、溃疡和出血点，腮腺导管开口处有无分泌物。口腔黏膜苍白见于贫血；黏膜溃疡可见于慢性复发性口疮。黏膜白斑是指黏膜上出现片状或点状的白色病变，表面突起且有明确界线为癌前病变；若在相当于第一或第二磨牙的颊黏膜处出现针帽头大小、周围可有红晕环绕的白色斑点，称为麻疹黏膜斑（Koplik spot），为麻疹的早期特征；黏膜充血、肿胀并伴有小出血点，称为黏膜疹（enanthema），多为对称性，见于猩红热、风疹和某些药物中毒；如见大小不等的黏膜下出血点或瘀斑，则可能为各种出血性疾病或维生素C缺乏所引起。雪口病（鹅口疮）为白色念珠菌感染所致，特点为黏膜上白色附着物不容易擦拭掉，多见于衰弱的病儿或老年病人，也可出现于长期使用广谱抗生素、糖皮质激素、抗癌药之后。

（6）口腔的气味：健康人口腔无特殊气味，饮酒、吸烟的人可有烟酒味，如有特殊气味称为口臭，由口腔局部或全身性疾病引起。

1）局部原因引起的口臭：牙龈炎、龋齿、牙周炎可产生臭味；牙槽脓肿为腥臭味；牙龈出血为血腥味。

2）全身性疾病引起的口臭：糖尿病酮症酸中毒病人可发出烂苹果味；尿毒症病人可发出尿味；肝坏死病人口腔中有肝臭味；肺脓肿病人呼吸时可发出组织坏死的臭味；有机磷中毒的病人口腔中能闻到大蒜味。

5. 咽部和扁桃体　扁桃体是一对扁卵圆形的淋巴器官，位于扁桃体窝内。扁桃体窝是由咽腭弓和舌腭弓围成的三角形凹陷,扁桃体表面黏膜上皮向实质内下陷形成扁桃体隐窝。咽腭弓的后方为咽后壁,是咽部检查的部位。嘱病人头略后仰,口张大并发"啊"音,护士将压舌板置于舌前2/3与后1/3交界处,适度下压,软腭即上抬,可在手电筒光的配合下观察咽部及扁桃体。注意有无充血、红肿、分泌物及滤泡等。

扁桃体增大一般分为三度:不超过咽腭弓者为Ⅰ度;超过咽腭弓且不超过咽后壁中线者Ⅱ度;达到或超过咽后壁中线者为Ⅲ度(图3-3)。

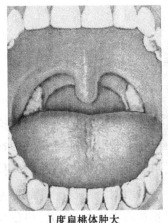 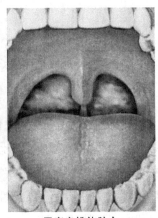

Ⅰ度扁桃体肿大　　　　　　Ⅱ度扁桃体肿大　　　　　　Ⅲ度扁桃体肿大

图3-3　扁桃体肿大分度

6. **喉(larynx)**　位于喉咽之下,喉下连接气管,是发音的主要器官。急性声音嘶哑或失音常见于急性炎症,慢性失音要考虑喉癌。喉上神经与喉返神经受到损害,如纵隔或喉肿瘤时,可引起声带麻痹致失音。喉部病变需要通过喉镜进行检查。

7. **腮腺(parotid gland)**　腮腺位于耳屏、下颌角、颧弓所构成的三角区内,正常腮腺体薄而软,触诊时摸不出腺体轮廓。腮腺肿大时可见到以耳垂为中心的隆起,并可触及边缘不明显的包块。

（余丽君）

学习小结

头部及颜面部包括了许多构造及特殊感觉器官,头面部检查常常能发现很多有价值的线索。除头部和面部器官本身的疾病外,许多全身性疾病在头部、面部及其器官上会有特征性改变。头面部的评估对于护士寻找病症的原因、判断病情严重程度以及观察病情变化都具有重要意义。因此,护士对病人头面部应进行全面、仔细的检查,并结合健康史做重点评估。

复习思考题

1. 简述瞳孔对光反射及其临床意义。
2. 简述耳的评估内容及方法。
3. 简述扁桃体的检查方法及扁桃体肿大的分度。

第五节　颈部评估

案例 3-3

　　王某，女，33岁，教师。因多食、多汗、消瘦、易怒6个月来院就诊。近半年来病人常感心慌胸闷、易饥多食、怕热多汗，易怒、失眠，逐渐发现双眼突出，体重减轻5kg。

思考：

1. 该病人进行颈部检查时，可能会有哪些异常体征？
2. 该病人存在哪些护理问题？

一、健康史

（一）现病史

1. **颈部疼痛**　询问疼痛初发时间、部位、发作次数、有无放射痛，以及疼痛程度、性质、诱发因素，有无伴随症状等。如颈肌扭伤常因睡姿不良引起，伴明显颈部活动障碍；颈椎病的疼痛可放射到头枕部或上肢，还可出现头昏、耳鸣、恶心等症状。

2. **颈部肿块**　询问颈部肿块发现的时间，是否进行性肿大，是否伴有疼痛、发热、消瘦等情况。慢性无痛性进行性淋巴结肿大，应考虑淋巴瘤；颈部肿块伴疼痛，并有干酪样物质流出为淋巴结结核；颈前下方肿块伴突眼、多汗、消瘦提示甲状腺功能亢进症。

3. **颈部运动**　询问颈部有无僵硬感，有无运动障碍，有无不自主的颈部运动等。先天性斜颈病人出生后即有颈部活动障碍；颈部僵硬伴头痛和喷射性呕吐见于各种脑膜炎或蛛网膜下腔出血；颈部不自主运动见于帕金森病。

（二）既往史

1. **既往患病及住院病史**　询问病人有无甲状腺疾病病史，有无结核病史，有无哮喘及心脏病史，有无脑血管疾病及卒中史。是否住院治疗，住院的原因、时间、治疗及护理情况等。

2. **外伤手术史**　询问病人出生时有无产伤史；有无颈部外伤或手术史，并注明外伤部位、严重程度、治疗经过及效果；如有手术应注明手术时间、原因和手术名称。

3. 地方病史 询问病人居住或生活地区是否为缺碘地区,是否有地方性甲状腺肿疾病发生。

(三)家族健康史

询问病人家族中有无相关疾病,包括结核病史、淋巴瘤、甲状腺癌等。地方性甲状腺肿可出现家庭中多人发病。

(四)心理－社会状况

评估病人有无意识、行为改变,有无谵妄、昏迷;了解病人是否因职业需要长期过分紧张与焦虑;有无外出旅行暴露于传染性疾病流行或寄生虫污染的地域,有无疫水、疫源接触史。

(五)日常生活状况

了解病人作息时间是否规律,是否缺乏活动、坐姿不良或经常长时间阅读。

理论与实践　　　　　　该案例进行健康史采集时应注意询问病人有无多食、易饥饿、消瘦、无力、怕热、多汗、失眠、易激动、心跳增快等症状,对于女性病人应询问是否有月经减少,周期延长或闭经。有无感染、精神刺激等诱发因素。是否进行过检查和治疗,以及治疗的效果等。了解病人既往疾病史和家族史。还应了解病人的精神心理状况,有无焦虑、恐惧、多疑等心理变化。评估家庭经济状况、教育背景,对病人所患疾病的认识,对病人的关心和支持程度。

二、身体评估

颈部评估应在平静、自然的状态下进行。病人最好取舒适坐位,解开内衣,暴露颈部和肩部。如病人卧位,也应充分暴露颈部和肩部。护士手法应轻柔,当怀疑颈椎有疾患时更应注意。颈部评估的主要内容包括颈部的皮肤、肌肉、血管、淋巴结、甲状腺及气管。

(一)颈部的外形

正常人颈部直立,两侧对称,大小形状因人而异。矮胖者较粗短,瘦长者较细长,年老者多有垂纹,肥胖者多有皱褶,但必须是对称的。颈部后仰时最明显的突出为环状软骨,其上为甲状软骨,男性甲状软骨比较突出,女性则不显著,甲状软骨和环状软骨在做吞咽动作时均上提,位于环状软骨下方的甲状腺(峡部)也随之上移。转头时可见胸锁乳突肌突起。正常人在坐位时颈部血管不显露。头稍后仰,更易观察颈部有无包块、瘢痕和两侧是否对称。

(二)颈部的分区

为了便于标记颈部病变的部位,根据解剖结构,颈部两侧各以胸锁乳突肌为界分为两个三角形。

1. **颈前三角** 为一倒三角形,上以下颌骨,外侧以胸锁乳突肌,内侧以身体中线为界。气管、甲状腺与颈前淋巴结位于此区。

2. **颈后三角** 下以锁骨,内侧以胸锁乳突肌,外侧以斜方肌为界。颈后淋巴结位于此区。

(三)颈部的姿势、运动及软硬度

正常人坐位时颈部直立,伸屈、转动自如,评估时应注意颈部静态与动态的改变,有无斜颈、颈部活动受限或颈项强直等。

1. **头不能抬起** 见于严重消耗性疾病的晚期、重症肌无力等。

2. **斜颈(torticollis)** 表现为头部向一侧偏斜,见于颈肌外伤、瘢痕收缩等。

3. **颈部活动受限伴有疼痛** 见于软组织炎症、颈肌扭伤、颈椎病、颈椎结核或肿瘤等。

4. **颈项强直** 受检者去枕平卧,检查者用两手将受检者头部轻轻向左右转动,然后将左手放在其枕部,轻抬头部向前屈曲,若出现阻力,为颈项强直,是脑膜受刺激的表现,见于各种脑膜炎、蛛网膜下腔出血等。

(四)颈部的皮肤和包块

1. **颈部皮肤** 评估时注意有无蜘蛛痣、局部感染(疖、痈、结核)及其他局限性或广泛性病变,如瘢痕、瘘管、神经性皮炎、银屑病等。

2. **颈部包块** 评估时注意其部位、数目、大小、质地、活动度、与邻近器官的关系和有无压痛等特点。淋巴结肿大,如质地不硬,有轻度压痛,可能为非特异性淋巴结炎;如质地较硬且伴有纵隔、胸腔或腹腔病变的症状或体征,则应考虑到恶性肿瘤的淋巴结转移;如为全身性、无痛性淋巴结肿大,则多见于血液系统疾病。颈部包块弹性大又无全身症状,则应考虑囊肿的可能。肿大的甲状腺和甲状腺来源的包块可随吞咽动作上下移动,可与颈前其他包块鉴别。

(五)颈部血管

1. **颈动脉** 正常人颈动脉搏动较弱,安静时不易看到。安静状态下出现颈动脉搏动,见于主动脉瓣关闭不全、高血压、甲状腺功能亢进或重度贫血等。颈动脉和颈静脉都可能发生搏动,且部位相近,应注意鉴别,一般静脉搏动柔和,范围弥散,触诊时无搏动感。动脉搏动比较强劲,为膨胀性,搏动感明显。

2. **颈静脉** 观察有无颈静脉怒张和颈静脉搏动。正常人立位或坐位时颈静脉不显露,平卧时充盈水平不超过锁骨上缘至下颌角距离的下2/3。若取30°~45°的半卧位时静脉充盈程度超过正常水平或立位及45°角以上坐位仍可见静脉充盈,称为颈静脉怒张。见于右心衰竭、缩窄性心包炎、心包积液或上腔静脉阻塞综合征。正常情况下不会出现颈静脉搏动,三尖瓣关闭不全时可见到柔和且范围弥散的颈静脉搏动,触诊时无搏动感。

3. **肝-颈静脉回流征(hepatojugular reflux)** 右心衰竭引起肝脏淤血肿大时,护士用手持续按压病人右上腹部(肝脏部位)30~60秒,若其颈静脉怒张更加明显,即为肝-颈静脉回流征阳性。

（六）甲状腺

甲状腺位于甲状软骨下方，可分为甲状腺峡和左右两侧叶，外形类似蝴蝶（图 3-4）。正常甲状腺表面光滑柔软，不易触及。

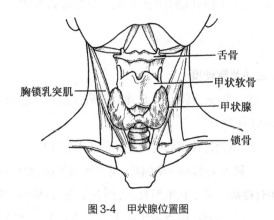

图 3-4　甲状腺位置图

1. 检查方法和内容

（1）视诊：主要观察甲状腺的大小及两侧是否对称。正常人甲状腺外观不突出，两侧对称，女性在青春发育期可略增大。检查时嘱病人做吞咽动作，如有甲状腺肿大则可见甲状腺随吞咽动作而上下移动。不易辨认时，可嘱病人两手放于枕后，头向后仰，再进行观察即较明显。

（2）触诊：触诊比视诊更灵敏，能更早明确甲状腺有无肿大及病变的性质。触诊时应注意甲状腺大小、硬度、压痛、结节及震颤。在病人的前面或后面均可触诊甲状腺。

1）前面触诊：护士以左手拇指置于病人甲状软骨下气管右侧，向左轻推甲状腺右叶，右手示、中指在病人左侧胸锁乳突肌后缘向前推挤甲状腺侧叶，拇指在胸锁乳突肌前缘触诊，配合吞咽动作，重复检查，可触及被推挤的甲状腺（图 3-5）。用同样方法换手检查另一侧甲状腺。

2）后面触诊：护士站在病人背后，左手拇指放在病人颈后，示、中指施压于病人左侧甲状软骨，将甲状腺推向右侧；右手拇指在病人右侧胸锁乳突肌后缘向前推挤甲状腺，示、中指在其前缘触诊右侧甲状腺。配合吞咽动作，重复检查（图 3-6）。用同样方法换手检查左侧甲状腺。

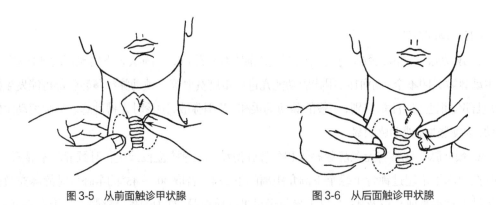

图 3-5　从前面触诊甲状腺　　　　　　图 3-6　从后面触诊甲状腺

甲状腺肿大可分为三度：不能看出肿大但能触及者为Ⅰ度；能看到肿大又能触及，但在胸锁乳突肌以内者为Ⅱ度；超过胸锁乳突肌外缘者为Ⅲ度。

（3）听诊：当视诊或触诊发现甲状腺肿大时，可将钟型听诊器放在肿大的甲状腺上，如能听到低调静脉"嗡鸣"音，是血管增多、增粗、血流增速的结果，常为甲状腺功能亢进症的表现。此外，在弥漫性甲状腺肿伴功能亢进者还可听到收缩期动脉杂音。

2. 常见甲状腺疾病的阳性体征

（1）甲状腺功能亢进：甲状腺肿大，质地柔软，可触及震颤或能听到"嗡鸣"样血管杂音。可伴消瘦、突眼、手抖、心率加快等体征。

（2）单纯性甲状腺肿：甲状腺呈弥漫性或结节性肿大，无甲状腺功能亢进或减退的体征。重度肿大时可引起压迫症状和体征，如呼吸困难、咽下困难、声音嘶哑以及血液回流障碍引起的面部、颈部青紫、水肿、浅表静脉扩张等。

（3）甲状腺癌：甲状腺肿大有包块，呈结节感，不规则，质硬。可伴有局部转移或远处转移的体征。

（4）慢性淋巴性甲状腺炎：甲状腺呈弥漫或结节性肿大，质地坚韧，分叶状。一般与周围组织无粘连，吞咽运动时可上下移动。慢性淋巴性甲状腺炎应与甲状腺癌相鉴别，甲状腺炎病人一般可在甲状腺后缘摸到颈总动脉搏动；而甲状腺癌病人由于颈总动脉被包绕在癌组织内，故不能触到颈总动脉搏动。

案例分析（案例3-3）

该案例身体评估结果如下：

生命体征：T 37.7℃，P 118次／分，R 28次／分，BP 130/80mmHg。

视诊：体形消瘦，眼球突出，眼睑闭合障碍，甲状腺肿大未超过胸锁乳突肌，两侧对称。

触诊：甲状腺Ⅱ度肿大，质软，无结节，两上极可触及震颤。

听诊：甲状腺可闻及血管杂音。

实验室检查：T_3 3.5nmol/L（RIA法），T_4 180nmol/L。

临床诊断：甲状腺功能亢进症。

该案例的主要护理问题：

1. 营养失调：低于机体需要量　与代谢率增高导致代谢需求大于摄入有关。

2. 个人应对无效　与性格及情绪改变有关。

3. 自我形象紊乱　与突眼和甲状腺肿大引起身体外形改变有关。

4. 潜在并发症：甲状腺危象、感染、甲亢性心脏病。

（七）气管

正常人气管位于颈前正中部。检查气管时嘱病人取舒适坐位或仰卧位，使颈部处于自然伸直状态。护士将示指与无名指分别置于病人两侧胸锁关节上，将中指置于气管之上，观察中指是否在示指与无名指中间；或以中指置于气管与两侧胸锁乳突肌之间的间隙，观察两侧间隙是否等宽，判断气管是否居中。如中指不在示指与无名指中间，或气管与两侧胸锁乳突肌之间的间隙不等宽，则表示有气管移位。根据气管的偏移方向可以判断病变的性质，如大量胸腔积液、积气、纵隔肿瘤以及单侧甲状腺肿大可将气管推向健侧；而肺不张、肺纤维化、胸膜粘连可将气管拉向患侧。

（余丽君）

颈部包含了许多重要组织和器官，如颈肌、颈椎、气管、食管、甲状腺和大血管等。颈部的症状和体征能够反映呼吸、消化、循环和运动系统的疾病以及代谢性疾病。因此，学习颈部评估应掌握颈部血管、气管、甲状腺的观察与触诊，正确识别阳性体征（如甲状腺肿大、颈静脉怒张、气管偏移等）并结合病史分析其临床意义。

复习思考题

1. 颈静脉怒张和肝－颈静脉回流征的表现及临床意义是什么？

2. 试述甲状腺触诊的方法及甲状腺肿大的分度。

3. 试述气管的检查方法及临床意义。

第六节　胸壁与胸廓评估

学习目标

掌握	胸部的体表标志（骨性标志、人工划线与分区），胸壁、胸廓的主要检查内容、正常表现和主要异常表现的临床意义。
熟悉	乳房的检查方法、正常表现和异常表现及临床意义。
了解	胸部解剖结构和主要器官的解剖关系。

案例 3-4

李某，女，42岁，因乳房肿块1个月入院。1个月前病人洗澡时发现乳房肿块，局部皮肤不光滑。入院后身体评估：左侧乳头回缩，乳房皮肤呈"橘皮样"外观，触诊在左侧乳房外上象限触及一肿块，质硬，表面不光滑，与周围皮肤粘连。

思考：

1. 为该病人进行乳房触诊时，需要注意从哪些方面评估？

2. 该病人存在哪些护理问题？

一、健康史

（一）现病史

询问胸部疼痛、腰部及背部疼痛、脊柱疼痛及活动受限在何种情况下发生，起始时间及持续时间,诱发、缓解及加重因素,疼痛性质,疼痛程度,疼痛范围,是否有放射痛及放射部位。了解静脉曲张、皮下气肿、包块、皮损、皮疹及伤口何时发生,自出现以来如何演变、有何伴随症状。了解患儿有无夜间睡眠不安、易醒好哭、有无手足抽搐和发育迟缓等。

(二)既往史

1. **既往患病及住院病史** 应了解病人有无结核、脊髓灰质炎、糖尿病、痛风、佝偻病、软骨病、坏血病、风湿病史等,这些疾病可影响骨骼肌肉状态。对于佝偻病应了解患儿母亲的妊娠史、患儿的出生史、喂养史、慢性疾病史,尤其是有没有围生期维生素 D 摄入不足、日照不足、食物摄入不足、生长过速、疾病和药物的影响等。

2. **外伤手术史** 询问有无胸部、背部、腰部外伤及手术史。如有外伤注明外伤部位、严重程度、治疗经过及效果;如有手术应注明手术时间、原因和手术名称。

3. **用药史和过敏史** 详细询问病人的用药情况,有些药物如类固醇可影响钙代谢和加快骨分解。

(三)家族健康史

脊柱侧弯有遗传倾向,应询问病人家族中三代人的状况。

(四)心理 - 社会状况

护士可根据健康史、身体评估等结果判断病人可能存在的心理社会问题。例如胸廓变形或脊柱畸形可引起病人自我形象紊乱及自尊低下等。

(五)日常生活状况

1. **饮食** 对病人饮食习惯的评估有利于判断病人是否存在营养不良。询问病人通常以何种食物为主,有无吸烟、饮酒嗜好,并详细询问持续时间及用量。进食蛋白、维生素 C 不足时可抑制骨和组织的愈合;肥胖症时由于对骨的压力过大,容易引起骨折或软骨退行性变,同时肥胖症可限制病人的活动,从而易患呼吸系统及循环系统疾病。

2. **职业** 有些职业可造成运动系统的损伤,如从事建筑工作可引起腰背部损伤。应询问病人从事什么工作,工作是否消耗体力,是否给身体带来不适,最近是否感到上班吃力。

二、身体评估

胸部是指颈部以下和腹部以上的区域,内含有心、肺等重要脏器,胸廓内各脏器的位置可通过体表检查予以确定。评估应在温暖和光线充足的环境中进行,尽可能暴露全部胸廓,被评估者视病情或评估需要采取体位,全面系统地按视、触、叩、听顺序进行评估。

(一)胸部的体表标志

胸部体表标志包括骨骼标志、自然陷窝、人工划线与分区。胸部的体表标志可以协助评估者确定内部结构的正确位置、记录发生病变的部位及范围,以及标记胸部穿刺部位。

1. **骨骼标志** 胸部骨骼标志包括前胸壁骨骼标志(图 3-7)和后胸壁骨骼标志(图 3-8)。

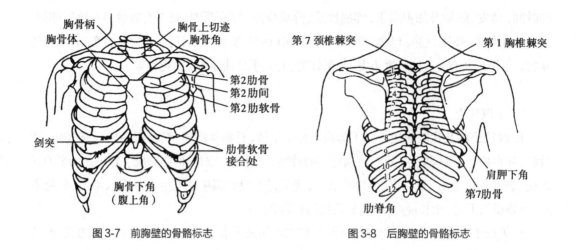

图 3-7　前胸壁的骨骼标志　　　　　　图 3-8　后胸壁的骨骼标志

（1）胸骨上切迹（suprasternal notch）：位于胸骨柄的上方。正常情况下气管位于切迹正中。

（2）胸骨角（sternal angle）：胸骨柄与胸骨体之间由纤维软骨连接成微隆起的胸骨角，又称Louis角。其两侧分别与左右第2肋软骨连接，是计数肋骨和肋间隙顺序的主要标志。胸骨角还标志着气管分叉、心房上缘和上下纵隔交界及相当于第5胸椎的水平。

（3）腹上角（upper abdominal angle）：为左右肋弓在胸骨下端会合处所形成的夹角，又称胸骨下角（infrasternal angel），相当于横膈的穹隆部。正常70°～110°，体型瘦长者腹上角较小，矮胖者腹上角较大，深吸气时可增宽。

（4）剑突（xiphoid process）：为胸骨体下端的突出部分，呈三角形，其底部与胸骨体相连。

（5）肋间隙（intercostal space）：为两个肋骨之间的空隙。第1、2肋骨之间隙称第1肋间隙，第2、3肋骨之间隙称第2肋间隙，依次类推。第1肋间隙被锁骨遮盖，常不能触及。

（6）肩胛下角：肩胛骨的最下端，被评估者取直立位、两上肢自然下垂时，肩胛下角可作为第7或第8肋骨水平的标志，或相当于第8胸椎的水平。

（7）肋脊角（costospinal angle）：第12肋骨与脊柱构成的夹角，其前为肾脏和上输尿管所在的区域。

（8）脊柱棘突：是后正中线的标志。位于颈根部的第7颈椎棘突是颈胸椎交界标志，其下即为胸椎的起点。常以此处作为计数胸椎的标志。

2. 自然陷窝　见图3-9、图3-10。

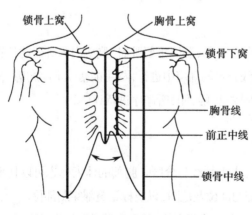
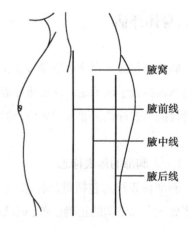

图 3-9　前胸壁的自然陷窝和人工划线　　　　图 3-10　侧胸壁的自然陷窝和人工划线

（1）胸骨上窝（suprasternal fossa）：是胸骨柄上方的凹陷部，正常情况下，气管位于其后。

（2）锁骨上窝（supraclavicular fossa）：是锁骨上方的凹陷部，相当于两肺尖的上部。

（3）锁骨下窝（infraclavicular fossa）：为锁骨下方的凹陷部，下界为第3肋骨下缘，相当于两肺上叶肺尖的下部。

（4）腋窝：是上肢内侧与胸壁相连的凹陷部。

3. 人工划线与分区

（1）人工划线（见图3-9～图3-11）

1）前正中线：通过胸骨正中的垂直线。

2）锁骨中线：通过锁骨中点向下的垂直线。

3）腋前线：通过腋窝前皱襞沿前侧胸壁向下的垂直线。

4）腋后线：通过腋窝后皱襞沿后侧胸壁向下的垂直线。

5）腋中线：自腋窝顶端于腋前线和腋后线之间向下的垂直线。

6）肩胛线：双臂自然下垂时通过肩胛下角的垂直线。

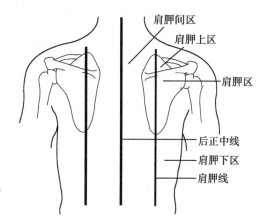

图3-11 后胸壁的人工划线和解剖分区

7）后正中线：通过椎骨棘突或沿脊柱正中下行的垂直线。

（2）人工分区（见图3-11）

1）肩胛上区：肩胛上方的区域，其外上界为斜方肌的上缘。

2）肩胛下区：两肩胛下角连线与第12胸椎水平线之间的区域，后正中线将此区域分成左右两部分。

3）肩胛间区：两肩胛骨内缘之间的区域，后正中线将此区域分成左右两部分。

（二）胸壁、胸廓

1. 胸壁　主要通过视诊和触诊来评估，注意皮肤、淋巴结、肌肉的发育，此外，着重评估以下各项。

（1）静脉：正常胸壁无明显静脉显现。当上腔静脉或下腔静脉阻塞、建立侧支循环时，胸壁静脉充盈或曲张，上腔静脉阻塞时，静脉血流方向自上而下；下腔静脉阻塞时，血流方向自下而上。

（2）皮下气肿（subcutaneous emphysema）：胸部皮下组织气体积存称为皮下气肿。胸部皮下气肿多由于肺、气管或胸膜受损后，气体自病变部位逸出，积存于皮下所致，偶见于局部产气杆菌感染而发生。以手压皮下气肿的皮肤，引起气体在皮下组织内移动，可出现捻发感或握雪感。用听诊器按压皮下气肿部位时，可听到类似捻动头发的声音。

（3）胸壁压痛：正常情况下胸壁无压痛。肋间神经炎、肋软骨炎、胸壁软组织炎及肋骨骨折的病人，胸壁受累的局部可有压痛。白血病病人胸骨下端常有压痛。

2. 胸廓　胸廓的大小和外形在个体间存在一些差异。正常成年人的胸廓两侧大致对称，呈椭圆形，前后径较左右径为短，两者的比例约为1∶1.5。小儿和老年人胸廓的前后径略小于左右径或几乎相等，故呈圆柱形。常见的胸廓外形改变有以下几种（图3-12）。

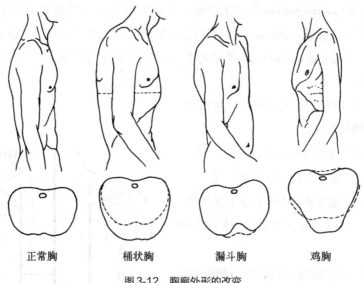

| 正常胸 | 桶状胸 | 漏斗胸 | 鸡胸 |

图 3-12　胸廓外形的改变

（1）扁平胸（flat chest）：胸廓扁平，前后径不及左右径的一半。见于慢性消耗性疾病，如肺结核等，亦可见于瘦长体型者。

（2）桶状胸（barrel chest）：胸廓前后径增加，与左右径几乎相等，甚或超过左右径，故呈圆桶状；肋骨的斜度变小，与脊柱的夹角常大于 45°；肋间隙增宽且饱满；腹上角增大，且呼吸时改变不明显。见于严重肺气肿的病人，亦可见于老年或矮胖体型者。

（3）佝偻病胸（rachitic chest）：多见于儿童，为佝偻病所致的胸廓改变，包括多种改变。

1）鸡胸（pigeon chest）：胸廓前后径略长于左右径，胸骨下端前凸，胸廓前侧壁肋骨凹陷，形状如鸡的胸廓，故名鸡胸。

2）佝偻病串珠（rachitic rosary）：胸骨两侧各肋软骨与肋骨交界处隆起，形成串珠状，称为佝偻病串珠。

3）肋膈沟（Harrison's groove）：下胸部前面的肋骨外翻，附着于膈肌部位的胸壁向内凹陷形成的沟状带，称为肋膈沟。

4）漏斗胸（funnel chest）：胸骨剑突处显著内陷，呈漏斗状，称为漏斗胸。

（4）胸廓一侧变形：胸廓一侧膨隆多见于大量胸腔积液、气胸或一侧严重代偿性肺气肿。胸廓一侧平坦或下陷常见于肺不张、肺纤维化、广泛性胸膜增厚和粘连等。

（5）胸廓局部隆起：多见于心脏明显增大、心包大量积液、主动脉瘤及胸内或胸壁肿瘤等。此外，还可见于肋软骨炎和肋骨骨折等。

（6）脊柱畸形引起的胸廓改变：严重者因脊柱前凸、后凸或侧凸，导致胸部两侧不对称，肋间隙增宽或变窄。常见于脊椎结核、发育畸形、佝偻病。严重脊柱畸形可引起呼吸、循环功能障碍。

（三）乳房

1. 健康史

（1）现病史：首先注意评估病人有无乳房肿块，是否疼痛。乳房肿块发现时间、大小改变，是否随月经周期变化；乳房表面有无红肿；乳头有无溢液，溢液的颜色、性质和量；乳房疼痛是否呈周期性，疼痛与月经周期是否有关，是否在月经前疼痛加重、月经来潮后减轻或消失。全身状况，如体重及食欲有无改变，有无胸痛、咳嗽、发热、骨痛等。了解乳房影像检查的结果。

对于哺乳期病人,询问哺乳期病人乳汁分泌情况、婴儿吸吮乳汁情况等;询问是否有乳房红肿胀痛伴发热,是否有乳头破损或皲裂,是否由婴儿咬破乳头或口含乳头睡觉所致;是否有乳头发育不良的问题。

(2)既往史:了解月经史,询问病人初潮年龄、绝经年龄、何时进入更年期。了解分娩史,询问病人怀孕年龄、生育年龄和次数;流产次数;怀孕期间有无高血压、毒血症、贫血;产后哺乳情况;有无乳腺炎。了解用药史,询问病人是否服用避孕药,药品名称、剂量、使用方法。了解肿瘤史,询问病人是否患过良性或恶性乳房肿瘤;有无子宫、卵巢、直肠癌病史。了解乳房外伤及手术史,是否做过乳房、子宫、卵巢摘除手术。初潮年龄过早、绝经年龄过晚、不孕及高龄初产等与乳腺癌的发病有关。

(3)家族史:询问病人直系亲属(母亲或姐妹)中是否有乳腺癌病人。据流行病学调查,乳腺癌的发病率有明显的家族聚集现象,故应询问病人的母亲或姐妹是否有患乳腺癌的情况。

(4)心理-社会状况:评估病人有无家庭或工作中的精神压力,是否引起月经周期的变化,是否存在恐癌心理。多项研究表明乳腺癌的发病与社会心理应激事件有关。

(5)日常生活状况:肥胖、酗酒、吸烟可增强和延长雌激素对乳腺上皮细胞的刺激,从而增加乳腺癌的发病机会。了解病人平时是否经常饮用咖啡、浓茶、巧克力、可乐饮料,是否定期检查乳房。了解病人是否高脂饮食,停经后是否体重过重。

理论与实践　　　　　该案例进行健康史采集时应注意询问病人乳房肿块发现时间、是否疼痛、影响因素及伴随状态包括二便情况,了解病人既往疾病史、家族史。此外还应了解病人的精神心理状态、家庭社会支持情况,是否服用避孕药、是否患过良性或恶性乳房肿瘤等。

2. 身体评估　　乳房评估应设有专门检查室,光线明亮,根据需要让被评估者取卧位或坐位,解开或脱去上衣,露出胸部,两臂下垂,双侧乳房完全暴露,观察乳房回缩或下陷,被评估者取两手叉腰或两手在颈后交叉,使胸部筋膜绷紧。一般先作视诊,再作触诊。

(1)视诊

1)乳房:注意双乳的大小、位置、外形的对称性,表面皮肤颜色,有无水肿、回缩或下陷。正常男性和儿童乳房不明显,女性在青春期开始增大,呈半球形,两侧对称。如不对称,提示可能有病变。当乳房有较大肿块时乳房可呈局限性隆起。少数良性的脂肪坏死也可出现乳房回缩或下陷。乳癌病人的癌肿若侵犯纤维组织可导致乳房回缩或下陷,引起乳腺组织纤维化。当乳房的淋巴管回流受阻会出现乳房表面皮肤水肿,表浅的慢性炎症(如结核)可使皮肤呈暗红色。癌细胞侵犯乳房表浅淋巴管会引起堵塞,可导致淋巴水肿,乳房表皮呈"橘皮样"改变。

2)乳晕:观察其大小、形状、对称性、颜色、表皮特征、有无隆起。

3)乳头:观察其大小、形状、颜色、隆起程度、有无分泌物。注意乳头表皮有无脱屑、内陷、溢液、水肿或潮红。正常乳头呈圆柱形,两侧对称、大小相等、颜色相似,表面呈旋转状并皱褶。除哺乳期的乳头有溢液外,凡出现溢液多属异常现象,但并非都是恶性病变。无色的浆液性溢液可发生在月经周期,或由导管内乳头状瘤或早期妊娠引起。血性溢液常见于导管内乳头状瘤或导管癌。

(2)触诊

1)方法:被评估者取平卧位。评估内侧乳房时嘱其举臂,评估外侧乳房时将手臂下垂于身体两旁。触诊时先由一侧乳房开始，先查健侧，后查患侧。用手指掌面循序轻轻按压乳房。评估左侧乳房时，由外侧上部开始，沿顺时针方向由浅入深地触摸整个乳房，最后触摸乳头。再以同样的手法评估右侧乳房，由外侧上部开始，但沿逆时针方向进行。若采用坐姿评估时，对乳房较小者，评估者可用手将乳房组织向胸壁处按压进行触诊。对下垂的较大乳房，评估者可用一手自乳房下面托住乳房，另一手则由乳房上面向下方加压进行触诊。评估乳房时应常规评估区域淋巴结。

2）内容：触诊的重点是发现乳房有无肿块及肿块的性质，并描述肿块部位、大小、形状、硬度与弹性、表面光滑度、活动度、压痛、周边状况。正常乳房平滑并有弹性，无肿块及分泌物。乳房会随着不同年龄而有区别。如年轻人的乳房较坚实、富有弹性；中年人的乳房可触及乳腺中的小叶；年老者的乳房有较多的纤维组织；妊娠妇女的乳房较饱满、充满结节，常伴有压痛感。当触及乳房肿块时，若肿块表面光滑，活动度大，质地较软，与周围乳腺组织边界清楚时，大多为良性。如肿块表面不规则，高低不平，固定，不易推动，质地坚硬，无压痛，周围边界不清，则可能为乳癌。如单侧或双侧乳房触及多发结节，且有压痛，则可能为乳房炎症。挤压乳头时，若单侧出现浆液性或血性分泌物，则可能为导管内乳头状瘤。因腋窝、锁骨上窝及颈部为乳房炎症或恶性肿瘤扩散和转移之处，故乳房触诊后，还应仔细触诊这些部位的淋巴结有否肿大或存在其他异常。

案例分析（案例3-4）

该案例身体评估结果如下：

视诊：左侧乳头回缩，乳房皮肤呈"橘皮样"外观。

触诊：左侧乳房外上象限触及一肿块，质硬，表面不光滑，与周围皮肤粘连。

该案例的主要护理诊断/问题：

1. 皮肤完整性受损　与手术和放射治疗有关。

2. 身体活动障碍　与手术影响手臂和肩关节活动有关。

3. 知识缺乏：缺乏乳腺癌自我检查和预防知识。

（任海蓉）

学习小结

胸壁与胸廓评估以触诊为主，应学会胸壁与胸廓及乳房肿块的触诊，掌握乳房肿块的识别及临床意义，熟悉异常胸廓的临床意义，评估时除了利用视、触、叩等方法寻找典型病理依据外，还要注意辅助检查结果、皮肤淋巴结以及其他系统并存的异常体征。

复习思考题

1. 常见的异常胸廓有哪些？有何临床意义？

2. 试述乳房的触诊方法及触诊内容。

3. 乳腺癌的典型临床表现有哪些？

第七节 肺与胸膜的评估

学习目标	
掌握	肺和胸膜评估的内容、正常表现以及肺和胸膜的阳性体征。
熟悉	肺和胸膜评估异常表现以及肺和胸膜评估阳性体征的临床意义。
了解	肺和胸膜的解剖生理知识。

案例 3-5

张某，女，20 岁，因反复呼吸困难 15 年，加重 2 小时入院。病人自幼无明显原因出现阵发性呼吸困难，春季多发。2 小时前游园时突发气急，大汗。其母有哮喘病史。入院后 T 36.6℃，P 110 次 / 分，R 26 次 / 分，BP 120/80mmHg。端坐位，能完整回答问题。胸廓饱满，叩诊呈过清音，双肺哮鸣音，呼气延长。

思考：

1. 该病人进行肺部检查时，可能会有哪些异常体征？

2. 该病人存在哪些护理问题？

一、健康史

（一）现病史

首先注意评估病人是否存在呼吸系统症状如：咳嗽、咳痰、咯血、胸痛、呼吸困难等，症状开始的时间，出现的频率，诱因及加重、缓解的因素，症状的演变及症状的特点；是否伴有发热、出汗、食欲缺乏、消瘦、乏力、衰竭等全身表现。并了解治疗护理的情况等。

（二）既往史

1. **呼吸系统疾病史** 了解病人是否患过肺炎、胸膜炎、哮喘，上呼吸道感染发生的频率等。

2. **心血管系统疾病史** 了解病人有无高血压、心肌梗死、心功能不全等病史。

3. **胸部外伤及手术史** 了解病人是否有先天性或外伤后胸部畸形；是否接受过胸廓改形术或肺叶切除术；是否接受过纤维支气管镜、胸腔镜、胸腔穿刺等胸部检查。

4. **过敏史** 了解病人是否对药物、食物、动物、粉尘、花粉有过敏现象，过敏后是否出现咳嗽、喷嚏、流涕、呼吸困难等表现，是否进行过脱敏治疗。

(三)家族史

询问病人家族中有无相关疾病,包括:哮喘、肺气肿、肺囊性纤维化、肺癌、肺结核等;有无呼吸障碍,如经常感冒、肺炎、哮喘、肺气肿等。

(四)心理-社会状况

应了解病人的生活方式,不良的生活方式可能会影响病人的呼吸功能。了解病人性格、情绪特点,工作生活压力、精神紧张程度及应对方法。慢性呼吸系统问题可能会引起家庭角色和家庭关系的变化,社会孤立,经济问题及失业等问题。

(五)日常生活状况

了解病人活动耐受性,如上楼、工作时的走动、负重情况。是否喜欢吃鱼、虾等。了解病人有无吸烟史,吸烟的品种、量、年限。戒烟的病人了解停止吸烟的时间。了解病人在家中或单位是否经常暴露于吸烟的环境中,居住或工作环境是否拥挤。有无职业性粉尘、石棉接触史。

| 理论与实践 | 该案例进行健康史采集时应注意询问病人与呼吸困难相关的病因、诱因、影响因素及伴随状态、包括二便情况,了解病人既往疾病史、过敏史、家族史,围绕呼吸道症状进行重点评估。此外还应了解病人的精神心理状态、日常生活状况、社会家庭支持情况。 |

二、身体评估

肺与胸膜的评估包括视诊、触诊、叩诊、听诊四个部分。被评估者取坐位或仰卧位,充分暴露胸部。因为胸部包括前胸部和后胸部,而评估需遵循尽量减少病人体位变动的原则,所以,对仰卧位的被评估者,先进行前胸、侧胸部的视诊、触诊、叩诊、听诊,然后让被评估者坐起(对不能坐起的虚弱者取左侧卧位),评估者移至病人背面,再进行后胸部的视诊、触诊、叩诊、听诊。

(一)视诊

1. **呼吸运动** 正常男性和儿童的呼吸以膈肌运动为主,形成腹式呼吸;女性的呼吸则以肋间肌的运动为主,形成胸式呼吸。通常两种呼吸运动以不同程度同时存在。

(1)胸式呼吸增强:当腹壁呼吸运动受限时,胸式呼吸增强,如弥漫性腹膜炎、大量腹水、腹腔内巨大肿瘤以及妊娠晚期。

(2)腹式呼吸增强:当胸廓呼吸运动受限时,腹式呼吸增强,见于肺炎、严重肺结核、胸膜炎、肋间神经痛、骨折等。

2. **呼吸困难**

(1)吸气性呼吸困难:主要表现为吸气费力,严重者吸气时可出现胸骨上窝、锁骨上窝及肋间隙向内陷,称为"三凹征"。多见于气管异物、气管肿瘤,此时上呼吸道部分阻塞引起吸入气流受阻、呼吸肌收缩,胸腔内负压增加导致三凹征。

（2）呼气性呼吸困难:主要表现为呼气费力、呼气缓慢、呼气时间明显延长,常伴有呼气期哮鸣音。多因肺泡弹性减弱和(或)小支气管的痉挛或炎症所致。常见于慢性支气管炎(喘息型)、支气管哮喘和慢性阻塞性肺疾病。

（3）混合性呼吸困难:主要表现为吸气与呼气均感费力、呼吸频率增快、呼吸深度变浅,可伴有呼吸音异常或病理性呼吸音。多因肺或胸膜病变使肺呼吸面积减少导致换气功能障碍所致。常见于广泛肺部病变,例如重症肺炎、重症肺结核、大面积肺栓塞(梗死)、大量胸腔积液、气胸等。

3. **呼吸频率和深度**　正常成人静息状态下,呼吸为 16～20 次／分,呼吸和脉搏之比为 1:4。新生儿呼吸约为 44 次／分,随年龄的增长而逐渐减慢。

（1）呼吸过缓:指呼吸频率低于 12 次／分,多见于麻醉剂或镇静剂过量及颅内高压等。

（2）呼吸过速:指呼吸频率超过 20 次／分,见于发热、贫血、疼痛、甲状腺功能亢进、心功能不全和肺部严重感染、胸腔积液、气胸等。另外,剧烈运动、情绪激动时亦可出现。体温每增加 1℃,呼吸大约增加 4 次／分。

（3）呼吸深度的变化:呼吸浅快,见于呼吸肌麻痹、腹水、肥胖以及肺部疾病等情况;呼吸深快,见于剧烈运动、情绪激动或过度紧张等情况;严重代谢性酸中毒时,常表现为呼吸深大、频率快的一种呼吸,又称为 Kussmaul 呼吸,主要见于糖尿病酮症酸中毒、尿毒症等,这种深大呼吸的目的是为了排出过多的二氧化碳以调整体内的酸碱平衡。

4. **呼吸节律**　正常成人静息状态下,呼吸节律基本上是均匀的。病理情况下,可出现各种呼吸节律的改变。

（1）潮式呼吸:又称 Cheyne-Stokes 呼吸。呼吸呈周期性改变,由浅慢逐渐变为深快,再由深快变为浅慢,然后出现一段呼吸暂停。

（2）间停呼吸:又称 Biots 呼吸。表现为有规则的呼吸几次后,突然停止一段时间,又开始呼吸,即周而复始的间停呼吸。

上述两种周期性呼吸节律变化的机制是由于呼吸中枢的兴奋性降低,使呼吸调节系统失常。多见于中枢神经系统病变,如脑炎、脑膜炎、颅内压增高及糖尿病酮症酸中毒、巴比妥中毒等。少数脑动脉硬化导致中枢神经供血不足的老年人在深睡时也可出现潮式呼吸。间停呼吸较潮式呼吸更严重,多提示预后不良,常在临终前发生。

（3）叹息样呼吸:表现为一段正常呼吸节律中出现一次深大呼吸,并常伴有叹息声。见于精神紧张、抑郁症或换气过度综合征。

（4）抑制性呼吸:为胸部发生剧烈疼痛所致的吸气相突然中断。评估时观察病人呼吸动作及面部表情,可发现病人呼吸浅快,吸气过程中常突然暂停吸气,害怕吸气和咳嗽,并出现面部痛苦表情。常见于急性胸膜炎、胸膜恶性肿瘤、肋骨骨折、胸椎病变及胸部损伤等。

（二）触诊

1. **胸廓扩张度**（thoracic expansion）　即呼吸时的胸廓动度。因胸廓前下部呼吸运动度较大,故常于此处检查。评估者站于被评估者前面,双手置于被评估者的胸廓前下部肋缘处,拇指指向剑突,其余 4 指沿肋缘张开,观察深吸气时评估者双手的活动及其对称性(图 3-13)。正常情况下胸廓扩张度大小因人而异,但基本对称。一侧胸廓扩张受限见于大量胸腔积液、气胸、胸膜增厚和肺不张等。

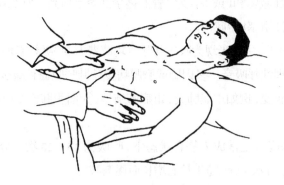

图 3-13　胸廓扩张度的评估方法

2. **语音震颤**(vocal fremitus)　评估者用两手掌或手掌尺侧缘轻轻平放于被评估者胸壁的对称部位,嘱被评估者用低音调发出 "一" 的声音,在两侧胸壁对称部位由上向下地进行比较。根据其振动的增强或减弱有助于判断该部位肺组织密度及胸腔病变(图 3-14)。肺密度增加或肺实变时,语音传导加快而使语音震颤增强,例如大叶性肺炎实变期、大片肺梗死等;此外,接近胸膜的肺内巨大空腔,如空洞型肺结核、肺脓肿等,因为声波在空洞内产生共鸣,也会使语音震颤增强。皮下脂肪较厚、气胸或胸腔积液、肺气肿时,则语音震颤减弱。

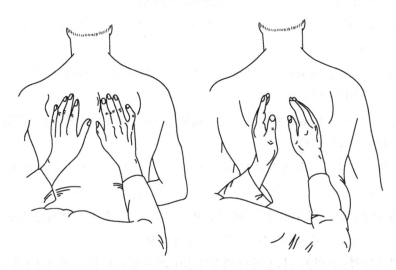

图 3-14　语音震颤的评估方法

3. **胸膜摩擦感**(pleural friction fremitus)　评估者将双手置于被评估者呼吸运动度最大的部位即侧胸部的前下方,同时嘱被评估者深呼吸,此时评估者的手感觉到犹如皮革相互摩擦的感觉即为胸膜摩擦感。胸膜摩擦感见于急性纤维素性胸膜炎时,因纤维蛋白沉着于两层胸膜,使其表面变得粗糙,引起呼吸时脏层和壁层胸膜相互摩擦振动,可由评估者的手感觉到。

（三）叩诊

1. **叩诊方法**　叩诊时,病人一般取坐位或卧位,评估前胸部时,胸部挺直。评估背部时,被评估者头稍低,胸稍向前倾,两手抱肩或抱肘。评估侧胸时,被评估者上肢举起抱头。

（1）直接叩诊：评估者将食指、中指和无名指并拢，以掌侧对胸壁直接进行叩击，判断叩诊音的情况，本方法主要用于大量胸腔积液或气胸时判断液体或气体的大致含量和病变部位。

（2）间接叩诊：评估者通过指指叩诊、捶叩诊等方法判断叩击部位的声响并感觉其振动情况。叩诊前胸部时，评估者板指平贴在肋间隙与肋骨平行。叩诊肩胛间区时，板指应与脊柱平行，至肩胛下角以下，板指仍需平贴于肋间隙并与肋骨平行。

2. 叩诊内容

（1）正常肺部叩诊音：正常肺部叩诊为清音。前胸上部较下部叩诊稍浊；右肺上部较左肺上部叩诊稍浊；背部较前胸部叩诊稍浊；左腋前线下方因有胃泡，叩诊呈鼓音；右侧腋下部因受肝脏影响，叩诊音稍浊（图3-15）。

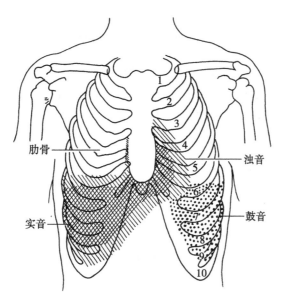

图3-15　正常前胸部叩诊音

（2）肺尖宽度：即肺上界。叩诊方法如下：先找到斜方肌中点，从此点逐渐向外叩诊，当清音变浊音时，为肺上界的外侧点。然后再由斜方肌中点逐渐向内叩诊，直到清音变浊音，此清音带被认为是肺尖的宽度，正常宽4～6cm。若发生结核、肿瘤或纤维性病变，肺尖宽度缩小，甚至消失。肺气肿时肺尖宽度扩大并呈过清音。

（3）肺下界：两侧肺下界大致相同，沿锁骨中线、腋中线、肩胛线自上而下地在肋间隙叩诊，由清音转变为浊音的部位即为肺下界。平静呼吸时，肺下界在锁骨中线上第6肋间隙，在腋中线上第8肋间隙，在肩胛线上第10肋间隙。肺下界上移见于肺不张、肺间质纤维化、腹内压增高等。肺下界下移见于肺气肿、腹腔内脏下移。

（4）肺下界移动度：在两侧肩胛线用叩诊了解肺下界移动度，即膈肌移动范围。叩诊方法是：在平静呼吸时，在肩胛线上叩出肺下界的位置，嘱被评估者做深吸气后，在屏住呼吸的同时，沿该线继续向下叩诊，当清音变为浊音时，即为肩胛线上肺下界的最低点。恢复平静呼吸时，再嘱被评估者作深呼气并屏住呼吸，然后由上向下叩诊，直至清音变浊音时，即为肩胛线上肺下界的最高点。最高点至最低点间的距离即为肺下界的移动范围（图3-16）。正常人肺下界的移动范围6～8cm。患肺气肿、肺纤维化、肺不张、肺水肿、肺炎等时，肺下界移动度减少。当胸腔大量积液、积气及广泛胸膜增厚粘连时，肺下界及其移动度不能叩出。

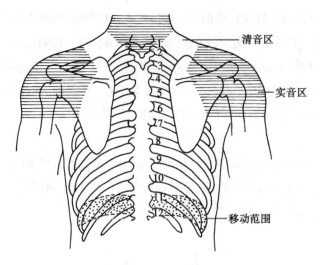

图3-16　正常肺下界移动度

（5）异常肺部叩诊音：正常肺的清音区内，如出现浊音、实音、过清音或鼓音则称为异常叩诊音，多提示肺、胸膜、膈或胸壁有病理改变存在。浊音及实音常见于肺炎、肺结核、肺脓肿、胸腔积液、胸膜增厚、肺不张、肺梗死、肺纤维化、肺癌、肺寄生虫病等。过清音常见于肺气肿等。鼓音常出现在肺内有空腔性病变，且其空腔直径大于 3～4cm，如肺结核空洞、液化了的肺脓肿等。此外，胸膜腔积气，如气胸时亦可出现鼓音。

（四）听诊

肺部听诊时被评估者多采取坐位或卧位，听诊器体件必须直接置于皮肤上听诊，不能隔着衣服听诊。听诊的顺序一般由肺尖开始，自上而下，由前面到侧面，最后评估背部，两侧对比评估。听诊环境必须安静。

1. 正常呼吸音　正常呼吸音包括三种，分别为肺泡呼吸音、支气管呼吸音和支气管肺泡呼吸音。

（1）支气管呼吸音：为吸入的空气在声门、气管或主支气管形成湍流所产生的声音。此声音很像舌头抬高呼出空气时所发出的"哈"音，其特点为呼气相较吸气相长，响度强，音调高。正常人在喉部、胸骨上窝和背部第6、7颈椎及第1、2胸椎附近可听到此种呼吸音。

（2）肺泡呼吸音：吸气时气流经支气管进入肺泡，冲击肺泡壁，使肺泡壁由松弛变为紧张，呼气时肺泡由紧张变为松弛，这种由于肺泡弹性的变化和气流的振动所产生的呼吸音称为肺泡呼吸音。其特点为叹气样或柔和吹风样的"夫"声，吸气相较呼气相长，响度强，音调高。在正常肺组织上都可听到肺泡呼吸音，在乳房下部和肩胛下部最强，腋窝下部次之，肺尖与近肺下缘区域较弱。

（3）支气管肺泡呼吸音：为支气管呼吸音和肺泡呼吸音的混合，又称为混合性呼吸音。其特点为吸气音性质与肺泡呼吸音相似，但音响较弱，音调较高。呼气音的性质与支气管呼吸音相似，但音响较弱，音调稍低，吸气相与呼气相大致相等。正常人在胸骨角两侧肋间及肩胛区第3、4胸椎水平可以听到支气管肺泡呼吸音。

2. 异常呼吸音

（1）异常肺泡呼吸音：①肺泡呼吸音增强：与呼吸运动及通气功能增强、进入肺泡空气流量增多或流速加快有关，如运动、发热、酸中毒、贫血等均可导致。另外，当一侧肺因病变引起肺泡呼吸音减弱,健侧肺则出现代偿性肺泡呼吸音增强;②肺泡呼吸音减弱或消失:与进入肺泡空气流量减少或流速减慢及呼吸音传导障碍有关,如各种原因所致的胸廓运动受限、呼吸肌病变、支气管阻塞、胸腔积液或气胸所致的压迫性肺不张及大量腹腔积液或腹部巨大肿瘤等;③呼气延长:主要是由于下呼吸道部分阻塞、痉挛或狭窄,见于慢性阻塞性肺疾病、支气管哮喘等;④断续性呼吸音:由于肺的局部性炎症或支气管狭窄,导致空气不能均匀地进入肺泡,而出现呼吸音不规则断续,又称为齿轮状呼吸音,常见于肺结核和肺炎;⑤粗糙性呼吸音:由于支气管黏膜轻度水肿或炎症浸润造成不光滑或者狭窄,导致气流进出不畅而形成粗糙呼吸音,见于支气管炎或肺炎早期。

(2)异常支气管呼吸音:又称管状呼吸音。在正常肺泡呼吸音区域听到支气管呼吸音称为异常支气管呼吸音。常见于炎症、肺不张、肺纤维化所致的肺实变或肺内巨大纤维空洞与支气管相通。

(3)异常支气管肺泡呼吸音:在正常肺泡呼吸音区域听到支气管肺泡呼吸音称为异常支气管肺泡呼吸音。是由于肺实变区域小且与正常含气肺组织混合存在所致,见于支气管肺炎、肺结核及大叶性肺炎的早期等。

3. 啰音(crackles) 啰音是呼吸音以外的附加音,正常人听不到。根据啰音的性质不同可分为下列几种:

(1)湿啰音(moist crackles):是由于吸气时气体通过呼吸道内稀薄分泌物如痰液、血液和脓液等,形成的水泡破裂所产生的声音,故又称水泡音。其特点为断续而短暂,一次常连续多个出现,在吸气时或吸气终末较为明显,有时也出现于呼气早期,部位较恒定,性质不易改变,咳嗽后减轻或消失。湿啰音的出现,常常提示肺部有炎性病变或充血。满布双肺的湿啰音,常见于急性肺水肿、严重的支气管肺炎。发生于双肺底的湿啰音,常见于心功能不全、支气管肺炎。局限在某部的湿啰音,常见于肺部局部的炎症,如结核、支气管扩张。

(2)干啰音(wheezes):是由于气管、支气管或细支气管狭窄或部分阻塞,空气吸入或呼出时发生湍流所产生的声音。其特点为一种持续时间较长带音乐性的附加音,音调较高,持续时间较长,吸气和呼气时均可听到,但呼气时较明显。干啰音的强度和性质易改变,部位易变换,在瞬间内数量可明显增减。局部分布的干啰音常见于支气管内膜结核、肿瘤等,两肺广泛分布的干啰音常见于支气管哮喘、慢性支气管炎、心源性哮喘等。

4. 语音共振(vocal resonance) 其产生机制及临床意义与语音震颤基本相同,但更为敏感。评估时嘱被评估者用一般的声音强度重复发"一"长音,喉部发出的声音经气管、支气管及肺泡传至胸壁,可由听诊器听及。正常人听到的语音共振柔和而非响亮,音节含糊难辨。一般于气管和支气管附近的语音共振最强,肺底最弱。听诊时注意音响的强度和性质变化。在病理情况下可发生语音共振增强、减弱或消失,其发生机理及临床意义同语音震颤。

5. 胸膜摩擦音(pleural friction rub) 是胸膜发生炎症或纤维渗出时,随呼吸运动脏层和壁层胸膜相互摩擦所产生的声音。这种声音颇似用一手掩耳,以另一手指在其手背上摩擦时所听到的声音。无论在吸气或呼气时均可听到,但一般在吸气末或呼气初较为明显,屏气时即消失。胸膜摩擦音最易听到的部位是前下侧胸壁,即呼吸运动幅度最大的部位,可随体位的改变而消失或复现。常发生于纤维素性胸膜炎、肺梗死、胸膜肿瘤及尿毒症病人,亦可见于严重脱水的病人。

该案例身体评估结果如下：

视诊：病人神志清楚，呼吸困难，端坐位，胸廓饱满。

叩诊：呈过清音。

听诊：双肺哮鸣音，呼气延长。

该案例的主要护理诊断 / 问题：

1. 气体交换受损　与气体流速受限、气道阻力增加有关。

2. 清理呼吸道无效　与无效性咳嗽、支气管痉挛和疲乏有关。

3. 知识缺乏：缺乏正确使用缓解支气管痉挛气雾剂的有关知识。

（任海蓉）

学习小结

　　肺和胸膜评估以听诊为主，应学会肺和胸膜听诊的方法，掌握肺和胸膜阳性体征的识别及临床意义，评估时除了利用视、触、叩、听等方法寻找典型病理依据外，还要注意辅助检查结果及伴随状态如营养状态、皮肤淋巴结以及其他系统并存的异常体征。

复习思考题

1. 肺部常见的异常叩诊音及其临床意义。

2. 试述干、湿啰音的各自的听诊特点及临床意义。

3. 试述胸膜摩擦音的听诊特点及临床意义。

第八节　心脏评估

学习目标

掌握	心脏视诊、触诊、叩诊和听诊内容及心脏疾病健康史评估的专科要点。
熟悉	心脏评估异常表现以及心脏评估阳性体征的临床意义。
了解	心脏的解剖生理知识。

刘某,男性,55岁,因头痛、头晕、颈项不适而入院。既往高血压病史6年,常年血压控制不佳,平素血压波动在150~170mmHg/90~100mmHg之间,最高达190/115mmHg左右。病人母亲有高血压病史,78岁死于脑卒中。护士初步评估病人:神志清楚,发育良好,体胖,焦虑状,查体合作:T 36.4℃,P 98次/分,R 20次/分,BP 180/110mmHg。心电图示:窦性心律,左心室肥大。

思考:

1. 该病人进行心脏检查时,可能会有哪些异常体征?

2. 该病人存在哪些护理问题?

心脏评估一般采取仰卧位或坐位,被评估者应充分暴露胸部,检查的环境应温暖、安静,光线充足,护士多位于病人右侧。按视诊、触诊、叩诊、听诊顺序进行评估,注意手法,不可隔着衣服听诊。

一、健康史

(一)一般资料

不同心脏疾病有各自的年龄、性别特点,中年以上人群患冠状动脉粥样硬化性心脏病男性多于女性;心肌炎、心肌病多见于年轻人;风湿性瓣膜病多见于女性病人;先天性心脏病是心脏大血管在胎儿期发育异常所致;种族、出生地也与某些心血管疾病有关,例如美国的统计显示黑人高血压患病率较高,中国的克山病多见于东北的克山地区等。

(二)现病史

心血管病人在第一阶段可以完全没有症状,而有时往往是通过心外其他系统或器官来表现有关症状的。评估者应根据病人的主诉仔细收集相关的健康资料。如病人首次发病的时间,发病时症状出现的部位、性质、程度、持续时间、诱因与缓解方式;有无恶心、呕吐、全身乏力、发热、水肿、呼吸困难、血压异常、大汗、面色苍白等伴随症状;病人主要检查结果、治疗经过及效果,用药情况,包括药物名称、剂量和用法等;病人的遵医行为如何;病人目前的日常休息及活动量、活动耐受能力和自理能力等。评估时要结合心血管疾病的特点,突出重点、分析评估,为诊断、治疗和护理提供依据。

(三)既往史

1. 既往患病史 心血管慢性疾病的既往病史与当前病情密切相关。评估尽可能详细。询问高血压病史应注意发病时间、血压波动范围及治疗情况,有无靶器官受损等。高血脂的病人应注意询问血脂情况,饮食、运动及治疗效果等。合并糖尿病的病人应仔细询问疾病的分型及患病时间、空腹及餐后血糖的数值,采取的血糖控制方法如口服降糖药物、注射胰岛素或使用胰岛素泵等情况,治疗效果及副作用等。此外病毒感染可累及心肌,引起病毒性心肌炎。常见的病毒有:柯萨奇病毒、埃可(Echo)病毒、腺病毒、流感病毒、脊髓灰质炎病毒、流行性腮腺炎病毒、狂犬病毒、麻疹病毒、风疹病毒等，其中尤以柯萨奇 B 组病毒为多见。梅毒性主动脉炎可见于晚期梅毒，艾滋病病人的人类免疫缺陷病毒（HIV）感染后期可引起心包炎、心肌病变、心脏卡波西肉瘤等，评估时切勿遗漏。风湿热是引起风湿性心肌炎、风湿性瓣膜病变的主要原因，评估时应注意询问有无链球菌感染病史如扁桃体炎、脓皮病及有无关节病史或游走性关节酸痛等。

2. 用药史 应仔细询问病人所用药物的名称、时间、剂量、效果及有无不良反应。还需特别注意询问那些对心血管系统具有一定影响的药物，如服用避孕药、雌激素、感冒药等可能引起血压升高；如应用抗癌药物可引起心肌损害，出现胸闷、心悸，甚至心功能不全的症状；有些治疗心血管疾病的药物，因个体差异或病程演变的不同阶段而作用不同，若使用不当也会导致心血管病变，如应用洋地黄治疗心力衰竭时，若长期使用易引起洋地黄中毒，造成严重的心律失常甚至猝死。

（四）家族史

遗传因素与部分心血管疾病的发病率直接相关，应注意询问直系亲属中有无患高血压、糖尿病、冠心病、脑血管意外以及各类心肌病病史，对已死亡的直系亲属要问明死因和年龄，若在几个家庭成员或几代人中皆有同样疾病发生，可绘出家系图显示详细情况。如高血压、糖尿病、冠心病、脑血管意外均可因脂代谢异常、动脉粥样硬化而引起，与家族性的遗传有关；在心肌病中，肥厚型心肌病半数以上的病人表现有高度的染色体显性遗传；有些病人表现为与淋巴细胞抗原系统缺陷有关。此外，尚有心肌淀粉样变性糖原病、黏多糖储积病等遗传浸润性疾病引起的心肌病变，均有明显的家族遗传因素。

（五）日常生活状况

评估病人的家庭情况，如婚姻状况、居住地；职业及工作环境等。如冠心病及原发性高血压多见于脑力劳动者；风湿性心脏病在农村较常见，在环境潮湿的居民中发病率明显增高。心血管系统疾病常由一些共同危险因素所诱发，在评估时应特别注意对健康行为的评估，包括：①评估病人有无烟酒嗜好，吸烟及饮酒史，每天吸烟、饮酒量及持续年限，是否已戒烟酒；②评估病人的饮食习惯，如热量的摄取是否过多或过少，是否经常摄入高热量、高胆固醇、高钠、高脂肪的食物，是否经常暴饮暴食。评估病人饮食偏好，对食物的态度；③评估病人对运动的态度，是否有规律地进行体育锻炼，主要的运动形式及运动量，是否了解限制最大活动量的指征；④评估病人有无定时排便的习惯，有无便秘，排尿有无异常。

（六）心理-社会状况

心血管事件的发生与精神因素有密切的关系，情绪受刺激、心情突然激动可引起心绞痛或脑血管意外，甚至猝死。长期反复的心理紧张可继发心血管病变。应注意评估病人有无焦虑、恐惧、抑郁、悲观等心理反应及严重程度。此外，应注意评估病人的性格特征，如 A 型性格是冠心病、原发性高血压的危险因素之一。情绪激动和精神紧张是引起心绞痛发作、原发性高血压病情加重的最常见诱因之一，应了解病人的家庭成员组成，评估家庭经济状况、教育背景，对病人所患疾病的认识，对病人的关心和支持程度。

二、身体评估

（一）视诊

1. **心前区外形** 正常人心前区外形左侧与右侧相应部位对称，无异常隆起及凹陷。某些先天性心脏病如法洛四联症或儿童期患风湿性瓣膜病伴心脏增大时，心前区可隆起。马方综合征或部分二尖瓣脱垂病人可见心前区凹陷。

2. **心尖搏动** 心脏收缩时，心尖撞击心前区胸壁，使相应部位肋间组织向外搏动，称为心尖搏动（apical impulse）。正常成人坐位时心尖搏动位于第5肋间左锁骨中线内侧0.5～1.0cm，距前正中线7.0～9.0cm，搏动范围以直径计算为2.0～2.5cm。生理情况下，心尖搏动的位置可因年龄、妊娠、体位改变或体型不同而有所变化。病理情况下，因心脏肥大、甲亢、发热、贫血等可致心尖搏动增强或范围增大；胸部、腹部病变可使心尖搏动位置改变；心肌病变、心包积液、肺气肿、左侧胸腔大量积液或积气可使心尖搏动减弱或消失；粘连性心包炎或右心室明显肥大所致的心脏顺钟向转位时可见负性心尖搏动（inward impulse），即心脏收缩时心尖向内凹陷。

3. **心前区异常搏动** 正常人心前区无异常搏动。如发生于胸骨左缘第2肋间的搏动，常见肺动脉高压，也可见于正常青年人体力活动或情绪激动时；发生于胸骨右缘第2肋间及其邻近部位或胸骨上窝的搏动，见于升主动脉瘤或主动脉弓瘤、贫血、甲亢等；发生于胸骨左缘第3～4肋间的搏动，常见于右室肥大；剑突下的异常搏动见于肺源性心脏病右心室肥大者，也可由腹主动脉瘤引起。

（二）触诊

心脏触诊可进一步确定视诊发现的心尖搏动和心前区异常搏动的结果，还可确定有无心脏病特有的震颤和心包摩擦感、强度和范围。触诊可与视诊同步进行。触诊时一般先用右手全手掌开始检查，置于心前区，然后逐渐缩小到用手掌尺侧（小鱼际）或示指、中指及环指指腹并拢同时触诊，必要时也可用单指指腹触诊（图3-17）。

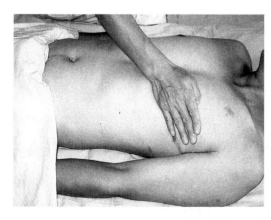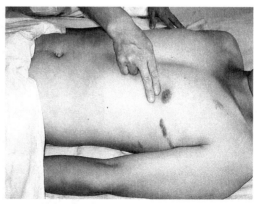

图3-17 心脏触诊的方法

1. **心尖搏动及心前区搏动** 对于确定心尖搏动或心前区异常搏动的位置、强弱和范围，触诊较视诊更为准确。左心室肥大时触诊的手指可被强有力的心尖搏动抬起，称抬举性心尖搏动（heaving apex impulse），并向左下移位，此为左心室肥大的重要体征。如胸骨左下缘出现收缩期的抬举性搏动,往往是右心室肥厚的可靠征象。

2. **震颤(thrill)** 指用手触诊时感觉到的一种细小震动感,与猫安静时在其喉部摸到的呼吸震颤相似,又称猫喘,是器质性心血管病的特征性体征之一。其产生机制与杂音相同,是血液经狭窄的口径或向异常的方向流动形成涡流造成瓣膜、血管或心壁震动传至胸壁所致。一般临床上认为凡触及震颤均视为有器质性心脏病变,触诊有震颤者,多数可听到响亮的杂音。震颤可出现在不同部位,病变的类型不同,震颤出现的时期也不同,因此要注意其发生部位及出现的时期。按出现的时期可分为收缩期震颤、舒张期震颤和连续性震颤三种。心前区震颤的临床意义见表3-5。

表3-5 心前区震颤的临床意义

部位	时相	常见疾病
胸骨右缘第2肋间	收缩期	主动脉瓣狭窄
胸骨左缘第2肋间	收缩期	肺动脉瓣狭窄
胸骨左缘第3~4肋间	收缩期	室间隔缺损
胸骨左缘第2肋间	连续性	动脉导管未闭
心尖区	舒张期	二尖瓣狭窄
心尖区	收缩期	重度二尖瓣关闭不全

3. **心包摩擦感(pericardium friction rub)** 是心脏脏层与壁层心包摩擦产生的一种连续性振动感。正常人无心包摩擦感,当心包膜发生纤维素性炎症时产生心包摩擦感,以胸骨左缘第3、4肋间处或心前区最易触及,收缩期和舒张期皆可触及,以收缩期更明显,前倾坐位或呼气末更易触及。当心包渗出液较多时,心包脏层和壁层分离,摩擦感消失。

(三)叩诊

叩诊可确定心脏的大小、形状及在胸腔的位置。心浊音界(cardiac dullness border)包括相对浊音界和绝对浊音界两个部分。心脏为不含气器官,不被肺遮盖的部分叩诊呈绝对浊音(实音);其左右缘被肺遮盖的部分叩诊呈相对浊音。通常叩诊心界指叩诊心脏相对浊音界,其反映心脏的实际大小(图3-18)。

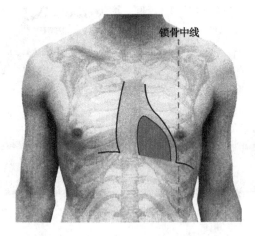

图3-18 心脏绝对浊音界和相对浊音界

1. 心脏叩诊的方法

(1)手法:心界叩诊的方法与被评估者采取的体位有关。被评估者坐位时,护士左手板指与肋间垂直（心缘平行）；被评估者仰卧位时，护士左手板指与肋间平行（与心缘垂直）。同时注意两种体位时心浊音界的不同改变，叩诊时注意力度适中，由外向内逐渐移动板指，以听到声音由清变浊来确定心浊音界，每次移动的距离不宜过大，同时注意不要在皮肤上推拉以免影响结果。

（2）顺序：通常先叩心脏左界，后叩心脏右界，自下而上，由外到内。

1）心脏左界：左界叩诊的方法是从心尖搏动最强点外 2～3cm 处开始（一般为第 5 肋间左锁骨中线稍外），由外向内，叩至由清音变为浊音时用笔作一标记，如此向上逐一肋间进行，直至第 2 肋间。

2）心脏右界：右界叩诊的方法是先叩出肝上界，在其上一肋间（通常为第 4 肋间）由外向内叩出浊音界，逐一向上一肋间，直至第 2 肋间，分别作标记。

（3）测量：先用硬尺测量左锁骨中线至前正中线的距离，再测量各标记点至前正中线的垂直距离。测量数值以厘米为单位，保留小数点后一位数。

2. 正常心浊音界及各部的组成

（1）正常心浊音界：正常人心界右侧几乎与胸骨右缘相合，仅第 4 肋间处可在胸骨右缘稍外方；其左侧在第 2 肋间几乎与胸骨左缘相合，第 3 肋间以下由内向左下逐渐形成向外凸起的弧形，第 5 肋间则不超过锁骨中线，锁骨中线距前正中线为 8～10cm。正常成人心脏相对浊音界见表 3-6。

表 3-6 正常成人心脏相对浊音界

右界（cm）	肋间	左界（cm）
2～3	II	2～3
2～3	III	3.5～4.5
3～4	IV	5～6
	V	7～9

注：左锁骨中线距前正中线为 8～10cm

（2）心浊音界各部的组成：心脏左界第 2 肋间处相当于肺动脉段，第 3 肋间为左心耳，第 4、5 肋间为左心室，其中血管与左心室交接处向内凹陷，称心腰。右界第 2 肋间相当于升主动脉和上腔静脉，第 3 肋间以下为右心房（图 3-19）。

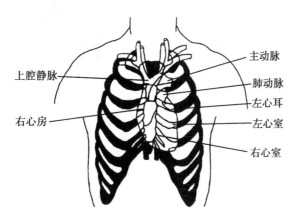

图 3-19 心脏浊音界各部的组成

3. 心脏浊音界改变及其临床意义 心浊音界大小、形态和位置可由于心脏本身病变及心外因素而发生改变。

（1）心脏本身因素：①左心室增大：心浊音界向左、下扩大，心腰部（主动脉与左室交接处向内凹陷的部分）加深，心界形状似靴形，常见于主动脉瓣关闭不全，又称主动脉型心（图3-20）；也可见于高血压性心脏病。②右心室增大：轻度增大时只是绝对浊音界增大，显著增大时相对浊音界向左右扩大，常见于肺心病等。③双心室扩大：相对浊音界向两侧扩大称普大型心，常见于扩张型心肌病、全心衰竭。④左房与肺动脉段扩大：胸骨左缘第2、3肋间心浊音界向外扩大，使心腰膨出呈梨形，常见于二尖瓣狭窄，又称为二尖瓣型心（图3-21），见于风心病二尖瓣狭窄的病人。⑤心包积液：心包积液达到一定量时，心界向两侧扩大，其相对浊音界与绝对浊音界几乎相同，并随体位改变而变化。表现为心包积液的特征性体征，即坐位时呈烧瓶样（图3-22），仰卧位时心底部明显增宽呈球形（图3-23）。

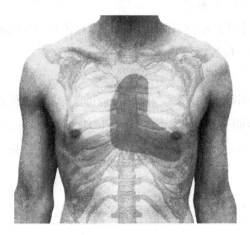

图3-20　主动脉关闭不全时心浊音界（靴形心）

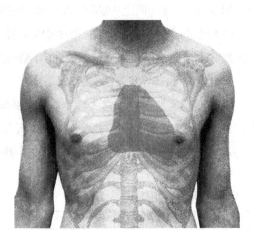

图3-21　二尖瓣狭窄时心浊音界（梨形心）

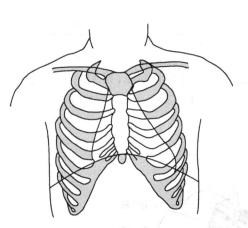

图3-22　心包积液（坐位）

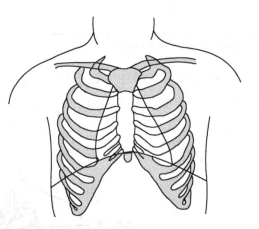

图3-23　心包积液（卧位）

（2）心外因素：心脏以外的因素可以造成心脏的移位或心浊音界的改变。一侧胸腔大量积液或积气时，患侧心界叩不出，健侧心界向外移位。当肺气肿时，心浊音界变小或叩不出。腹腔大量积液或巨大肿瘤时，膈肌升高，心脏呈横位，叩诊时心界向左扩大。

（四）听诊

听诊是心脏评估的重要方法。听诊时病人取仰卧位或坐位，必要时可改变体位，或做深吸气、深呼气后再听诊，以更好地辨别心脏正常的心音或病理性杂音。

1. **瓣膜听诊区**　心脏各瓣膜开放和关闭时产生的声音传导至体表听诊最清楚的区域为该

瓣膜听诊区（图 3-24）。

（1）二尖瓣区（mitral valve area）：正常在心尖部，即左侧第 5 肋间锁骨中线稍内侧。

（2）肺动脉瓣区（pulmonary valve area）：位于胸骨左缘第 2 肋间。

（3）主动脉瓣区（aortic valve area）：位于胸骨右缘第 2 肋间。

（4）主动脉瓣第二听诊区（the second aortic valve area）：位于胸骨左缘第 3 肋间。

（5）三尖瓣区（tricuspid valve area）：位于胸骨体下端左缘，即胸骨左缘第 4、5 肋间。

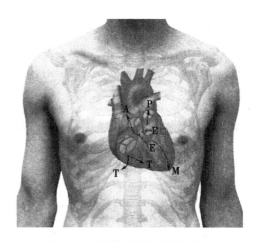

图 3-24　瓣膜解剖部位及瓣膜听诊区

2. 听诊顺序　心脏听诊的规范顺序是按逆时钟方向依次听诊，即从二尖瓣区（心尖部）开始，再依次为肺动脉瓣区、主动脉瓣区、主动脉瓣第二听诊区和三尖瓣区。

3. 听诊内容　听诊内容包括心率、心律、心音和额外心音、杂音及心包摩擦音。

（1）心率（heart rate）：指每分钟心跳的次数。检查时以听诊器在心尖部听取第一心音计数，正常成人在安静、清醒的情况下心率范围 60～100 次 / 分。①心动过速：凡成人心率超过 100 次 / 分，婴幼儿心率超过 150 次 / 分，称为心动过速。运动、兴奋、情绪激动等生理情况下，心率增快可达 100～150 次 / 分。病理情况下常见于发热、贫血、甲亢、心力衰竭和休克的病人。②心动过缓：心率低于 60 次 / 分，称为心动过缓。生理情况下可见于健康人，尤其是运动员和长期从事体力劳动者。病理情况下可见于颅内压增高、阻塞性黄疸、甲状腺功能低下、二度或三度房室传导阻滞或 β 受体阻滞剂等药物的作用导致。

（2）心律（cardiac rhythm）：指心脏跳动的节律。正常成人心律规整。吸气时心率增快，呼气时心率减慢，称为窦性心律不齐，常见于健康老人或儿童，一般无临床意义。听诊能发现的常见心律失常有期前收缩和心房颤动。

1）期前收缩（premature beat）：是在规则心律基础上，突然提前出现一次心跳，其后有一较长间歇。听诊特点：①规则的节律中提前出现一次心音，其后有一较长间歇；②提前出现的心跳，第一心音增强，第二心音减弱；③长间歇后出现的第一个心跳，第一心音减弱。如果期前收缩呈规律出现，可形成联律，如每一次正常心搏后出现一次期前收缩称为二联律，每两次正常心搏后出现一次期前收缩称为三联律，二联律和三联律多为病理性改变。

2）心房颤动（atrial fibrillation，AF）：是心房内产生快速、紊乱的电活动所致。其听诊特点：①心律绝对不规则；②第一心音强弱不等；③脉率少于心率，这种脉搏脱漏现象称为脉搏短绌（pulse deficit）。心房颤动常见于二尖瓣狭窄、高血压、冠心病或甲状腺功能亢进症的病人。

（3）心音（cardiac sound）：心音有四个，按其在心动周期出现的先后次序命名为第一心音（first heart sound，S_1）、第二心音（second hear sound，S_2）、第三心音（third heart sound，S_3）和第四心音（fourth heart sound，S_4）。通常听到的是 S_1 和 S_2，S_3 在儿童和青少年时期有时可听到，如听到 S_4 多为病理情况。

1）心音的产生机制和临床意义：S_1 出现于心室收缩早期，标志着心室收缩的开始，是由于二尖瓣和三尖瓣突然关闭，瓣叶突然紧张引起振动而产生。S_2 出现于 S_1 之后，标志着心室舒张的开始,是由于主动脉瓣和肺动脉瓣突然关闭引起的瓣膜振动所产生。S_3 产生机制可能是由于心室快速充盈时,血流冲击心室壁产生振动所致,出现在心室舒张早期。S_4 产生一般认为与心房收缩,使房室瓣及相关组织突然紧张和振动有关,出现在舒张晚期。

2)心音的听诊特点:S_1 与 S_2 是听诊心音的首要环节,只有正确区分 S_1 和 S_2 之后,才能判定心室收缩期和舒张期,确定异常心音或杂音出现的时期,以及与 S_1 和 S_2 的时间关系。S_1 和 S_2 听诊特点见表3-7。

表3-7　S_1 和 S_2 听诊特点

项目	S_1	S_2
音调	较低	较高
强度	较响	较 S_1 弱
性质	较钝	较清脆
所占时间	较长,持续约 0.1 秒	较短,持续约 0.08 秒
听诊部位	心尖部最响	心底部最响
S_1 与 S_2 间隔	S_1 与 S_2 间隔较短	S_2 与下一个心动周期 S_1 间隔较长
与心尖搏动的关系	与心尖搏动同时出现	在心尖搏动之后出现

3)心音改变及临床意义:①心音强度改变:心音强度改变主要决定于心肌收缩力和心室充盈程度以及瓣膜位置高低、瓣膜结构和活动性,此外与心脏疾病和胸壁厚度及肺含气量多少等因素有关。S_1 强度改变主要取决于心室内压增加的速率。S_2 强度改变的主要因素为体循环或肺循环阻力的大小和半月瓣的病理改变。S_2 有两个主要成分,即主动脉瓣成分(A_2)和肺动脉瓣(P_2)成分。一般 A_2 在主动脉瓣区听诊最清晰,而 P_2 在肺动脉瓣区听诊最清楚。常见的心音强度变化及临床意义见表3-8。②心音性质改变:当心肌有严重病变如急性心肌梗死、重症心肌炎、严重心肌病等情况发生时,S_1 失去原有的性质,与 S_2 相似,同时由于心率加快,且收缩期与舒张期的时间几乎相等,听诊时极似钟摆的嘀嗒声,称为"钟摆律"(pendulum rhythm);当心率超过 120 次 / 分时,如同胎儿心音,称为"胎心律"或"胎心样心音"(embryocardia)。③心音分裂(splitting of heart sounds):是指听诊时出现一个心音分为两个部分的现象,是二尖瓣和三尖瓣或主动脉瓣和肺动脉瓣关闭明显不同步所致,生理情况下,S_1 分裂可见于儿童和青年人,病理情况下多由于三尖瓣关闭明显迟于二尖瓣所致,常见于右束支传导阻滞。S_2 分裂较常见,其类型和特点见图3-25和表3-9。

表3-8　心音强度变化及临床意义

心音强度变化	临床意义
S_1 增强	二尖瓣狭窄、高热、贫血、甲状腺功能亢进
S_1 减弱	二尖瓣关闭不全、心肌收缩力下降(心肌炎、心肌病、心肌梗死)
S_1 强弱不等	心房颤动、完全性房室传导阻滞
A_2 增强	高血压、主动脉粥样硬化
A_2 减弱	主动脉瓣狭窄或关闭不全
P_2 增强	肺心病、二尖瓣狭窄伴肺动脉高压、左向右分流的先天性心脏病
P_2 减弱	肺动脉瓣狭窄或关闭不全
S_1、S_2 同时增强	运动、情绪激动、贫血
S_1、S_2 同时减弱	心肌严重受损、肺气肿、休克、胸腔积液

表3-9　S_2分裂类型及特点

类型	特点	临床意义
生理性分裂	因胸腔负压增大,肺动脉瓣关闭迟于主动脉瓣,在深吸气末出现	常见于正常儿童和青年
通常分裂	深吸气时在肺动脉瓣区可听到,呼气时消失,为最常见类型	肺动脉瓣狭窄和二尖瓣狭窄、完全性右束支传导阻滞
固定分裂	S_2的2个成分不受呼吸影响,间隔时间固定	房间隔缺损
反常分裂	主动脉瓣关闭迟于肺动脉瓣,吸气时分裂变窄,呼气时变宽	主动脉瓣狭窄、重度高血压、完全性左束支传导阻滞

（4）额外心音（extra cardiac sound）：在S_1、S_2之外可听到的病理性附加音。分为收缩期额外心音和舒张期额外心音,临床上以后者多见。

1）舒张期额外心音：①奔马律（gallop rhythm）：由出现在S_2之后的病理性S_3或S_4,与原有的S_1和S_2组成的节律,心率大于100次/分时,犹如马奔驰时的蹄声,称奔马律。奔马律是心肌严重受损的重要体征,临床上以舒张早期奔马律最为常见。其发生机制是由于舒张期心室负荷过重,心肌张力减低或顺应性减退,在舒张早期心房血液快速注入心室时,引起已过度充盈的心室壁产生的振动所致。舒张早期奔马律的听诊特点为

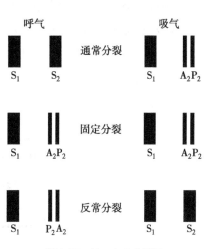

图3-25　第二心音分裂图

音调较低,强度较弱,以心尖部及呼气末听诊最明显。舒张早期奔马律的出现提示心脏功能失去代偿,常见于心力衰竭、急性心肌梗死、心肌病和重症心肌炎等病人。②开瓣音（opening snap）：又称二尖瓣开放拍击音。听诊特点为音调高、清脆和短促,以心尖部及其内上方听诊最清楚,呼气时增强。见于二尖瓣轻、中度狭窄,瓣膜弹性和活动性较好的病人。③心包叩击音（pericardial knock）：在S_2后出现的中频、较响而短促的额外心音。见于缩窄性心包炎的病人。发生机制是舒张早期心室迅速充盈时,由于心包增厚,阻碍心室舒张,使心室在舒张过程中被迫骤然停止,导致室壁震动而产生的声音,在胸壁左缘最易听到。④肿瘤扑落音（tumor plop）：在心尖或其内侧胸骨左缘第3、4肋间闻及,出现时间较开瓣音晚,声音类似,但音调较低,且随体位改变,见于心房黏液瘤病人。

2）收缩期额外心音：发生在心脏收缩期的额外心音,可分为收缩早期喷射音（early systolic ejection sound）和收缩中晚期喀喇音（mid and late ejection click）,临床意义较小。

3）医源性额外心音：主要是应用起搏器和人工瓣膜治疗时,出现的额外心音。

（5）心脏杂音（cardiac murmurs）：指除心音和额外心音之外,由心室壁、瓣膜或血管壁振动产生的持续时间较长的异常声音。可与心音分开或连续,甚至掩盖心音。

1）杂音产生的机制：杂音是由于血流加速或血液黏稠度降低、瓣膜口狭窄和（或）关闭不全、出现异常分流、血管腔扩大、心腔内漂浮物等原因,使血流由层流变为湍流,形成漩涡,撞击心壁、瓣膜、腱索或大血管壁使之振动,从而在相应部位可听到杂音。具体机制见图3-26。

2）杂音听诊的要点：杂音的特点及临床意义重大,但听诊难度较大,听诊时要注意杂音出现的时期、最响部位、持续时间、性质、传导方向、强度、音调等。①部位：指杂音最响部位,一般来说杂音最响部位提示病变所在部位。②时期和持续时间：按心动周期的变化分为收缩期杂音

（systolic murmur，SM）、舒张期杂音（diastolic murmur，DM）和连续性杂音（continuous murmur，CM）三种。按杂音在收缩期或舒张期出现的早晚和持续时间长短，进一步分为早期、中期、晚期和全期杂音。③性质：振动的频率不同，杂音表现出的音色和色调不同，常见为吹风样、隆隆样或雷鸣样、叹气样。④传导：判断杂音分布和传导方向。杂音一般沿血流方向传导，也可经周围组织传导。例如主动脉瓣区杂音可向上传至颈部或沿胸骨左缘向下传至心尖部。二尖瓣区杂音可传至腋下。⑤强度：杂音的强度取决于瓣膜口的狭窄程度、血流速度、瓣膜口或异常通道两侧压力差、心肌收缩力等。收缩期杂音的强度一般按 Levine 6 级法进行分级（表 3-10），记录时杂音的级别为分子，6 级分类法为分母，例如：一个 2 级杂音，则记为 2/6 级杂音。⑥与体位、呼吸和运动的关系：采取一些特殊体位、深吸气、深呼气或适当运动，可使杂音增强或减弱，有助于判断病变部位和性质。如二尖瓣区的舒张期隆隆样杂音，左侧卧位易听到或更响；呼吸可改变心脏的位置及左、右心室的排血量从而影响杂音的强度；运动时心率增快，心排出量增加，可使器质性心脏杂音增强。

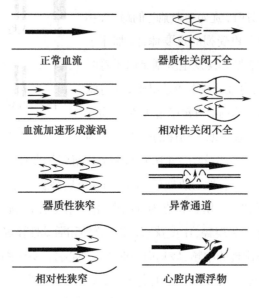

图 3-26　杂音的产生机制示意图

表 3-10　心脏杂音强度分级

级别	强度	评价
1	最轻	很弱，所占时间很短，须在安静环境下仔细听诊才能听到
2	轻度	弱，但较易听到
3	中度	较响亮，容易听到
4	响亮	响亮
5	很响	更响亮，且向四周甚至背部传导，但听诊器离开胸壁则听不到
6	最响	极响亮，震耳，甚至听诊器离开胸壁一定的距离也能听到

　　3）杂音的临床意义：杂音对心血管疾病的诊断和鉴别有重要意义，但不能单凭杂音的有无来判定是否存在心脏病。根据杂音部位有无器质性病变可分为器质性杂音和功能性杂音，根据杂音的临床意义可分为病理性杂音和生理性杂音。一般生理性杂音只限于收缩期、心脏无增大，杂音性质柔和、呈吹风样、无震颤；而器质性杂音性质多为粗糙、吹风样、高调、持续时间较长，常为全收缩期。舒张期杂音绝大多数为器质性杂音，收缩期杂音可能是功能性或器

质性杂音。一般认为 2/6 级以下杂音多为功能性,常见于某些健康人在剧烈运动后或发热、贫血、甲状腺功能亢进时;3/6 级以上杂音多为器质性的,两者鉴别具有重要临床价值。临床常见器质性心脏杂音特点如表 3-11 所示。

表 3-11 器质性心脏杂音的听诊特点及临床意义

听诊部位	杂音性质	时期	传到部位	与呼吸、体位的关系	原因
二尖瓣区	粗糙、吹风样、高调、常在 3/6 级以上	全收缩期	左腋下、左锁骨下	呼气时加强、吸气时减弱	二尖瓣关闭不全
二尖瓣区	低调、隆隆样、递增型、S_1 亢进、伴震颤、开瓣音	舒张中晚期	局限、不传导	左侧卧位更清楚	二尖瓣狭窄
主动脉瓣区	喷射性、响亮、粗糙、伴有震颤、A_2 减弱	收缩中期	颈部		主动脉瓣狭窄
主动脉瓣区	柔和的、叹气样	舒张早期	胸骨左侧、心尖部	前倾坐位、呼气末屏气更明显	主动脉瓣关闭不全
肺动脉瓣区	喷射性、粗糙、伴有震颤、P_2 减弱	收缩中期	左锁骨下、右肩胛下	卧位清楚	肺动脉瓣狭窄
胸骨左缘第 3、4 肋间	粗糙、伴震颤	收缩期	心前区其他部位		室间隔缺损
胸骨左下缘	粗糙、吹风样、高调	收缩期	胸骨右下缘、肝脏	深吸气增强	三尖瓣关闭不全
胸骨左缘第 2 肋间	粗糙、机器样、伴连续性震颤	收缩期和舒张期	上胸部、肩胛区		动脉导管未闭

(6)心包摩擦音(pericardial friction sound):正常人无心包摩擦音,当发生心包炎症时可产生心包摩擦音,在心前区或胸骨左缘 3、4 肋间处听诊最清楚。听诊特点是性质粗糙、搔抓样、似纸张摩擦产生的高音调的声音,与呼吸无关,屏气时摩擦音仍出现,前倾坐位明显。心包摩擦音多见于感染性心包炎时,亦可见于心肌梗死、尿毒症等引起的非感染性心包炎。当心包积液达到一定量时,摩擦音消失。

案例分析(案例 3-6)

该案例身体评估结果如下:

视诊:眼睑、颜面及双下肢无水肿,颈动脉搏动明显;心前区外形无异常隆起或凹陷,心尖搏动不明显。

触诊:心前区无震颤,心尖部可触及心尖搏动。

叩诊:叩诊心界向左扩大,在第 5 肋间锁骨中线外 0.5cm。

听诊:心率 98 次 / 分,节律规整,心音有力,未闻及杂音及额外心音,无心包摩擦音。

该案例的主要护理诊断 / 问题:

1. 疼痛:头痛 与血压升高有关。

2. 潜在并发症:高血压危象。

3. 知识缺乏:缺乏高血压相关疾病健康知识。

(周艳丽)

复习思考题

1. 杂音强度变化的 Levine 6 级法是如何区分的？

2. 简述心脏各瓣膜听诊区的具体位置。

3. 简述心音改变的临床意义。

第九节　周围血管评估

学习目标

掌握	周围血管视诊、触诊和听诊内容及周围血管疾病健康史评估的专科要点。
熟悉	周围血管异常发现以及周围血管评估阳性体征的临床意义。
了解	周围血管的解剖生理知识。

案例 3-7

　　张某，男，21 岁。大学生，因左侧下肢肿胀不适，走路无力而入院。病人近 1 个月左右，因急于完成毕业论文每日久坐电脑前，经常熬夜到很晚，较少外出活动。今日晨起走路时觉得腿部无力，差点摔倒，在同学的要求下才来到医院就医。不太接受入院治疗，"这么点小病根本不值得大惊小怪"，特别担心论文没有完成而影响毕业，表现焦虑。

　　护士初步评估病人：神志清楚，发育良好，查体合作；T 36.7℃，P 88 次 / 分，R 18 次 / 分，BP 110/75mmHg。

　　思考：

　　1. 该病人进行周围血管检查时，可能会有哪些异常体征？

　　2. 该病人存在哪些护理问题？

　　全身血管包括动脉、静脉和毛细血管，在各种疾病中都可能有重要改变，因此血管评估有重要价值。周围血管评估主要是通过视诊、触诊和听诊等手段来了解周围血管循环的状况，是全身体格检查的不可忽略的一部分。

一、健康史

（一）一般资料

收集一般资料时，要重点考虑年龄和职业与血管疾病的关系。如老年人的症状往往要比年轻人严重、更容易出现并发症。而久坐不动或长期站立则是血管疾病的重要发病因素。

（二）主诉

周围血管疾病病人常见主诉包括：

1. **感觉异常** 可表现为疼痛、潮热或寒冷、怠倦、麻木等异常感觉。

（1）疼痛（pain）：肢体疼痛是周围血管疾病的常见症状，也是促使病人就诊的主要原因。血管疾病所致疼痛，主要因供血不足（如急性动脉闭塞、慢性动脉闭塞性疾病）、回流障碍（如动静脉瘘）所引起。肢体疼痛可表现为间歇性和持续性两大类。

1）间歇性疼痛（intermittent pain）：包括：①间歇性跛行：即运动性疼痛，发作多见于下肢，表现为在一定速度行走一定距离后病变部位的痉挛性疼痛或酸胀、软弱，多见于血栓闭塞性脉管炎。②体位性疼痛：肢体位置变化时，可以激发或缓解疼痛。如下肢深静脉血栓形成或瓣膜功能不全的病人，肢体下垂时可使静脉向心性回流进一步减慢，加重肢体淤血和肿胀，行走时可产生烧灼性胀痛，只有在卧床抬高患肢后疼痛方可缓解。③温差性疼痛：血管病变时，可因温度改变而激发肢体疼痛，复温后又能缓解，如雷诺综合征（Raynaud syndrome）病人，手足暴露于寒冷环境中出现痉挛性疼痛，复温后缓解。而红斑性疼痛时可因受热后血管舒张而肢体对称性灼痛，冷敷能缓解。④特发性疼痛：多位于小腿和足部，为肌肉痉挛性疼痛，好发于夜间，持续时间数分钟至20分钟。按摩局部或起床活动可缓解，多见于静脉曲张、深静脉血栓形成后遗症，少数也见于动脉闭塞性疼痛。

2）持续性疼痛（continuing pain）：即静息痛，不论动脉或静脉病变，都可以造成肢体持续性疼痛，前者远比后者剧烈。①动脉性静息痛：表现为缺血性神经炎和营养障碍性静息痛。缺血性神经炎的特点为典型的神经刺激征象，呈持续性疼痛或间歇性剧烈刺痛。从肢体近侧向远侧放射，尤以趾（指）最严重；同时，伴有皮肤感觉异常，如蚁行、烧灼、针刺、麻木和趾（指）端冷。营养障碍性静息痛是由于严重皮肤循环功能不全，出现溃疡或坏死所致。疼痛尤为剧烈，有时也可有极短暂的间歇期，但一般在几分钟后又复发，常见于慢性闭塞性疾病晚期。②静脉性静息痛：疼痛程度不如动脉严重。由于静脉阻塞，远端血液回流障碍，肢体可发生重垂、酸胀、紧张和胀痛，甚至出现灼痛，平卧休息或抬高患肢后缓解。浅静脉血栓性静脉炎时，除疼痛外，可有全身中毒症状如体温升高等。

（2）潮热、寒冷：动脉闭塞性病变时，肢体寒冷病人往往有穿不暖的感觉；静脉病变时，潮热多于寒冷；动静脉瘘时，由于动脉血液的分流，局部血流量增多因而潮热，周围血管痉挛或舒张影响血流量，可使肢体温度发生变化。

（3）怠倦：按一般速度行走一段距离后即感到小腿怠倦，休息2～3分钟后随即消失，提示早期动脉功能不全。每于站立稍久后出现怠倦，平卧或抬高患肢后消失，则提示静脉病变。

（4）皮肤麻木、针刺或蚁行感：由动脉病变影响神经干所致症状。小动脉栓塞时，早期表现为麻木；静脉病变亦可出现针刺、蚁行、瘙痒等感觉变化。

2. 形态和色泽改变

（1）形态改变：主要症状是肢体肿胀。因静脉或淋巴回流障碍，压力升高，导致组织液渗出，在组织间隙和组织内积聚所致。可见于正常健康人站立过久、周围静脉病变致血液回流障碍或深静脉栓塞后瓣膜遭破坏等。

（2）色泽改变：包括色素沉着和由于血液循环变化所引起的苍白、潮红、发灰等。周围血管病变所致皮肤色泽改变主要包括两类：一是因供血不足，回流障碍或舒缩失常，导致皮色改变。二是静脉淤血，外渗于血管外的红细胞崩解所造成的色素沉着。

3. 组织结构异常和溃破　主要表现为皮肤、皮下组织、指（趾）甲、汗毛等的形态结构的改变。严重或后期血管病变，常并发组织的溃疡和坏死，多见于动脉病变引起的缺血性溃疡、静脉病变引起的淤积性溃疡、脊髓病变或糖尿病引起的神经性溃疡。

（三）现病史

周围血管疾病病人患病初期往往症状不典型，所以在进行护理评估时要仔细询问。如追问病人发病早期的症状，是否存在下肢血管曲张、走路时下肢酸疼不适；是否存在皮肤色素沉着、脱屑、瘙痒等；是否存在肢体疼痛、发凉、怕冷或出现针刺、奇痒、麻木、烧灼等异常感觉；出现症状的部位、程度及缓解方式；病情的发展和演变情况；对目前的日常休息及活动的影响等。

（四）既往史

了解病人是否有高血压、高血脂、低高密度脂蛋白血症和糖尿病等既往病史与诊断，对于评估血管的状况具有切实意义。

（五）家族史

注意询问其他系统的健康状况，必要时主要询问直系亲属中有无患有高血压、冠心病、脑血管意外、糖尿病，血栓性血管疾病。

（六）心理－社会状况

周围血管病变及其严重程度对病人的心理状态影响极大，血管疾病一般患病时间较长，且长期不愈，病情甚至呈进行性发展，重者可能截肢致残，甚至危及生命。因此，应仔细询问病人对自身疾病有关知识的了解程度，了解病人的身体体能情况，还应观察分析病人的精神状态，应激应对能力，熟悉病人的家庭，社会支持系统，工作学习和经济情况。

二、身体评估

（一）视诊

1. 甲床和皮肤颜色　主要检查肢端甲床和手的皮肤颜色改变，以了解肢端血液循环状况,观察皮肤颜色的改变,应尽量在温度适宜的房间内检查,利用自然光线,检查时应注意肢体对称部位颜色的对照比较,以发现颜色的差异。

2. **毛细血管搏动征**(capillary pulsation) 正常人毛细血管搏动极难看到。某些病理情况下,如主动脉瓣关闭不全、动脉导管末闭、甲状腺功能亢进或重度贫血,致脉压增大时,用手指轻压病人指甲末端,或以玻片轻压其口唇黏膜,若见到受压部位的边缘有红、白交替节律性微血管搏动现象,即为毛细血管搏动征。

3. **静脉曲张**(varicosis) 主要观察下肢静脉有无曲张,必要时评估静脉瓣功能。

4. **肝颈静脉回流征**(hepatojugular reflux) 右心衰竭引起肝淤血肿大时,用手压迫肝可使颈静脉充盈更为明显,称为肝颈静脉回流征阳性,是右心功能不全的重要体征之一。

(二)触诊

1. **脉搏**(pulse) 触诊时可发现脉率、节律、紧张度、强弱及波形的变化,脉搏的测量方法、正常范围见《基础护理学》(李小寒、尚少梅主编,第6版,人民卫生出版社),脉搏触诊异常所见及临床意义如下:

(1)脉率:脉率的生理与病理改变及其临床意义与心率基本一致。在某些心律失常,如心房颤动、频发期前收缩等情况下,由于部分心搏的心排出量显著减少,不能使周围血管产生搏动,以致脉率低于心率,即脉搏短绌。

(2)脉律:脉搏的节律反映心脏搏动的节律。发生各种心律失常时均可影响脉搏节律变化,如心房颤动时脉律绝对不规则、脉搏强弱不等;二度房室传导阻滞者可有脉搏脱漏。

(3)紧张度:脉搏的紧张度与动脉收缩压高低有关,可依据手指按压桡动脉所施加的压力和感知的血管壁弹性来估计。检查时以示指、中指和环指的指腹置于桡动脉上。用近心端手指压迫阻断血流,如需较大力量按压时方可使远端手指触不到脉搏,提示脉搏的紧张度较大。

(4)强弱:脉搏的强弱与心排血量、脉压和周围血管阻力的大小有关。心排血量增加、脉压增大、周围血管阻力减低时,脉搏有力而振幅大,称为洪脉(bounding pulse),见于高热、甲状腺功能亢进症、主动脉瓣关闭不全等病人。反之,脉搏减弱,称为细脉(small pulse),见于心力衰竭、休克、主动脉瓣狭窄的病人。

(5)波形:脉搏波形可根据脉搏触诊感知,但是准确的测量方法是通过脉搏波形计显示的曲线来测量血流通过动脉时,动脉内压上升和下降的情况。常见的异常脉搏波形有:①水冲脉(water hammer pulse):脉搏骤起骤降,急促而有力。主要见于主动脉瓣关闭不全、严重贫血、甲状腺功能亢进症等病人。②交替脉(pulse alternans):指节律规则而强弱交替出现的脉搏。其产生与心肌收缩强弱交替有关,为左心衰竭的重要体征之一。常见于高血压性心脏病、急性心肌梗死和主动脉瓣关闭不全的病人。③奇脉(paradoxical pulse):指平静吸气时脉搏明显减弱或消失的现象,见于大量心包积液、缩窄性心包炎等。④脉搏消失(pulseless):主要见于严重休克、多发性大动脉炎或肢体动脉栓塞。

2. **皮肤温度和湿度** 皮肤温度的个体差异较大,且不同部位的皮肤温度也不同,检查时要注意双侧对比。另外,皮肤温度还受室温、情绪、运动、饮食饥饱、吸烟等因素的影响,检查时注意排除干扰因素。正常情况下对称部位的皮肤温度基本相同,温度差小于2℃;如果温度差大于2℃或有显著升高或降低则具有临床意义。一般皮温降低提示有肢体缺血,皮温增高常见于急性深静脉血栓形成和动静脉瘘等。检查时皮肤呈现冷而湿的表现多为血管痉挛；而闭塞性动脉血管疾病时，局部皮肤呈冷而干的表现。

3. 周围动脉搏动（peripheral arterial pulse） 是评估周围血管疾病的重要步骤，检查时须进行双侧对称部位的对照。生理情况下，如高温环境、体温升高时动脉搏动增强，病理情况下，如动脉狭窄或阻塞时，病变局部或远端动脉搏动消失或减弱；而先天性动静脉瘘时动脉搏动增强。当考虑动脉性疾病时，全身主要动脉的搏动都要常规检查，常用的周围动脉包括股动脉、颈动脉、足背动脉、腘动脉、腓动脉等。触摸动脉搏动的同时，还要注意了解动脉的弹性、硬度，有无扭曲、结节及震颤等。

案例分析（案例 3-7）

该案例身体评估结果如下：

视诊：双下肢皮肤完整无破损，无皮疹和湿疹，无静脉曲张，小腿围：右腿 38cm，左腿 41cm，左侧下肢皮肤变薄、皮肤发亮。

触诊：双下肢皮温温暖、对称，双侧股动脉、腘动脉和足背搏动可触及，左侧下肢皮肤弹性下降，呈凹陷性水肿。

该案例的主要护理问题：

1. 活动无耐力　与左侧下肢肿胀和无力有关。
2. 焦虑　与住院治疗、担心学业有关。
3. 潜在并发症：肺栓塞。

（三）听诊

1. 血压（blood pressure） 血压的测量方法和注意事项见《基础护理学》（李小寒、尚少梅主编，第 6 版，人民卫生出版社）。

（1）血压的标准：正常成人血压水平的分类和定义见表 3-12。

表 3-12　成人血压水平的定义和分类

类型	收缩压（mmHg）		舒张压（mmHg）
正常血压	<120	和	<80
正常高值	120~139	和（或）	80~89
高血压	≥140	和（或）	≥90
1级高血压	140~159	和（或）	90~99
2级高血压	160~179	和（或）	100~109
3级高血压	≥180	和（或）	≥110
单纯收缩期高血压	≥140	和	<90

（2）血压变动的临床意义：①高血压（hypertension）：高血压包括原发性高血压和继发性高血压。无明确病因的高血压称为原发性高血压。高血压也可为某些疾病的临床表现之一，称为继发性高血压或症状性高血压，多见于肾动脉狭窄、肾实质病变、嗜铬细胞瘤、原发性醛固酮增多症、皮质醇增多症、妊娠高血压综合征等。②低血压（hypotension）：低血压常见于休克、急性心肌梗死、心力衰竭、心脏压塞、肺梗死、肾上腺皮质功能减退等。生理性低血压常见于

运动员、重体力劳动者，也可见于瘦长体型的女性。③双侧上肢血压显著差异：正常人两上肢血压相似或有轻度差异，正常差异范围在 5～10mmHg，如两上肢血压相差大于 10mmHg 则属异常。主要见于多发性大动脉炎、先天性动脉畸形、血栓闭塞性脉管炎等病人。④上下肢血压显著差异：袖带法测量时，正常人下肢血压较上肢血压高 20～40mmHg，如出现下肢血压等于或低于上肢血压，则提示相应部位动脉狭窄或闭塞。多见于主动脉缩窄、胸腹主动脉型大动脉炎、闭塞性动脉硬化、髂动脉或股动脉栓塞等。⑤脉压增大或减小：脉压大于 40mmHg 为脉压增大，多见于主动脉瓣关闭不全、动脉导管未闭以及甲状腺功能亢进、严重贫血和主动脉硬化等病人。脉压若小于 30mmHg 为脉压减小。见于主动脉瓣狭窄、心力衰竭、心包积液、缩窄性心包炎等病人。

2. 血管杂音

（1）动脉杂音：动脉狭窄、动静脉瘘等所导致血液分流均可在动脉体表投影区听到杂音，听诊动脉杂音时应注意听诊器不可压迫血管太重，否则可造成血管的人为狭窄。临床常见的动脉杂音及临床意义：①颈总动脉分叉部杂音提示颈内动脉狭窄；②锁骨上窝的收缩期杂音，常提示无名动脉或锁骨下动脉开口部动脉的狭窄；③肋缘下或背脊肋角的杂音常提示有肾动脉狭窄；④腹主动脉分叉处的杂音常传导到髂窝和股三角区；⑤主动脉和降主动脉狭窄引起的杂音，常在胸椎旁肩胛区。

（2）静脉杂音：多见于颈静脉和腹壁静脉的嗡鸣音。颈静脉嗡鸣音是由于血液快速流入口径较宽的上腔静脉所致，于右锁骨上窝听诊明显，呈连续性的低调杂音，性质柔和，随体位变化而变化，坐位和站立位明显；腹壁静脉嗡鸣音见于肝硬化、门静脉高压，侧支循环静脉扩张，血流增快，常于脐周或上腹部闻及。

3. 周围血管征 周围血管征包括水冲脉、枪击音、杜柔双重音和毛细血管搏动征。主要是由于脉压增大所致。常见于主动脉瓣关闭不全、甲状腺功能亢进、严重贫血和动脉导管未闭等病人。听诊可闻及的周围血管征有：

（1）枪击音（pistol shot sound）：指在四肢动脉处听到的一种短促的如同射枪的、与心跳一致的声音，称为枪击音。听诊部位常选择股动脉，部分病人在股动脉、足背动脉也可闻及。

（2）杜柔双重音（Duroziez sign）：将听诊器体件置于股动脉上，稍加压力，在收缩期与舒张期皆可闻及的连续性吹风样杂音，称为杜柔双重音。

（周艳丽）

学习小结

血管评估应学会周围血管视诊、触诊和听诊内容。能够结合病人临床表现，完成周围血管触诊和听诊操作，正确识别其周围血管阳性体征。

复习思考题

1. 简述常见的动脉杂音及临床意义。

2. 简述周围血管征的内容、评估要点及临床意义。

第十节 腹部评估

案例 3-8

刘某,男,32 岁。于 1 周前出现无明显诱因腹胀,进食后加重明显而入院就诊,自诉近期腹围进行性增大,无腹痛、恶心、呕吐、腹泻,但精神、食欲、睡眠不佳,大小便正常,体力下降。临床诊断:肝硬化并腹水。

思考:

1. 该病人主要体征是什么?

2. 该病人存在哪些护理问题?

一、健康史

(一)现病史

注意评估病人是否存在消化系统症状,如腹痛、腹胀、腹泻、便秘、恶心、呕吐、反酸、嗳气;有无呕血、便血,有无腹水、黄疸、皮肤出血点,以及有无体重及食欲改变等。

(二)既往史

1. **消化系统疾病史** 了解病人是否有胃溃疡、胃炎、慢性肝炎、肝硬化、胆囊炎、胰腺炎、胃肠道肿瘤等疾病病史。例如消化性溃疡者常有数年至数十年反复发作、与饮食有关的中上腹慢性、周期性、节律性疼痛史,肝炎、肝硬化病人常有右上腹不适、食欲缺乏、恶心等症状。

2. **其他系统疾病史** 了解病人有无存在慢性充血性心力衰竭、慢性阻塞性肺疾病、贫血、出血性疾病、肾功能不全等。

3. **用药史** 了解病人是否使用对胃肠道有刺激的药物,如阿司匹林等非甾体类抗炎药物,有无使用制酸剂;是否使用抗结核药、抗生素、抗心律失常药等,如有,问清楚病人所使用的药物名称、剂型、用量、效果及不良反应,同时注意询问药物过敏史。

4. **过敏史** 了解病人是否对牛奶、食品添加剂或海鲜等异体蛋白过敏。接触或食用过敏原后有无出现皮肤荨麻疹、肠胃绞痛、恶心呕吐、频繁的排气、腹泻、便血等情况。

5. **腹部外伤或手术史** 有过腹部外伤或腹部手术经历者,可因肠粘连引起腹痛、腹胀、呕吐、便秘等肠梗阻表现。

（三）家族史

询问病人家族中有无相关疾病，包括：结肠、直肠癌或肠息肉，有无病毒性肝炎、溃疡性结肠炎、克罗恩病、肝脏疾病等。

（四）心理－社会状况

评估病人有无意识、行为改变，有无谵妄、昏迷，了解病人是否因职业需要长期暴露在污染环境中，如长期接触铅、水银等重金属。有否因疾病而产生不良心理，如焦虑、恐惧、悲哀等。

（五）日常生活状况

了解病人有无不良生活方式和习惯，如饮食过度、高脂饮食、嗜好致癌性食物和进食过快、过热等不良饮食习惯以及长期缺乏运动。了解有无日常健康危害行为，主要包括吸烟、酗酒、吸毒和不良性行为。有无放射物质接触史。暴饮暴食、酗酒等不良饮食习惯容易引发胰腺炎、急性胃扩张、脂肪肝等，爱吃辛辣者刺激胃酸分泌、刺激胃肠黏膜引起消化不良，重者易诱发胃出血。喜欢吃生鱼、生肉等不注重饮食卫生者容易引发急性胃肠炎或传染性疾病。饮食中缺乏蔬菜、粗纤维及饮水量少、活动量少者容易产生便秘。

理论与实践　　　　　　　该案例主要的症状是腹胀。进行健康史采集时应注意询问病人腹胀的诱因、影响因素及伴随状态，包括大小便情况；了解病人既往疾病史、家族史，围绕消化道症状进行重点评估。此外还应了解病人的心理状态、社会家庭支持情况。

二、身体评估

腹部范围上起横膈，下至骨盆，前面及侧面为腹壁，后面有脊柱及腰肌。腹腔内包括消化、泌尿、生殖、血液及血管系统的主要脏器，因此，腹部评估是体格检查的重要组成部分。评估时要求充分暴露全腹部，注意保暖，光线自然、柔和，护士站在被评估者右侧，按视诊、听诊、叩诊、触诊顺序进行，以避免触诊引起胃肠蠕动增加而导致肠鸣音变化。

（一）腹部体表标志及分区

1. **体表标志**　认识腹部解剖标志，有助于描述脏器病变和体征的部位及范围、常用标志（图 3-27）。

（1）腹上角（upper abdominal angle）：腹上角为两侧肋弓的夹角，顶部为剑突根部，用于判断体型及肝左叶的测量。

（2）肋弓下缘（costal margin）：由第 8～10 肋软骨连接形成的肋缘和第 11、12 浮肋构成。用于腹部分区，肝、脾的测量和胆囊点定位。

（3）脐（umbilicus）：为腹部中心，向后投影于第 3、4 腰椎之间，为腹部四区分法的标志，也用于阑尾压痛点的定位。

（4）髂前上棘（anterior superior iliac spine）：为髂嵴前方的突出点，用于腹部九区分法及阑尾压痛点的定位标志。

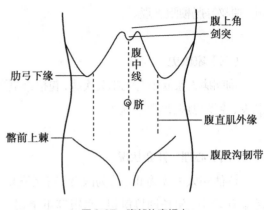

图3-27 腹部体表标志

（5）腹股沟韧带：两侧腹股沟韧带构成腹部体表的下界，是寻找股动脉、股静脉的定位标志，也是腹股沟疝通过的部位和所在。

（6）腹直肌外缘（lateral border of rectus muscles）：相当于锁骨中线的延续，常用于胆囊点、季肋点、手术切口的定位。

（7）腹中线（midabdominal line）：为前正中线的延续，为腹部四区分法的垂直线。

（8）脊肋角（costovertebral angle）：背部两侧第12肋骨与脊柱的交角，为肾区压痛、叩击痛的位置。

2. **腹部分区** 借助体表标志可将腹部人为地划分为几个区域，以便熟悉脏器的位置和其在体表的投影，常用的腹部分区法有四区分法和九区分法：

（1）四区分法：经过脐做一水平线与一垂直线，将腹部划分为左上腹、左下腹、右上腹、右下腹四个区（图3-28）。

（2）九区分法：用两条水平线和两条垂直线将腹部划分为上腹部、中腹部、下腹部以及左、右上腹部（季肋部），左、右侧腹部（腰部）和左、右下腹部（髂部）九个区。两条水平线分别是两侧肋弓下缘的连线和两侧髂前上棘的连线。两条垂直线分别为左右两侧髂前上棘至腹正中线连线的中点所作的垂直线（图3-29）。

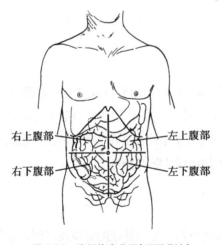

图3-28 腹部体表分区（四区分法）

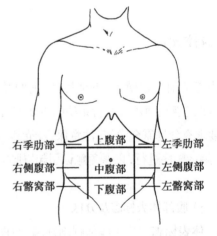

图3-29 腹部体表分区（九区分法）

（二）视诊

视诊的内容包括腹部外形、腹壁皮肤、腹壁静脉、呼吸运动、胃肠型、蠕动波及腹壁其他情况等。被评估者应排空膀胱，取低枕仰卧位，两手自然置于身体两侧，充分暴露腹部，躯体其他部分应遮盖，注意保暖，暴露时间不宜过长。检查以自然光为主，观察腹部表面的脏器轮廓、包块、肠型和蠕动波等。以前侧面光线为宜,检查者按一定顺序自上而下地观察腹部。

1. **腹部外形** 正常人左右两侧腹部外形对称,腹壁厚薄程度与营养状况有关。健康正常成人仰卧位时,前腹壁与肋缘至耻骨联合大致在同一平面或略为内凹,称腹部平坦,坐起时下腹略往前凸;腹部低平见于老年人或消瘦者,其前腹壁低于肋缘至耻骨联合水平面;腹部饱满是指腹部外形饱满,前腹壁稍微高出肋缘至耻骨联合的水平面,见于肥胖者或小儿。

(1)腹部膨隆(abdominal protuberance):仰卧时前腹壁明显高于肋缘与耻骨联合水平面,外观呈凸起状,称腹部膨隆,根据膨隆范围分为以下两种:

1)全腹膨隆:除肥胖外,常因腹腔内容物增多引起,如腹腔积液、腹内积气或腹腔巨大包块。当腹腔大量积液时,病人仰卧位腹部宽扁如同蛙腹状,称蛙状腹(frog belly),站立时下腹隆起,伴脐凸出。临床上可见于肝硬化失代偿期、严重右心衰竭、肾病综合征、结核性腹膜炎等。肠梗阻、中毒性肠麻痹等病人可由于胃肠胀气出现球形腹,转动体位时腹部形状不变。巨大卵巢囊肿病人仰卧位可见腹部中央膨隆,站立位时膨隆以脐为中心,腹部无凸出,妊娠晚期可出现腹部隆起现象。腹部明显隆起者应定期测量腹围(abdominal perimeter),嘱咐被评估者排尿后平卧进行,注意软尺应经过脐部绕腹一周。

2)局部膨隆:多因腹腔内有炎性包块、增大的脏器、肿瘤、局部肠胀气、局部积液等引起,腹壁肿块和疝也会引起局部膨隆。鉴别包块来源于腹壁或腹腔内,可嘱咐被评估者取仰卧位,双手托于枕部抬头做起身动作,使腹壁肌肉紧张,如肿块更加明显,说明包块位于腹壁上,反之则为腹腔内包块。

(2)腹部凹陷(abdominal concavity):仰卧时前腹壁明显低于肋缘与耻骨联合的平面,称腹部凹陷,凹陷亦分全腹和局部凹陷。

1)全腹凹陷:见于消瘦和脱水者。严重时前腹壁凹陷几乎贴近脊柱,肋弓、髂嵴和耻骨联合显露,腹外形如舟状,称为舟状腹(scaphoid abdomen),见于恶性肿瘤晚期、结核、神经性厌食等病人。吸气时腹壁凹陷见于膈肌麻痹和上呼吸道梗阻病人。

2)局部凹陷:见于手术后腹壁瘢痕收缩的病人,站立位或腹压增加时凹陷更加明显。

2. **腹壁皮肤**

(1)色素:正常情况下,腹部皮肤颜色比常暴露在外的皮肤颜色浅,若皮肤皱褶处有褐色素沉着见于肾上腺皮质功能减退(Addison's disease);左侧腰部皮肤呈蓝色见于急性出血坏死性胰腺炎,称 Grey-Turner 征(Grey-Turner sign),是血液或坏死组织沿腹膜后间隙渗到侧腹壁的皮下所致;脐周或下腹壁呈蓝色为腹腔大出血的征象,称 Cullen 征,见于急性出血性胰腺炎或宫外孕破裂(图 3-30)。腹部和腰部不规则斑片状色素沉着见于多发性神经纤维瘤。

(2)腹纹:经产妇、肥胖者由于真皮层裂开可见白色纹;皮质醇增多症病人可见腹部紫纹。

(3)皮疹:充血性或出血性皮疹常出现于发疹性高热疾病、某些传染病或药物过敏等;紫癜或荨麻疹也可出现腹部皮疹;一侧腹部或腰部的疱疹(沿脊神经走行分布)提

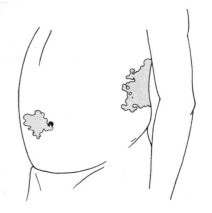

图 3-30　Grey-Turner 征

示带状疱疹。

3. 呼吸运动 呼吸时腹壁上下起伏为腹式呼吸。正常成年男性及小儿以腹式呼吸为主，女性以胸式呼吸为主。腹式呼吸减弱常见于腹膜炎症、腹水、急性腹痛、腹腔内巨大肿物或妊娠等。腹式呼吸消失常见于胃肠穿孔所致急性腹膜炎或膈肌麻痹等。

4. 腹部静脉 正常人腹壁静脉不显现，腹壁皮肤薄而松弛的老人、极度消瘦者隐约可见，但无迂曲。正常情况下脐水平线以上的腹壁静脉自下向上流入上腔静脉，脐水平线以下的腹壁静脉自上向下流入下腔静脉。腹壁静脉明显可见或迂曲变粗，称为腹壁静脉曲张（abdominal wall varicosis）。肝硬化门脉高压时，脐周可见放射状的静脉曲张，呈水母头状（图 3-31）；当上下腔静脉阻塞时，血流方向和正常相反。静脉血流方向检查方法：选择一段平直无分支的曲张静脉，护士示指、中指并拢按压血管，而后将一指沿静脉走向向外滑动以排挤该段静脉中血液，放松一手指，观察静脉充盈的方向与流速；重复同样动作，放松另一手指，比较两端血管充盈速度以判定血流方向（图 3-32）。

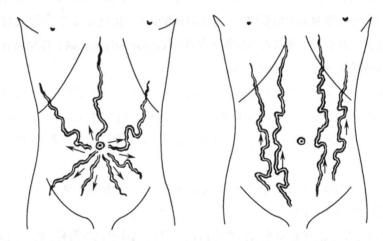

图 3-31 门静脉高压时腹壁浅静脉血流分布和方向（左）下腔静脉梗阻时腹壁浅静脉血流分布和方向（右）

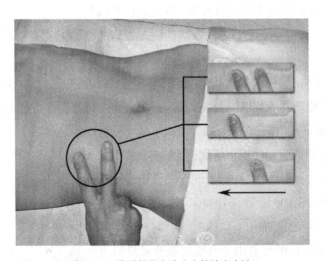

图 3-32 腹壁静脉血流方向的检查方法

5. 胃肠型和蠕动波 除腹壁皮肤菲薄或松弛的老年人、经产妇、极度消瘦者外，正常人一般看不到胃肠蠕动和胃肠轮廓。胃肠道梗阻时，梗阻近端的胃或肠段饱满扩张而隆起，显现出各自轮廓，称胃肠型或肠型（gastral or intestinal pattern），同时伴该部的蠕动增强，可以看到蠕动波

（peristalsis）。肠麻痹时，肠蠕动波消失但可见胃肠型。

6. 腹壁其他情况

（1）疝：腹外疝为腹腔内容物经腹壁或骨盆间隙等薄弱部位向体表凸出所致；脐疝多见于婴幼儿，成人则见于大量腹腔积液病人；手术瘢痕愈合不良处可有切口疝；股疝位于腹股沟韧带中部；腹股沟疝偏于内侧，男性腹股沟斜疝可下降至阴囊，直立位或咳嗽用力腹压增加时明显，卧位时缩小或消失。

（2）搏动：正常人的上腹部常可看到腹主动脉搏动。腹部肿瘤压迫腹主动脉时可在相应部位出现腹壁搏动增强。

（三）听诊

腹部听诊紧接在视诊后。听诊内容包括肠鸣音、振水音、血管杂音、摩擦音等。妊娠5个月以上的妇女可在脐下方听到胎心音。

1. 肠鸣音（bowel sound） 肠蠕动时，肠管内气体和液体随之流动，产生一种断续的咕噜声或气过水声，称为肠鸣音。听诊位置通常选择在右下腹，在固定部位听诊至少1分钟。正常情况下肠鸣音每分钟4~5次。

（1）肠鸣音活跃：肠鸣音每分钟达10次以上，但音调不高亢。见于腹泻、胃肠道大出血的病人。

（2）肠鸣音亢进：肠鸣音次数增多伴音调高亢甚至出现金属音响。见于机械性肠梗阻。

（3）肠鸣音减弱：肠鸣音次数明显减少或数分钟才能听到一次。见于持续存在的肠梗阻或老年性便秘、腹膜炎、低钾血症及胃肠动力低下。

（4）肠鸣音消失：持续2分钟以上听不到肠鸣音，用手指轻叩或搔弹腹部仍未闻及肠鸣音，称肠鸣音消失。见于急性腹膜炎、麻痹性肠梗阻、腹部大手术后。

2. 振水音（succussion splash） 被评估者取仰卧位，评估者将听诊器放其上腹部，以指腹连续快速地冲击触诊被评估者上腹部，也可以将耳朵靠近被评估者上腹部直接听诊胃内气体与液体相撞击发出的声音，称振水音。餐后6~8小时以上仍能闻及振水音，提示幽门梗阻或胃扩张。

3. 血管杂音 将听诊器放在腹部大血管经过的部位，偶尔能在正常人上腹部听到收缩期血管杂音，当动脉血管狭窄时可听到血管杂音。

（1）动脉性杂音：肾动脉狭窄时，可在脐上部正中线稍外侧听到强弱不等的吹风样杂音。腹主动脉狭窄的病人可在其腹部听到收缩期杂音，伴下肢血压降低。左叶肝癌压迫肝动脉或腹主动脉时，肝脏包块部位听到吹风样杂音。两下腹部闻及收缩期杂音提示髂动脉狭窄。

（2）静脉性杂音：门静脉高压时，可在脐附近或上腹剑突下闻及连续性的潺潺声，提示门静脉与体静脉间侧支循环增加，常见于肝硬化病人。

4. 腹膜摩擦音 炎症引起脏壁腹膜之间纤维素渗出，随呼吸运动内脏移动引起脏层和壁层腹膜之间的摩擦可出现腹膜摩擦音。主要见于深吸气时。

（四）叩诊

腹部叩诊目的在于通过叩诊了解脏器的大小、有无叩痛、空腔性脏器有无积液、积气及扩张情况。可直接叩诊、间接叩诊腹部，以间接叩诊法最为常用。正常情况下，除了肝、脾等脏器外,腹腔内胃、肠等空腔性脏器占据大部分空间,因而腹部叩诊多为鼓音,鼓音范围扩大见于胃肠胀气、人工气腹、胃肠穿孔;鼓音范围缩小见于肝脾大、腹腔肿瘤、腹水等情况。肝、脾、充盈的膀胱、妊娠的子宫、积聚粪便的肠道及两侧腹部近腰肌处叩诊为浊音。

1. 肝脏叩诊

(1)肝脏上下界:被评估者取平卧位,平静呼吸。由于肝脏为实质性脏器,在不被肺遮盖的部分,叩诊为实音。沿右锁骨中线由肺区向下叩向腹部,叩诊力度要适当,当由清音转为浊音时,即为肝上界。此处相当于被肺遮盖的肝顶部,故又称肝相对浊音界。继续向下叩 1～2 肋间,则浊音变为实音,称肝绝对浊音界(亦为肺下界),此处的肝脏不再被肺所遮盖而直接贴近胸壁。确定肝下界时,最好由腹部鼓音区沿右锁骨中线或正中线向上叩,由鼓音转为浊音处即为肝下界。确定肝上、下界还应考虑体型,体型匀称者,正常肝上界在右锁骨中线第5肋间,肝下界位于右季肋下缘,两者之间距离为肝浊音区的上下径,约9～11cm;矮胖体型者可高一个肋间,瘦长体型者肝上、下径可低一个肋间。在右腋中线上,肝上界在第7肋间,肝下界相当于第10肋骨水平;在右肩胛线上,肝上界在第10肋间。

肝浊音界扩大见于肝癌、肝脓肿、肝炎、肝淤血、肿瘤、肝囊肿等;浊音界缩小见于肝硬化晚期、急性重型肝炎、胃肠积气、气胸等病人;肝浊音界上移见于右肺不张、肺纤维化、肺下叶切除后;肝浊音界下移见于右侧张力性气胸、严重肺气肿等;肝浊音界消失代之以鼓音,是急性胃肠穿孔的重要体征。

(2)肝区叩击痛:评估者左手手掌置于被评估者右胸廓前下端,右手握拳轻至中度力量叩击左手背,观察被评估者反应。正常人肝区无叩击痛,叩击痛阳性见于肝炎、肿瘤、肝淤血、肝脓肿等病人。

2. 胃泡鼓音区 胃泡鼓音区又称 Traube 区,呈半月形,位于左前胸下部肋缘以上,上界为膈及肺下缘,下界为肋缘,左界为脾脏,右界为肝左缘。因胃泡内含气,因而叩诊为鼓音。胃泡鼓音区的大小受胃泡内含气量多少及周围器官组织的影响。

3. 移动性浊音(shifting dullness) 是发现有无腹腔积液的重要检查方法。当腹腔有积液时在腹部低平部位叩诊呈浊音,腹中部由于肠管内有气体,叩诊呈鼓音。评估时被评估者仰卧,评估者立于其右侧,由脐部开始,在脐平面向左侧叩诊,发现浊音时,板指固定不动,嘱病人右侧卧,再度叩诊,如呈鼓音,表明浊音移动(图3-33、图3-34)。同样方法叩诊右侧,叩得浊音后嘱被检查者左侧卧,以核实浊音是否移动。浊音区随着被评估者体位的改变而发生变化的现象,称为移动性浊音阳性,提示腹腔内游离腹水量在 1000ml 以上。

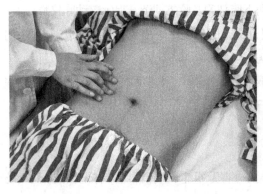 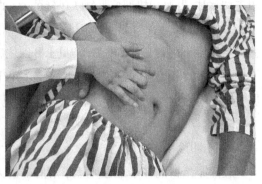

图3-33　叩诊移动性浊音(平卧位)　　图3-34　叩诊移动性浊音(侧卧位)

4. 膀胱叩诊 叩诊空虚的膀胱查不出膀胱轮廓,而当膀胱充盈时,在耻骨联合上方可叩出圆形的浊音区,尿液排出后叩诊为鼓音。

当膀胱触诊结果不满意时,可用叩诊来判断膀胱膨胀的程度。于耻骨联合上方进行,从上往下叩诊,膀胱空虚时,因耻骨上方有肠管存在,叩诊呈鼓音。当膀胱内有尿液充盈时,耻骨上方叩诊呈圆形浊音区。腹水时,耻骨上方叩诊也可有浊音区,但此区的弧形上缘凹向脐部,而膀胱充盈时浊音区的弧形上缘凸向脐部。排尿或导尿后再叩,如浊音区转为鼓音,即为尿潴留所致膀胱充盈。此可与妊娠时子宫增大、子宫肌瘤或卵巢囊肿所致该区叩诊浊音相鉴别。

5. 肋脊角叩击痛 肾区叩诊检查时,被评估者取坐位或侧卧位,评估者用左手掌平贴在被评估者肋脊角处(肾区),右手握拳用适中强度的力量叩击左手背,正常肾区无叩击痛,叩击痛阳性见于肾小球肾炎、肾盂肾炎、肾结石和肾周围炎等。

(五)触诊

触诊是腹部检查的主要方法。为达到满意的检查效果,被评估者腹肌放松至关重要。可指导被评估者取仰卧位,双手自然放于两侧,两腿自然屈曲,平静呼吸使腹肌放松,必要时按护士的指导进行腹式呼吸以配合触诊。一般自左下腹开始逆时针方向检查至右下腹,再至脐部,依次检查腹部各区。原则是先触诊健康部位,逐渐移向病变区域以免造成被评估者感受的错觉。检查时注意观察被评估者的反应,询问触诊感受。腹部触诊内容包括:腹壁紧张度、压痛及反跳痛、腹部包块、实质脏器的大小及质地等。常用触诊手法有浅部触诊、深部触诊、冲击法、钩指触诊及深压触诊法等。

1. 腹壁紧张度 正常人腹壁触之柔软、紧张度适中、有一定弹性。有些人(尤其是儿童)常因怕痒发笑而引起腹肌自主性痉挛,称肌卫增强,需要适当的引导转移注意力以消除。

(1)腹壁紧张度增加

1)全腹壁紧张:由于肠胀气、人工气腹、巨大肿瘤及大量腹水等腹腔内容物增加可引起腹壁紧张度增加,病人无腹肌痉挛,无明显压痛。当病人出现急性炎症如急性胃肠穿孔、实质脏器破裂出血时,腹膜受到炎性刺激而引起腹肌痉挛、触诊腹壁明显紧张硬如木板称之为板状腹(board-like rigidity)。结核性腹膜炎、癌性腹膜炎病人,由于腹膜受到慢性刺激,腹膜增厚,并与肠管、肠系膜粘连,触诊时腹壁柔韧而有抵抗力,不易压陷,称为揉面感(dough kneading sensation)。应注意过度肥胖、大量腹水病人虽有腹膜炎可无明显腹壁紧张。

2)局部腹壁紧张:由腹内脏器炎症累及腹膜引起,如右上腹肌紧张常见于急性胆囊炎,右下腹肌紧张常见于急性阑尾炎等。

(2)腹壁紧张度减弱或消失:可表现为腹壁松弛无力,弹性减弱,腹壁紧张度下降或消失,常见于慢性消耗性疾病、脊髓损伤、肌无力、大量腹水病人放腹水后。

2. 压痛与反跳痛 正常腹部按压无疼痛感。

(1)压痛:压痛多源于腹壁或腹腔内脏器的病变。浅表的腹壁病变局部触诊或抬头屈颈使腹肌紧张时触痛明显,有别于腹腔内病变。临床常见疾病压痛点:①由胆囊炎引起右侧锁骨中线与肋缘下交界的胆囊点局部压痛;②输尿管结石、炎症可引起脐水平与腹直肌外缘交界的上输尿管及髂前上棘水平与腹直肌外缘交界的中输尿管点压痛;③肾盂肾炎可引起第10肋前缘的季肋点及第12肋分别与脊柱及腰肌外缘交界的肋脊点、肋腰点的压痛;④阑尾炎可引起右髂前上棘与脐连线中外1/3交界处麦氏点(McBurney点)压痛(图3-35)。

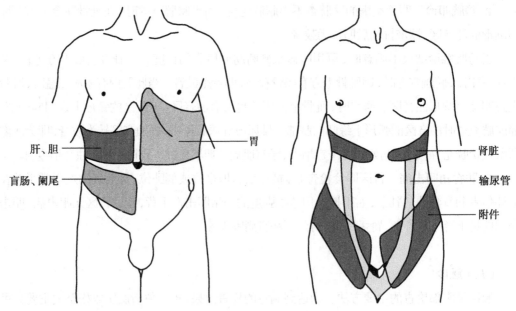

图 3-35　腹部常见疾病的压痛部位

（2）反跳痛（rebound tenderness）：对局部进行深度按压当病人出现压痛时，护士保持按压力度，稍后突然松开，病人疼痛加剧、表情痛苦即反跳痛阳性，为腹膜壁层受炎症累及的征象。

（3）腹膜刺激征（peritoneal irritation sign）：腹壁紧张度增高、压痛、反跳痛同时存在即腹膜刺激征阳性。

3. **腹部包块**　正常情况下腹部可能触及的结构有腹主动脉、横结肠、乙状结肠、盲肠、腰椎椎体、骶骨岬等，触及包块应注意与正常腹腔内脏器相区别。评估时应注意包块的部位、大小、形态、表面、边缘、质地、硬度、压痛、活动度等，确定包块与邻近脏器、皮肤和腹壁的关系。

4. **脏器触诊**

（1）肝脏：通过触诊评估肝脏大小、质地、压痛、形态、肝颈静脉回流征等。触诊时被评估者仰卧屈膝、腹壁放松，同时做好腹式呼吸配合检查；护士采用单手触诊法、双手触诊法进行触诊。

单手触诊法较为常用，评估者将右手四指并拢，掌指关节伸直，与肋缘大致平行地放在右上腹部估计肝下缘的下方，随被检查者呼气时，手指压向腹壁深部，吸气时，手指缓慢抬起朝肋缘向上迎触下移的肝缘，直到触到肝缘或肋缘为止（图 3-36）。需在右锁骨中线及前正中线上分别触诊肝缘，并测量其与肋缘或剑突根部的距离，以厘米表示。双手触诊法时评估者右手位置同单手法，将左手拇指置于季肋部，其余四指置于被检查者右腰部，触诊时将肝脏向上托起，使肝脏下缘紧贴前腹壁，并限制右下胸扩张，以增加膈肌下移的幅度，使吸气时下移的肝脏更易被触及（图 3-37）。

1）大小：正常成年人肝脏在右肋缘下一般不能触及，消瘦或体弱者于深吸气时，可于右锁骨中线的肋缘下触及肝下缘，但在 1cm 以内；在剑突下可触及但在 3cm 以内或不超过上腹部剑突下至脐连线上 1/3 处。

2）质地：肝脏质地可分为质软、质韧和质硬三级。正常肝脏质软，如触撅起之口唇；肝脏触诊质韧，如触鼻尖，见于慢性肝炎及肝淤血；质硬，如触前额，见于肝癌、肝硬化。肝囊肿或肝脓肿含有液体呈囊性感，大而表浅者，可触到波动感。

3）压痛：正常肝脏无压痛。当肝炎、肝淤血时可有轻度弥漫性压痛，肝脓肿时局部压痛明显，可有叩击痛。

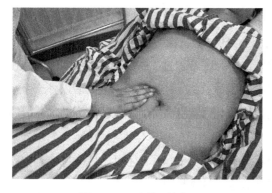

图 3-36 肝脏单手触诊

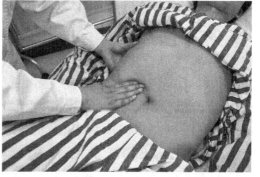

图 3-37 肝脏双手触诊

4）形态：肝脏表面是否平滑，有无结节，边缘钝锐，是否整齐。

5）肝颈静脉回流征：右心功能不全时，肝脏淤血肿大，按压肿大肝脏表面可见颈静脉充盈。

（2）胆囊：触诊时应注意胆囊有无肿大、压痛。被评估者取屈膝仰卧位、腹式呼吸。检查手法有单手滑行触诊法、钩指触诊法。正常胆囊不能触及，胆囊肿大时，超过肝缘及肋缘，可在右肋缘下腹直肌外缘触及一个张力较高、表面光滑、卵圆形或梨形的肿块，随呼吸上下移动。若胆囊肿大呈囊性感，并有明显压痛，见于急性胆囊炎。胆囊肿大呈囊性感，无压痛则见于壶腹周围癌。胆囊肿大有实质感，见于胆囊结石或胆囊癌。

当胆囊炎肿大未达肋缘下，触诊不能查到胆囊时，可检测胆囊触痛。触诊时检查者将左手掌放在被评估者的右侧肋缘，拇指放于腹直肌外缘与肋弓交界处，以拇指钩压胆囊点处（图 3-38），嘱被评估者缓慢深吸气。吸气时，发炎的胆囊下移碰到用力按压的拇指，病人可因疼痛而突然屏气，即称为墨菲征（Murphy sign）阳性。当胰头癌肿瘤压迫胆总管时，可触及肿大、无压痛、活动的胆囊，常伴有黄疸，称为 Courvoisier 征。

（3）脾脏：脾脏深藏于左季肋区，一般不可触及，如触及脾脏提示脾脏增大至正常的 2 倍以上。常采用双手法进行触诊。被评估者仰卧，两腿稍屈曲，检查者左手掌置于其左胸下部第 9～11 肋处，将脾脏从后向前托起，右手掌平放于脐部，与左肋弓大致呈垂直方向，自脐平面开始配合呼吸，迎触脾尖，直至触到脾缘或左肋缘为止（图 3-39）。当仰卧位不易触及时，可改右侧卧位，双下肢屈曲进行检查。

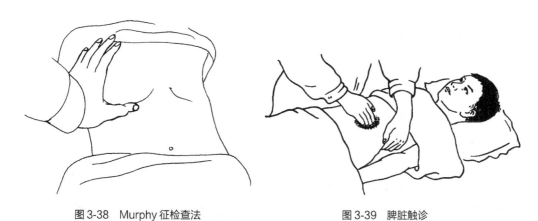

图 3-38　Murphy 征检查法　　　　图 3-39　脾脏触诊

触诊时要注意脾脏有无肿大。脾脏大小测量方法：第 I 线测量：又称甲乙线，由左锁骨中线左肋缘至脾下缘的距离，以厘米表示。第 II 线测量：又称甲丙线，由左锁骨中线与左肋缘交点至脾最远的距离。第Ⅲ线测量：又称丁戊线，由脾右缘与前正中线的距离（图3-40）。丁戊线距离常以"+"表示，未超过前正中线则用"-"表示。轻度脾大时，作第Ⅰ线测量即可。脾脏增大分为轻度、中度、高度三种。深吸气时，如脾脏在肋缘下不超过2cm为轻度肿大，见于急慢性肝炎、伤寒、急性疟疾、感染性心内膜炎等，质地较柔软；左锁骨中线肋缘下2cm以外至脐水平为中度肿大，见于肝硬化、慢性淋巴细胞性白血病、淋巴瘤、系统性红斑狼疮等，质地一般较硬；超过前正中线为高度肿大，表面光滑者见于慢性粒细胞白血病和慢性疟疾等，表面不光滑而有结节者见于淋巴肉瘤。脾脓肿和脾周围炎病人有明显压痛，后者还可出现摩擦感。中度以上肿大的脾脏，在其右缘可触及切迹，以此与其他腹部包块鉴别。

（4）膀胱：正常膀胱空虚时隐存于盆腔内，不易触到。当膀胱积尿，充盈胀大时，超出耻骨上缘即可在下腹中部触到。膀胱触诊一般采用单手滑行触诊法。被评估者仰卧屈膝，评估者以右手自脐开始向耻骨方向触摸。膀胱胀大多由积尿所致，触之囊性感，呈扁圆形或圆形，不能用手推移。按压时憋胀有尿意，排尿或导尿后缩小或消失。借此可与妊娠子宫、卵巢囊肿及直肠肿物等鉴别。

膀胱胀大最多见于尿道梗阻、脊髓病所致的尿潴留。也可见于昏迷、腰椎或骶椎麻醉后、手术后局部疼痛病人。

5. **液波震颤**（fluid thrill） 为大量腹水的体征，腹水3000～4000ml时可出现液波震颤。被评估者仰卧位，评估者一手掌面紧贴于病人一侧腹壁，另一手4指并拢屈曲，指端叩击对侧腹壁，如腹腔有大量液体存在，紧贴于腹壁的手掌有被液体冲击的感觉，即液波震颤阳性。为防止因腹壁本身振动传至对侧，可让被评估者将手掌尺侧缘轻压于脐部腹正中线上，以阻止之（图3-41）。

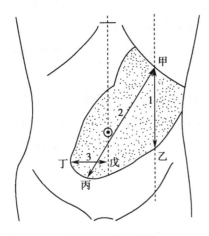

图3-40 脾大测量

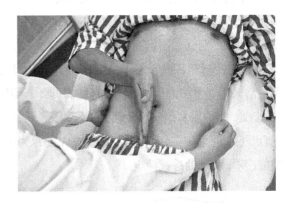

图3-41 液波震颤检查法

案例分析（案例3-8）

该案例身体评估结果如下：

入院后病人T 36.5℃，P 80次/分，R 16次/分，BP 100/70mmHg。

视诊：病人神志清楚，消瘦乏力，精神不振，皮肤干燥晦暗，呈肝病面容；自动体位，体重75kg，前胸、颈部有散在蜘蛛痣，腹式呼吸受限，无呼吸困难，无胃肠蠕动波及胃肠型，腹部隆起宽大扁平呈"蛙腹"，腹围135cm，脐周静脉曲张呈"水母头"。

听诊：腹壁听诊"漏漏"声，肠鸣音4次/分，无振水音。

叩诊：移动性浊音（+）、液波震颤（+），肝、胆无叩痛。

触诊：右侧肋缘下 4cm 触及肝脏肿大、质地硬、边缘薄，表面有结节，脾脏中度肿大，腹壁紧张明显，无压痛、反跳痛，Murphy 征(-)。

辅助检查：丙氨酸氨基转移酶(ALT)366U/L，天门冬氨酸氨基转移酶(AST)402U/L，清蛋白 27g/L。B 超显示肝硬化、脾大、腹腔积液。

该案例的主要护理诊断/问题：

1. 营养失调：低于机体需要量　与肝功能减退、门静脉高压引起的食欲减退、消化吸收障碍有关。

2. 体液过多　与肝功能减退、门静脉高压引起的水钠潴留有关。

（王　艳）

学习小结

通过本章节学习，应学会腹部检查的基本内容和方法，并且掌握腹部评估的正常和病变情况及其临床意义。尤其是肝脏、胆囊、膀胱的触诊方法；移动性浊音的叩诊方法；肠鸣音的听诊方法。正确识别压痛、反跳痛、移动性浊音等阳性体征及临床意义，说出肠鸣音、胃肠型、蠕动波、振水音的定义及异常改变的临床意义，评估时除了利用视、触、叩、听等方法寻找典型病理依据外，还要注意结合辅助检查结果及伴随症状等异常体征。

复习思考题

1. 腹部术后的病人为何要重视肠鸣音的听诊？请描述正常及异常的听诊结果及可能原因。

2. 请描述胆囊触诊的方法。

3. 请描述移动性浊音的检查方法及临床意义。

第十一节　生殖器、肛门与直肠评估

学习目标

掌握	生殖器、肛门与直肠检查的方法。
熟悉	生殖器、肛门与直肠检查正常与异常体征及其临床意义。
了解	与生殖器、肛门与直肠评估相关的健康史资料的收集。

朱某，女，28岁，已婚，未育。近日出现无明显诱因阴道奇痒、白带增多而到门诊就医，自诉平时很注意个人卫生，经常使用香皂或中药洗涤液清洗会阴，近日发现异常后增加清洗次数，效果不佳。临床诊断：真菌性阴道炎。

思考：

1. 该病人应重点进行哪些资料的采集？
2. 该病人存在哪些护理问题？

一、健康史

（一）现病史

首先了解病人有无下体疼痛或外观异常。是否存在排便异常，如便秘、腹泻、血便、肛周疼痛，是否伴随腹痛、腹胀，局部有无包块；有无排尿异常，如尿频、尿急、尿痛、排尿困难、尿潴留、尿液性状异常等；生殖器外观是否异常，有无红、肿、热、痛或瘙痒，分泌物有无异常，如颜色、性状与量的情况等。了解男性病人性功能状态，如阴茎勃起、有无早泄、阳痿等情况。

（二）既往史

1. **生殖器、肛门、直肠疾病史**　了解疾病诱因、处置经过，男性病人有无先天性尿路畸形，有无前列腺炎、泌尿系统感染、结石、肿瘤、急、慢性肾病史。有无出现过尿频、尿急、尿痛、血便、痔疮或脱肛情况。有无性病。注意了解女性病人的月经史、妊娠和生育情况，有无流产、引产史，有无卵巢、子宫以及盆腔疾病史。

2. **其他病史**　有无结核病、脑外伤或脑血管意外病史，有无脊髓损伤或手术史等引起排便的改变；有无糖尿病、甲状腺功能减退、脑垂体功能减退症病史；了解职业流程中有无长期接触化学物品如联苯胺及 β 萘胺、碱性电池、金属镉等或长期接触放射物品。

3. **用药史**　了解病人是否使用对胃肠道有刺激的药物，如阿司匹林等非甾体类抗炎药物；有无使用可能影响性功能的药物，如降压药或激素类药。有无服用硫糖铝、碳酸钙、十六角蒙脱石、可乐定等可能引起大便干结的药，有无因长期使用某种减肥药物而引起习惯性便秘。

（三）家族史

了解被评估者家族中有无相关疾病，包括直肠癌或肠息肉，有无直肠或前列腺肿瘤病史、内分泌病史、性功能异常史等，家中有无性病病人。

（四）心理-社会状况

评估病人休息与睡眠情况，有无焦虑、抑郁情绪，有无自尊低下及自我概念紊乱倾向；了解家人对其当前疾病的关注程度，是否提供心理支持，家庭经济承受能力如何。

（五）日常生活状况

性疾病者着重了解其不良性接触史及卫生习惯，有无外出旅行使用旅店不洁如厕或洗浴用具,有无与性传染病病人接触或接触被污染衣物、被褥、浴巾。不育者日常有无喜欢穿紧身内裤或泡热水澡的习惯、有无吸烟、酗酒嗜好。便秘肛裂者着重了解其饮水、饮食习惯,尤其是粗纤维摄入情况、排便习惯,前列腺增生者需了解其饮水、饮食习惯。

一、身体评估

生殖器、肛门、直肠的检查是全面体格检查不可缺少的部分,可通过检查发现疾病信号,对临床诊断具有重要意义,但由于病人对该项检查的重要性认识不足或因该检查需要暴露个人隐私而被病人有意省略。因此,检查者应耐心解释检查的目的、方法和意义以取得被检查者配合,检查前嘱其排尿以减少不适,注意环境的遮蔽,保护被评估者的自尊,对女性进行检查时须有女护士在场。

(一)男性生殖器

男性生殖器包括阴茎、阴囊、前列腺、精囊等。阴囊内有睾丸、附睾、精索等。检查时需充分暴露下身,取仰卧位,双下肢外展,先检查外生殖器(阴茎及阴囊),然后检查内生殖器(睾丸、前列腺及精囊)。

1. 视诊

(1)阴毛:正常情况下,阴毛呈正三角形分布,尖端向上,可沿前正中线达脐部,老年人的阴毛呈灰白色,分布稀疏。

(2)阴茎:正常成年人阴茎长约7~10cm,由两个阴茎海绵体和一个尿道海绵体构成。阴茎皮肤薄而软,海绵体充血后阴茎变得粗硬,称为勃起(erection)。成年人阴茎过小可见于垂体功能或性腺功能不全病人,儿童期阴茎过大为性早熟表现。

1)包皮:阴茎的皮肤在阴茎颈前向内翻转覆盖于阴茎表面称为包皮(prepuce)。若包皮翻转不能露出阴茎头或尿道外口,为包茎(phimosis),可因先天性包皮口狭窄或炎症、外伤粘连导致。若包皮超过阴茎头,但翻转后能露出尿道口和阴茎头为包皮过长(prepuce redundant)。包茎、包皮过长容易引起尿道外口感染、包皮嵌顿。污垢在阴茎颈部残留,污垢长期刺激常被认为是阴茎癌的重要致病因素之一。故提倡早期手术处理包茎及包皮过长。

2)阴茎头和阴茎颈:检查时应将包皮上翻暴露全部阴茎头及阴茎颈,正常情况下局部红润、光滑、无红肿及结节。如有充血、水肿、结节伴暗红色溃疡或融合为菜花状,可疑为阴茎癌。如观察到阴茎颈处有淡红色乳头状小突起,应考虑尖锐湿疣的可能。梅毒I期表现为:阴茎颈部发现单个椭圆形、质硬无痛性溃疡称硬下疳(chancre),结合梅毒接触史可诊断。

3)尿道口:正常尿道口黏膜红润、清洁、无分泌物,无狭窄。检查者用示指与拇指轻轻挤压龟头使尿道张开,观察尿道口情况。若尿道口有触痛、红肿、分泌物或溃疡,见于淋球菌或其他病原体感染所致的尿道炎。尿道口狭窄多与炎症粘连或先天性畸形有关。尿道下裂时尿道口位于阴茎腹面,排尿时裂口处常有尿液溢出。

(3)阴囊:正常情况下阴囊皮肤颜色深暗多皱褶。如发现阴囊皮肤增厚呈苔藓样,有小鳞片或皮肤颜色暗红,有糜烂,并有浆液渗出,伴局部顽固性奇痒等应考虑为阴囊湿疹。当全身性水肿或局部炎症、静脉血回流受阻时,可引起阴囊水肿,表现为局部皮肤张力增加,皮肤变薄。丝虫病引起的淋巴管炎或淋巴管受阻引起的阴囊象皮肿表现为阴囊皮肤粗糙、增厚。若肠管或肠系膜等腹腔内器官经腹股沟管下降至阴囊内的腹股沟疝，病人可表现为一侧或双侧阴囊肿大。

2. 触诊

（1）阴茎与阴囊：触诊阴茎、阴囊有无触痛和结节。阴囊异常情况：①阴囊疝：一侧或双侧阴囊肿大，触之有囊样感，有时可推回腹腔，但咳嗽或其他情况导致腹内压增高时，腹腔内容物会再降入阴囊。②鞘膜积液：阴囊肿大，触之有水囊样感，透光试验阳性即阴囊透光呈橙红色半透明状，可以此与阴囊疝或睾丸肿瘤相鉴别。透光试验方法：采用不透明纸片卷成圆筒，一端置于阴囊肿大的部位，在其对侧以手电筒紧贴皮肤照射，从纸筒的另一端观察阴囊透光情况。

（2）睾丸：正常情况下睾丸呈椭圆形，左右各一，表面光滑柔韧，触诊时应注意睾丸大小、质地、形状、有无肿块和压痛等。急性睾丸炎、外伤、流行性腮腺炎、淋病等可引起睾丸急性疼痛，压痛明显。一侧睾丸肿大、质硬并有结节应考虑睾丸肿瘤。睾丸萎缩见于流行性腮腺炎或外伤后遗症及精索静脉曲张。睾丸过小见于先天性或内分泌疾病。如在阴囊内未触及睾丸而在腹腔、腹股沟管内或阴茎根部、会阴处触及称隐睾症，可单侧隐睾也可双侧。性染色体数目异常可引起先天性无睾症。

（3）附睾：附睾位于睾丸的后外侧，触及附睾呈结节状硬块，并伴有输精管增粗，且成串珠样改变，多为附睾结核（图3-42）。急性附睾炎可出现附睾明显肿痛，且附睾与睾丸分界不清。

（4）精索：精索位于附睾上方，正常为柔软无压痛条索状。触诊应注意有无结节、肿胀及触痛等。输精管结核病人精索呈串珠样肿胀；局部皮肤红肿有压痛见于急性精索炎；血吸虫感染病人附睾附近的精索有结节；精索呈蚯蚓状见于精索静脉曲张。

（5）前列腺：前列腺位于膀胱下，耻骨联合后约2cm，其排泄口开口于尿道前列腺部。检查时病人取肘膝位，评估者戴手套并涂润滑剂。将示指缓缓插入肛门，并向腹侧触诊（图3-43）。正常成人前列腺距离肛门约4cm，质韧有弹性，左右两叶之间有中央沟。老年人前列腺肥大表现为前列腺表面光滑、质韧、无压痛和粘连，且中央沟变浅或消失，常伴随排尿困难。急性前列腺炎，前列腺肿大有明显压痛；前列腺癌，可表现为前列腺肿大，质硬、表面有结节。

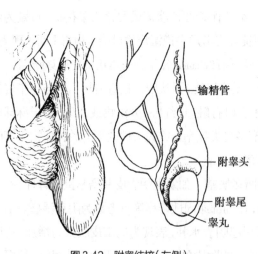

图3-42　附睾结核（左侧）

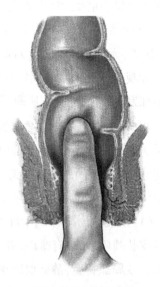

图3-43　前列腺触诊

（二）女性生殖器

女性病人不做常规生殖器检查,如有适应证或可疑患有妇产科疾病时,由护士协助妇产科医生进行评估。指导被评估者检查前排空膀胱,取截石位,两腿屈膝略外展,护士须戴无菌手套,注意每次检查后及时更换一次性床单,防止医源性感染。

1. 外生殖器

（1）阴毛:成熟女性的阴毛呈倒三角形分布,检查时注意观察阴毛多少与分布,阴毛稀少或缺如见于席汉综合征或性腺功能减退症。若阴毛明显呈男性分布,考虑肾上腺功能亢进所致。

（2）大阴唇:未生育妇女两侧大阴唇自然合拢并遮盖外阴;经产妇两侧大阴唇常分开;绝经后呈萎缩状。

（3）小阴唇:正常小阴唇常合拢遮盖阴道外口。局部红、肿、疼痛为炎症所致。局部色素脱失见于白斑病,有结节、溃烂应考虑有恶性肿瘤的可能。

（4）阴蒂:阴蒂位于两侧小阴唇前端会合处,由阴蒂包皮包绕。阴蒂过小见于性功能发育不全,阴蒂过大为两性畸形或雄激素水平过高所致。

（5）前庭:阴道前庭为两侧小阴唇之间的菱形区（图3-44）。检查时,应注意观察尿道口、阴道口的颜色、有无红肿、脓性分泌物,处女膜是否完整。若局部有红肿、疼痛或有脓性分泌物溢出,多见于细菌感染。

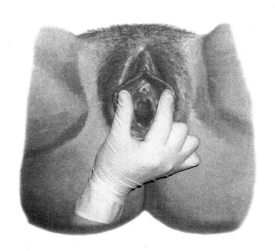

图3-44　阴道前庭检查

2. 内生殖器　未婚者一般不经阴道做内生殖器检查。在行经期及近期阴道手术后,也不宜做经阴道内生殖器检查,必要时需消毒外阴后进行。

（1）阴道:正常阴道黏膜呈淡红色,皱襞柔软光滑,检查时应注意其紧张度、有无瘢痕、肿块、分泌物及出血。正常分泌物为白色透明无臭味,若有泡沫状或脓性分泌物则提示有阴道炎或宫颈炎。霉菌性阴道炎病人外阴瘙痒,白带稠厚白色呈豆腐渣样,阴道黏膜红肿;滴虫性阴道炎病人白带增多呈稀薄、泡沫样,阴道黏膜充血,并有出血点。

（2）子宫:正常子宫位置前倾前屈位,未孕子宫长约7～8cm,宽约4～5cm,厚约2～3cm。触诊以双合诊法进行检查（图3-45）。检查者一手手指置于阴道内宫颈后方,向上抬举子宫,另一手4指平放于腹部耻骨联合上方,向下压腹壁,触诊子宫时注意宫颈及子宫的大小、形状、活动度、质地、有无包块,有无宫颈举痛,有无子宫压痛等。子宫体软均匀增大多见于妊娠,病理性增大见于各种肿瘤。正常宫颈表面光滑,质硬如鼻端,妊娠时质软如唇。未产妇外口呈圆形,经产妇呈横裂,早孕时宫颈呈蓝色。检查时如有糜烂、息肉、肥大,常提示有炎症,如有接触性出血和质硬不平,则考虑宫颈癌的可能性。

（3）输卵管:正常输卵管表面光滑,质韧无压痛,一般不能触及。输卵管肿胀、增粗或有结节、压痛,与周围组织有粘连、固定,见于急、慢性炎症或结核。明显肿大可为输卵管积脓或积水。

（4）卵巢:成年女性卵巢约4cm×3cm×1cm,表面常不平,质软无压痛,可活动。触诊时以双合诊法进行检查(图3-46),将手指置于阴道内侧穹隆,另一手于一侧下腹部,触诊双侧卵巢,注意其大小、质地、有无压痛,绝经后卵巢萎缩、变硬,增大常见于卵巢炎症或肿瘤等。

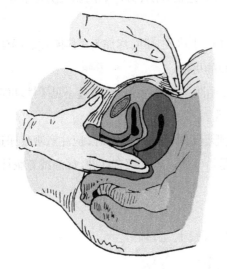 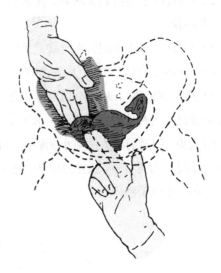

图 3-45　子宫触诊　　　　　　　　图 3-46　卵巢触诊

案例分析（案例 3-9）

该案例身体评估结果如下:

入院后病人 T 36.5℃, P 80 次 / 分, R 16 次 / 分, BP 96/70mmHg。

病人神志清楚,面带倦容,精神不振;自动体位,活动自如,主诉阴道奇痒难忍,使用香皂、中药洗涤无效,睡眠差,大小便正常。会阴部检查发现阴道口有豆腐渣样白色分泌物,量多,辅以扩阴器观察阴道充血明显,阴道壁附着白色、块状分泌物。

实验室检查:白带检验有白色念珠菌。

该案例的主要护理诊断 / 问题:

1. 知识缺乏:缺乏霉菌性阴道炎的预防与保健知识。

2. 睡眠型态紊乱　与阴道奇痒有关。

（三）肛门、直肠

肛门与直肠的评估以视诊和触诊为主,评估所获得的病变结果,应按时钟方向进行记录,并注明病人体位。根据检查需要,协助病人采取不同体位:①肘膝位:适用于前列腺、精囊及乙状结肠镜检查。病人两肘关节屈曲置于检查床上,胸部尽量接近床面、两膝关节屈曲成直角跪于检查床上,臀部抬高(图3-47)。②左侧卧位:适用于病重、年老体弱或女病人的检查。病人取左侧卧位,右腿向腹部屈曲,左腿伸直,臀部靠近检查床右边,位于病人背面进行检查(图3-48)。③仰卧位或截石位:适用于重症体弱病人、直肠双合诊及膀胱直肠窝检查。病人仰卧于检查台,臀部垫高,两下肢屈曲、抬高并外展。④蹲位:适用于直肠脱出、内痔及直肠息肉的检查。病人下蹲呈排便姿势,屏气向下用力。

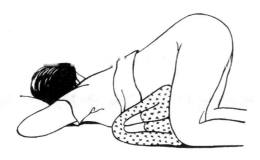

图 3-47 肘膝位

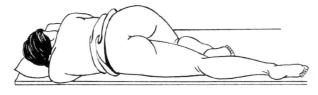

图 3-48 左侧卧位

1. **视诊** 充分暴露病人臀部,观察肛门及其周围皮肤颜色及皱褶,注意有无肛裂、结节、脓血、黏液、外痔、瘘管口、皮疹、炎症、瘢痕等。

(1)痔(hemorrhoid):痔是直肠下端黏膜下或肛管边缘皮下的内痔静脉丛或外痔静脉丛扩大和曲张所致静脉团。一般以齿状线为分界,齿状线以上的直肠上静脉曲张为内痔;齿状线以下为外痔;齿状线上、下的静脉丛曲张所致为混合痔。痔脱出、嵌顿、水肿、感染时,病人可有剧烈疼痛,多见于成年人。

(2)肛裂(anal fissure):肛裂是肛管齿状线以下深达皮肤全层的纵行及菱形裂口或感染性溃疡。病人自觉疼痛,排便时疼痛更加明显,检查时肛门有明显触压痛。

(3)肛门直肠瘘(archosyrinx):又称肛瘘,是直肠、肛管与肛门皮肤相通的瘘管,多为肛管或直肠周围脓肿与结核所致,不易愈合。检查时可见肛门皮肤有瘘管开口;在直肠或肛管内可见瘘管的内口或伴有硬结。

(4)直肠脱垂(proctoptosis):又称脱肛。病人取蹲位,屏气做排便动作时,肛管、直肠甚至乙状结肠下端肠壁,部分或全层向外翻并脱出,此时可于肛门外看到紫红色球状突出物。若突出物呈椭圆形块状物,表面有环形皱襞,即为直肠完全脱垂。

2. **触诊** 肛门和直肠的触诊检查又称为肛诊或直肠指诊。评估前先交代被评估者排空膀胱,采取适当的体位。评估者戴手套或指套涂以润滑剂,以示指置于肛门外口轻轻按揉,指导病人张口呼吸以达到肛门括约肌放松的目的,然后将示指指腹徐徐插入肛门直肠内,依次检查肛门及括约肌的张力、肛管及直肠的内壁,注意有无压痛,黏膜是否光滑,有无肿块及搏动感。男性病人应检查腹侧前列腺、精囊,女性则可检查子宫颈、子宫、输卵管。直肠指检若有明显触痛,为肛裂和感染所致。若指检有剧烈触痛并伴有波动感,见于肛门、直肠周围脓肿。若触及柔软、光滑而有弹性的包块,多为直肠息肉。触及坚硬的包块,应考虑直肠癌,此外,指检后若指套上附有黏液或血液,说明有炎症或伴有组织破坏,必要时取其涂片做镜检或细菌学检查,以明确诊断。

(王 艳)

第十二节　脊柱与四肢评估

学习目标	
掌握	脊柱与四肢评估的主要内容及正常表现。
熟悉	脊柱与四肢评估的常见异常改变及其临床意义。
了解	脊柱与四肢的评估技巧;脊柱与四肢的检查结果。

案例 3-10

病人,女,45 岁。因"双手指关节变形疼痛 2 年,加重 1 周"来医院就医。病人有类风湿性关节炎 2 年,先天有"驼背"(脊柱后凸)。

思考:

1. 该病人进行脊柱四肢检查时,可能会有哪些异常体征?
2. 该病人存在哪些护理问题?

一、健康史

(一)现病史

常见与骨骼肌肉系统有关的主诉有疼痛,关节或肢体红肿,肢体畸形,运动或感觉机能障碍。

1. **疼痛** 询问被检查者年龄、职业、疼痛发生时的情况,有无外伤或诱发因素,疼痛的部位、范围、性质、程度、持续时间、游走抑或局限,使其加重或减轻的因素有哪些,是否伴有其他症状,是否接受过治疗,治疗方法和疗效如何等。颈背部疼痛者如系儿童和青年要多考虑先天性畸形、结核、自发性脱位等;如系青壮年要考虑急性损伤、结核、类风湿性或强直性脊柱炎等；对中老年要考虑职业性损伤、骨质疏松、转移性肿瘤等。风湿性关节炎以四肢大关节疼痛伴功能障碍为主要症状，呈游走性和多发性。久站、弯腰、提重物等动作中腰痛加重，平卧后减轻多见于腰椎和腰部软组织疾病。如平卧不能减轻，且晚间特别严重者，要考虑脊椎结核、肿瘤等。神经根性疼痛多沿一定行径向下放射，程度严重，咳嗽、喷嚏、排便等动作可使疼痛加重。浅表韧带等软组织损伤时有一定的致痛姿势。

2. 畸形 询问畸形出现的时间，先天性还是后天性，畸形出现前有无全身性疾病，有无营养不良，生长发育情况如何，有无局部创伤或炎症，有无疼痛，有无感觉及运动功能障碍等。先天性畸形于出生后即被发现，且具有特征性如斜颈畸形。后天性畸形如骨折畸形愈合、骨与关节化脓性感染、软组织瘢痕挛缩等多有明确病史。大多数畸形由局部疾病引起，部分畸形系全身性疾病所致，如甲状旁腺功能亢进症的继发性纤维囊性骨炎可出现骨骼畸形伴剧烈疼痛。婴幼儿期维生素 D 缺乏所致的佝偻病，临床常以"方头""肋串珠""鸡胸""赫氏沟"及"膝内外翻畸形""脊柱后凸或侧凸"等畸形较为突出。前臂尺神经损伤可出现"爪形手"。类风湿关节炎晚期关节可强直在非功能位而出现各种畸形。

3. 功能障碍 功能障碍的部位、开始的时间，是否伴有强直、跛行或软弱、麻痹，对工作和日常生活的影响及其目前的适应方式，是否需借助辅助用具如拐杖等。类风湿关节炎晚期可因关节强直、畸形致肢体运动功能障碍。神经系统疾病所致畸形除肢体运动功能障碍外多伴有肌力和肌张力的异常及跛行。

4. 外伤 外伤是导致骨骼、关节和肌肉病变的常见原因。应询问被检查者有无外伤，外伤的时间、种类，外力的性质、方向与强度，受伤时的姿势，受伤的部位，伤后的搬运和救治情况等。

（二）既往史

重点放在既往有无外伤史及与本次发病之间的联系，有无骨关节以外的结核、化脓性感染、肿瘤病灶，有无长期或反复使用肾上腺糖皮质激素类药物史，有无血友病、糖尿病、甲状旁腺功能亢进或痛风病史。对疑有先天性畸形者要询问分娩时及生长发育情况。

（三）家族史

对痛风、血友病、先天性畸形者应询问其家庭中有无同样疾病者。

（四）心理-社会状况

脊柱和四肢畸形改变了病人的外貌，可能会引起心理上的自卑，脊柱和四肢畸形引发肢体活动障碍，不同程度影响了病人进行生活日常及职业活动。职业与骨骼肌肉系统病变关系密切，如从事提重物等重体力劳动者易致肌肉损伤及退行性椎间盘病变。

理论与实践   该案例进行健康史采集时应注意询问其年龄、职业、疼痛发生时的情况，有无外伤或诱发因素，疼痛的部位、范围、性质、程度、持续时间、游走抑或局限性，有无使疼痛加重或减轻的因素，询问有无畸形和功能障碍以及对日常生活能力的影响，既往用药史情况；注意询问家族中有无类似疾病史；了解家人对该病的认识情况，有无焦虑、恐惧等不良情绪，评估家庭和社会对该病人的支持程度。

二、身体评估

（一）脊柱

脊柱（spine）是躯体活动的枢纽，是维持躯体各种姿势的重要支柱。脊柱由 7 块颈椎、12 块胸椎、5 块腰椎、5 块骶椎及 4 块尾椎共同组成。人体姿势或形态的异常，疼痛和活动受限均是脊柱病变的表现。脊柱检查时可取立位或坐位，按视诊、触诊、叩诊的顺序进行，但主要以视诊为主。

1. 视诊

（1）脊柱的弯曲度：被评估者双足并拢站立，双臂自然下垂，双眼平视，护士视诊检查时要注意脊柱有无明显的前后突出畸形。从背面观察脊柱有无侧凸；触诊时，用手指沿棘突以适当的压力从上到下划压，皮肤上即出现一条红色充血痕线，借此也可进一步确定脊柱有无侧凸。

1）生理性弯曲：正常人直立时，从侧面视诊脊柱有四个生理弯曲，即颈椎段、腰椎段向前凸，胸椎段、骶椎段向后凸，近似"S"形。

2）病理性变形：①脊柱后凸（kyphosis）：是指脊柱过度后弯，也称"驼背"，多发生于脊柱的胸椎段。如小儿佝偻病、青少年胸椎结核、成年人的类风湿脊柱炎、老年人退行性变和外伤性胸椎骨折也是导致脊柱后凸的原因。②脊柱前凸（lordosis）：指脊柱过度向前弯曲，多发生于脊柱的腰椎段。见于大量腹水、腹腔巨大肿瘤、髋关节结核、先天性髋关节脱位；亦见于晚期妊娠。③脊柱侧凸（scoliosis）：指脊柱向左或右侧偏离后正中线。分为姿势性和器质性侧凸两种。姿势性侧凸常见于儿童发育期的坐姿不良、椎间盘脱出症、脊髓灰质炎后遗症等；器质性侧凸见于佝偻病、脊柱损伤、慢性胸膜肥厚及粘连、肩部或胸廓的畸形等。

（2）脊柱活动度

1）正常活动度：正常脊柱均有一定活动度，但脊柱各段的活动范围明显不同。如脊柱颈椎段、腰椎段的活动范围最大，胸椎段活动度较小，骶椎段几乎不活动。检查脊柱活动度时，可嘱被评估者作前屈、后伸、左右侧弯和旋转等动作。对有脊柱外伤、可疑骨折或关节脱位时，要避免脊柱活动，防止损伤脊髓。

2）活动度受限：脊柱的各种病变，均可使脊柱活动度不同程度受限，如软组织损伤、骨质增生、脊柱外伤骨折或脱位、脊椎结核、椎间盘脱出等。

2. 触诊　检查脊柱压痛时，被评估者取端坐位，身体稍前倾，护士站在其背后，用右手拇指自上而下逐个对脊柱棘突及椎旁肌肉进行按压。正常脊柱无压痛。如有压痛，提示压痛部位可能有病变。如颈椎段压痛见于颈椎病、颈部肌纤维织炎、落枕、颈肋综合征等；胸椎腰椎段压痛见于结核、椎间盘突出，脊柱胸腰段外伤或骨折、腰背肌纤维炎及劳损。

3. 叩诊

（1）直接叩诊：用叩诊锤或中指直接叩击各脊柱棘突，观察有无疼痛，多用于对胸椎及腰椎检查。但如颈椎疾病，特别是颈椎骨关节损伤时，一般不宜或慎用此种方法。

（2）间接叩诊：嘱被评估者取坐位，护士将左手掌面置于被评估者头顶部，右手半握拳以小鱼际部位适当力度叩击左手背，了解询问被评估者脊柱有无疼痛，并指出疼痛的具体部位。叩击痛阳性见于脊柱结核、骨折，椎间盘突出，脊椎肿瘤等。如有颈部椎间盘突出或颈椎病时，间接叩击可出现上肢的放射性疼痛。

（二）四肢

四肢（four limbs）检查通常运用视诊和触诊。四肢检查应以关节（articulus）为主，还需注意到软组织状态，肢体的位置及形态。检查内容主要是四肢形态及运动功能情况。

1. **视诊** 正常人的四肢及关节左右对称，形态正常。人体直立时双肩呈对称弧形，两脚并拢时双膝及双踝可靠拢，足内、外翻时动作可达35°，复原时足跟、足掌可着地。

（1）手指形态异常：某些全身性疾病会在手指特定部位出现较为特异的异常表现，对疾病辅助诊断具有一定意义。

1）匙状指（spoon nails）：又称反甲（koilonychia），特点是指甲中央凹陷且周边翘起，指甲变薄，表面粗糙带有条纹。多见于缺铁性贫血、高原疾病，偶见于风湿热。

2）杵状指（acropachy）：又称槌状指，是指手指（或脚趾）增生肥厚，呈杵状膨大。特点是指甲（或趾甲）从根部到末端呈拱形隆起。可能与慢性缺氧、慢性代谢障碍、中毒性损害有关。临床上常见于支气管扩张、慢性肺脓肿、支气管肺癌；也见于发绀型先天性心脏病、亚急性感染性心内膜炎等。

3）指关节变形：临床上指关节变形典型有梭形关节，常见原因是因类风湿关节炎，其指关节常为双侧对称性梭形畸形，活动功能受限及僵直。此外，还有爪形手（clawhand），手呈鸟爪样，手掌指关节过伸，指间关节屈曲变形，骨间肌及大小鱼际肌萎缩，常见于尺神经损伤、麻风病、脊髓空洞症、进行性肌萎缩等。

（2）腕关节形态异常：①腱鞘囊肿：多发生于腕部背侧或桡侧，为圆形无痛性囊状隆起，坚韧且可顺肌腱的垂直方向稍微推动；②腱鞘滑膜炎：多因类风湿关节炎或结核性病变而引起，常多发生于腕关节的背面或掌面，关节部呈结节状隆起，关节活动受限；③腱鞘纤维脂肪瘤：发生于腕关节背面，触之柔软或柔韧，可随肌腱推动来回移动。此外，软组织炎症、扭伤以及骨折等也可引起腕关节变形。

（3）肘关节变形：肘关节伸直时，肱骨内外上髁与尺骨鹰嘴位于一直线，屈肘90°时，此三点成一等腰三角形，称肘后三角。肘关节脱位时，此三点关系发生改变，肱骨内外上髁位于肱骨下端，当病人屈肘时较易扪及。若外上髁有压痛时称"网球肘"；当内上髁有压痛时，则称"高尔夫肘"。

（4）肩关节变形：当肩关节脱位或三角肌萎缩时，肩关节弧形轮廓可消失，肩峰突出，呈"方肩"。脊柱侧弯及先天性肩胛高耸症病人可见两侧肩关节一高一低，颈短耸肩。锁骨骨折，远端下垂，使该侧肩下垂，肩部突出畸形如戴肩章状。

（5）髋关节形态异常：包括：①内收畸形：一侧下肢超越躯干中线向对侧偏移，且不能外展。②外展畸形：下肢离开中线向外侧偏移，不能内收。③旋转畸形：仰卧位时，正常髌骨及趾指向上方，若向内外侧偏斜，为髋关节内外旋畸形。见于脑瘫、先天性髋关节脱位等。

（6）膝内、外翻（genu varum, genu valgum）：正常人当双脚并拢直立时，双膝及双踝均能靠拢。如果双膝靠拢时，两内踝分离，小腿向外偏离，称膝外翻，又称"X型腿"畸形。如果双脚内踝部靠拢时双膝却向外分离，称膝内翻，又称"O型腿"畸形。膝内、外翻畸形常见于佝偻病以及大骨节病。

（7）足部形态异常：临床常见的足部畸形有足内翻、足外翻、马蹄足及跟足畸形。①足内翻：如足跟骨内旋，前足内收，足纵弓高度增加，站立时足外侧着地，足掌部呈固定形内翻、内收畸形，称为足内翻。常见于小儿麻痹后遗症、先天畸形。②足外翻：如足跟骨外旋，前足外展，足纵弓塌陷，舟骨突出呈扁平状，跟腱延长线落在跟骨内侧，即为足外翻。见于先天畸形、胫前胫后肌麻痹。

（8）其他方面的异常

1）肌肉萎缩（muscle atrophy）：被评估者肌肉体积缩小、松弛无力，可表现为一侧肢体、双侧肢体或局限性萎缩。临床可多见于脑血管疾病所致的长期肢体瘫痪而失用者、严重的股骨头坏死、脊髓灰质炎、周围神经损害等。

2）肢端肥大：为骨骼、韧带、软组织等增生及肥大致使肢（指）端异常粗大。常因成人腺垂体功能亢进，生长激素腺瘤分泌生长激素过多所致，多见于巨人症和肢端肥大症（acromegalia）。

3）水肿（edema）：常为指压凹陷性或无凹陷性，可为单侧肢体水肿或双肢体水肿。如心源性、肾源性等全身性水肿时，且下肢较上肢明显。甲状腺功能减退所致的双下肢水肿是非指凹性的。血栓性静脉炎及丝虫病的水肿可因局部静脉或淋巴回流障碍所致。尤其丝虫病的水肿，因局部皮肤增厚变粗，指压无凹陷，称象皮肿。

4）下肢静脉曲张：常见于小腿静脉，如蚯蚓弯曲怒张，久立加重，卧位抬高下肢可减轻。小腿肿胀严重者，其局部皮肤颜色紫暗，有色素沉着甚至局部溃疡，临床上多见于从事站立性工作人员及栓塞性静脉炎。

2. 触诊　检查时嘱被评估者作主动和被动运动，观察其四肢关节的活动度，是否运动功能受限，有无出现疼痛情况。正常人四肢活动不受限，无运动时疼痛，四肢各关节有正常活动度。当各关节不能达到各自的活动幅度时，表明关节活动受限。临床上可见于相应部位的骨折、脱位、关节炎、肌腱或软组织损伤等。神经、肌肉组织及关节的损害均可引起四肢肢体的运动功能异常。四肢关节活动异常包括：

（1）神经、肌肉组织的损害：可出现不同程度的随意运动障碍，如病人的四肢的伸、屈、内收、外展、旋转方面等功能受限。肢体随意运动的肌力障碍称为瘫痪。

（2）关节的损害：关节病变可引起各关节出现主动、被动运动功能障碍。

（3）关节腔积液：少量积液时，膝部屈曲90°髌骨两侧的凹陷消失。大量积液时，关节周围明显肿胀，触诊可出现浮动感，称为浮髌现象。方法是嘱被评估者平卧，其下肢伸直放松，护士则以一手的拇指和其余4指分别固定在该膝关节上方两侧，另一手的拇指和其余4指分别固定在膝关节下方两侧，然后用右手示指将髌骨连续向后方按压数次，如按压时髌骨与关节面有触碰感，松开时髌骨有浮起感，则为浮髌试验阳性（图3-49）。提示关节腔有50ml以上的积液，可见于风湿性关节炎、结核性关节炎。

（4）骨折及关节脱位：如骨折时常可使肢体缩短或变形，骨折部位有红肿压痛，有时能触及骨擦感。如关节脱位时有肢体位置的改变，关节的伸屈、内收、外展、旋转等运动均受影响。

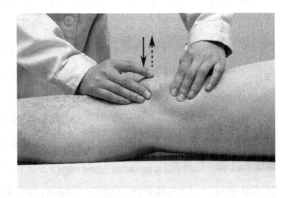

图3-49　浮髌试验

案例分析（案例3-10）

　　　该案例身体评估结果如下：

　　　入院测量病人生命体征：T 36.7℃，P 78次/分，R 18次/分，BP 110/80mmHg。

视诊：病人神志清楚，双腕关节肿胀，双手近远端指间关节呈梭形，掌指关节向尺侧偏移，右第2、3指呈天鹅颈样畸形。

触诊：双腕关节压痛（+），双腕、肘关节活动受限，左肘伸侧可触及皮下结节，约4cm×3cm，质韧，无压痛，可移动。

辅助检查：血常规：白细胞 13.9×10⁹/L，血红蛋白 98g/L，血小板 460×10⁹/L，RF 509.4U/ml，抗角蛋白抗体（AKA）、抗核周因子（APF）（+），抗核抗体（ANA）、抗中性粒细胞胞浆抗体（ANCA）（-），C反应蛋白 57.9mg/L。双手关节X线示：骨破坏、关节间隙缩小。

该案例的主要护理诊断/问题：

1. 有失用综合征的危险　与关节疼痛、畸形引起功能障碍有关。

2. 穿着/修饰自理缺陷　与关节病变有关。

3. 悲伤　与疾病久治不愈、关节可能致残、影响生活质量有关。

（荣　芳）

学习小结

脊柱与四肢是躯体活动的枢纽，是维持躯体各种姿势的重要支柱。脊柱评估按视诊、触诊、叩诊的顺序进行，但主要以视诊为主。脊柱典型的改变包括脊柱后凸，在不同疾病和不同年龄段都有发生，比较常见；脊柱侧弯，特别是儿童和青少年阶段不容忽视，要定期评估，早期发现和治疗。四肢评估以视诊和触诊为主，主要是熟悉关节活动和功能状态。了解各关节活动范围，认识其形态异常改变，同时注意由此引起的功能障碍。

复习思考题

1. 临床上常见的脊柱病理性变形。

2. 临床上常见的四肢和关节异常改变。

第十三节　神经系统评估

学习目标

掌握	生理反射、病理反射以及脑膜刺激征的检查评估。
熟悉	脑、运动、感觉神经检查评估。
了解	神经系统的检查顺序及内容。

病人，男，75岁，因右侧肢体偏瘫、言语不利5天入院。家属代诉病人于5天前安静休息状态下突然出现右侧肢体失去知觉，不能活动，不能言语，无意识障碍，无头晕头痛，无恶心呕吐，无二便失禁。临床诊断：脑出血。

思考：

1. 对该病人进行检查时，可能会有哪些异常体征？
2. 该病人存在哪些护理问题？

一、健康史

（一）现病史

与神经系统疾病有关的常见主诉有疼痛、视力障碍、感觉异常、抽搐、动作失调、括约肌功能障碍及意识改变等。

1. **头痛**　重点询问头痛是持续性还是发作性，涉及整个头部或仅限于局部，疼痛发作和持续时间，头痛的部位、性质及程度，哪些因素可使头痛加重或减轻，头痛与疲劳、用脑过度、情绪、月经周期有无关系，有无伴随症状。

2. **视力障碍**　须问清是复视、真正视力减退或眼球本身疾病，如白内障、屈光不正所致。复视多见于第Ⅲ、第Ⅳ、第Ⅵ对脑神经麻痹、重症肌无力。导致视力减退的原因包括视网膜、视神经病变或眼球后脑本身疾病，要通过问诊并结合视力检查等结果综合分析。

3. **疼痛及感觉异常**　要询问疼痛的部位、性状，有无放射性疼痛、放射部位，是否伴有机体瘫痪及疼痛与瘫痪两者发生的先后关系。在有或无刺激时，感觉异常出现的部位、范围和性质，如酸、麻、木、胀、重、痒、痛、蚁走感等都应了解。闪电样疼痛见于脊髓肿瘤的早期。急性广泛性瘫痪同时伴疼痛和肌肉压痛可能为急性感染性多发性神经炎。疼痛区域与神经根支配的区域一致、咳嗽、喷嚏和用力时可激发或加重疼痛，多为根性神经痛，见于髓外肿瘤、脊椎结核、椎间盘突出等。疼痛位于腰臀部，并向股后及小腿后外侧、足外侧放射，提示为坐骨神经痛。

4. **抽搐**　询问初次发作的年龄，发作频率、发作的时间为白天抑或夜间，发作前有无诱因或先兆，发作时是否伴有意识丧失，眼、颈、躯干向一侧旋转、跌倒、跌伤、舌咬破或尿失禁，发作后有无头痛等不适，发作间歇期是否规则等。

5. **瘫痪**　受累部位是上运动神经元抑或下运动神经元，瘫痪的范围是单个肢体、一侧上、下肢还是双下肢等。起病缓急，是否伴有发热、疼痛、麻木、括约肌功能障碍、意识障碍、失语等症状。有肌束颤动及肌萎缩者为下运动神经元瘫痪。老年、有高血压病史者突起偏瘫性意识障碍提示为脑出血。急性脊髓炎、脊髓外伤等所致截瘫，起病急，短时间内发生两下肢瘫痪，病变水平以下感觉减退或消失，尿潴留或失禁，因营养障碍易发生压疮。脊髓肿瘤、结核所致脊髓压迫症起病缓慢而呈进行性，常先有神经根痛，随后因病变压迫发生部分功能丧失，终致脊髓完全性瘫痪，病变水平以下深浅感觉完全丧失，二便障碍。

6. **括约肌功能障碍**　了解大、小便是否费力，有无便秘、尿失禁、尿潴留及继发性感染。

7. 睡眠障碍　有无嗜睡、失眠、入睡困难或睡后易醒及醒后难以再入睡现象，有无影响入睡的各种因素，如抑郁、精神紧张、焦虑、恐惧、兴奋等情感障碍，或睡前饮用过量浓茶、咖啡等，失眠多由精神因素所致。此外，躯体疾病所致发热、疼痛、心肺功能不全等也可引起失眠。

（二）既往史

对过去史的询问应特别注意如下方面：

1. 传染病史　多种传染性疾病如麻疹、水痘、腮腺炎、猩红热、钩端螺旋体病、肠道及上呼吸道病毒感染、结核等均可引起中枢神经系统的并发症。

2. 中毒史　如有无一氧化碳、铅、有机磷农药、安眠药、异烟肼等中毒史。

3. 外伤史　有无头颅、脊髓、四肢外伤，当时有无昏迷、抽搐、瘫痪、骨折等。

4. 恶性肿瘤病史　有无恶性肿瘤史，如癌性肌病、癌性周围神经病、癌性运动神经元疾病，白血病脑膜浸润等均可直接或通过转移损害神经系统而引起各种神经系统症状。

5. 有无内分泌代谢疾病病史　如甲状腺功能亢进症、甲状腺功能减退症、糖尿病等。

6. 有无循环系统疾病病史　如高血压病。

（三）家族史

神经系统疾病中有遗传性者颇多，如进行性肌营养不良、遗传性共济失调等。应详细询问家族中有无与被评估者所患疾病相似者，有无明确的遗传性疾病，尤其是神经系统的遗传性疾病。

（四）心理社会史

应注意了解与症状有关的心理、社会生活、家庭状况和职业等情况，如在工作或家庭生活中有无压力、对情绪的影响等。

理论与实践　　　　　　　该案例进行健康史采集时应注意询问病人发病前有无情绪激动、活动过度、疲劳等诱因，询问病情进展程度；询问既往有无高血压病史、动脉粥样硬化、血液病和家族脑卒中病史，了解目前用药情况，是否遵医嘱进行降压、抗凝等治疗及治疗效果；了解病人性格特点，有否因突然瘫痪卧床而出现焦虑、恐惧等心理反应。了解家属对该病的认识情况，评估家庭和社会环境及对该病人的支持程度。

二、身体评估

神经系统评估包括对脑神经、运动神经、感觉神经、神经反射及自主神经等全面评估。评估目的是为了判断神经系统有无损害和损害的部位、性质及程度。评估应按一定顺序，同时应结合意识状态与精神状态进行。常用的评估工具有：叩诊锤、大头针、棉签、音叉、电筒、双规仪、检眼镜等。

（一）脑神经评估

脑神经共 12 对，检查脑神经对颅脑病变的定位诊断极为重要。评估时应按顺序进行，要注意双侧对比，以免遗漏。

1. 嗅神经 嗅神经（olfactory nerve）是第 I 对脑神经，可通过问诊和嗅诊了解嗅觉的灵敏度。

（1）方法：嘱被评估者闭目并压住一侧鼻孔，选用日常生活中 3 种不同气味的物品（如无刺激性溶液、香水、醋、酒等），分别置于鼻孔，让其辨别各种气味。然后用同样的方法检查另一侧。以观察其嗅觉是否正常，有无减退或消失。

（2）异常表现及其意义：若嗅觉减退（能嗅到气味，但不能辨别）或消失（无法嗅到气味），在排除鼻黏膜病变的前提下，提示同侧嗅神经损害，见于颅脑创伤、前颅凹占位性病变和脑膜结核等。

2. 视神经 视神经（optic nerve）是第 II 对脑神经，内容包括视力、视野检查和眼底检查。

（1）视力（visual acuity）

1）方法：分别检查两眼，未检查眼须遮盖。用视力表检测。如不能在 1m 处看见视力表上最大一行视标，则可让其辨认眼前不同距离处手指数或手指晃动情况或以手电光试其有无光感。其结果分别用"失明""光感""指动感""××cm 内可辨指数"表示。

2）异常表现及其意义：视力减退，见于屈光不正（包括散光、近视、远视）和老视以及眼器质性病变（如白内障、眼底病变）等。

（2）视野（visual field）

1）方法：被评估者的一侧眼正视前方保持不动时所能看到的最大空间范围，称视野。粗略检测常用对照法：被评估者背光与护士（视野正常）相对而坐，距离约 100cm，然后让被评估者闭左眼，护士闭右眼，相对凝视保持不动。护士用手指在两人之间等距离处，分别从上、下、左、右的周边向中心移动，正常情况下两人应同时看到移动的手指。用同样的方法再测另一眼。此法可比较出被评估者的视野缺损的大致情况。正常单眼视野颞侧约 90°，鼻侧及上、下方约为 50°～70°。精确的视野检查需使用视野计。

2）异常表现及其意义：视野改变可出现各种类型的视野缺损，如偏盲（视野的左或右一半缺失）；象限盲（1/4 视野缺失）；同侧全盲（一侧视神经损伤）；同侧偏盲（一侧视束损伤）；双眼颞侧偏盲或象限偏盲（视交叉以后的中枢病变）；同侧象限盲（部分视放射及视中枢损伤）；单眼不规则的视野缺损（视神经和视网膜病变）。

（3）眼底（eyeground）

1）方法：需借助检眼镜进行检查，重点观察：①视神经乳头：注意其颜色、大小和形态，边缘有无整齐、是否隆起，中心凹陷有无扩大；②视网膜血管：动静脉精细比例的弯曲度和管壁反光的强度；是否动静脉交叉处静脉受压；视网膜及黄斑区有无渗出物、出血、色素沉着、水肿，黄斑中心凹存在与否等。

正常眼底视神经乳头位于视网膜靠颞侧，圆形或卵圆形，边缘清楚，淡红，中央凹陷。视网膜呈鲜橘红色，视网膜中央动脉、静脉穿过视乳头中心，有上、下两支及许多小支。动脉色鲜红，静脉色暗红；动、静脉管径比例约 2∶3。黄斑位于视乳头颞侧偏下方，色暗红。

2）异常表现及其意义：许多全身性疾病可引起眼底改变。包括视乳头水肿、视神经萎缩和视网膜动脉硬化，见于高血压病、慢性肾炎、妊娠高血压综合征、糖尿病、白血病等。

3. 动眼神经、滑车神经、展神经 动眼神经（oculomotor nerve）、滑车神经（trochlear nerve）、展神经（abducens nerve）分别为第 III、IV、VI 对脑神经，共同管理眼球运动，合称眼球运动神经，也可同时检查。

（1）方法

1）眼裂宽度：观察两眼裂的大小，是否有眼睑下垂（应排除眼睑本身病变），检查眼球是否突出或凹陷。

2）眼球位置和运动：①斜视：嘱被评估者平视前方，观察眼球是否偏斜；②眼球运动和复视：双眼随护士手所指向的各方向移动，观察其眼球活动是否受限以及其程度，并了解其复视情况；③同向偏斜和同向运动麻痹：双眼不同时向一侧注视（侧视麻痹）或向上方、下方注视（垂直运动麻痹）；④辐辏反射：嘱被评估者注视前方护士的手自远而近（近至距眼球 5 ~ 10cm），观察是否有双眼内收的障碍。

3）瞳孔：①外形：观察瞳孔的位置、大小和形状，边缘是否整齐，是否等圆等大。②对光反射：用电筒光从其侧面照射一侧的瞳孔，如见该侧的瞳孔缩小，称直接光反射；若对侧瞳孔同时也缩小，称间接光反射。重点观察对光反射是否存在且反应迅速。③集合反射：作辐辏反射检查时，在双眼内聚同时，双侧瞳孔也缩小。

（2）异常表现及其意义：动眼神经麻痹如上眼睑下垂，眼球转向外方，不能向内、向上及向下运动，瞳孔散大，出现复视，见于颅底肿瘤、脑疝、眶上裂综合征、结核性脑膜炎等；滑车神经麻痹如眼球向下及向外运动减弱；展神经麻痹如眼球不能外展，出现斜视和复视，多见于颅内高压、颅底粘连等；一侧或双侧瞳孔异常扩大或缩小、对光反射迟钝或消失等，可因动眼神经、视神经或交感神经病变引起；如出现同侧瞳孔缩小、眼球内陷、眼裂变小、结膜充血、颜面无汗的症状，称 Horner 综合征，可见于一侧颈交感神经麻痹。

4. **三叉神经**　三叉神经（trigeminus nerve）是第 V 对脑神经，主要传导头面部痛、温、触觉，同时也传导面部肌肉的本体感觉。

（1）方法

1）面部感觉：分别用棉签、大头针、棉丝自上而下，由内至外轻触前额、鼻部两侧及颌下，以测试被评估者的头部痛觉和触觉，同时用盛有冷或热水的试管测试其温度觉。两侧对比检查，确定感觉障碍区域情况。

2）咀嚼运动：护士用手放置于被评估者两侧下颌角上咀嚼肌隆起处，嘱其做咀嚼动作，观察颞肌、咬肌有无萎缩，力量强弱如何；测试咀嚼运动时两侧肌力是否相等；观察张口时下颌有无偏斜。

（2）异常表现及其意义：颜面感觉减退和三叉神经痛；咬肌萎缩，张口时下颌偏向一侧，可见于三叉神经运动支毁坏性病变。

5. **面神经**　面神经（facial nerve）是第 VII 对脑神经，主要支配面部表情肌和舌前 2/3 味觉功能。

（1）方法

1）面肌运动：嘱被评估者做抬额、皱眉和闭眼动作，观察额纹是否消失、变浅、闭眼无力或不能闭眼，还应注意眼裂有无变大；做露齿、微笑动作时，观察是否口角偏斜，鼻唇沟有无变浅；做吹哨和鼓腮动作时，注意有无漏气。如上述动作有障碍，称面神经麻痹。

2）味觉：将不同味感的物质（食盐、食糖、醋等）用棉签涂于舌面不同部位，测试其味觉的情况。

（2）异常表现及其意义：周围性面瘫表现为病侧额纹减少、眼裂增大、鼻唇沟变浅、不能皱额、闭眼，露齿和微笑时口角偏斜对侧；中枢性面瘫表现为健侧下半部面肌瘫痪。鼻唇沟变浅、口角下垂；一侧面肌的阵发性抽动或面肌持续性收缩，见于小脑脑桥角病变；面神经损害者则舌前 2/3 味觉丧失。

6. 位听神经 位听神经（vestibulocochlear nerve）是第Ⅷ对脑神经，包括耳蜗神经和前庭神经。耳蜗神经传导听觉，前庭神经传导空间定向冲动，司平衡。

（1）方法

1）听力：粗略检测方法是用机械表声或手指搓捻声进行检查，如发现被评估者听力减退，可采用精测方法，使用规定频率的音叉或电测听仪进行检查。了解听力是否减退及程度。

2）前庭功能检查：询问被评估者有无眩晕，平衡失调，检查有无自发性眼球震颤。

（2）异常表现及其意义：听力减退见于听神经损害、局部或全身血管硬化、中耳炎、耳道有耵聍或异物；被评估者如睁眼站立摇晃不稳，闭目后倾倒，常有眩晕、眼球震颤等见于前庭功能受损。

7. 舌咽神经、迷走神经 舌咽神经（glossopharyngeal nerve）、迷走神经（vagus nerve）分别为第Ⅸ、Ⅹ对脑神经。两对神经的运动纤维共同支配腭、咽、喉部的肌肉运动，其感觉纤维分布于咽喉部，并支配舌后 1/3 的味觉。

（1）方法

1）腭咽喉运动：观察被评估者有无发音嘶哑或带鼻音，有无饮水呛咳和吞咽困难。嘱其发"啊"声，观察悬雍垂是否居中，两侧软腭上抬是否等高。声带运动可用间接喉镜观察。

2）咽反射：用压舌板分别轻触左右咽后壁，观察其咽反射反应情况。正常人出现咽部肌肉收缩和舌后缩，有恶心反应。

（2）异常表现及其意义：一侧或双侧软腭麻痹、咽反射减弱或消失、饮水呛咳、吞咽困难和发音嘶哑，见于一侧或两侧舌咽、迷走神经或其核受损；舌后 1/3 的味觉减退可见于舌咽神经功能损害。

8. 副神经 副神经（accessory nerve）为第Ⅺ对脑神经，支配胸锁乳突肌及斜方肌。

（1）方法：观察被评估者的胸锁乳突肌与斜方肌有无萎缩，嘱其做耸肩及转头运动，观察比较两侧肌力情况。

（2）异常表现及其意义：一侧的胸锁乳突肌及斜方肌肌力下降，肌肉萎缩，见于副神经受损。

9. 舌下神经 舌下神经（hypoglossal nerve）为第Ⅻ对脑神经，支配舌肌运动。

（1）方法：嘱被评估者张口，观察舌在口腔中位置；再嘱其伸舌，观察有无偏斜、有无舌肌萎缩或颤动。

（2）异常表现及其意义：伸舌偏向一侧，舌肌萎缩及舌肌颤动，即周围性舌瘫，见于脊髓灰质炎、多发性神经根神经炎等；伸舌偏向一侧，舌肌无萎缩，无颤动，即中枢性舌瘫，见于脑外伤、脑肿瘤和脑血管病等。

（二）运动功能评估

运动是指骨骼肌的活动，分为随意和不随意运动（不自主运动）。由锥体束支配随意运动；由锥体外系和小脑支配不随意运动。

1. 随意运动与肌力 随意运动指由意识支配的运动。肌力（muscle power）指随意运动时肌肉最大收缩的力量。

（1）方法：嘱被评估者用力做肢体伸屈动作，护士则从相反方向给予阻力，测试其对阻力的克服力量，并进行两侧对比。但应注意排除因疼痛、关节强直或肌张力过高所致的活动受限等情况。肌力可分为六级（表3-13）。

表3-13 肌力分级

分级	肌力表现
0级	完全瘫痪
1级	有肌肉收缩而无肢体运动
2级	肢体能在床面水平移动，但不能抬离床面
3级	肢体可抬离床面，但不能对抗阻力
4级	能对抗外界阻力，但差于正常人
5级	正常肌力

（2）异常表现及其意义：肌力的减退或丧失称为瘫痪。根据不同程度的肌力减退可分为完全性瘫痪（肌力消失）和不完全性瘫痪（肌力减退）。根据瘫痪部位和形式的不同，临床分为4种类型（表3-14）。

表3-14 瘫痪临床类型

类型	瘫痪部位	临床意义
单瘫（monoplegia）	单一肢体的瘫痪	常见于脊髓灰质炎
偏瘫（hemiplegia）	一侧肢体（上、下肢）的瘫痪，常伴有同侧中枢性面瘫及舌瘫	见于脑出血等颅内病变或脑卒中
截瘫（paraplegia）	双侧下肢瘫痪	见于因脊髓外伤引起的脊髓横贯性损伤
交叉瘫（crossed paraplegia）	一侧肢体瘫痪及对侧脑神经损害	常见于一侧脑干病变

2. 肌张力（muscular tone） 肌张力是指肌肉在静止状态下的紧张度情况。

（1）方法：触摸肌肉的硬度；持被评估者完全放松的肢体作被动活动，感受其阻力情况，并进行两侧对比。

（2）异常表现及其意义

1）肌张力减低：触摸的肌肉松软，被动的伸屈肢体时阻力降低，关节运动范围扩大，多于周围神经炎、脊髓前角灰质炎、小脑病变等。

2）肌张力增高：触摸的肌肉坚实，被动的伸屈肢体时阻力增高。见于锥体束损害。

3. 不随意运动（involuntary movements） 不随意运动是指被评估者在意识清楚的状况下，随意肌不自主收缩时所产生的一些无目的的异常动作，多见于锥体外系损害。

（1）方法：观察有无不随意运动形式以及其动作的部位、速度、幅度、频率、节律等，并进行两侧对比的观察。

（2）异常表现及其意义

1）震颤（tremor）：为躯体某部分出现不自主地节律性摆动动作。常见有：①静止性震颤（static tremor）：为较大幅度的震颤，肢体静止时表现反而明显，运动时则减轻，睡眠时可消失，常伴肌张力增高，情绪紧张时加重，见于帕金森病；②动作性震颤（action tremor）：如出现动作时可发生，震颤往往在动作终末，即愈接近目标物时愈明显，静止时则减轻或消失，可伴有肌张力减低，如行走时呈摇摆的"醉汉步态"，见于小脑病变；③姿势性震颤（postural tremor）：为细而快的震颤,与肢体运动及休息无关,常发生于身体主动保持某种姿势时。如扑翼样震颤(两上肢前伸,手指及腕部伸直维持一定姿势时,腕关节突然屈曲,而后又迅速伸直返回原来位置,反复如此,状如扑翼样),见于肝性脑病等;如甲亢病人可让其平伸两上肢,即可见手指出现细微的不自主震颤。

2)舞蹈样动作(choreatic movement):为面部肌肉及某肢体的一种快速、不规则、无目的、不对称的不自主运动,可表现为突然地肢体做一些动作,如伸展、摆手、挤眉、伸舌、眨眼、耸肩、摆头等,精神紧张时可加重,睡眠时则可减轻或消失。见于儿童期脑风湿病变。

3)手足搐搦(tetany):手足肌肉均呈紧张性痉挛,腕关节、指掌关节、踝关节、趾关节均屈曲,手指伸展、拇指则内收向掌心靠近,并与小指相对。常见于低钙血症等。

4. **共济运动(coordinate movement)** 机体的任一动作的完成均依赖于某组肌群共同一致性地协调运动,称共济运动。这种协调运动主要是依靠小脑、前庭神经、视神经、深感觉、锥体外系的共同参与作用。如这些结构发生病变时,这种协调动作就会出现障碍,称为共济失调(ataxia)。下列常用检查方法均是让被评估者先睁眼完成动作,再闭眼重复动作。如睁眼及闭眼均不能完成动作,可见于小脑半球病变,又称小脑性共济失调;如睁眼时动作稳准,闭眼时动作摇晃,不稳且不准,可见于多发性神经炎、脊髓空洞等,又称感觉性共济失调。

(1)指鼻试验:嘱被评估者用示指尖来回触碰自己的鼻尖,先慢后快,先睁眼,后闭眼,重复进行,双侧分别检查。正常人动作准确,共济失调者可出现上述动作的失误。

(2)跟-膝-胫试验:嘱被评估者仰卧,先抬起一侧下肢,然后将足跟放在对侧膝盖上,然后再让足跟沿着胫骨前缘向下移动直达踝部,观察其动作是否稳定及准确。先睁眼,后闭眼,重复进行,双侧对比。如共济失调者可出现上述动作的失误。

(3)Romberg征:又称闭目难立征试验。嘱被评估者足跟并拢站立、闭目,两臂前伸,观察其身体是否有晃动及站立不稳。如出现身体摇晃或倾斜则为阳性,称小脑共济失调,见于脊髓后索及前庭器官的病变。

(三)感觉功能评估

感觉包括痛觉、触觉、温度觉及深感觉。检查时被评估者必须在意识清晰状态下进行。要让其了解检查目的和方法,以便配合。检查时嘱被评估者闭目,将刺激物从感觉障碍区移向正常区,注意左右双侧和远近端部位的对比,避免主观或暗示作用。主要了解有无感觉障碍、范围和类型。

1. **浅感觉检查** 浅感觉包括皮肤和黏膜的痛觉、温度觉和触觉。记录感觉障碍类型(正常、过敏、减退、消失)与范围。

(1)痛觉:用大头针尖均匀地轻刺被评估者的皮肤,让其回答具体的感觉,并注意两侧对应部位的比较。痛觉障碍见于脊髓丘脑侧束损害。

(2)触觉:用棉签轻触被评估者的皮肤或黏膜。正常人对轻触感觉十分敏感。触觉障碍见于脊髓后索损伤。

(3)温度觉:用分别用盛有热水(40~50℃)和冷水(5~10℃)的试管分别交替接触被评估者的皮肤或黏膜,让其辨别冷热程度。温度觉障碍见于脊髓丘脑侧束病损。

2. **深感觉检查** 深感觉是肌肉、肌腱和关节等深部组织的感觉,包括振动觉和位置觉。下述各感觉障碍可见于脊髓后索损伤。

（1）运动觉：轻握被评估者的足趾或手指两侧，分别向上、向下作伸屈动作，嘱其根据感觉说出"向上"或"向下"。

（2）位置觉：将被评估者肢体置于某一姿势，让其回答自己肢体所处的位置。

（3）震动觉：用振动的音叉柄置于被评估者肢体的骨隆起处（内踝、外踝、膝盖、桡骨茎突），询问有无震动感，两侧对比。

3. 复合感觉检查　复合感觉（synaesthesia）又称皮层感觉，是大脑皮质综合分析的结果。检查时嘱被评估者闭目，常用的方法如下：

（1）皮肤定位觉：护士用手指或棉签轻触被评估者的皮肤某处，让其说出被触部位。皮肤定位觉障碍见于皮质病变。

（2）两点辨别觉：护士用分开的钝脚分规轻触被评估者的皮肤上两点，检测被评估者有无辨别能力，再逐渐缩小双脚间距，直到被评估者感觉为一点时，测其间距，双侧比较。当触觉正常而两点辨别觉障碍时为额叶病变。

（3）体表图形觉：在被评估者的皮肤上画一图形（如圆、三角形等）或写简单的字（如一、二、十等），观察其能否识别。如有障碍，多为丘脑水平以上病变。

（4）实体觉：被评估者以单手触摸熟悉的物件，如钥匙、钢笔等，让其辨别并回答物件的名称、形态、大小、质地等。此功能障碍者为皮质受损。

（四）神经反射评估

神经反射是由反射弧的形成而完成的，并受高级神经中枢控制。其中反射弧包括感受器、传入神经、中枢、传出神经和效应器五部分，如反射弧中任何一个环节出现病变，均可致反射活动减弱或消失；当高级神经中枢（锥体束以上）发生病变，可致反射活动失去抑制反而出现反射亢进，可出现病理反射。临床以此通过神经反射检查帮助判断神经系统病损部位的情况。

1. 生理反射　根据刺激部位的不同，将反射分为浅反射和深反射。

（1）浅反射：刺激皮肤或黏膜所引起的反应称为浅反射。

1）角膜反射（corneal reflex）：用一手示指置于被评估者的眼前，并引导其眼睛向内上注视，以细棉签纤维由角膜外缘轻轻触划其角膜，注意不要触及眼睫毛，被刺激一侧的眼睑立即闭合，称直接角膜反射（图3-50）；同时另一侧眼睑亦闭合，称间接角膜反射。凡直接与间接角膜反射均消失者为三叉神经病变；如直接反射消失，而间接反射存在，则为同侧面神经病变。深昏迷患者角膜反射消失。

2）腹壁反射（abdominal reflex）：嘱被评估者仰卧，下肢稍屈曲，使腹壁放松，用竹签或锐器迅速自外向内，按上、中、下分别三个部位，即沿肋缘下（胸髓第7～8节）、脐水平（胸髓第9～10节）及腹股沟上（胸髓第11～12节）的方向，轻划腹壁皮肤（图3-51）。正常反应是局部腹肌收缩。上、中、下部反射消失分别见于上述不同平面的胸髓病损；一侧反射消失见于同侧锥体束病变；双侧反射完全消失见于昏迷和急性腹膜炎。此外，肥胖、老年人及经产妇也会出现反射减弱或消失。

3）提睾反射（cremasteric reflex）：嘱被评估者仰卧，下肢稍屈曲，竹签自下向上轻划股内侧皮肤（见图3-51），正常可引起提睾肌收缩，同侧睾丸上提。双侧反射消失见于腰髓第1～2节病损；一侧反射减弱或消失见于锥体束病损。局部病变如腹股沟疝、阴囊水肿及老年人可影响提睾反射。

（2）深反射：刺激骨膜、肌腱所引起的反射称为深反射。检查时嘱被评估者肢体放松，叩诊锤叩击力量要均匀，两侧对比（表3-15）。

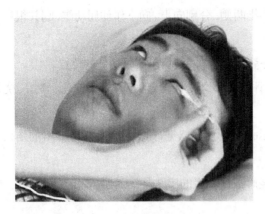

图 3-50　角膜反射检查

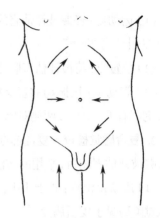

图 3-51　腹壁反射和提睾反射检查

表 3-15　常用深反射

深反射名称	方法	正常反应	节段定位
肱二头肌反射 （biceps reflex） （图 3-52）	被评估者前臂屈曲，护士以左拇指置于被评估者肘部上的肱二头肌腱上，右手持叩诊锤叩击左拇指	肱二头肌收缩，前臂快速屈曲	颈髓第 5～6 节段
肱三头肌反射 （triceps reflex） （图 3-53）	被评估者前臂搭在护士的左前臂上，上臂稍外展，护士左手托住其上臂，右手持叩诊锤叩击鹰嘴上方的肱三头肌肌腱	肱三头肌收缩，前臂快速伸展	颈髓第 6～7 节段
膝腱反射 （keen-jerk-reflex） （图 3-54）	被评估者坐位检查时，小腿完全松弛，自然下垂。卧位检查则被评估者仰卧，护士则以左手托起其膝关节，使髋、膝关节稍屈。用叩诊锤准确叩击髌骨下方的股四头肌腱	小腿伸展	腰髓 2～4 节段
4 跟腱反射 （achilles-tendon-reflex） （图 3-55）	被评估者仰卧，髋、膝关节稍弯曲，下肢取外旋、外展位，护士用左手轻轻将被评估者的足跖面推向足背，使足背稍弯曲，然后用叩诊锤叩击跟腱	腓肠肌收缩，足向跖面屈曲	骶髓 1～2 节段

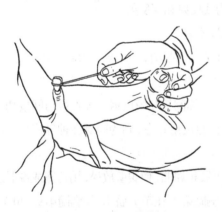

图 3-52　肱二头肌反射检查

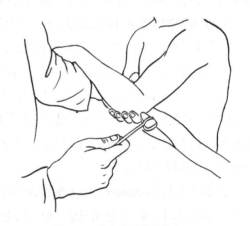

图 3-53　肱三头肌反射检查

　　1）深反射减弱或消失：见于①周围神经炎、神经根炎、脊髓前角灰质炎等；②肌肉疾患，如重症肌无力、周期性瘫痪等；③脑或脊髓的急性损伤，如急性脊髓炎、脑出血早期；④深昏迷、深度麻醉等。

　　2）深反射亢进：见于各种原因所致的锥体束损伤；神经官能症、甲亢等。

　　2. **病理反射**　病理反射指锥体束病损时，大脑失去对脑干和脊髓的抑制作用而出现的异常反射，又称锥体束征。通常 1 岁半以内的婴幼儿由于神经系统发育未完善，也可出现这种反射，此时属于生理性。

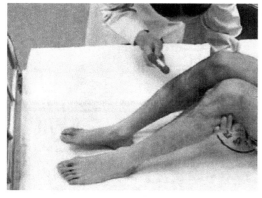

图 3-54 膝腱反射检查

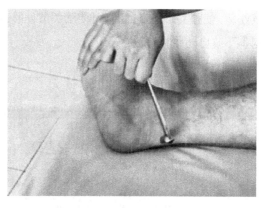

图 3-55 跟腱反射检查

（1）Babinski 征：被评估者仰卧，双腿伸直，护士用竹签杆自足跟部划足底外侧至小趾掌关节处再转向趾侧（图 3-56）。正常反应为足趾跖屈或无屈曲。若表现为趾缓缓背屈，其余四趾呈扇形散开为阳性反应（图 3-57），是锥体束受损害的重要体征之一，见于脑出血、脑肿瘤、休克、昏迷及麻醉病人。Babinski 征为病理反射的最常用的检查。

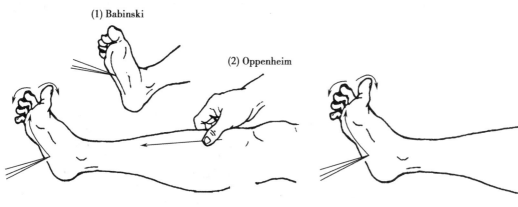

图 3-56 常见病理反射的检查　　　　　　　图 3-57 Babinski 征阳性表现

（2）Oppenheim 征：被评估者仰卧，护士可用拇指及示指沿被评估者胫骨嵴用力由上向下滑压（图 3-56）。正常表现、阳性反应及临床意义同 Babinski 征。

（3）Hoffmann 征：护士左手持被评估者的腕关节上方，以右手中指及示指夹持被评估者中指并稍向上提，使腕部位于轻度过伸位，然后以拇指迅速弹刮被评估者的中指指甲，引起其余 4 指呈轻度掌屈反应，此称为霍夫曼征阳性。此征为上肢锥体束征，多见于颈髓病变（图 3-58）。

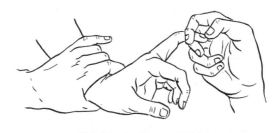

图 3-58 Hoffmann 征检查

3. 脑膜刺激征　脑膜刺激征是由于脑膜和脊神经根受刺激引起相应肌肉反射性痉挛的一种表现，见于各种脑膜炎、蛛网膜下腔出血、颅内压增高等。常见的脑膜刺激征有以下几种：

（1）颈强直（neck rigidity）：被评估者去枕仰卧，两腿自然放松伸直，护士左手置于病人颈部，将头抬起，屈向胸部，如有僵硬并伴颈部疼痛为颈强直。做此项检查要分散病人的注意力，避免出现假阳性。当颈椎或颈部肌肉有病变时，也可出现颈强直。

（2）Kernig 征：被评估者仰卧位，一侧下肢的髋关节及膝关节屈曲并保持直角位，护士抬高其小腿，使膝关节伸直，正常可使膝关节伸展达 135° 以上（图 3-59）。如伸膝受限、伴有疼痛或对侧下肢自动屈曲为阳性表现。

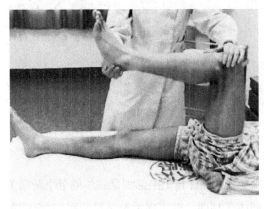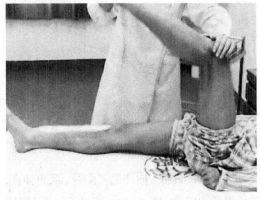

图 3-59　Kernig 征检查

（3）Brudzinski 征：被评估者去枕仰卧，下肢伸直，护士右手置于其胸前，护士左手则托起被评估者的枕部作被动屈颈动作，当头部前屈时，观察两侧髋、膝关节屈曲情况（图 3-60），若出现自动屈曲，则为阳性。

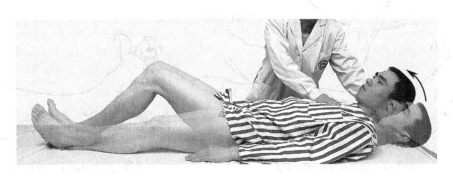

图 3-60　Brudzinski 征检查

（五）自主神经功能评估

自主神经周围部分可分为交感和副交感两个系统，其主要是调节内脏、血管与腺体等活动。大部分内脏接受交感和副交感神经纤维的双重支配，它们之间的作用虽是相互拮抗，但在大脑皮质的调节下，可协调整个机体内、外环境的平衡。

1. 一般观察

（1）皮肤黏膜：自主神经功能改变可出现多种皮肤黏膜变化，如苍白、潮红、发绀、色素减少或色素沉着等。亦可发生皮肤质地改变，如过分光滑、变薄、增厚、变硬、潮湿、干燥、脱屑等，有时出现皮疹、水肿和溃疡等。

（2）毛发及指甲：观察有无多毛、毛发稀疏、指甲变形变脆等。

（3）汗液分泌：注意有无全身或局部出汗过多、过少或无汗。

2. 自主神经反射

（1）眼心反射：如压迫一侧眼球数十秒后可使迷走神经兴奋性增高，从而使心率减慢，称为眼心反射。其方法：嘱被评估者平卧、双眼自然闭合，计数其 1 分钟脉搏。然后护士用左手中指、示指分别置于被评估者的眼球两侧，并逐渐加压，以被评估者不痛为限。加压约 20～30

秒后计数 1 分钟脉搏,正常人可较压迫前减少 10～12 次 / 分。超过 12 次以上提示为副交感神经功能增强;如压迫后不但不减慢反而加速,则提示为交感神经功能增强。

（2）皮肤划痕试验:护士用钝头竹签在被评估者的皮肤上适度加压划一条线,数秒钟后,皮肤先出现白色划痕,高出皮面,后渐转为红色,属正常反应。如白色划痕持续时间超过 5 分钟提示交感神经兴奋性增高;如红色划痕迅速出现且持续时间长,明显增宽和隆起,提示副交感神经兴奋性增高或交感神经麻痹。

案例分析（案例 3-11）

该案例身体评估结果如下:

入院后 T 36.5℃,P 80 次 / 分,R 20 次 / 分,BP 130/90mmHg。

视诊:病人神志清楚,精神可,发育良好,营养中等,语言较清晰流畅,应答切题,瞳孔等大等圆,对光反射灵敏。

触诊:Babinski 征（－）,Kernig 征（－）,肌力:右侧肢体 3 级,左侧 5 级,肌张力:右侧肌张力减弱,左侧正常。

辅助检查:头颅 CT 示左侧基底节区见一椭圆形低密度区,范围约 5.6cm×5.2cm×2.1cm,边界清,密度不均匀,余脑实质内未见明确异常密度影。左侧侧脑室受压变窄,余各脑室、脑池大小、形态及密度未见异常。中线结构无移位。

该病例的主要护理诊断 / 问题:

1. 躯体活动障碍　与肢体瘫痪有关。
2. 语言沟通障碍　与大脑语言中枢病变有关。
3. 有受伤的危险　与脑出血导致脑功能损害以及肢体活动障碍有关。
4. 有失用综合征的危险　与肢体瘫痪有关。
5. 潜在并发症:脑疝。

（荣　芳）

学习小结

神经系统评估是全身系统评估中重要的组成部分,各器官、系统评估的基础是在病人意识状态清晰状态下完成的。12 对脑神经的评估与各系统评估关系紧密,常常在各系统评估同时完成;运动功能和感觉功能的评估更多是焦点评估,与局部功能异常有关;神经反射是本节重点,一般单独实施。神经系统评估对于神经系统疾病病人、病人创伤后的行为改变和其他损伤后后续问题评估,以及护士识别病人危险因素进行健康教育十分必要。

复习思考题

1. 肌力的分级评估。
2. 浅反射、深反射的种类及其临床意义。
3. 脑膜刺激征及其阳性的临床意义。

第十四节　全身系统评估

学习目标

| 掌握 | 掌握全身系统评估的项目、内容与方法。 |
| 熟悉 | 全身系统评估的基本要求。 |

问题与思考　刘某,女,30岁,近日出现胸部闷痛、自觉心跳加快,运动后胸部闷痛的感觉更明显。体格检查时应按什么顺序进行?

一、全身系统评估的基本要求

在分段学习各系统、各器官评估之后,面对临床病人完整的个体,学会对具体病例进行从头到足、全面系统、并然有序的全身系统评估(complete physical examination),也是将所学知识和技能融会贯通、综合利用,提高身体评估质量的重要步骤。具体要求如下:

(一)检查按照全身系统评估顺序进行

为减少病人的不适和不必要的体位变换,同时也方便护士的体检操作,检查过程按一定的全身系统的评估顺序进行:①卧位病人:一般状态、生命体征→头部→颈部→胸部肺、心→(坐位)后背部肺、脊柱、肾区、骶部→(卧位)腹部→四肢→神经系统→(必要时)肛门直肠外生殖器;②坐位病人:一般状态、生命体征→上肢→头部→颈部→(坐位)后背部肺、脊柱、肾区、骶部→(卧位)胸部心、肺→腹部→下肢→神经系统→(必要时)肛门直肠外生殖器。

(二)动作轻柔、操作规范、勤于思考

评估过程动作轻柔,准确规范,善于思考,综合分析,推理判断,培养临床护理思维。

(三)合理把握时间

一般在30~40分钟内完成,以免给病人造成不适。

其他要求详见第二章第二节"健康评估的方法"。

二、全身系统评估的项目、内容和方法

(一)评估前的准备

1. 准备和清点器械　常用有体温表、血压计、听诊器、叩诊锤、软尺、直尺、手电筒、消毒棉签、压舌板、标记笔以及记录本等。

2. 介绍与解释　自我介绍姓名、职责,并向病人解释评估目的、注意事项,希望病人予以

配合。

    3. 清洁双手。

（二）评估的项目、内容与方法

    1. 一般情况／生命体征

（1）视诊发育、营养、面容、表情、体位和意识状态。

（2）测量体温（腋温，10分钟）。

（3）触诊桡动脉至少30秒。

（4）视诊呼吸频率至少30秒。

（5）测量上肢血压。

    2. 头颈部

（6）视诊头部外形、毛发分布、有无异常运动。

（7）触诊头颅。

（8）视诊颜面和双眼。

（9）检测双眼近视力。

（10）检查下睑结膜、球结膜和巩膜。

（11）检查上睑结膜、球结膜和巩膜。

（12）观察双侧瞳孔大小和形状。

（13）检查瞳孔直接与间接对光反射。

（14）检查双侧角膜反射。

（15）视诊双侧外耳、耳廓及耳后区。

（16）触诊双侧乳突。

（17）检查双耳粗听力。

（18）视诊鼻外形。

（19）检查左右鼻道通畅情况。

（20）观察鼻前庭。

（21）检查双侧额窦、筛窦、上颌窦有无压痛。

（22）视诊口唇。

（23）借助压舌板检查颊黏膜、牙齿、牙龈、舌、硬腭、口底和口咽部，包括软腭、腭垂、扁桃体和咽后壁等。

（24）暴露颈部。

（25）视诊颈静脉和颈动脉。

（26）触诊双侧耳前、耳后、枕后、颌下、颏下、颈前、颈后及锁骨上淋巴结。

（27）配合吞咽动作，视诊甲状腺侧叶。

（28）配合吞咽动作，触诊甲状腺侧叶。

（29）触诊气管位置。

    3. 前、侧胸部

（30）暴露胸部。

（31）视诊胸部外形、对称性、皮肤和呼吸运动。

（32）视诊乳房。

（33）触诊左右乳房和乳头（左乳房按顺时针顺序、右乳房按逆时针顺序）。

（34）触诊双侧腋窝淋巴结。

（35）触诊双侧胸廓扩张度。

（36）触诊双侧肺部语音震颤（上、中、下，双侧对比）。

（37）直接叩诊双侧前胸和侧胸（上、中、下，双侧对比）、间接叩诊双侧前胸和侧胸（自上而下，由外向内，双侧对比）。

（38）听诊双侧前胸和侧胸（自上而下，由外向内，双侧对比）。

（39）听诊双侧语音共振（上、中、下，双侧对比）。

（40）切线方向视诊心尖、心前区搏动。

（41）触诊心尖、心前区搏动。

（42）叩诊左侧心脏相对浊音界。

（43）叩诊右侧心脏相对浊音界。

（44）听诊二尖瓣区（频率、节律、心音、杂音、摩擦音）。

（45）听诊肺动脉瓣区（心音、杂音、摩擦音）。

（46）听诊主动脉瓣区（心音、杂音、摩擦音）。

（47）听诊主动脉瓣第二听诊区（心音、杂音、摩擦音）。

（48）听诊三尖瓣区（心音、杂音、摩擦音）。

4. 背部

（49）请病人坐起，充分暴露背部。

（50）视诊脊柱、胸廓外形及呼吸运动。

（51）触诊胸廓扩张度。

（52）触诊双侧肺部语音震颤（肩胛间区、肩胛下区）。

（53）病人双上肢交叉。

（54）直接叩诊双侧后胸部。

（55）间接叩诊双侧后胸部。

（56）肩胛线上叩诊双侧肺下界及肺下界移动范围。

（57）听诊双侧后胸部。

（58）听诊双侧语音共振。

（59）触诊脊柱有无畸形、压痛。

（60）检查脊柱叩击痛。

（61）检查肋脊角叩击痛。

5. 腹部

（62）病人取仰卧位，正确暴露腹部。

（63）视诊腹部外形、皮肤、腹壁静脉及呼吸运动等。

（64）听诊肠鸣音至少1分钟。

（65）叩诊移动性浊音。

（66）肝脏叩击痛检查。

（67）病人屈膝，双上肢置于躯干两侧，平静呼吸。

（68）自左下腹开始，逆时针至脐部浅触诊全腹。

（69）自左下腹开始，逆时针至脐部深触诊全腹。

（70）训练病人作加深的腹式呼吸 2～3 次。

（71）右锁骨中线上单手法触诊肝脏。

（72）前正中线上单手法触诊肝脏。

（73）检查肝 - 颈静脉回流征。

（74）胆囊点触痛检查。

（75）双手法触诊脾脏。

（76）单手触诊膀胱。

6. 上肢

（77）充分暴露上肢。

（78）视诊上肢皮肤、关节、指甲等。

（79）检查指关节、腕关节、肘关节、肩关节运动。

（80）检查上肢肌张力。

（81）检查屈肘、伸肘的肌力。

（82）检查肱二头肌反射。

（83）检查肱三头肌反射。

7. 下肢

（84）充分暴露下肢。

（85）观察双下肢外形、皮肤、趾甲等。

（86）触诊腹股沟淋巴结，有无肿块、疝等。

（87）检查跖趾关节、踝关节、膝关节、髋关节运动。

（88）检查下肢肌张力。

（89）检查屈膝、伸膝肌力。

（90）检查下肢有无水肿。

（91）触诊双侧足背动脉。

（92）检查膝腱反射。

（93）检查跟腱反射。

（94）检查 Babinski 征。

（95）检查 Oppenheim 征。

（96）检查 Kernig 征。

（97）检查 Brudzinski 征。

8. 步态与腰椎运动

（98）请病人站立行走。

（99）观察步态。

（100）检查腰椎屈、伸、左右侧弯及旋转运动。

（三）结束

1. 整理用物。

2. 洗手。

3. **向病人道别** 如病人对评估方式和评估结果有疑问或担心，作必要的解释和安慰，消除病人的思想顾虑和紧张情绪，鼓励战胜疾病的信心。如评估结果正常，一般应向病人说明。

（张彩虹）

复习思考题

1. 卧位病人全身系统评估的内容和顺序如何？

2. 如何为一位坐位病人实施全身系统评估？

第四章　心理与社会评估

4

病人李某，女性，79 岁，卵巢癌术后，护士巡视病房时，经常见到老人哭泣，儿女工作比较忙，有一护工对其进行照护。

思考：

1. 老人哭泣的原因是什么？
2. 如何评估？

第一节 概述

随着医学模式的转变和健康观念的不断更新，对护理工作者提出了以人为本，以人的健康为中心的护理服务理念。新的护理模式要求护士对护理对象的生理 - 心理 - 社会需要进行全面的护理评估，因此，心理及社会评估是健康评估的一个重要组成部分。通过评估可以全面地了解服务对象的健康状况、对周围环境的反应和对其身心功能的影响，以获得全面、系统、准确的资料，有利于实施整体护理。

一、心理与社会评估的目的

（一）心理评估的目的

心理评估是指以心理学的技术、方法和工具为主获得信息，对个体的心理状态、行为等心理现象作全面、系统和深入的客观描述、分类、鉴别与诊断的过程。通过评估护理对象的心理活动特征及变化过程，了解其压力源、压力反应和应对方式，识别心理方面现存或潜在的健康问题，进一步对护理对象常见心理问题进行量化和分级，制定有针对性的心理护理方案。

（二）社会评估的目的

社会是由一定的经济基础和上层建筑构成的整体，泛指由于共同物质条件而互相联系起来的人群。从构成上看，社会由环境、人口、文化、语言四大要素组成。人是在社会关系中扮演不同角色的有自我意识的物质实体，人的生理心理功能和社会功能相互作用、相互影响。因此，要全面认识和衡量个体的健康水平，除生理心理功能外，还应评价其社会状况。社会评估包括社会角色、文化、所属家庭及所处环境的评估。通过评估护理对象的角色功能，了解其是否存在角色适应不良、角色功能紊乱等情况，以帮助其顺利适应角色变化，利于配合医护人员执行治疗与护理计划；通过评估护理对象的文化背景，了解其文化特征，理解其健康行为，以便提供符合其文化需求的护理；通过评估护理对象的家庭，寻找影响其健康的家庭因素；通过评估护理对象的环境，明确环境中潜在的或现存影响其健康的危险因素，为制定干预提供依据。

二、心理与社会评估的方法

对护理对象的心理、社会角色、文化、家庭和环境进行评估时，可采用会谈法、观察法、评定量表法、实地考察和抽样检查等方法。

（一）交谈法

交谈法又称为会谈法或晤谈法，是护患间一种面对面的、有目的的沟通过程，是心理社会评估中最常用、最基本的一种方法。临床会谈分为正式会谈和非正式会谈两种类型。正式交谈是指提前告知对方，按照预定的访谈提纲在特定的情境下有目的、有计划、有步骤的交谈，该种方法谈话内容有所限定，收集资料速度快，效率高。非正式交谈为日常生活或工作中个体间的自然交谈，由于这种交谈是开放式的，气氛比较自由轻松，护理对象更能表现出自然情景下的自己。通过会谈可以建立交谈双方相互合作和信任的关系，并且获得个体对其心理状况和问题的自我描述。

（二）观察法

观察法是观察者用自己的感官和辅助工具直接观察和记录个体或团体的行为活动，从而获得资料的一种方法，是心理学研究中使用最广泛的一种方法。观察一般使用眼睛、耳朵等感官去感知观察对象，因人的感觉器官有一定的局限性，观察者往往要借助各种现代化的仪器和手段，如相机、录音笔、摄像机等。观察法要求观察者的活动具有系统性、计划性和目的性，并予记录，观察的结果需要经过科学而正确的描述加以"量化"。观察法可分为以下几种类型：

1. 根据观察的场所不同划分

（1）实验室观察：实验室观察是指在有齐备设施的实验室内对研究对象的观察。因为实验室观察的范围和对象比较局限，对实验室的条件也有一定的要求，所以此方法使用较少。该种方法多用于对儿童的观察研究。如邀请儿童到实验室进行一系列游戏，实验室内装有摄像头和麦克来获取有关资料，调查儿童的社交类型与气质的关系等。

（2）实地观察：实地观察是指在现实社会生活场景中所进行的观察。与实验室观察相比，实地观察不需要对观察场所和观察对象进行控制，能直接深入到现实生活场景中。如对某村医疗卫生人才资源配置现状的实地观察。

2. 根据观察的程序不同划分

（1）结构式观察：是指按照一定的程序、使用一定的观察提纲或记录表格对现象进行观察和记录。结构式观察与结构访谈的形式相似，观察内容是事先确定好的，记录表也采用结构式设计，观察者使用统一的方法对观察对象进行观察和记录，收集的资料可以做定量分析，多采用局外观察的方式进行。如某医院护士给药过程的结构式观察。

（2）非结构式观察：是指没有统一的观察内容和记录格式，完全依据现象发生、发展和变化的过程所进行的自然状态下的观察。非结构式观察与无结构访谈相似，因为没有统一的观察内容和记录方法，其结果只能做定性分析。如儿童同伴合作行为类型研究的非结构式观察。

3. 根据观察对象的不同划分

（1）直接观察：是对正在发生的社会行为和社会现象进行的观察，观察者在整个观察的过程中对所观察事件或人不加控制或干预。如新护士规范化培训技能考核使用的就是直接观察法。

（2）间接观察：观察对象不是正在活动的个体及个体正在发生的行为和表现，而是个体在行动和事件发生以后留下的痕迹。如通过洗手液使用情况来推断某科室在不同时段的洗手情况。

4. 根据观察者的角色不同划分

（1）非参与式观察：又称为局外观察，即观察者在被观察群体或现象之外，不参与到其中，尽可能地不对群体或环境产生影响。

（2）参与式观察：观察者要深入到所研究对象的生活中，在实际参与研究对象日常社会生活的过程中进行观察，收集相关资料，是一种非结构性观察，常用于人类学与民族志研究。参与式观察更容易接近被观察者，接近因果关系的本质及了解潜在关系的真相。根据观察者身份是否被公开，又可分为公开性参与式观察法、隐蔽性参与式观察法。公开性参与式观察法适用于一些不涉及特殊事例的调查，但由于被观察者得知自己受到关注，可能会在被观察过程中改变自己的言行。隐蔽性参与式观察法适合观察一些特殊事例的调查，如癌症病人的行为变化等。

（三）心理测量法

心理测量法是在标准条件下，用统一的测量手段来收集客观科学数据的标准化心理评估方法，是通过观察人的少数有代表性的行为，对于贯穿在人的全部行为活动中的心理特点做出推论和数量化分析的一种科学手段。心理测验在心理评估领域占据着重要的地位，可以对心理现象的某些特定方面进行系统的评估，如个体的性格、能力、态度、情绪状态等。由于心理测验一般采用标准化、数量化的原则，因此可以减少主观因素的影响。心理测验的种类繁多，应用范围十分广泛。

1. 心理测量的性质 ①间接性：个体的心理只能通过外显行为进行推测，心理测验获得的是个体对一系列刺激反应的资料，然后再推断其内在的心理特质；②相对性：对个体的行为进行比较时，不具有绝对意义，只具有相对意义，只能进行相对比较；③客观性：测量结果较少受到主观的、其他偶然因素影响，而获得可靠结果；④标准化：心理测量更注重个体间测量结果的比较，为了使测量结果具有可比性，心理测验必须标准化。

2. 心理测量的分类 ①按照测验功能分为智力测验、特殊能力测验和人格测验；②按照测验材料的性质分为文字测验和操作测验；③按照测验材料的严谨程度分为客观测验和投射测验；④按照测验的方式分为个别测验和团体测验；⑤按照测验的要求分为最高行为测验和典型行为测验。

3. 心理测量的工具 心理测量通常包括客观性测验、心理评定量表、投射技术等。

（1）客观性测验：客观性测验是心理测量中的主要工具，目前最常见的客观测验是智力测验系统，如韦克斯勒学龄前期和学龄初期、儿童、成人三套智力量表等。客观性测验具有准确可靠的优点，但并不适用于所有临床评估。

（2）心理评定量表：指用一套预先已标准化的测试项目（量表）来测量某种心理变量。评定量表是心理评估中收集资料的重要手段之一。在临床护理工作中，大多使用量表来评估研究对象的心理状况。量表一般分为他评和自评两种形式，自评能较真实地反映个体内心的主观体验，如精神病评定量表、抑郁量表、焦虑量表等。常用的量表有李克特（Likert）评定量表、数字等级量表、描述评定量表、语义量表及视觉类似物量表等，应根据测量的目的和个体的具体情况选择合适的量表和测量方法。

（3）投射技术：投射技术可以诱导个体表现出其对模棱两可的刺激物的知觉，从而自愿或不自愿地表露出个人特征，包括那些其至连他们自己也没有意识到的动机和情绪等，如罗夏墨迹图测验（Rorschach test）。

（四）心理的生理评估方法

个体的行为和意识中的所有变量都与神经系统有关联，因此可以通过监控与特定行为变量相关的心理生理系统参数来评估个体的心理变化。如大脑的活动情况及功能状况，可通过脑电图、磁共振、脑磁图等来监测。还可以通过体格检查、实验室检查及其他辅助检查等来评估心理变化。

心理评估中的会谈法、观察法和量表评定法同样适用于社会评估。

三、心理与社会评估的注意事项

（一）重视心理与社会评估在健康评估中的意义

病人的心理与社会评估是制定以人为中心的护理措施的重点。例如，评估病人的认知水平，有利于指导护士选择合适的健康教育方式；评估病人的情感与情绪，可明确病人是否处于接受护理的良好心理状态等。因此，心理评估应及时、全面和准确，切不可因强调生理评估而被忽略或流于形式。

（二）以病人目前的心理状态为重点，与生理评估同时进行

在心理评估过程中，应重点评估病人目前的心理状况。评估者可在进行生理评估的同时，通过观察病人的语言和行为，收集其心理活动的资料。

（三）注意主、客观资料的比较

评估者应同时收集主、客观资料并进行比较来分析病人的心理功能。如评估病人有无抑郁时，评估者不能仅依据其"我感到最近很不开心，做任何事情都没有意义"的主诉即下结论，应结合其表情、行为等进行综合判断。

（四）避免评估者态度、观念、偏见对评估结果的影响

评估由研究者主导，主观性较强，其评估时的语言、表现出的观点、态度以及评估的方法和技巧等都会影响评估的结果，因此，评估者应具有扎实的心理评估专业知识、良好的沟通交流能力、敏锐的观察力及客观评价的能力。

案例分析（案例4-1）

该老人为卵巢癌术后，老人承受着疾病带来的生理上的痛苦和心理上的冲击，且无亲人给予陪伴和安慰，所以老人心情低落而哭泣。可以通过交谈、观察和心理测量的方法对其进行评估，如询问老人的心情，观察老人行为情绪的变化，使用抑郁量表来测量老人的抑郁程度等。

（刘 蕾）

通过本节内容的学习,首先要了解心理 - 社会评估的目的、方法和注意事项。其次通过心理 - 社会评估基本知识的学习,能够掌握心理 - 社会评估的三种方法:交谈法、观察法和心理测量法,并在循证理念的引导下,保持与时俱进,通过不断的自我学习和提升,运用心理 - 社会评估的方法为个体做出诊断。

1. 简述常用的心理 - 社会评估的方法。
2. 简述心理 - 社会评估的目的与意义。
3. 简述心理测量的性质。

第二节　心理评估

问题与思考　　病人徐某,男性,82岁,因"肝性脑病"入院治疗,查体:T 36.5℃,P 76次/分,意识模糊、躁动不安,不认识自己的妻子。

1. 该病人发生哪种心理功能的障碍?

2. 如何进一步评估?

一、认知功能

(一)概述

认知是人们推测和判断客观事物的心理过程,是在过去的经验及对有关线索进行分析的基础上形成的对信息的理解、分类、归纳、演绎以及计算。整个认知活动包括思维、语言和定向3个部分。

1. **思维(thought)**　是人脑对客观现实间接的、概括的反应,是认识事物本质特征及内部规律的理性认知过程。人们凭借已有的知识、经验或其他事物作为媒介来理解或把握那些没有直接感知过的或根本不可能感知到的事物,以推测事物过去的历程,认识事物现实的本质,预测事物未来的发展。思维过程具有连续性,当这种连续性丧失时,即出现了思维障碍,此时思想就不再被他人理解。思维能力通常通过抽象思维功能、洞察力和判断力这3个主要指标进行评估。

(1)抽象思维(abstract thinking):又称为逻辑思维,是以注意力、记忆、理解、概念、判断、推理的形式反映事物的本质特征与内部联系的精神现象。

1)记忆(memory):是经历过的事物在人脑中的反映,是人脑积累经验的功能表现。可分为长时记忆和短时记忆。短时记忆是指一分钟以内的记忆,例如,听到并记住一个手机号码,然后进行拨打,拨打后会忘记。短时记忆的容量很小,一般来说是7个无意义的音节、7个无关联的字和词等。长时记忆是指一分钟以上甚至保持终生的记忆,其记忆容量很大。长时记忆是对短时记忆反复加工的结果。记忆作为一种基本的心理过程,在个体的心理发展及人格形成中起着重要作用,是保证个体正常生活的前提条件,记忆又能使人类不断地积累、扩大和利用经验,提高人认识世界和改造世界的能力,是人类重要的精神活动。

2)注意(attention):是心理活动对一定对象的指向和集中。分无意注意和有意注意两种。无意注意又称不随意注意,是指没有预定目的,也无需做意志努力的注意,如强烈异味、巨大声响等引起的不由自主的注意。有意注意又称为随意注意,是指有预定目标的、需做一定努力的注意。有意注意是人类特有的注意方式,受意识的调节与支配,是人们生活、学习、工作不可缺少的认知能力之一。

3)概念(conception):是人脑反映客观事物本质特征的思维形式。例如,反复健康教育后,请病人对健康教育的内容如其所患疾病的特征、需要的治疗和护理措施、用药知识等进行总结概括,从而判断病人对这些内容进行概念化的能力。

4)理解(comprehend):是指评估对象对所接受到的语言信息进行解码并接纳的过程。理解的过程要借助积极的思维活动,明确事物的意义,把握事物的结构层次,理解事物本质特征和内部联系,并对事物整体性进行思考。

5)推理(reasoning):是由已知判断推出新判断的思维过程,包括演绎、归纳两种形式。人类认识活动,总是先接触到个别事物,而后推及一般,又从一般推及个别,如此循环往复,使认识不断深化。归纳就是从个别到一般,演绎则是从一般到个别。

(2)洞察力(perspicacity):是识别与理解客观事物真实性的能力,与精确的自我感知有关。通俗来说,洞察力就是透过现象看本质,运用心理学的原理和视角来归纳总结人的行为表现。洞察力的高低与阅历、年龄、受教育水平和社会环境等因素有关,个体间具有较大的差异。

(3)判断力(judgment):是指人们比较和评价客观事物及其相互关系并做出结论的能力。个体的判断能力常受个体情绪、智力、教育水平、社会经济状况、文化背景等的影响,并随年龄而变化。

2. 语言能力　语言(language)是人们进行思维的工具和手段,是思维的物质外壳。词的意义是语言的概括,语法规则是思维逻辑的表现,思维的抽象与概括是借助语言实现的,所以,思维和语言是不可分割的,语言和思维共同反映人的认知水平。语言能力对判断人们的认知水平有重要价值。语言可分为接受性语言和表达性语言两种,前者是指理解语句的能力,即抽象思维中的理解力,后者为传递思想、观点、情感的能力,即沟通能力。

3. 定向力(orientation force)　定向力是人们对现实的感觉,是对过去、现在、将来的察觉以及对自我存在的意识,包括时间、地点、空间和人物的判断能力。对环境或自身状况的认识能力丧失或认识错误就是定向障碍。定向障碍多见于症状性精神病及脑器质性精神病伴有意识障碍者。应该注意的是,定向力障碍是意识障碍的一个重要标志,但有定向力障碍者不一定伴有意识障碍。

(二)评估内容与方法

1. 交谈法　主要用于定向力的评估。

使用交谈法评估病人对时间、地点、空间和人物的定向。评估时间定向力,可以询问被评估者:今天是几月几号,现在几点了? 评估地点定向力询问被评估者:家住在哪里? 你现在在哪里? 评估空间的定向力,询问被评估者:床旁桌放在床的左边还是右边? 厕所是在出门右拐还是左拐的方向? 你离门近还是我离门近? 评估人物定向力,询问被评估者:你知道我是谁吗? 定向力障碍者不能将自己与时间、空间、地点联系起来,定向力障碍发生的先后顺序依次为时间、地点、空间和人物。

2. 观察法 主要用于注意力的评估。

通过观察病人对周围环境变化，如对病室里日光灯开关、病室内进入新病人的反应来评估其注意力。有意注意力的评估方法为指派一些任务让病人完成，观察其执行任务时的专注程度，如请病人讲述之前接受过的治疗过程。对于儿童或老年人，应该着重观察其能否有意识地将注意力集中于某一具体事物或现象。

3. 测验法 主要用于思维、记忆和语言的评估。

（1）思维：思维的形式主要包括概念、判断、推理；思维的内容是指以语言为载体的思想观念；思维的过程包括综合、比较、分析、抽象与概括，观察其逻辑、洞察、理解等能力的高低。思维能力常从概念力、理解力、推理力、洞察力、判断力几个方面进行评估。

1）概念力：概念是人脑反映客观事物本质特性的思维形式。病人概念化能力的评估可在临床护理工作中实现，如经过多次健康教育后，请病人总结概括所患疾病的临床表现，所需要的自护知识等，从而判断病人的概念化能力。

2）理解力：评估理解力时，可请被评估者按照指示做一些从简单到复杂的动作，如让病人关门，坐在椅子上，将左手放在右手手心里，然后按照顺时针或逆时针方向摩擦手心，观察其能否理解和执行指令。

3）推理力：评估推理能力时，评估者需要根据被评估者的年龄提出问题，如对于 6~7 岁的儿童，可提问，"一切木头做的东西放在水里，都会浮起来，现在我丢一个东西到水里面没有浮起来，这个东西是什么做的"，如果儿童回答："肯定不是木头做的"，表明他已经初步具备演绎推理能力；如果儿童回答："是铁或者石头"，表明他不具备演绎推理能力。

4）洞察力：可让被评估者描述其所处的情形，再与实际情形相比，确定有无差异。对更深一层洞察力的评估则可让被评估者解释格言、谚语或比喻。

5）判断力：评估时，可向被评估者展示实物，让其说出属性，也可通过评价病人对将来打算的现实性与可行性进行评估。由于个体的判断力受个体的情绪、智力、文化背景、受教育程度以及社会经济状况等的影响，并随年龄而变化，因此，评估时应尽量排除并充分考虑到这些因素的干扰。

（2）记忆力：评估短时记忆能力时，可以让病人重复刚刚说过的一句话或一个手机号码。长时记忆的评估可让病人描述孩童时代的事情或其家人的名字。

（3）语言：可通过提问、复述、自发性语言、命名、阅读和书写等检测个体的语言表达能力及对文字符号的理解。

1）提问：评估者提出一些由简单到复杂，由具体到抽象的问题，观察被评估者能否正确理解与回答。

2）复述：评估者口述一些简单的词句，让被评估者进行复述。

3）自发性语言：请被评估者陈述病史，评估其陈述是否流利无障碍，用词是否恰当。

4）命名：评估者摆出一些实物，请被评估者说出其名称。如果不能说出其名称，请其描述实物的用途。

5）阅读：请被评估者朗读单个或数个词、短句或一段文字；默读一段短文或一个小故事，然后讲出其大意，评估其读音及阅读理解的程度。

6）书写：请被评估者随便写一些简单的数字、汉字、自己的名字、物品的名称等；评估者口述句子，让病人写下；让病人抄写一段字句。

4. 评定量表法 常用简易精神状态量表(mini-mental state examination, MMSE)评估老年人的认知功能。

理论与实践　　　　　　病人徐某发生了定向力障碍。主要使用交谈法进一步评估病人对时间、地点、空间和人物的定向力。如询问病人：今天是几月几号，现在几点了？你的家住在哪里？你现在在哪里？厕所是在出门右拐还是左拐的方向？你离门近还是我离门近？你知道我是谁吗？定向力障碍者不能将自己与时间、空间、地点联系起来，定向力障碍发生的先后顺序依次为时间、地点、空间和人物。

二、情绪与情感

（一）概述

情绪和情感(emotion and feeling)是人对客观事物是否符合自身需要而产生的态度和体验。情绪是指与生理需要满足相联系的较初级的心理体验，是人类和动物所共有的，而情感则是指与社会性需求满足相联系的较高级的心理体验，是人类特有的心理活动，并受社会历史条件所制约。情绪和情感通过体验来反映客观事物与人的需求之间的关系，因此，体验是情绪和情感的基本特征。需要是情绪、情感产生的基础。一般来说，需要获得满足时会产生积极的情绪和情感，反之则导致消极的情绪和情感。

情绪是情感的表现形式，情感是情绪的本质内容。情感是在情绪稳定的基础上建立发展起来的，并通过情绪的形式表达出来，因此，在情绪发生过程中，多含有情感的因素。情感的深度决定着情绪表现的强度，情感的性质决定在一定情境下情绪的表现形式。

情绪具有较强的情境性、激动性和暂时性，是与生理需求满足与否有关的心理活动；而情感比较内隐，是与社会性需求满足与否相联系的心理活动，具有较强的稳定性、深刻性和持久性。

情绪和情感作为个体对客观世界的特殊反应形式，对人的物质生活和精神活动起着重要作用：①适应作用：调节个人情绪是适应社会环境的一种重要手段；②动力功能：情绪和情感是驱使个体行为的动机；③组织能力：情绪和情感是心理活动的组织者；④信号功能：情绪和情感具有传递信息、沟通思想的功能。

（二）情绪和情感的种类

人的情绪复杂多样，目前尚无统一分类。根据人与需要的关系，将情绪分为快乐、悲哀、愤怒、恐惧四种基本形式。根据情绪发生的强度和持续时间，将情绪分为心境、应激、激情三种状态。

1. 基本的情绪形式

（1）快乐(happiness)：是指愿望得以实现时的情绪体验。快乐的程度依次为满意、愉快、大喜和狂喜。

（2）悲哀(woefulness)：与失去所盼望、追求的东西有关。悲哀的程度与所失去的事物的价值有关，从轻到重依次为遗憾、失望、难过、悲伤、哀痛。

（3）愤怒(anger)：是指由于目的和愿望不能达到，一再受挫，内心的紧张逐渐积累而产生的情绪体验。

（4）恐惧（fear）：是指面临或预感危险而又缺乏应对能力时所产生的情绪体验。

2. 情绪状态

（1）心境（mood）：是一种比较持久而微弱，且具有渲染性的一种情绪状态。心境具有弥散性、强度小、时间长的特点。影响心境的因素很多，如事业的成败、机体的健康状况等都可以对心境产生影响。

（2）激情（passion）：是短时间猛烈而爆发的情绪状态。激情具有时间短，强度大的特点，通常由生活中的重大事件，过度的兴奋或抑制等因素引起。

（3）应激（stress）：是由意外的紧张情况所引起的紧张情绪状态。应激具有意外性、强度大的特点。现实生活中一些突如其来、意想不到的突发事件都可引起应激。

3. 社会情感的种类　人类特有的高级社会情感调节着人们的社会行为，这是人类区别于动物的、与社会性需要相联系的心理体验。社会情感包括道德感、理智感和美感。

（1）道德感：是指个体在判断自己或别人的思想言论、行为举止是否符合社会道德标准而产生的情感体验。

（2）理智感：是指个体对认识活动的需要和意愿是否得到满足而产生的情感体验。

（3）美感：是指个体根据自己的审美标准对客观事物、人的行为、艺术作品予以评价时所产生的情感体验。

4. 常见的异常情绪　人类的情绪纷繁复杂，其中焦虑、抑郁和恐惧是护理对象最常见的异常情绪状态。

（1）焦虑（anxiety）：是人们对即将来临、可能会造成危险或灾难而又难以应付的情况下所产生的紧张、恐惧和担心等不愉快的情绪体验。引起焦虑的原因有很多，如疾病带来的担忧、无法履行家庭和社会职责等。焦虑可引起生理和心理两方面的变化。生理方面的表现有头晕、睡眠障碍，常伴有自主神经系统功能紊乱的表现，如心悸、呼吸加深加快、面色苍白、出汗、口干、尿频等；心理方面的表现为注意力不集中，坐立不安，紧张害怕，惶惶不可终日。由于焦虑的原因不同、个体的承受能力也不同，因此，焦虑的表现具有较大的差别。

（2）抑郁（depression）：是个体在失去某种重视或追求的东西时产生的一组以情绪低落为特征的情绪状态，可引起认知、情感、动机以及生理等方面的改变。在情感方面的主要表现为情绪低落、心境悲观、自我感觉低沉、生活枯燥无味、哭泣、无助感；认知方面表现为注意力不集中、思维慢、不能做出决定；动机方面表现为过分依赖、生活懒散、逃避现实甚至想自杀；生理方面表现为易疲劳、食欲减退、体力下降、睡眠障碍、运动迟缓以及机体功能减退。

（3）疲劳感：轻者感觉自己身体疲惫，力不从心，生活和工作丧失积极性和主动性；重者甚至连吃、喝、个人卫生等都不能顾及。

（三）评估方法与内容

1. 交谈法　通过交谈，个体以语言的形式正确的表达自己的情绪感受。我们可以使用开放式和非开放式提问收集有关个体情绪、情感的主观资料。例如：你如何描述你此时和平时的情绪？有什么事情使你感到特别高兴、忧虑或沮丧？这样的情绪存在多久了？

2. 观察法　用于收集与护理对象情绪、情感有关的面部表情、动作表情及语言表情等客观资料。

（1）面部表情：观察护理对象面部肌肉的活动变化，如眉开眼笑、双目紧锁还是怒目而视、目瞪口呆等。

（2）动作表情：人在不同的情绪状态下会有不同的动作表现。如高兴时手舞足蹈；着急和懊恼时捶胸顿足；兴奋时拍手鼓掌；哭泣时用手掩面等。

（3）语言表情：说话的声调、节奏、音质、音量等常表达不同情绪。如言语轻快、笑声代表愉快情绪；呻吟代表痛苦情绪；尖锐、短促、时高时低的声音表达一种紧张兴奋情绪等。

3. **测量法** 情绪和情感的变化，常伴随机体的生理变化尤其体现在呼吸系统、循环系统、内分泌系统以及脑电波、皮肤电反应方面。如是否有呼吸频率和深度的改变；是否有心率、血压等的变化；是否有食欲下降，血糖、肾上腺激素变化的改变；是否有脑电波改变，皮肤电阻下降等变化。

4. **量表评定法** 是评估情绪情感较为客观的方法。常用的有情感量表（affect scales）（表4-1）、医院焦虑抑郁量表（hospital anxiety and depression scale，HAD）、状态-特质焦虑问卷（state-trait anxiety inventory，STAI）、焦虑自评量表（self-rating anxiety scale，SAS）、贝克焦虑量表（Beck anxiety inventory，BAI）、汉密顿焦虑量表（Hamilton anxiety scale，HAMA）、抑郁自评量表（self-rating depression scale，SAS）、老年抑郁量表（geriatric depression scale，GDS）、汉密顿抑郁量表（Hamilton rating scale for depression，HRSD）等。每个量表都有其特定的适用范围，应用时行仔细斟酌。

表4-1 情感量表

项目	是	否
（P）1. 对某事特别热衷或特别感兴趣	□	□
（N）2. 感到坐立不安	□	□
（P）3. 因为别人对你工作的赞扬而感到骄傲	□	□
（N）4. 十分孤独或远离他人	□	□
（P）5. 由于完成了某项工作而感到愉快	□	□
（N）6. 心烦	□	□
（P）7. 仿佛处在世界的顶峰（有飘飘然的感觉）	□	□
（N）8. 忧郁或非常不幸福	□	□
（P）9. 事情在按你的意愿发展	□	□
（N）10. 由于某人的批评而感到不安	□	□

注：P为正性情感项目；N为负性情感项目

计分方法：该量表用于测量一般人群的心理满意程度，包括正性感情、负性感情和情感平衡，表中10个项目是一系列描述"过去几周"感觉的是非题。对正性感情项目回答"是"记1分；对负性感情项目回答"否"也记1分；情感平衡的计算方法是以正性感情分减去负性感情分，再加一个系数5，因此其得分范围为1~9分，分数越高，心理满意程度越高

三、应激与应对

（一）概述

1. **应激（stress）** 应激又称为压力或紧张，不同的学者对于应激的概念有不同的理解。如美国心理学家坎农（Cannon）认为：应激是在外部因素影响下，个体体内平衡的紊乱，在危险未消失的情况下，机体处于持续的唤醒状态，这样持续的状态会损害健康。加拿大生理学家赛里（Selye）认为：应激是人和动物等有机体对环境刺激作出的一种特异的生物学反应。虽然各学者对于应激的概念各持己见，但目前普遍认为，应激是个体察觉各种刺激对其生理、心理及社会系统构成威胁时表现出的整体现象。应激是现代社会人们最普遍的心理和情绪上的体验。适度的应激有利于提高机体的适应能力，是一切生命生存和发展必不可少的，但过度的应激可

能会引发一系列生理和心理功能的紊乱。

2. 应激源（stressor） 又称为压力源或紧张源，指能够刺激机体产生应激反应并对人体健康造成影响的内外环境中的各种因素。生活事件是应激发生的前提，能否引起应激反应，不仅与刺激因素的强度、类型和本身特性有关，还与个体对刺激因素的认知评价有关。心理学家在研究中对引起应激的各种生活事件进行分析，提出了4种类型的应激源。

（1）躯体性应激源：是指直接作用于躯体而产生应激的刺激因素，包括物理的、化学的、生物的、生理的因素，如冷、热、噪音、药物、放射线物质、过强或过暗的光线、水源污染、空气污染、病原微生物感染、疲劳、饥饿、外伤等。

（2）心理性应激源：是指引发个体产生焦虑、抑郁和恐惧等情绪反应的各种心理冲突与心理挫折。心理冲突是由于两种动机无法同时获得满足而引起的一种心理困境，而心理挫折是个体在从事有目的活动的过程中，遇到无法克服的干扰或障碍，从而无法实现个体的预期，其需求得不到满足的情绪状态。常见的心理性应激源，一类是对未来的过高期望或不祥预感，如对事业、爱情、生活的期望，对疾病的过度担忧与恐惧等等；另一类是现实生活中的压力，如生活中的各种心理冲突和挫折导致焦虑、恐惧和抑郁等各种消极情绪等。

（3）社会性应激源：是指造成个体生活方式上的变化，并要求个体对其作出调整和适应的情境与事件，如社会地位、经济实力、生活条件、财务问题、住房问题、就业问题等。社会性压力源范围极广，是人类生活中最为普遍的应激源，与人类的许多疾病有着密切联系。

（4）文化性应激源：是指因文化环境改变而产生的刺激，最常见的是文化性迁移，即从一种文化环境进入到另外一种新的文化环境后，就将面临由于陌生的生活环境、风俗习惯，不同生活方式、语言、宗教信仰等而产生的压力。文化性压力源对个体的影响持久且深刻。

3. 应激反应（stress response） 应激反应是指当压力源作用于个体后，为避免自身受到应激源威胁的伤害，而产生的一系列非特异性适应反应，包括生理反应、认知反应、情绪反应和行为反应。

（1）生理反应：加拿大蒙特利尔大学教授赛里（Selye）指出，在应激状态下，机体反应呈现三个发展阶段，即警戒反应、抵抗阶段和衰竭阶段。当应激出现时，个体会由于刺激的突然出现而产生情绪的紧张和注意力的提高，体温和血压下降，肾上腺素分泌增加，从而进入应激状态。如果应激持续存在，机体就进入抵抗阶段，此时复杂的神经生理变化出现，腺体分泌大量激素，机体的抵抗力下降，甚至出现"适应性疾病"。如果慢性应激持久存在，机体会因长期抵抗而资源耗竭，进入衰竭阶段，身体防御系统崩溃，适应能量耗尽，最终机体因损伤而患病，甚至死亡。机体在生理方面的反应可表现为失眠或嗜睡、头痛、疲乏、气短、心律失常、食欲缺乏或暴食、应激性溃疡等。

（2）认知反应：应激引起的认知反应包括积极和消极两种。适度应激使机体更加机灵、积极、思维活跃、解决问题能力增强等，所谓"急中生智"就是指的这种状态。但中度以上的刺激则会产生不良影响，如感知过敏或歪曲，思维和言语的迟钝或混乱，记忆力、注意力和自知力下降，判断失误，自我评价能力降低等一系列消极的认知反应。

（3）情绪反应：情绪是个体的一种内心的被动性的体验。主要的情绪反应有紧张、抑郁、焦虑、恐惧、愤怒、无助感和自怜等。生活中有些事件不以人的意志为转移，个体可通过有效的"情绪管理"，对合适的对象进行恰如其分的情绪表达和宣泄。情绪超过一定范围，则会破坏适应能力，甚至对健康造成损害。

（4）行为反应：在压力作用下，个体的行为随着生理、心理活动的变化可出现相应的改变，如无目的性动作、行为混乱、无次序,行为方式与当时的时间、地点及人物不符等,这些行为可影响个体的社会适应性。常见的行为反应有:①逃避与回避:逃避是指对已经出现的应激源采取的远离躲避的行为;回避是指对即将出现的应激源采取措施以使其无法发生的行为。②退化与依赖:退化是当人受到挫折时采取与自身年龄不相符合的幼稚行为,即用幼年的方式降低对挫折的感受,如撒娇、要赖、哭闹等等。退化往往导致依赖。③敌对与攻击:敌对是对于应激源相关的人或事报以敌意,从对立面看待对方。攻击往往与愤怒情绪密切联系,即采取伤害、毁灭的方式应对应激源。④无助与自怜:无助是面对应激源时自觉无能为力、无所适从的行为表现;自怜即自我怜悯,对自身的焦虑和愤怒。⑤物质滥用:即通过吸烟、酗酒,甚至吸毒或服用一些刺激性药物来麻痹、逃避应激源的行为。

4. 应激应对(stress coping) 是指当个体的内部和外部需求难以被满足或远超过其承受范围时,个体采用的持续性行为、思想和态度改变来处理这一特定情形的过程,是应激过程中的另一中间变量,对身心健康起着重要的作用。如病人为减轻住院的紧张、焦虑,采用看电视、与病友或者家人聊天等方式转移思想和注意力,就是应对的方式之一。

在现实生活中,每个人都不可避免地承受着各种应激,然而应激是否会引发机体内外环境紊乱,取决于个体的应对方式。正确地应对应激源,减少或免除不良应激对健康的影响,是既直接涉及个人,又关系整个社会的问题。

人们将常用的应对方式归纳为情感式应对和问题式应对两类(表 4-2)。其中情感式应对方式常用于处理由应激引起的情感问题;问题式应对方式则多用于处理导致应激的情境本身。

表 4-2　应对方式内容表

情感式应对方式	问题式应对方式
希望事情会变好	努力控制局面
进食,吸烟,嚼口香糖	进一步分析研究所面临的问题
祈祷	寻求处理问题的其他方法
紧张	客观地看待问题
担心	尝试并寻找解决问题的最好方法
向朋友或家人寻求安慰和帮助	回想以往解决问题的办法
独处	试图从情景中发现新的意义
一笑了之	将问题化解
置之不理	设立解决问题的具体目标
幻想	接受现实
做最坏的打算	和相同处境的人商议解决问题的方法
疯狂,大喊大叫	努力改变当前情形
睡一觉,认为第二天事情就会变好	能做什么就做些什么
不担心,任何事到头来终会有好结果	让他人来处理这件事
回避	
干些体力活	
将注意力转移至他人或他处	
认为事情已经无望而听之任之	
认为自己命该如此而顺从	
埋怨他人	
沉思	
用药	

5. **有效应对**（effective coping） 不管采用什么应对方式，包括健康或不健康的、有意识或无意识的，只要能提高机体对应激的适应水平和耐受性，就可以认为是有效应对。

（1）有效应对的判断标准包括：①应激反应维持在可控制的限度内；②希望和勇气被激发；③自我价值感得到维持；④人际、社会以及经济处境改善；⑤生理功能得以促进。

（2）有效应对的影响因素：应对是否有效因人而异，且受以下多种因素的影响，如应激源数量，家庭、社会、经济资源的丰富程度，应激源的强度与持续时间，应激应对经验，个体的个性特征等。

（二）评估内容与方法

1. **交谈法** 通过交谈来了解护理对象面临的应激源、应激感知、应激应对方式及应激缓解情况。例如，可询问护理对象：您目前感到有压力或紧张焦虑的事情有哪些？近来生活有哪些改变？日常生活中感到有压力和烦恼的事情有哪些？是否为所处的环境紧张不安或烦恼？是否感到工作压力很大？经济状况及与家人的关系？这件事对你来说意味着什么？是否有能力应付？通常采取哪些措施减轻压力？措施是否有效？等问题了解其面临的应激源、应激感知、应激应对方式以及缓解情况。

2. **观察法** 通过观察护理对象有无失眠、厌食、胃痛、疲乏、头痛、睡眠过多等生理方面的反应；有无注意力分散、思维混乱、解决问题能力下降等应激所致的认知反应；有无焦虑、恐惧、抑郁等情绪反应；有无行为退化或敌对、自杀或暴力倾向等行为反应等，对应激与应激应对进行评估。

3. **量表测评** 包括应激测评量表和应对方式问卷两类。

（1）应激测评量表：常用测量应激的量表有生活事件量表、妊娠应激量表、威特莱氏应激量表、大学生恋爱心理应激源量表、住院病人应激评定量表等。

（2）应对方式问卷：常用于评估个体采取应对方式的类型。常用的有应对方式问卷、简易应对方式问卷、医学应对问卷等。简易应对方式问卷包括积极应对和消极应对两个部分，共计20个条目，采用四级评分法，从"不采取"到"经常采取"分别记 $0 \sim 4$ 分，应对倾向是积极应对标准分减去消极应对标准分，应对倾向大于0，提示该护理对象在应激状态时主要采用积极的应对方式，小于0时提示护理对象在应激状态时更习惯采用消极的应对方式（表4-3）。

表4-3 简易应对方式问卷

说明：以下列出的是当你在生活中经受到挫折打击时，或遇到困难时可能采取的态度和做法。请仔细阅读每一项，然后在右边适合你本人情况的数字上打"√"。

遇到挫折打击时可能采取的态度和方法	不采取	偶尔采取	有时采取	经常采取
1. 通过工作学习或一些其他活动解脱	0	1	2	3
2. 与人交谈，倾诉内心烦恼	0	1	2	3
3. 尽量看到事物美好一面	0	1	2	3
4. 改变自己的想法，重新发现生活中什么重要	0	1	2	3
5. 不把问题看得太重	0	1	2	3
6. 坚持自己的立场，为自己想得到的奋斗	0	1	2	3
7. 找出几种不同的解决问题的方法	0	1	2	3
8. 向亲戚朋友或同学寻求建议	0	1	2	3
9. 改变原来的一些做法或自己的一些问题	0	1	2	3
10. 借鉴他人处理类似困难情境的方法	0	1	2	3
11. 寻求业余爱好，积极参加文体活动	0	1	2	3

遇到挫折打击时可能采取的态度和方法	不采取	偶尔采取	有时采取	经常采取
12. 尽量克制自己的失望、悔恨、悲伤或愤怒	0	1	2	3
13. 试图休息或休假,暂时把问题(烦恼)抛开	0	1	2	3
14. 通过吸烟、喝酒、服药或吃东西来解除烦恼	0	1	2	3
15. 认为时间会改变现状,唯一要做的便是等待	0	1	2	3
16. 试图忘记整个事情	0	1	2	3
17. 依靠别人解决问题	0	1	2	3
18. 接受现实,因为没有其他办法	0	1	2	3
19. 幻想可能会发生某种奇迹改变现状	0	1	2	3
20. 自己安慰自己	0	1	2	3

注:积极应对包括1~12题,消极应对包括13~20题

四、自我概念

(一)概述

自我概念(self-concept)是指人们通过对自己的内在和外在特征以及他人反应的感知和体验而形成的对自我的认识与评价,是个体在与其心理社会环境相互作用过程中形成的动态的、评价性的"自我肖像"。自我概念在个体的人格结构中处于核心地位,是其心理健康的重要标志,自我概念紊乱可极大地影响个体维持健康的能力和康复能力。

Kim和Moritz认为护理专业中的自我概念包括人的体像、社会认同、自我认同和自尊。

(1)体像(body image):是自我概念的主要组成部分之一,是个体对自己身体外形以及身体功能的认识与评价。体像是自我概念中最不稳定的部分,较易受疾病、手术或外伤的影响。依据体像自我期望或自我认知偏差是否引起个体心理问题,将个体的体像心理状态分为3种类型:正常体像心理、体像烦恼及体像障碍。也可以依据体像评价的主体分为客观体像和主观体像。客观体像是个体直接从照片或镜子里所看到的自我形象,主观体像是指个体通过分析和判断别人对自己的反映而感知到的自我形象。

(2)社会认同(social identity):是个体对自己的社会人口特征如年龄、性别、人种、民族、收入、职业及社会名誉、地位的认识与感受。

(3)自我认同(personal identity):是个体对自己智力、能力、性格、道德水平等的认识与判断,如我感觉我爱钻牛角尖、我觉得自己还是很聪明的、我觉得自己没有别人优秀等。个体的自我认同在现代社会逐渐变成一个突出的问题,如人们在日常生活中时刻会有焦虑、怀疑等情绪体验。

(4)自尊(self esteem):是个体具有积极意义的品质,是个体尊重自己、维护自己的尊严与人格,不容他人任意歧视、侮辱的一种心理意识和情感体验。自尊是通过社会比较形成的,是个体对其社会角色进行自我评价的结果。自尊源于对体像、社会认同、自我认同的正确认识,是对自我价值、能力和成就的恰当估价。

自我概念不是与生俱来的,是个体在生活中与他人相互作用的"社会化产物",产生于与他人交往的过程。在婴儿期,个体就有了对自己身体的感受,个体的生理需求若被满足,就会体验到爱与温暖,便开始建立对自我的积极感受。随着年龄的增长,个体与周围人的交往增多,则会逐渐把自己观察和感知到的自我与他人对自己的态度和反应内化到自己的判断中,从而建立自我概念。

自我概念常受生活经历、文化、环境、人际关系和社会经济状况,生长发育过程中的生理

变化,健康状况、职业和个人角色的影响。

(二)自我概念紊乱的表现

自我概念紊乱可有生理、心理、行为等方面表现。

1. 生理方面 可出现心悸、食欲缺乏、睡眠质量降低、反应缓慢及其他生理功能的减退。

2. 心理方面 可出现肌肉紧张、注意力无法集中、容易暴躁、神经质动作、神志恍惚等焦虑的表现;或有心境悲观、情绪低落、自我感觉低沉、感觉生活枯燥无味、伤感等抑郁的表现。

3. 行为方面 可通过个体的语言和非语言行为表现出来。语言行为有"我很没用"、"看来我是没有希望了"等;非语言行为有不愿见人、不愿与人交往、不愿照镜子、不愿看到身体外形改变等。

(三)评估内容与方法

1. 交谈法

(1)体像:询问护理对象最关注身体哪些部位,最喜欢身体哪些部位,最不喜欢身体哪些部位,最希望改变的身体特征,他人希望你什么地方有所改变,体像改变对你有哪些影响,这些改变是否能够影响他人对你的看法等问题,获得体像的相关信息。

(2)社会认同:通过询问护理对象目前的职业、职务,是否参加学术团体活动,有无担任角色,是否满意目前的工作、家庭与工作情况,最引以为豪的个人成就是什么等问题,来评价其社会认同方面的相关信息。

(3)自我认同与自尊:通过询问护理对象对自己的评价,周围人群对自己的评价,对自己的性格、心理素质和社会能力是否满意,是否常有"我还不错"的感觉等问题,获得自我认同与自尊的相关信息。

2. 观察法

(1)面部表情的观察:通过观察护理对象的眼神、眉宇间肌肉皱纹、口形、鼻子、面部肌肉变化等面部表情,评估其心理变化。

(2)身体动作的观察:身体动作受个体情绪、感觉、兴趣的调控和驱动,是内心状态的外部表现,观察护理对象的身体动作可以透视其心理活动变化,如顿足代表生气,搓手表示焦虑,捶胸或哭泣代表痛苦等。

(3)语音语调的观察:与护理对象交谈时,可通过观察其语音语调的变化,体验其表达的不同情感与含义。观察护理对象的语音、语速、语调、口音和音量的变化,可了解其心理活动状况。

(4)医学检测:通过检测护理对象有无心悸、睡眠障碍、尿频、体重下降等问题,获得其相关的生理反应。

3. 量表测评 评估自我概念常用量表有:核心自我评价量表(表 4-4)、Rosenberg 自尊量表(表 4-5)、Piers-Harris 儿童自我意识量表、Michigan 青少年自我概念量表、Coopersmith 青少年自尊量表等。因为每个量表都有其特定的适用范围,应用时应仔细斟酌。核心自我评价量表是一个单维度自评量表,由 10 个项目组成,采用五级计分法,从 1 到 5 分分别表示"完全不同意"到"完全同意",总分值范围是 10~50 分,分数越高说明被测者核心自我评价水平越高。Rosenberg 自尊量表采用李克特(Likert)四点计分,从 1 到 4 分分别表示"很不符合"到"非常符合",得分越高表明自尊水平越高。

表4-4 核心自我评价量表

指导语：请您根据下面陈述符合您情况的程度，在题后给出的 5 个选项中进行选择，并在相应的数字上打"√"。

	完全不同意	不同意	不能确定	同意	完全同意
1. 我相信自己在生活中能获得成功	1	2	3	4	5
*2. 我经常感觉到情绪低落	1	2	3	4	5
*3. 失败时，我感觉自己很没用	1	2	3	4	5
4. 我能成功地完成各项任务	1	2	3	4	5
*5. 我觉得自己对工作（学习）没有把握	1	2	3	4	5
6. 总的来说，我对自己满意	1	2	3	4	5
*7. 我怀疑自己的能力	1	2	3	4	5
*8. 我觉得自己在事业上的成功没有把握	1	2	3	4	5
9. 我有能力处理自己的大多数问题	1	2	3	4	5
*10. 很多事情我都觉得很糟糕、没有希望	1	2	3	4	5

注：*代表反向计分

表4-5 Rosenberg 自尊量表（RSES）

指导语：下面是一些关于我们对自己看法的句子，请根据你的实际情况在相应的数字上打"√"。

	很不符合	不符合	符合	非常符合
1. 我感到我是一个有价值的人，至少与其他人在同一水平上	1	2	3	4
2. 我感到我有许多好的品质	1	2	3	4
*3. 归根到底，我倾向于觉得自己是一个失败者	1	2	3	4
4. 我能像大多数人一样把事情做好	1	2	3	4
*5. 我感到自己值得自豪的地方不多	1	2	3	4
6. 我对自己持肯定的态度	1	2	3	4
7. 总的来说，我对自己是满意的	1	2	3	4
*8. 我要是能看得起自己就好了	1	2	3	4
*9. 我确实时常感到自己毫无用处	1	2	3	4
*10. 我时常认为自己一无是处	1	2	3	4

注：*代表反向计分

五、价值观与信念、信仰

价值观与信念、信仰涉及个体的精神和文化世界，包括价值观、人生观、健康信念和宗教信仰等。

（一）概述

1. **价值观**（values） 价值观是个体对生活方式与生活目标、价值的看法或思想体系，是个体在长期的社会化过程中，通过后天学习而逐步形成的对周围事物的好坏、对错、可行与不可行的观点、看法与准则。人的价值观一旦确立，一般不会发生变化，从而决定着个体对现实的取向与选择，也在一定程度上反映了个体的世界观和价值观。不同的个体有不同的价值观。人们对健康的认识，对疾病治疗和护理的态度，以及解决健康问题的决策等均受价值观的影响。

2. **信念与信仰** 信念（belief）是个体认为可以确信的看法，是自身经历中积累起来的认识的原则，是与个性和价值观相联系的一种稳固的生活理想。信念和信仰是密切相关的，但二者又有区别。信仰（faith）则是指人们对某种事物或思想、主义的极度尊崇和信服，并把它作为自已的精神寄托和行为准则。信仰的形成是一个长期的过程，是人们在接受外界信息的基础上沿着认知、情感、意志、信念和行为的轨道持续发展，最终融合而成。

信念、信仰与健康：不同社会和文化背景的人对健康的理解和认识不同。例如，目前公认吸烟与肺癌密切相关，有人认为吸烟导致肺癌要到六十岁后才发生，或者认为吸烟不会导致肺癌；有人相信吸烟会导致肺癌，因此戒烟或从不吸烟。人的信仰多种多样，其中宗教信仰与健康关系较为密切。有的宗教信仰倡导健康合理的生活方式如禁烟戒酒，会帮助个体形成积极的生活方式，有益于身心健康。有的宗教信仰可产生负面的影响。

（二）评估内容与方法

1. 交谈法 通过询问护理对象的民族、遇到困难是如何看待及应对、健康观念及对所患疾病的看法等，评估其价值观；询问护理对象对健康的认识、健康的价值、对健康影响因素的认知等以评估其健康信念；询问护理对象有无宗教信仰及类型，平时参加宗教活动的类型，宗教信仰对住院、检查、治疗、饮食等方面有无特殊限制等问题，评估其宗教信仰情况。

2. 观察法 观察护理对象的外表、服饰，有无宗教信仰活动及其宗教信仰的改变，获取有关宗教信仰的信息。

3. 量表评定 常用的评估价值 - 信念型态量表有：M·罗克奇（Milton Rokeach）的价值观调查表（表 4-6）、G·奥尔波特等人的价值观研究、M·莫里斯（Mathias Morris）的生活方式问卷等。罗克奇价值观调查表由 18 个工具性价值观和 18 个终极性价值观的术语或短语构成，受试者根据其重要程度对每一个序列的 18 个项目进行排序。

表 4-6　罗克奇价值观调查表

指导语：在测试时，请您按其对自身的重要性对两类价值系统（两类词语）分别排列顺序，将最重要的排在第 1 位，次重要的排在第 2 位，依此类推，最不重要的排在第 18 位。

终极价值观	工具价值观念
1. 舒适的生活（富足的生活）	1. 雄心勃勃（辛勤工作、奋发向上）
2. 振奋的生活（刺激的、积极的生活）	2. 心胸开阔（开放）
3. 成就感（持续的贡献）	3. 能干（有能力、有效率）
4. 和平的世界（没有冲突和战争）	4. 欢乐（轻松愉快）
5. 美丽的世界（艺术和自然的美）	5. 清洁（卫生、整洁）
6. 平等（兄弟情谊、机会均等）	6. 勇敢（坚持自己的信仰）
7. 家庭安全（照顾自己所爱的人）	7. 宽容（谅解他人）
8. 自由（独立、自主的选择）	8. 助人为乐（为他人的福利工作）
9. 幸福（满足）	9. 正直（真挚、诚实）
10. 内在和谐（没有内心冲突）	10. 富于想象（大胆、有创造性）
11. 成熟的爱（性和精神上的亲密）	11. 独立（自力更生、自给自足）
12. 国家的安全（免遭攻击）	12. 智慧（有知识、善思考）
13. 快乐（快乐的、休闲的生活）	13. 符合逻辑（理性的）
14. 救世（救世的、永恒的生活）	14. 博爱（温情的、温柔的）
15. 自尊（自重）	15. 顺从（有责任感、尊重的）
16. 社会承认（尊重、赞赏）	16. 礼貌（有礼的、性情好）
17. 真挚的友谊（亲密关系）	17. 负责（可靠的）
18. 睿智（对生活有成熟的理解）	18. 自我控制（自律的、约束的）

（刘 蕾）

通过本节内容的学习,首先要掌握认知功能、情绪与情感、应激与应对、自我概念、价值观与信念、信仰的定义。其次要理解心理评估的内容并能在实践中灵活运用具体评估方法,在循证理念的引导下,不断更新科学严谨的评估方法和内容,与时俱进。最后要明确情绪与情感的区别与联系、认知活动的组成、常见的异常情绪、有效应对的判断标准及影响因素、自我概念的组成,了解常用量表的构成及评分方法并尝试在临床中应用。

1. 简述情绪与情感的区别和联系。
2. 简述有效应对的判断标准及影响因素。
3. 简述自我概念的组成。

第三节　社会评估

问题与思考　　王某,女,65岁,退休工程师。患高血压病头痛头晕6小时于两天前入院,入院后不能安心治疗,焦虑不安致头晕、头痛症状无缓解,血压在168~180/100~120mmHg之间波动,今日想要提前出院。经了解,其家里有个老伴脑卒中偏瘫,衣食起居无人照顾。

　　1. 该病人发生了哪种角色适应不良?

　　2. 如何进行角色评估?

　　人的生存和发展不仅受生理、心理因素的影响,也受社会功能的影响。要全面评估个体的健康水平,不仅要对人的生理和心理功能进行评估,还应融合护理学、心理学和社会学等学科的知识与技能进行社会评估,从而获得更全面、系统和准确的健康资料。社会评估(social assessment)包括对角色、文化、所属家庭及所处环境的评估。

一、角色

(一)概述

1. **角色(role)的定义**　角色又称身份,是个体在特定的社会关系中的身份,以及社会期待的、在相应社会关系位置上的行为规范与行为模式的综合。人在社会中的一切行为,都与各自特定的角色联系,社会要求一个人按照自己的角色行事,一定的角色必有相应的权利义务。在社会生活中,处于一定社会地位的人扮演着多种角色。角色的形成包括角色认知阶段和角色表现阶段,角色可以是暂时的,也可以是长期的。

2. **角色的分类**　以"生长发育理论"为基础,可将角色分为第一角色、第二角色、第三角色三大类。角色的分类是相对的,不同类别可在不同情况下相互转化。如一位教师因患病住院,其社会角色可暂时转化为病人角色；当疾病痊愈出院后，其角色身份也随之转换为原来的教师角色。

（1）第一角色（primary role）：也称基本角色。它决定个体的主体行为，是由每个人的年龄、性别所赋予的角色，如儿童、妇女、老人等。

（2）第二角色（secondary role）：又称一般角色。是个体所必须承担的、由所处的社会情形和职业所规定的角色，如教师角色、护士角色、军人角色等。

（3）第三角色（tertiary role）：也称独立角色。是为完成某些暂时性发展任务而临时承担的角色。如观众、护理学会会员。

3. 病人角色适应不良的类型　当个体的角色表现与角色期望不协调或无法达到角色期望的要求时，便可发生角色适应不良。当个体患病时，便无可选择地进入病人角色，病人在从社会的常态转变为病人角色的过程中，也常常会发生角色适应不良，常见类型如下：

（1）病人角色冲突：指个体在适应病人角色过程中与其病前的常态角色发生心理冲突和行为矛盾。病人角色冲突与个体原有社会角色的心理定式和行为习惯有关，多见于承担较多社会或家庭责任，而且事业心、责任心较强的人。

（2）病人角色缺如：指个体患病后没有进入病人角色，不承认自己有病或对病人角色感到厌倦。由于对疾病持否定态度，可能会导致拒医、贻误治疗时机，使病情进一步恶化。多见于年轻人、初诊为癌症或其他预后不良的病人。

（3）病人角色消退：指个体适应病人角色后，由于家庭、工作环境的变化等原因对其提出新的角色要求，从而导致个体从病人角色中退出。如家属突发急病，工作单位发生事故等均可导致病人角色消退。

（4）病人角色强化：指个体由病人角色向常态角色转变时仍然安于病人角色，对自己的能力表示怀疑，对原来承担的社会角色感到恐惧不安。表现为对所患疾病过分关心，过度依赖医院环境，不愿承认病情好转或治愈，不愿脱离医护人员的帮助等。

（5）病人角色行为异常：个体患病后不能正确认识和接受疾病，或受病痛折磨感到悲观、失望，从而导致行为异常。如不遵从医嘱，对医务人员的攻击性言行，病态固执、抑郁、厌世、甚至自杀等。

（二）评估内容与方法

1. 交谈　通过询问被评估者的角色数量与任务、角色感知状态、角色满意度、是否存在角色紧张等，对其角色进行评估。

（1）角色数量与任务：询问被评估者：您目前从事什么职业？具有的职称？担任的职务？在家庭、工作与社会生活中承担的角色和任务？

（2）角色感知状态：询问被评估者：您是否清楚自己所承担的角色权利与义务，您觉得自己所承担的角色与责任是否合适？生病或住院对您常态角色、生活方式或人际关系有什么影响？

（3）角色满意度：询问被评估者：您对自己的角色是否满意？与自己的角色期望是否相符？他人对您的角色期望又有哪些？生病住院是否使您有受挫感？

（4）角色紧张：询问被评估者：您是否感觉角色压力过重？您是否感觉难以胜任自己的角色？您是否感到紧张、疲乏、头痛、失眠？

2. 观察　观察被评估者有无角色适应不良的身心行为反应,如焦虑、抑郁、恐惧、疲乏,对治疗、护理的依从性差等。

理论与实践　　　　　该病人在家里承担着照顾者的角色,现因住院无法照顾其老伴的衣食起居,发生了病人角色冲突。可以通过交谈、观察的方法对其进行评估,重点要了解病人的角色数量与任务,是否存在角色紧张,并需注意观察其因角色适应不良引起的身心行为反应,以利于确定护理问题,制订相应的护理计划。

二、家庭

(一)概述

1. 家庭(family)　是伴随婚姻制度而出现的最古老、最持久和最普遍的社会基本单位,其内涵随着社会经济文化的发展而发生变化。传统意义上的家庭是指在同一处居住的,以血缘、婚姻或收养关系为基础所组成的社会组织的基本单位。家庭成员通常共同分享义务、职责、种族繁衍、友爱及归属感。家庭功能健全与否,家庭关系和谐与否,都影响个体的身心健康。

2. 家庭结构(family structure)　指家庭内在的构成和运作机制,反映了家庭成员之间的相互作用和相互关系。家庭结构包括家庭人口结构、权利结构、角色结构、沟通过程和价值观。

(1)家庭人口结构:即家庭类型(family form),又称家庭规模,指家庭的人口组成。根据家庭成员数量及相应的人口特征将家庭结构分为核心家庭、主干家庭、单亲家庭、重组家庭、无子女家庭、同居家庭、老年家庭7个类型。

(2)家庭权利结构(family power structure):指家庭成员之间在影响力、控制权和支配权方面的相互关系。家庭权利结构的基本类型有:①传统权威型:指由传统习俗继承而来的权威,如父系家庭中父亲被视为家庭的主要权威人物;②工具权威型:指由养家能力、经济权利决定成员的权威;③分享权威型:指家庭成员彼此协商,根据各自能力和兴趣分享权利;④感情权威性:指由在感情生活中起决定作用的一方决定。

(3)家庭角色结构(family role structure):家庭角色结构指家庭对每个占有特定位置的家庭成员所期待的行为和规定的家庭权利、责任和义务。如父母有抚养未成年子女的义务,也有要求成年子女赡养的权利。家庭角色可分为公开角色和不公开角色。

(4)家庭沟通过程(family communication process):指家庭成员之间传递信息的过程,其形式最能反映家庭成员间的相互作用与关系。家庭沟通是家庭成员间交换信息、沟通感情和行为调控的有效手段,也是家庭和睦及家庭功能正常的保证。家庭沟通的方式包括直接沟通与间接沟通,开放式沟通与封闭式沟通,以及横向沟通与纵向沟通。

(5)家庭价值观(family values):指家庭成员对家庭活动的行为准则与生活目标所持有的共同态度和基本信念。家庭价值观决定着每个家庭成员的行为方式和对外界干预的感受与反应,并可影响家庭的权力结构、角色结构和沟通方式。

3. 家庭功能(family function)　家庭的主要功能表现在保持家庭的完整性,满足家庭及其成员的需要,实现社会对家庭的期望等方面。家庭功能主要包括生物功能、经济功能、文化功能、教育功能和心理功能。

（1）生物功能：是家庭最原始、最基本的功能。生儿育女使家族得以延续，是社会持续存在的保证。

（2）经济功能：满足家庭成员衣、食、住、行、育、乐等方面的基本生活需求，提供稳定的生活环境。

（3）文化功能：家庭通过亲朋往来、文化娱乐等活动传递社会道德、风俗或时尚等，以培养家庭成员的社会责任感，社会交往意识与技能。

（4）教育功能：家庭教育在社会教育中占有特殊的地位，包括父母教育子女和家庭成员之间相互教育，其中父母教育子女在家庭教育中占有重要的地位。父母作为孩子的第一任老师和终身老师，对其品行、个性观念及健康心理观的形成影响重大。

（5）心理功能：家庭成员通过相互关心、理解、包容，为健康状态不佳的成员在安全与健康方面提供良好的心理支持与照顾，建立家庭关爱气氛，维持家庭内部稳定，使家庭成员有归属感和安全感。

（二）评估内容与方法

1. 交谈 主要用于评估家庭人口、权力结构、沟通过程、家庭价值观以及家庭功能情况等。

（1）家庭人口结构：主要询问被评估者家庭成员及人口组成情况。

（2）家庭权利结构：主要询问被评估者家里的大事小事通常由谁做主，家里遇到麻烦时通常由谁提出意见和解决方法。

（3）家庭角色结构：主要询问被评估者的家庭各成员承担的正式角色和非正式角色情况，各成员的角色是否符合家庭的角色期望，以及是否存在角色适应不良。

（4）家庭沟通过程：主要询问被评估者家庭成员沟通过程是否良好，气氛是否和睦、快乐，家庭成员有想法或意见时是否能开诚布公地提出来。

（5）家庭价值观：主要询问被评估者家庭最主要的日常生活规范，家庭生活方式，以及如何看待吸烟、酗酒等不良行为，是否倡导家庭成员间相互关爱、支持。

（6）家庭功能：主要询问被评估者家庭收入情况，对孩子的培养与成长是否满意，家庭成员间是否能相互照顾（尤其是对患病的成员）。

2. 观察 观察被评估者家庭居住条件、家庭氛围、家庭成员间的亲密程度、家庭沟通过程及有无家庭虐待的体征等等。

3. 量表测评 评估家庭结构与功能情况常用的量表有：家庭亲密度和适应性量表中文版（FACESⅡ-CV）、Smilkstein 的家庭功能量表、Procidano 和 Heller 的家庭支持量表、儿童受虐筛查表等。家庭亲密度和适应性量表中文版包括亲密性和适应性两个分量表，共计 30 个条目，采用五级评分，从"不是"到"是"分别记 1～5 分。被评估者在亲密度和适应性上的各自实际感受得分减去理想得分的差的绝对值为被评估者的不满意程度，数值越大，不满的程度越大。

（三）家庭评估注意事项

1. 有目的、有计划地从家庭成员中获得有价值的资料。

2. 在评估中应认识家庭的多样性，避免主观臆断，随时收集资料和修改计划，并充分利用其他医务工作者收集的资料，以便正确地分析资料并做出判断。

3. 采用交谈法时，可以和不同的家庭成员进行交谈，多方面收获与甄别资料。

4. 除了交谈法，注意结合观察法判断家庭居住条件、家庭成员间的亲密程度及有无虐待等。

三、文化

文化是一定历史、地域、经济、社会和政治的反映，历史现象、地域风俗、经济发展、社会变迁与政治制度无不渗透着文化。文化现象联结着社会生活和社会运行的各个方面。文化与健康的影响是相互的、多层面的，人们在疾病的治疗、护理及康复保健等行为上都无法摆脱文化因素的影响，护士有必要了解有关文化与文化评估的基础知识，并对病人的文化背景进行评估。

（一）概述

1. **文化（culture）的定义** 文化是特定人群为适应社会环境和物质环境而共有的行为和价值模式。文化是一种社会现象，是人们长期创造形成的产物，也是一种历史现象，是社会历史的积淀。文化包括价值观、语言、知识、信仰、艺术、法律、风俗习惯、风尚、生活态度及行为准则，以及相应的物质表现形式。

2. **文化的特征** 文化是一个内涵丰富、外延广泛的复杂概念，具有以下特征：

（1）民族性：文化具有鲜明的民族特色、民族风格和民族气派，是维系民族生存与发展的精神纽带。如中华文化的民族性表现为自强不息精神、爱国主义精神、宽容和谐精神、崇尚道德精神。

（2）继承性与发展性：继承是发展的必要前提，发展是继承的必然要求。在继承的基础上发展文化，在发展的过程中继承文化，所以文化连绵不断，世代相传，人类生息繁衍，向前发展。

（3）获得性：文化不是通过遗传天生具有的，而是人们学而知之，后天学习获得的。如语言、习惯、风俗、道德，以及科学知识、技术等都是后天学习得到的。

（4）共享性：是指文化具有为一个群体，一个社会乃至全人类共享的特性。文化是共有的，是人类共同创造的社会性产物，通过共享，使更多的人获得信息，给更多的人带来价值，最终促进社会生产力的发展。

（5）整合性：是指相异的或矛盾的文化特质在相互理解、融通、交汇后形成的一种相互适应、和谐一致的文化模式。它不是简单的各种文化的机械相加，而是吸收、融化产生新的文化，一种文化只有不断地吸取其他文化的长处，生命力才会旺盛，经得起历史的考验。

（6）双重性：文化既含有理想的成分，又含有现实的成分。如促进社会和谐进步是许多国家制定法律法规的出发点，但是战争动乱、犯罪现象还是会经常发生。

3. **文化要素** 文化要素即文化所包含的各种基本成分，如知识、信仰、艺术、道德、风俗、法律、技能、语言符号、社会关系、社会组织、价值观、行为规范与模式，语言符号等。除了健康知识、价值观、信念与信仰，习俗与传统医药的使用都与健康密切相关。习俗（custom）是指一个群体或民族在生产、居住、饮食、沟通、婚姻与家庭、医药、丧葬、节日、庆典、礼仪等物质文化生活上的共同喜好与禁忌，世代相袭，并在一定程度上体现各民族的生活方式、历史传统和心理情感。在文化的各要素中，习俗最容易被观察到。如饮食习俗、沟通方式、社交与迎娶习俗等。与健康相关的习俗主要包括饮食、沟通、传统医药、居住、婚姻与家庭等。其中，饮食的文化烙印最为明显，它主要表现在：饮食戒规、主食差别、烹调方式与就餐时间、对饮食与健康关系的认知。传统医药也是与健康行为关系密切的习俗，几乎所有的民族都有其独特的传统医药，一些简单易行的民间疗法被该民族人们熟知与信赖。对习俗的评估有助于护理人员在不违反医疗原则的前提下选择病人熟悉并乐于接受的护理措施。

4. 文化休克（culture shock） 又称为文化震撼、文化震惊。是指生活在某一种文化环境中的人初次进入另一种不熟悉的文化环境，因失去自己熟悉的社会交流的符号与手段所产生的思想混乱与心理上的精神紧张综合征。文化休克主要由沟通障碍、日常活动改变、孤独、风俗习惯、价值观及信仰的差异引起。

（1）文化休克的分期：文化休克者一般经历兴奋期、意识期、转变期及适应期四个阶段。①兴奋期：又称"蜜月期"。人们初到一个新的环境，对新环境中的人文景观和意识形态所吸引，并对一切事物感到新奇，期待能顺利开展工作与生活。此期主要的表现为兴奋、情绪亢奋和高涨。②意识期：又称"沮丧期"。此期好奇、兴奋的感觉逐渐被不安、失望、烦恼和焦虑代替，并开始意识到自己要在新环境中长时间停留，必须改变自己以往的生活习惯和思维方式去适应新环境。此期是文化休克中表现最严重、最难过的一个阶段，一般持续一周、一个月甚至更长时间，可以表现为自我概念、自我形象、角色和行为遭受挫伤变得紊乱，并产生退缩、发怒与沮丧。③转变期：经历了一段时间的迷惑与沮丧后，个体开始学习、适应新环境的文化模式。熟悉当地人的语言及当地的风俗习惯，通过参加日常生活等方式进行自我概念、角色、行为的修复。此期的个体表现为原来的沮丧与孤独、失落感逐渐变少，心态和眼光逐渐变得平和。④适应期：个体已经完全接受新环境中的文化模式，建立符合新文化环境要求的行为、习惯、价值观等。此期的个体表现为在新环境中有安全感，并感到满意和舒适。

（2）文化休克的表现：虽然个体在文化休克的不同时期会有不同的表现，但一般均有焦虑、恐惧、沮丧与绝望等共同表现。①焦虑：生理方面表现为坐立不安、失眠、出汗、面部表情紧张、双手发抖、恶心和呕吐等；情感与认知方面忧虑不安，容易激动，害怕出现意料不到的后果，思想与注意力不集中。②恐惧：恐慌、哭泣、警惕性增高、逃避，并有失眠、出汗、呼吸急促、血压升高等。③沮丧：主要表现为食欲减退、体重下降、忧愁、懊丧、退缩、偏见或敌对。④绝望：表现为自感走投无路、丧失希望、生理功能极度低下、情绪低落、对外界刺激反应减少、极少或基本不参加外界活动。

（二）评估内容与方法

1. 交谈 可询问被评估者文化背景与健康知识、习俗及有无文化休克等情况。

（1）文化背景与健康知识：可询问被评估者：您的文化程度是？您认为健康指什么？不健康指什么？导致您健康问题的原因是什么？该健康问题对您的身心造成了哪些影响？您认为哪些食物对健康有益？哪些行为对健康有害？

（2）习俗：可询问被评估者：您喜欢的称谓是什么？每日进几餐？您都在什么时间进餐？有何食物禁忌？您信赖民间疗法吗？您常采用的民间疗法有哪些？效果如何？

（3）文化休克：可询问被评估者：在新的环境中（如医院），您觉得是否安全、舒适？您的情绪怎样？是否有焦虑不安的感觉？有无恐惧感？是否觉得忧虑？是否觉得依然充满希望？

2. 观察 通过观察被评估者与他人交流时的表情、眼神、手势、坐姿等，对其非语言沟通文化进行评估。观察被评估者是否定时定量进餐：有无偏食、暴饮暴食、嗜烟酒和辛辣食物，以及一些饮食卫生习惯,如是否饭前、便后洗手、是否饭后漱口和散步、餐具是否清洁等,评估其饮食习俗。观察被评估者面色、呼吸、表情、动作等,判断是否有焦虑、恐惧等文化休克的表现。

四、环境

人类的生活受内外环境的影响,人的健康离不开良好的生存环境。护理的功能在于创造有利于人体功能发挥作用的最佳环境。而通过环境评估,可以明确环境中现存的或潜在的有害因素,发现可预防的危险因素,制订有针对性的护理措施。

(一)概述

1. **环境**(environment) 环境是人类生存或生活的空间。广义的环境是指人类赖以生存、发展的社会与物质条件的总和。狭义的环境指环绕个体的区域,如居室,病房。在护理学中,环境包括影响人们生存与发展的所有内在、外在条件,即内环境和外环境。内环境又称生理-心理环境,包括人体所有的组织和系统,如呼吸、循环、消化、内分泌、神经系统以及心理状态。外环境包括物理环境、社会环境、文化环境和政治环境。人体的内外环境相互作用,并不断进行物质、信息与能量的交换,使机体能适应外环境的改变,并维持内环境的稳定。

2. **环境的组成** 主要包括自然环境与社会环境。

(1)自然环境:又称物理环境,是一切存在于机体外环境的物理因素的总和,即环绕于人类周围,能直接或间接影响人类生活的物理因素的总和,包括空间、声音、光线、温度、湿度、气味、大气、水源、辐射、电力、磁场、室内装饰与布局等;以及各种与安全有关的因素,如机械性、物理性、化学性、放射性、过敏性、医源性损伤等因素。

(2)社会环境:是人类生存及活动范围内的社会物质与精神条件的总和。包括社会政治制度、经济、法律、文化、教育、生活方式、人口、民族、社会关系、社会支持、医疗卫生服务体系等方面。

3. **环境对健康的影响**

(1)物理环境:物理环境影响健康的因素主要包括细菌、病毒、寄生虫等病原微生物等生物因素;噪音、光污染、电离辐射等物理因素;水和空气污染、生产毒物、粉尘、农药等化学因素;空气的温度、湿度、气压变化等气候和地理因素。

(2)社会环境:社会环境包括制度、法律、经济、文化、教育、人口、民族、职业、生活方式、社会关系、社会支持等诸多方面。经济、文化、生活方式、社会支持及医疗卫生服务体系对健康影响较大,是社会环境评估的重点。①经济:是社会环境中对病人影响最大的因素,经济是保障人们衣、食、住、行基本需求以及享受健康服务的物质基础。经济状况差的人群为生存终日劳累奔波,平时很少做健康体检,患病时也更难获得及时的治疗。②文化:文化水平高有助于人们认识疾病、获取健康保健信息、改变不良生活方式,提高卫生服务的有效利用。③生活方式:是指经济、文化、政治等因素相互作用所形成的人们在衣、食、住、行、娱乐等方面的社会行为,对健康影响重大,不良的饮食习惯、吸烟、酗酒、长期熬夜、锻炼及体力活动过少、工作紧张等,都可以导致肥胖、高血压、心肌梗死、消化性溃疡等多种疾病。④社会关系与社会支持:是社会环境中非常重要的方面,关系到人们的身心调节与适应能力、生活质量以及对治疗、护理的依从性。医疗卫生服务体系是否完善,医疗资源是否布局合理以及医疗质量的高低也会直接影响人群健康。

（二）评估内容与方法

1. 交谈

（1）物理环境：①家庭环境：可询问被评估者：您的居所是否整洁？光线是否明亮？空气是否新鲜？通风是否良好？有无蚊蝇鼠害？有无饲养猫狗宠物？②工作环境：可询问被评估者：您的工作环境是否整洁、明亮？有无粉尘、化学物等刺激物存在？有无高温、强酸、强碱等危害因素？是否采用安全帽、防护衣物等防护措施？

（2）社会环境：①经济：可询问被评估者：您的经济来源有哪些？工资福利如何？收入是否够用？家中有无失业、待业人员？医疗费用支付方式是自费还是医疗保险？是否有困难？②文化：可询问被评估者：您的文化程度如何？家庭其他成员的文化程度？您及家人是否具备健康照顾所需的知识和技能？③生活方式：可询问被评估者：您在饮食、睡眠、运动方面的习惯？有何爱好？有无吸烟、酗酒？您的生活是否规律？④社会支持：可询问被评估者：您的家庭关系是否稳定？是否彼此尊重、关爱？您与领导、同事的关系如何？您的家人、朋友及同事能否提供您所需要的支持和帮助？如果是病人，还需要询问：您与医生、护士及病友的关系如何？他们是否对您有应有的尊重与关心？您能否获得及时有效的治疗与护理？您的各种合理需求是否能得到满足？

2. 实地观察

（1）家庭环境：观察内容主要包括整洁程度、采光通风、温度湿度、噪声情况、供水卫生、食物存放与饮食卫生、卫生设施及使用情况、用电安全，化学物品（药品、杀虫剂、洗涤剂等）的存放与使用是否安全，以及是否存在其他安全隐患，如门窗破损、墙体开裂、地面不平等。

（2）工作环境：观察内容主要包括有无污染源、是否存在安全危害因素、安全作业条例执行与否、有无相应的工作防护措施等。

（3）病室环境：观察内容主要包括病房环境中的湿度温度是否适宜，采光通风是否良好，有无噪声、异味，是否有安全防护措施，如地面是否平整、防滑，电源是否妥善安置及使用安全，药物储藏是否合理，用氧是否安全，以及各种设备是否齐全、完好，如有无空调及其他取暖设备、婴儿室有无恒温设备。

（阳晓丽）

学习小结

通过本节学习，首先应理解角色、文化、家庭、环境的概念与内涵，熟悉病人角色适应不良的类型与表现，家庭的结构、文化的特征与文化休克、环境的组成及对健康的影响。在临床实践中能够运用合适的方法对病人的角色、文化、家庭及环境进行评估，得到准确的判断，为给病人制定针对性的身心护理提供参考依据。

复习思考题

1. 简述病人角色适应不良的分类与表现。
2. 简述家庭评估的内容与方法。
3. 试述文化评估的内容与方法。

第五章　特殊人群的评估

5

第一节 孕产妇的评估

学习目标

掌握	孕、产妇评估要点和注意事项。
熟悉	孕、产妇身心变化特点。
了解	孕产妇经历的妊娠、分娩、产褥3个阶段。

案例 5-1

刘某，女性，31岁。孕32周，初次妊娠，来医院做围产期保健。护士为其心理评估时了解到刘某已为孩子起好名字，买好玩具、衣服和睡床，非常关心孩子喂养和生活护理等方面知识。且随着妊娠月份的增加，常因婴儿即将出生而感到愉快，但又对分娩将产生的痛苦而忧虑，担心分娩过程中母儿安危，婴儿性别能否被家人接受等。

思考：

1. 如何对该病人进行功能性健康型态评估？

2. 其主要护理诊断/问题是什么？

孕产妇要经历妊娠、分娩和产褥3个重要阶段。妊娠是指胚胎和胎儿在母体发育成熟的过程，共40周，280天，开始于成熟卵子受精，终止于胎儿及其附属物自母体排出。妊娠全过程可分为早期妊娠（妊娠12周末以前）、中期妊娠（妊娠13周~28周末）及晚期妊娠（妊娠第28周以后）3期。分娩指妊娠满28周及以上，胎儿及其附属物从临产开始到全部从母体娩出的过程，可分为3期，也称为3个产程，第一产程为宫颈扩张期，第二产程为胎儿娩出期，第三产程为胎盘娩出期。产褥期指从胎盘娩出至产妇全身各器官除乳腺外恢复至未孕状态所需的一段时期，一般为6周。

一、孕产妇的身心特点

（一）孕妇的身心特点

妊娠后，为满足胎儿生长发育和娩出的需要，孕妇生殖系统、循环系统、泌尿系统、呼吸系统、消化系统等系统都会发生一定变化。

1. 生理变化

（1）生殖系统

1）子宫：妊娠后子宫体增大变软，子宫容量由5~10ml增大到5000ml左右，重量从50g增长为1000g。子宫体增生、肥大，黏液分泌增多，形成稠厚的黏液栓，可保护子宫腔免受外来感染。临产时，宫颈变短，并有轻度扩张，利于分娩。子宫峡部也在妊娠12周后逐渐伸长变宽，扩展成子宫下段,由孕前的 1cm 增长为 7~10cm,临产前成为软产道的一部分。

2)卵巢和输卵管:卵巢增大,输卵管伸长。

3)阴道:阴道变软,伸展性增强,为胎儿娩出创造条件。pH 降低,约为 3.5~6.0,不利于致病菌生长。

4)外阴:妊娠期外阴色素沉着,可有静脉曲张,大阴唇内血管增多,结缔组织变软,伸展性增强,有利于胎儿娩出。

(2)乳房:乳房增大,浅静脉明显可见,乳头增大变黑,乳晕颜色加深,其外围的皮脂腺肥大形成散在的结节状隆起,称为蒙氏结节。

(3)血液及循环系统:整个孕期血容量增加约35%,平均增加约1500ml,其中血浆增加多于红细胞增加,血液呈稀释状态,红细胞数和血红蛋白量下降,可出现生理性贫血。

(4)呼吸系统:耗氧量增加约 10%~20%,肺通气量增加约 40%,以胸式呼吸为主。上呼吸道黏膜充血水肿,局部抵抗力下降,容易发生上呼吸道感染。

(5)消化系统:妊娠早期,约有半数妇女可出现晨起恶心、呕吐等早孕反应,症状轻重因人而异,一般于妊娠12周左右自行消失。

(6)泌尿系统:由于孕妇及胎儿代谢产物增加,肾脏负担加重。肾脏血流量和肾小球滤过率增加30%~50%,而肾小管对糖的吸收不能相应增加,导致约15%的孕妇餐后尿糖阳性。随着肾小球滤过率的增加,代谢产物排出增加,血中尿素、肌酐的浓度低于非孕妇。孕早期由于增大的子宫压迫膀胱,可出现尿频。妊娠12周后子宫体高出盆腔,压迫膀胱的症状消失。到孕晚期,由于胎先露进入盆腔,孕妇再次出现尿频。

(7)神经及内分泌系统:自主神经功能不稳定,容易出现嗜睡、头昏等症状。内分泌腺体,如甲状腺、脑垂体、肾上腺等均有不同程度增大,功能增强,可出现相应症状。

(8)骨骼、关节和韧带:可出现关节、韧带松弛,严重者有关节疼痛症状。

(9)皮肤:色素沉着,尤其在乳头、乳晕、腹中线、外阴等处明显。面部可有棕褐色蝴蝶斑(妊娠斑),产后逐渐消失。腹壁因局部皮肤弹力纤维断裂,出现不规则的紫色或淡红色条纹(妊娠纹),多见于初产妇,产后颜色逐渐变浅,但一般不会消失。

相关链接　　　　　　　早孕反应

　　　　早孕反应是指在妊娠早期,孕妇体内绒毛膜促性腺激素(hCG)增多,胃酸分泌减少及胃排空时间延长,导致头晕、乏力、食欲缺乏、喜酸食物或厌油腻、恶心、晨起呕吐等一系列反应。早孕反应是一种正常的生理现象,一般不需特殊处理,通常出现在停经 6 周以后,持续到怀孕 3 个月。妊娠12周以后随着体内 hCG 水平下降,症状多自然消失,食欲恢复正常。早孕时孕妇注意饮食以富含营养、清淡可口、容易消化为原则。在口味方面,尽可能照顾孕妇的饮食习惯和爱好。

　　2. **心理 - 社会状况**　　随着原有生活方式及角色的转变,导致孕妇心理产生一系列变化,常见的心理反应有矛盾、接受、自省、情绪激动等,有些孕妇还可出现焦虑、抑郁等不良心理状态,如不能恰当应对,可能会影响孕期母子的健康甚至家庭生活。

（1）矛盾（contradiction）：对怀孕喜忧相兼。多数夫妻，特别是妻子都会认为自己尚未做好充分准备，也未做好当母亲的准备，认为怀孕的时机不佳，表现为矛盾、犹豫，可能出现焦虑、情绪低落，郁郁寡欢等。

（2）接受（acceptance）：妊娠早期，孕妇对妊娠的感受仅仅是停经后的各种不适反应，并未真实感受到胎儿的存在。随着妊娠进展，尤其是胎动的出现，孕妇真正感受到孩子的存在，并逐渐接受。

（3）自省（introspection）：孕妇可能会对以前的爱好失去兴趣，开始喜欢独处和安静休养，对一些问题开始认真的思考，反省以前的生活，想象未来的景象。

（4）情绪波动：妊娠期大多数孕妇心理反应不稳定，较敏感、易激动，尤其对丈夫的言行。出现无名的怨气、悲伤，往往使丈夫不知所措，有时还会导致家庭不和谐。

（5）为人母的心理：在接受怀孕事实后，孕妇多会寻求各种信息，逐渐完成角色转换，做好各项准备，并努力安排好家庭生活，迎接家庭新成员的到来。

（6）家庭支持系统：常见有3种类型：①支持不足：表现在情感、经济、日常生活照顾等方面缺乏应有的支持；②支持恰当：表现为家庭能给予恰当照顾，孕妇能保持良好的情绪状态，并感到生活幸福；③支持过分：孕妇是家庭的中心，受到重点关注，可能会造成孕妇营养过剩、活动过少、情绪不稳等，不利于母子身心健康发展。

（二）产妇的身心特点

产妇经过10个月妊娠分娩后，各器官系统也发生了一系列变化，表现为：

1. 生理变化

（1）生殖系统

1）子宫：子宫在胎盘娩出后逐渐恢复至未孕状态的过程称为子宫复旧，表现为子宫体逐渐缩小，子宫内膜再生，残存的蜕膜厚薄不一，表层蜕膜逐渐变性、坏死，随恶露自阴道排出，形成新的子宫内膜。产后4周，子宫颈完全恢复至妊娠前形态。初产妇的子宫颈外口由产前的圆形（未产型），变为产后的"一"字形横裂（已产型）。产后由于子宫下段收缩，逐渐恢复至非孕时的子宫峡部。宫内出血逐渐减少至停止，新生的内膜修复期间，若胎盘附着面复旧不全出现血栓脱落或感染，可引起晚期产后出血。

2）阴道、外阴：分娩后，阴道腔扩大，阴道壁松弛，黏膜皱襞减少甚至消失。产褥期阴道腔逐渐缩小，阴道壁肌张力逐渐恢复，黏膜皱襞约在产后3周重新出现，但阴道于产褥期结束时不能完全恢复至未孕时的紧张度。会阴轻度水肿，产后2~3日自行消退。会阴部若有轻度撕裂或会阴切口缝合后，于产后3~4日愈合。处女膜因在分娩时撕裂形成残缺痕迹称处女膜痕。

3）盆底组织：分娩形成的盆底肌及筋膜过度扩张和肌纤维部分断裂在产褥期也逐渐恢复。若分娩次数过多、间隔时间过短，加之产褥期过早参加重体力劳动或剧烈运动，可导致阴道壁脱垂，甚至子宫脱垂等。

（2）乳房：开始泌乳，婴儿吸吮是保持不断泌乳的关键，不断排空乳房，也是维持泌乳的重要条件。哺乳有利于产妇生殖器官及有关器官组织更快地恢复，对母儿均有益处。乳汁的分泌与产妇的营养、睡眠、情绪及健康状况密切相关。

（3）血液及循环系统：产褥早期红细胞计数及血红蛋白逐渐增多，中性粒细胞和血小板增多，淋巴细胞稍减少，一般于产后1~2周恢复至正常水平。红细胞沉降率于产后3~4周降至正常。产后 2～3 周血容量恢复至未孕状态,特别是产后 24 小时,心脏负担加重,产妇此时极易发生心力衰竭。血液于产后仍处于高凝状态,有利于胎盘面形成血栓,减少产后出血量,纤维蛋白原、凝血酶、凝血酶原于产后 2～3 周降至正常。

(4)消化系统:产后 1～2 日内常感口渴,因分娩能量消耗以及体液大量流失,喜进流食或半流饮食,但食欲差,以后逐渐好转。产后 1～2 周胃肠肌张力、蠕动及胃液中盐酸分泌逐渐恢复正常。产妇因卧床时间长,缺少运动,腹肌及盆底肌肉松弛加之肠蠕动减弱,容易发生便秘和肠胀气。

(5)泌尿系统:产后最初 1 周尿量增多,因妊娠期体内潴留的大量水分在产褥早期主要由肾脏排出,妊娠期发生的肾盂及输尿管生理性扩张,产后约需 2～8 周恢复正常。分娩过程中,因膀胱受压,导致黏膜水肿、充血及肌张力降低,分娩后因会阴伤口疼痛、不习惯卧床排尿等原因,产妇容易发生尿潴留。

(6)内分泌系统:产后血雌激素和孕激素水平急剧下降,于产后 1 周恢复到孕前水平。产褥期恢复排卵时间与月经复潮时间受哺乳影响,不哺乳产妇一般在产后 6～10 周月经复潮,哺乳期产妇月经复潮延迟,平均在产后 4～6 个月恢复排卵。哺乳期产妇首次月经复潮前多有排卵,因此哺乳期产妇月经未来潮前仍有受孕的可能。

(7)腹壁:腹壁皮肤部分弹力纤维断裂,产后腹壁明显松弛,其紧张度约需产后 6～8 周恢复,色素沉着逐渐消退。

2. 心理 - 社会状况 产后,产妇需要从妊娠期和分娩期的不适、疼痛、焦虑中慢慢恢复,需要有一段接纳新成员及新家庭的心理调适期,此期产妇的心理状态处于脆弱和不稳定状态。主要表现为两个方面:确立家长与孩子的关系和承担母亲角色的责任,根据 Rubin 研究,产褥期妇女的心理调适过程一般会经历 3 个时期:

(1)依赖期(dependent period):产后前 3 日。表现为产妇的很多需求需依赖别人帮助来实现,如对孩子的关心、喂奶、沐浴等,同时产妇喜欢用语言表达对孩子的关心,较多地谈论自己妊娠和分娩的感受。

(2)依赖 - 独立期(dependent- independent period):产后 3～14 日。产妇表现出较为独立的行为,开始注意周围的人际关系,主动参与活动,学习和练习护理自己的孩子,亲自喂奶并不需要帮助。但这一时期容易产生压抑,表现为哭泣,对周围漠不关心,停止应该进行的活动等。

(3)独立期(independent period):产后 2 周至 1 个月。此期是产妇、家人和婴儿成为一个新的生活形态的完整系统。夫妇两人共同分享欢乐和责任,开始恢复分娩前家庭生活。在这一时期,产妇及其丈夫会承受更多的压力,如兴趣与需要、事业与家庭间的矛盾,哺育孩子、承担家务及维持夫妻关系中各种角色的矛盾等。

二、评估要点与注意事项

(一)评估要点

对孕产妇的评估,特别是首次评估时,应全面评估孕产妇的身体、心理社会状况,以及时发现影响正常妊娠过程的各种因素。

1. 健康史

(1)本次妊娠情况:评估本次孕期的健康状况、用药情况、饮食习惯有何改变,有无早孕反应,有无阴道出血,有无发热及服药史。

（2）现病史、既往史：是否有高血压、糖尿病、精神病及神经系统疾病史。

（3）月经史：初潮、周期、经量、末次月经等。根据停经史核对孕周，推算预产期。

（4）生育史：胎次、足月情况、出生日期、分娩方式及分娩过程是否顺利等情况。

（5）夫妇双方家族史、遗传病史及不良因素暴露史。

（6）喂养史：出生后何时开始喂养、喂养方式、对产妇身心的影响等。

2. 身心评估　孕产妇在妊娠、分娩、产褥过程中，全身各系统尤其生殖系统发生了较大的生理变化，同时，伴随着胎儿的成长、新生儿的出生，其本人及家庭经历着较大的心理和社会适应过程，护士在健康评估中要关注其特殊性。具体评估要点详见孕产妇身心特点部分。

3. 功能性健康型态评估

（1）健康感知-健康管理型态：由于我国实行计划生育政策，多数家庭生育 1～2 孩，孕妇在首次妊娠时，缺乏妊娠的相关知识，对孕期健康的感知能力相对较差。应重点评估孕妇对怀孕过程、胎儿发育过程的认识和感受。如怀孕的反应，营养、休息、活动、性生活的合理性，胎儿的活动信息，怀孕的心情和精神压力等。健康管理方面应重点评估孕妇的健康管理能力，如孕期知识、安全防护知识、日常保健措施、自护能力等。此外，还应评估有无影响孕产妇健康的危险因素，如详细询问孕妇的职业，工作环境，工作中是否接触有害物质，有无不良嗜好、妊娠期间有无用药等。

（2）营养-代谢型态：半数以上孕妇有早孕反应，此外，妊娠期因胃排空时间延长，胃酸及胃蛋白酶分泌减少，可引起消化不良、食欲减退，而胎儿的生长发育需要大量的营养物质，母体需增加摄入以满足其需要。一般情况下，整个妊娠期的体重平均增加 12.5kg。应重点评估孕产妇的饮食是否正常，饮食习惯，有无偏食，体重变化是否在正常范围、是否有下肢水肿等。

（3）排泄型态：妊娠期由于肠蠕动减慢，孕妇容易出现腹胀和便秘。输尿管松弛扩张、蠕动减慢，尿流缓慢，容易出现肾盂肾炎。应评估孕产妇有无排泄型态改变、尿路感染征象。

（4）活动-运动型态：妊娠早期活动基本不受限制，随着胎儿的增大，尤其是多胎妊娠的情况下，活动会受到一定影响。应评估孕产妇目前的活动情况、活动耐力、生活自理情况。

（5）睡眠-休息型态：评估孕产妇睡眠与休息质量，了解影响睡眠和休息的各种因素。询问睡眠是否充足、休息后精力是否充沛等。

（6）认知-感知型态：孕产妇的认知和感知一般不会受到影响。评估时注意询问有无感觉异常，听力、视力等是否正常，观察孕产妇的语言表达能力。

（7）自我感知-自我概念型态：评估孕产妇能否正确、恰当地理解和处理怀孕期间生活、学习、工作中的各种问题；评估孕产妇对自己身体变化的认识及情绪变化，有无焦虑、恐惧、无能为力等异常心理现象。

（8）角色-关系型态：因为妊娠，孕妇的角色及角色关系会发生变化。应评估孕产妇角色是否能正常转换，是否做好做母亲的准备，有无失落感和角色紊乱，家庭关系是否良好，与配偶、亲友的沟通是否有效，家庭资源的利用，如家庭经济支持、情感支持、对本次怀孕的看法等。

（9）性-生殖型态：询问孕产妇月经史、妊娠次数、生产次数、是否有过流产（流产原因、存活子女数），既往分娩方式、有无并发症等，是否为计划内生育，有无异常孕产情况。

（10）应对-应激耐受型态：妊娠可造成孕产妇的应激反应。压力源常有角色改变、身体变化、经济问题、家庭问题等。评估压力源及孕产妇应激耐受与应对能力，了解孕产妇的心理应激反应，如有无紧张、焦虑、抑郁、无助感或过度依赖。询问孕产妇能否接受怀孕的事实及应对方式等。

（11）价值-信念型态：评估妊娠对孕产妇信仰、信念、价值观的影响。了解孕产妇对生活的态度及看法等。

（二）注意事项

1. 评估要全面，包括生理、心理和社会3方面内容，缺一不可。

2. 在生理评估中要考虑孕产妇的个体差异，不能一概而论地用正常值、正常反应去衡量。

3. 注意孕产妇的心理反应，了解孕产妇对妊娠的看法、态度和感受，有无异常的心理反应，如焦虑、抑郁、淡漠等。

4. 评估孕产妇及家庭成员相关知识的水平，寻求健康指导的态度、动力和接受能力，健康管理能力。

5. 了解孕产妇的日常生活状况，包括生活方式、饮食情况、活动与休息、个人卫生状况等。

6. 注意妊娠各时期的特别反应和变化。

案例分析（案例5-1）

该案例功能性健康型态评估结果如下：

健康感知、健康管理型态：孕妇已为孩子起好名字，买好衣服、玩具等，非常关心孩子喂养和生活护理方面知识，对孕期健康的感知和管理能力相对较好。

角色-关系型态：孕妇角色已转换、已做好母亲的准备。

应对-应激耐受型态：孕妇心情喜忧相兼，既有因婴儿将要出生感到愉快，又有对分娩产生的痛苦而焦虑、担心等。

该案例的主要护理诊断/问题：

1. 焦虑　与分娩将产生的痛苦、担心胎儿有无畸形等有关。

2. 知识缺乏：缺乏妊娠、分娩等相关知识。

（李雪萍）

学习小结

通过本节的学习应了解孕产妇会经历妊娠、分娩、产褥3个重要阶段，在这3个阶段中孕产妇在生理、心理、社会等方面都会发生一系列变化，评估时一方面应详细了解妊娠后身体发生的变化，这些变化是否在正常范围。另一方面还应关注孕产妇的心理、社会反应，如有无压力、焦虑、矛盾等心理反应，程度如何，社会支持情况等。

复习思考题

1. 简述孕产妇的生理变化特点。

2. 简述孕妇家庭可能出现的家庭支持系统。

3. 简述孕产妇评估时的注意事项。

第二节 儿童的评估

案例5-2

　　患儿，男性，8个月。因"腹泻、呕吐伴发热4天，加重1天"入院就诊。患儿于入院前3天开始腹泻，呈黄色稀水样便，每日5~6次，量中等。有时呕吐，为胃内容物，呈非喷射状，量少。1天前大便次数增多，每日10余次，量多，呈水样，呕吐频繁，为胃内容物。发病后患儿食欲减退，精神萎靡，尿量稍少。患儿是足月顺产，混合喂养，6个月添加换乳期食物。

　　思考：

1. 如何对该病人进行功能性健康型态评估？

2. 其主要护理诊断/问题是什么？

　　儿童（children）是一个不断生长发育的机体，在连续生长发育的动态变化过程中，各系统组织器官逐渐发育完善，功能亦愈趋成熟。根据儿童解剖、生理和心理特点，将儿童按年龄划分为7个时期：胎儿期（fetal period）、新生儿期（neonatal）、婴儿期（infancy）、幼儿期（early childhood）、学龄前期（preschool）、学龄期（prepuberal）、青春期（adolescence）。以上各期之间既各有特点，又有连续性。其中，胎儿的发育与孕母的躯体健康、心理卫生、营养状况和生活环境等密切相关，胎儿期主要通过对孕母的评估来实现。青春期根据身体的发育变化，可分为三个阶段：青春前期：10~14岁，身高体重突增；青春中期：15~17岁，第二性征开始发育；青春后期：17~20岁，第二性征发育逐渐成熟，体格发育变缓并逐渐停止。评估时应充分考虑儿童生长发育的特点，结合心理、社会等内容全面进行。

相关链接　　儿童各年龄期划分：

胎儿期：从受精卵形成至胎儿娩出止为胎儿期，共40周。

新生儿期：自胎儿娩出，脐带结扎开始至生后28天为新生儿期。

婴儿期：从出生后到满1周岁之前称新生儿期。

幼儿期：自满1周岁到3周岁之前为幼儿期。

学龄前期：3周岁后到入小学前（到6~7岁）。

学龄期：从入小学到进入青春期前（女12岁，男13岁左右）。

青春期：以性发育为标志进入青春期。WHO 规定青春期年龄范围为 10～20 岁，我国青春期一般是指女孩从 11～12 岁至 17～18 岁，男孩从 13～14 岁至 18～20 岁为青春期。

一、儿童的身心特点

（一）体格生长特点

1. **体重** 是反映儿童生长和营养状况的最易获得的敏感指标。新生儿出生体重与其胎次、胎龄、性别和宫内营养状况有关。我国 2005 年九市城区调查结果显示男婴出生平均体重（3.3±0.4）kg，女婴为（3.2±0.4）kg，与世界卫生组织的参考值一致。体重增长为非匀速增长，年龄越小，增长速率越快。第一个增长高峰为出生至 6 足月。3 足月的婴儿体重约为出生时的 2 倍（6kg），1 岁末婴儿体重约为出生时的 3 倍（9kg）。出生第 2 年体重增加 2.5～3.5kg，2 岁后到青春前期体重稳步增长，年增长值约 2～3kg。进入青春期后体格生长再次加快，呈现"第二个生长高峰"。为便于日常应用，可按以下公式粗略估计体重。

$$2 岁～12 岁体重（kg）= 年龄（岁）×2（kg）+8（kg）$$

青春期可参照成人标准粗略估计体重。

2. **身长/身高** 代表头部、脊柱和下肢长度的总和。3 岁以内小儿测量时采取仰卧位，称为身长。3 岁以上采用立位测量，称为身高。身高（长）增长多与种族、遗传、内分泌、营养、运动和疾病等因素有关，年龄越小，增长越快。新生儿出生时身长平均为 50cm，生后第 1 年内增长最快，身长约 75cm，其中前 3 个月约增长 11～13cm，约等于后 9 个月的总增长值。第 2 年增长速度减慢，2 岁末身长约 85cm。2 岁以后身高（长）稳步增长，平均每年增加 5～7cm。至青春期出现第 2 个增长加速期，逐步达到成人标准。2～12 岁可按下列公式推算。

$$身高（cm）= 年龄（岁）×7（cm）+75（cm）$$

头部、躯干（脊柱）和下肢这三部分的增长速度并不均等，一般头部发育较早，下肢发育较晚，某些疾病可造成身体各部分的比例失常，因此临床上需要分别测量上部量（从头顶至耻骨联合上缘）和下部量（从耻骨联合上缘至足底），以检查其比例关系。新生儿上部量>下部量，中点在脐上；2 岁时在脐下；6 岁时在脐与耻骨联合上缘之间；12 岁时上下部量相等，中点在耻骨联合上缘。

3. **头颅**

（1）头围：是指自眉弓上缘经枕骨外隆凸最高点绕头 1 周的最大周径，是反映脑发育和颅骨生长的一个重要指标。胎儿时期脑发育居各系统的领先地位，故出生时头围相对较大，平均 33～34cm。头围在 1 岁以内增长较快，1 岁时头围约 46cm。1 岁以后头围增长明显减慢，2 岁时约 48cm，5 岁时约 50cm，15 岁时约 54～58cm，基本同成人。头围测量在 2 岁以内最有价值。

（2）囟门：前囟为顶骨和额骨边缘交界处的菱形间隙，出生时约 1.5～2cm，至 1～1.5 岁闭合。后囟是顶骨和枕骨边缘交界处形成的三角形间隙，出生时很小或已闭合，最迟 6～8 周闭合。颅骨缝约 3～4 个月闭合。

4. **胸围** 胸围是指经乳头下缘和两肩胛下角水平绕体 1 周的围度，反映肺和胸廓的发育。出生时胸围比头围小 1～2cm，约 32cm。1 岁末胸围约等于头围，出现头围、胸围生长曲线交叉。1 岁以后胸围发育开始超过头围，1 岁至青春前期胸围超过头围的厘米数约等于周岁数减 1。

5. **顶 - 臀长 / 坐高**　坐高是指头顶至坐骨结节的长度,代表头颅与脊柱的发育,可间接反映下肢与躯干的比例。3 岁以下取仰卧位测量,称顶臀长。3 岁以上取坐位,测量值为坐高。由于下肢增长速度随年龄增长而加快,坐高占身高的百分数随年龄而下降,由出生时的 67% 降至 14 岁时的 53%。此百分数显示了身体上、下部比例的改变,反映了身材的匀称性,比坐高绝对值更有意义。

6. 牙齿:人一生有两副牙齿,即乳牙(共 20 颗)和恒牙(共 32 颗),出生时在颌骨中已有骨化的乳牙牙孢,被牙龈覆盖,生后 4 ~ 10 个月乳牙开始萌出,约 2 ~ 2.5 岁出齐,2 岁以内乳牙的数目约为月龄减 4 ~ 6 颗,但乳牙的萌出时间也存在较大个体差异,12 个月后未出牙为乳牙萌出延迟。恒牙的骨化从新生儿时期开始,6 岁左右开始出第一颗恒牙即第一磨牙,长于第二乳磨牙之后,又称为 6 龄齿。6 ~ 12 岁乳牙按萌出先后逐个被同位恒牙代替,其中第一、二前磨牙代替第一、二乳磨牙。12 岁左右出现第二磨牙;18 岁以后出第三磨牙(智齿),但也有人终身不出此牙。恒牙一般在 20 ~ 30 岁时出齐,共 32 个。

(二)心理 - 社会状况

1. **新生儿期**　不具有心理现象,待条件反射形成即标志着心理活动发育的开始,且随着年龄增长,心理活动不断发展。

2. **婴儿期**　此期感觉发育速度很快,而知觉发育较慢。6 个月能辨认陌生人,明显表现出对母亲的依恋及分离性焦虑情绪;10 ~ 12 个月会叫"爸爸"、"妈妈",并能听懂大人的吩咐。1 岁 ~ 1 岁半在理解的基础上学说单词。并逐渐发展为从讲简单的句子到复杂的句子,表达心情。语言、动作及心理发育有明显进步。

3. **幼儿期**　行走和语言能力增强,与外界环境接触机会增多,自主性和独立性不断发展。故智力发育较快,语言、思维和社会适应能力增强,自主性和独立性不断发展,但对各种危险的识别能力和自我保护能力不足,易发生意外事故。

4. **学龄前期**　智力发育日趋完善,对周围事物产生强烈兴趣,好奇、多问、模仿性强,语言和思维能力进一步发展,自理能力增强,个性开始形成,能有意识地控制自己的情感。

5. **学龄期**　智能发育较前更成熟,理解、分析、综合能力逐步增强,求知欲望强。从这期开始,儿童从原来以游戏活动为主导的生活过渡到以学习为主导的校园学生生活,具备了言语和情感的表达能力,智力有明显增长,想象力有了很大提高,意志活动已经形成。

6. **青春期**　青春期处在竭力摆脱童年期的幼稚状态,向着成熟社会化的人迅速发展过渡的时期,是心理成长的关键时期。此期接触社会增多,外界环境对其影响越来越大,心理适应能力加强,但容易波动,在感情问题、伙伴问题、职业选择、道德评价和人生观等问题上处理不当时易发生性格变化。

二、评估要点与注意事项

(一)评估要点

1. 健康史

(1)母亲怀孕史:如母亲怀孕时的健康状况,孕期保健检查及用药情况。

(2)生产史:新生儿的胎产次、是否足月、出生体重、身长、出生后 Apgar 评分情况等。

（3）喂养史：出生后何时开始喂养，喂养方式，喂养种类、量、次数，辅食添加的月龄，饮食习惯，有无偏食、挑食。

（4）预防接种史：是否按时接种，接种后有无出现异常情况。

（5）其他：休息、睡眠、排泄、活动等情况。

2. 身体评估 评估时态度应和蔼，手要温暖，检查过程中注意小儿保暖。

（1）一般状况：生长发育、营养状况，神志、表情、语言能力，以及对周围环境的反应，皮肤颜色、体位或行走姿势等。在询问病史过程中以自然状态下所得较为真实的资料，可正确判断儿童的神志状况、发育、营养和病情轻重。

（2）一般测量：包括体温、脉搏、呼吸、血压、身长/身高、体重、头围、胸围、腹围等。

1）体温：可根据儿童的年龄和病情选用口腔测温法、肛门测温法及腋下测温法。口腔测温法适用于神志清楚能配合的 6 岁以上儿童，准确且方便，测试 3 分钟，正常范围为 36～37.2℃。肛门测温法适用于 1 岁以下儿童、不合作或昏迷、休克患儿，测温时间短且准确，儿童取侧卧位，下肢屈曲，将已涂润滑油的肛表水银头轻轻插入肛门内 3～4cm，测温 2 分钟，正常范围为 36～37.5℃。腋温测量安全、方便，但测试时间较长，将消毒的体温表水银头放在儿童腋窝下，上臂压紧腋窝，测试 4～5 分钟，正常范围为 36～37℃。

2）脉搏、呼吸：在安静状态下进行评估，评估时注意脉搏的速率、节律、强弱及紧张度；通过观察腹部起伏评估儿童呼吸情况；也可用少量棉花纤维置于儿童鼻孔边缘，观察棉花纤维摆动次数，并注意呼吸频率、节律及深浅，各年龄段儿童呼吸、脉搏（表 5-1）。

表 5-1　各年龄段儿童呼吸、脉搏情况

年龄	脉搏（次/分）	呼吸（次/分）	脉搏∶呼吸
新生儿	120～140	40～45	3∶1
<1岁	110～130	30～40	3～4∶1
2～3岁	100～120	25～30	3～4∶1
4～7岁	80～100	20～25	4∶1
8～14岁	70～90	18～20	4∶1
15～20岁	60～100	16～20	4∶1

3）血压：测量血压时应根据不同年龄选择不同宽度的袖带。新生儿和小婴儿可用多普勒超声监听仪测定收缩压。儿童血压随年龄增长而逐渐升高，不同年龄血压正常值可用以下公式推算：收缩压（mmHg）=（年龄 ×2）+80，收缩压的 2/3 为舒张压。正常时下肢血压比上肢血压高约 20mmHg。收缩压超出标准 20mmHg 者为高血压，低于标准 20mmHg 者为低血压。

4）体重：临床上可按以下公式粗略估计体重：

$$1～6 个月体重（kg）= 出生体重（kg）+ 月龄 ×0.7（kg）$$

$$7～12 个月体重（kg）=6+ 月龄 ×0.25$$

$$2 岁～12 岁体重（kg）= 年龄（岁）×2（kg）+8（kg）$$

5）身长及身体各部生长。

（3）皮肤和皮下组织：应在自然光线下评估，观察皮肤色泽，有无苍白、发绀、黄染、潮红、皮疹、瘀点（斑）、脱屑、色素沉着，毛发有无异常，触摸皮肤弹性，皮下组织有无水肿。一般采用测量腹部皮褶厚度，观察皮下脂肪判断营养状态，其测量方法为在腹部脐旁乳头线上，以拇指和示指相距 3cm 处，与皮肤表面垂直成 90°角，将皮脂层捏起，然后用皮褶厚度计测量皮褶捏起点下方 1cm 处厚度,测量 3 次,取中间值,并判断营养情况:①Ⅰ度营养不良:腹部皮褶厚度多为 0.4~0.8cm;②Ⅱ度营养不良:腹部皮褶厚度<0.4cm;③Ⅲ度营养不良:皮下脂肪几乎消失。

（4）浅表淋巴结:注意触及淋巴结的部位、大小、数目、活动度、质地、有无粘连、压痛等,特别是颈部、耳后、枕部、腋窝、腹股沟处。

（5）头部

1）头颅:观察其大小、形状,必要时测量头围,注意前囟有无紧张感、凹陷或隆起。婴儿有无枕秃,颅骨有无软化、缺损。

2）面部:有无特殊面容、眼距大小、鼻梁高低,双耳位置和形状等。如唐氏综合征患儿有眼距宽、鼻梁低平、眼裂小、眼外侧上斜等特殊面容。

3）眼、耳、鼻:眼睑有无水肿、下垂,眼球有无突出、斜视,结膜有无充血、分泌物,角膜有无混浊,瞳孔大小、形状、对光反射。检查外耳道有无分泌物、局部红肿及外耳牵拉痛。观察鼻外形、注意有无鼻翼扇动、鼻腔分泌物及通气情况。

4）口腔:口唇有无发绀、苍白、干燥、口角糜烂、疱疹。口腔内颊黏膜、牙龈、硬腭有无充血、溃疡、黏膜斑、鹅口疮、腮腺开口处有无红肿及分泌物。牙齿数目及龋齿数。舌质及舌苔。咽部评估放在最后进行,观察扁桃体是否肿大,有无充血、分泌物、脓点、假膜,咽部有无溃疡、充血、滤泡增生、咽后壁肿胀等情况。

（6）颈部:有无斜颈、短颈或颈畸形,颈部活动情况,有无颈项强直等,甲状腺有无肿大,气管有无移位,颈静脉充盈及搏动情况。

（7）胸部

1）胸廓和肺:观察胸廓形状,胸廓两侧是否对称,有无佝偻病胸、桶状胸、肋间隙饱满、凹陷、增宽或变窄等,肺脏评估采用视诊、触诊、听诊和叩诊,视诊应注意呼吸频率、节律和深浅度,有无呼吸困难。触诊可在幼儿啼哭或说话时进行。婴幼儿胸壁较薄,叩诊反响较强,胸部叩诊时用力要轻,也可用两个手指直接叩击。听诊时尽量使儿童保持安静,或在儿童啼哭后深呼吸时听诊容易闻及细湿啰音。肺炎时腋下、肩胛间区及肩胛下区较易听到湿啰音。

2）心脏:视诊时注意心前区有无隆起,心尖搏动位置、强弱和范围,触诊可进一步明确心尖搏动及有无震颤,并注意震颤出现的部位和时间。叩诊心界的大小,各年龄儿童心脏浊音界略有不同（表 5-2）。在安静环境下听诊心音、心率、心律,了解有无心脏杂音,并明确杂音的部位、性质、时限、响度及传导方向,对诊断先天性心脏病有重要价值。

表 5-2　各年龄儿童心脏浊音界

年龄	右界	左界
新生儿	沿右胸骨旁线	左乳线外 1~2cm
2~5 岁	右胸骨旁线与右胸骨线之间	左乳线外 1cm
5~12 岁	接近右胸骨线	左乳线上或乳线内 0.5~1cm
>12 岁	右胸骨线	左乳线内 0.5~1cm

（8）腹部:视诊注意腹部形态,有无肠型或蠕动波,脐部有无分泌物、出血、炎症、脐疝。触诊时应尽量争取儿童合作,可让其躺在母亲怀里或在哺乳时进行,护士的手应温暖、动作轻柔,通过观察儿童的表情反应评估有无压痛,而不能完全依靠儿童回答。听诊有无肠鸣音亢进、血管杂音。

（9）脊柱和四肢:观察脊柱形态,有无前凸、侧弯或后凸,有无脊柱裂、脊膜膨出。观察四肢有无畸形、佝偻病体征,如"O"形或"X"形腿、手镯、脚镯样变、脊柱侧弯等。观察手指、足趾有无杵状指,多指(趾)畸形等。

（10）会阴、肛门和外生殖器：观察有无畸形,如尿道下裂、两性畸形、肛裂等;女孩有无阴道分泌物、畸形;男孩有无隐睾、包皮过长、过紧、鞘膜积液和腹股沟疝等。

（11）神经系统：观察儿童神志、精神状态、面部表情、动作语言能力、反应灵敏度,有无行为异常等;检查神经反射及脑膜刺激征。

3. 功能性健康型态评估

（1）健康感知-健康管理型态：随着年龄的增长,儿童健康感知和健康管理能力逐渐加强,青春期接近或达到成人水平。重点评估儿童对健康的认识、有无良好的习惯。儿童对影响健康的危险因素的识别能力和自我保护能力不足,常常发生交通事故、溺水、触电、异物吸入、中毒等意外。应评估儿童对有关安全防护的知识。儿童的健康管理一定程度是依靠父母、老师及抚养者,在生长发育过程中,逐渐过渡到生活自理,故应评估家庭对儿童健康的影响。

（2）营养-代谢型态：评估儿童生长发育情况,如身高、体重是否正常,评估喂养情况、食欲,有无偏食,食物种类、质、量、营养要素是否均衡,体格锻炼情况。观察有无营养不良和肥胖。

（3）排泄型态：评估排泄物的次数、量及性状,随着年龄的增长,婴幼儿排泄控制能力增强,评估有无与年龄不符的现象,如夜尿、退行现象。

（4）活动-运动型态：儿童的活动、运动发育遵循一定规律,婴幼儿期应评估儿童的粗动作、细动作。粗动作(包括平衡)发育可归纳为："二抬四翻六会坐,七滚八爬周会走"(数字代表月龄);细动作如玩手、捏、敲、用匙等。学龄儿童、青少年应重点评估运动的兴趣、爱好、运动量、耐力及有无影响运动的因素。

（5）睡眠型态：了解入睡是否困难,睡眠是否安稳,有无惊醒、哭闹、梦游、睡眠的次数和时间。

（6）认知-感知型态：了解认知、感觉的发育情况,如视觉、听觉、味觉、嗅觉、触觉以及智力、思维、知觉等能力。可参照瑞士心理学家皮亚杰(Jean Piaget)的儿童认知发展阶段学说进行判断。

1）感觉运动期(0~2岁)：通过与周围事物的感觉运动性接触,如吸吮、咬、抓、握、触摸、敲打等行动认识世界。

2）运筹前期(2~7岁)：开始使用语言符号来记忆和贮存信息,但还不具备逻辑思维能力。①2~4岁看待事物以自我为中心,不能理解他人观点;②4~7岁对因果关系的推理往往是不现实或错误的。

3）具体运筹期(学龄期)：以具体形象思维方式理解问题,但不能演绎推理。

4）形式运筹期(青春期)：能应用综合、分析、分类、比较等思维方法,达到最终思维形式或思维成熟即成人水平。

（7）自我感知-自我概念型态：婴幼儿期的小儿对自己的身体就有一定感知,随着年龄的增长,逐步完善并形成自我概念。评估儿童与生长发育相适应的自我感知能力,如问婴幼儿手在哪里、脚在哪里等;学龄前期儿童对自己性别的认识;学龄期儿童在学习、游戏中的性格、角色、地位、自尊;青少年的总体外貌、身体语言、价值观等。

（8）角色-关系型态：评估儿童的角色意识,行为是否与年龄相符;有无角色紊乱;儿童与父母的关系如何,家庭能否满足儿童身体、情感需要,有无受虐现象;能否与周围人沟通。

（9）性-生殖型态：评估青春期第二性征发育情况,如月经初潮年龄、乳房发育、遗精、男孩声音改变、对异性的态度等。

（10）应对 - 应激耐受型态：评估应对、应激耐受能力是否与年龄相符；患病后有无心理、行为改变；生活中遇到困难时有无情绪不安、过度烦躁等现象；参加大型考试有无出汗、心动过速、呼吸加快、恶心、颤抖等症状；有无对他人进行攻击的企图。

（11）价值 - 信念型态：信仰、信念和价值是个体在后天长期的学习中逐步形成的，因此，未成年人一般没有稳定的信念、信仰和价值观。评估的目的在于了解较大儿童的文化、精神、价值、信念及其对健康和行为的影响。

（二）注意事项

1. 评估儿童生长发育时，应充分考虑儿童的个体差异，如语言、运动能力的差异。

2. 护士在进行评估时，应注意沟通技巧，在询问病史时应采用微笑、表扬、鼓励或抚摸等方法与儿童建立良好的关系，运用游戏式交流方法与幼儿进行沟通，要根据实际情况，巧妙引导家长或儿童本人叙述。新生儿、婴幼儿不能正确诉述病情，应由母亲或亲密接触的照顾者代述。身体评估时也可用听诊器或其他玩具给其触摸，以消除儿童恐惧感，取得信任与合作，并可借此观察儿童精神状态，智力及对外界的反应情况。

3. 保持儿童身体的舒适和温暖。较大的儿童，注意采取适当的隐蔽措施，保护儿童的自尊心与隐私。

4. 对婴幼儿评估时，应有父母在身边，使孩子有安全感，语言要温和、慈爱，不要恐吓。

5. 根据儿童年龄特点及耐受程度，适当调整检查程序。一般开始接受评估时较安静，可先进行心肺听诊，心率、呼吸次数和腹部触诊等易受哭闹影响的项目；口腔、咽部等不易接受的部位放在最后评估；皮肤、四肢躯干骨骼、全身浅表淋巴结等容易观察的可随时检查。如果某一部位有疼痛，该处评估也应放在后面。

6. 由于儿童语言表达能力有限，临床观察和客观检查特别重要。

案例分析（案例 5-2）

该案例功能性健康型态评估结果如下：

健康感知 - 健康管理型态：患儿 8 个月，对健康没有认识、健康管理依靠其父母。

营养 - 代谢型态：患儿体重 8kg，属于正常体重，但患病后食欲减退，有腹泻、呕吐、发热等症状，皮肤稍干、弹性稍差、口唇黏膜稍干、前囟及眼窝稍凹陷说明患儿有脱水表现。

排泄型态：患儿大便次数增多，每日 10 余次，量多，呈水样，呕吐频繁，为胃内容物，尿量稍少，有排泄型态的改变。

应对 - 应激耐受型态：患儿患病后体温升高，脉搏加快，呼吸急促，精神萎靡。

该案例的主要护理诊断 / 问题：

1. 腹泻　与感染、喂养不当、胃肠功能紊乱有关。

2. 体液不足　与腹泻、呕吐致体液丢失过多和摄入不足有关。

3. 体温过高　与肠道感染有关。

（李雪萍）

第三节　老年人的评估

学习目标

掌握　老年人身心变化特点。

熟悉　老年人评估要点和注意事项。

了解　老年人的年龄划分标准。

案例 5-3

刘某，男性，78岁，农民。因多食、多饮、消瘦2个月就诊。病人2个月前无明显诱因食量逐渐增加，由原来的每天450g到每天550g，最多达800g，而体重却逐渐下降，2个月内体重减轻了3kg以上，同时出现口渴，喜欢多喝水，尿量增多。

体格检查：体温36℃，血压120/80mmHg，心率80次/分，呼吸18次/分。

实验室检查：Hb 120g/L，WBC $7.6×10^9$/L，PLT $267×10^9$/L；尿常规（−），尿糖（++），空腹血糖10.8mmol/L。

思考：

1. 如何对该病人进行功能性健康型态评估？

2. 其主要护理诊断/问题是？

老年是生命过程中器官老化、退化和生理功能衰退的时期。世界卫生组织（WHO）对老年人的年龄划分有两个标准：发达国家将65岁以上的人群定义为老年人；发展中国家（特别是亚太地区）则将60岁以上的人群称为老年人。

我国关于年龄的划分界限自古以来说法不一，民间多用三十而立，四十而不惑，五十而知天命，六十花甲，七十古稀，八十为耋，九十为耄。现阶段我国老年人按时序年龄分期的划分标准如下：45~59岁为老年前期，60~89岁为老年期，90岁以上称为长寿期。

一、老年人的身心特点

（一）身体特点

1. 一般外形 ①身高下降：成年以后身高随增龄而逐渐降低，女性常比男性更明显。身高下降原因主要为骨质疏松、椎间盘萎缩、脊柱前弯、脊柱椎体压缩、下肢弯曲及机体组织萎缩性改变等。②体重减轻：大多数老年人常因机体各脏器的组织和细胞萎缩及水分减少而体重逐渐下降，但部分老年人因活动过少、营养过剩，体重甚至增加。③体型：老年人脊柱短且弯曲，出现驼背，女性变化尤为突出。随着衰老进展，脂肪组织逐渐减少，肌肉萎缩，屈腹弓背，步履缓慢，行走颤抖。④体表面积：逐渐减少，女性更为明显。

2. 皮肤 ①毛发：变白、稀少。②皱纹：以面部最明显，首先出现在前额和外眼角。③皮肤松弛：是衰老的突出特征。与老年人皮肤水分减少、皮下脂肪萎缩、结缔组织老化及弹力纤维减少等有关。④老年斑：常见于面部、颈、手背、前臂等暴露部位。⑤老年疣：又称脂溢性角化症或基底细胞乳头瘤，好发于面部、颈部、手背、躯干上部等处。⑥老年性白斑：呈点片状散在分布在胸、背、腹等处。

3. 头面部器官 老年人可出现角膜老年环、晶状体混浊，视力下降。中耳听骨退行性变，内耳听觉感受细胞退变，数目减少、耳蜗动脉血液供血减少等原因出现老年性耳聋，甚至听力丧失。鼻黏膜萎缩干燥易出血，嗅觉减退。唾液腺分泌减少，口腔黏膜干燥，味蕾萎缩，数量减少，功能退化，味觉减退。牙龈萎缩，牙根外露，牙齿松动，牙齿间隙增大，易脱落，导致唇部及颊部凹陷，颧骨和下颌骨下缘突出而呈典型的老年貌。

4. 胸部

（1）乳房：随着年龄增长，女性乳房变平坦，乳腺组织减少。如发现肿块，要高度疑为癌症。男性如有乳房发育，常因体内激素改变或药物不良反应所致。

（2）呼吸系统：胸腔前后径增大，横径缩小，胸廓活动减弱，肺组织弹性减退，肺泡数量减少，使呼吸功能下降。支气管壁变硬，支气管黏膜清除异物能力减低，易出现咳嗽、排痰困难。呼吸音减弱。

（3）心血管系统：心脏下移，心尖搏动可出现在锁骨中线旁，幅度减小。主动脉瓣、二尖瓣钙化、纤维化、脂质堆积，导致瓣膜僵硬和关闭不全。心肌收缩力减弱，使心排血量减少，致使全身各脏器供血不足。动脉因退行性变和粥样硬化而弹性下降，管腔狭窄，使血压增高，冠状动脉粥样硬化可引起心绞痛、心肌梗死。

5. 消化系统 腹部皮下脂肪堆积、腹壁肌肉松弛。牙齿逐渐脱落，牙龈萎缩，唾液分泌减少，味觉减退，吞咽功能下降，胃液分泌减少，均会影响食物的摄入和消化。胃肠蠕动减慢，肠壁肌肉萎缩，常引起便秘。

6. 脊柱、四肢 脊柱后弯、肌肉萎缩、骨关节疼痛等。

7. 泌尿生殖系统 肾脏功能逐渐减退，常有尿急、尿频、尿失禁、夜尿增多，男性常有前列腺增生；阴毛变稀、变灰，阴茎、睾丸变小。女性生殖器官和乳房逐渐萎缩。阴毛稀疏，呈灰色；阴唇皱褶增多，阴蒂变小；阴道变窄，阴道壁干燥苍白，皱褶不明显。子宫及卵巢缩小。

8. 神经系统 脑组织萎缩，神经细胞数量减少，神经传导速度变慢，对刺激反应时间延长,脑血管硬化等改变,使老年人反应迟钝,记忆力减退,注意力不集中,动作不协调,生理睡眠缩短。

相关链接　　　　　　　　老年人的生理功能变化

老年人由于各器官功能衰退,可出现一系列功能变化,如视力、听力下降,记忆力减退,皮肤弹性降低,瞳孔对光反射迟钝,收缩压升高,肠蠕动减少、肠鸣音减弱,性器官萎缩,前列腺增大,肌肉萎缩,骨关节改变等。但各器官都有一定的储备功能,故对老年人日常生活无明显影响,但也可出现不适的感觉如气促、身体衰弱、易疲劳且不易恢复。当老年人处于高度应激状态时,容易出现一个或多个器官功能降低甚至功能不全。老年人常见疾病有:动脉硬化、冠心病、糖尿病、高血压等。

(二)心理-社会状况

老年期因大脑中枢和周围神经系统发生变化,脑功能下降,从而发生一系列心理改变。

1. **记忆**　老年人的远事记忆力良好,近事记忆力较差。如老年人对多年以前的事情仍可记忆犹新,因此喜欢念叨往事,留恋过去;对刚发生的事情却可能全然忘记,对近期发生的事件常常遗忘,表现为丢三落四,甚至常会发生随记随忘、转身即忘的现象。老年人理解记忆良好,机械记忆差;自由记忆良好,限速记忆差;再认保持良好,新近识记差。老年人记忆衰退出现时间早晚、速度快慢、程度轻重不一,与老年人的身体健康状况、情绪状态、自我暗示及营养状况有很大关系。

2. **思维**　思维随年龄增长出现衰退较晚,感知和记忆衰退较为明显,在概念、逻辑推理和问题解决方面的能力均有所减退,尤其是思维的敏捷性、流畅性、灵活性、独特性及创造性比中青年时期要差,表现为说话不利落、话到嘴边说不出来或翻来覆去讲同样的话。老年期思维能力的弱化在每个老年人身上表现的程度不同。

3. **智力**　智力分为液态智力和晶态智力。液态智力主要与神经系统的生理结构和功能有关,包括知觉整合能力、近事记忆能力、思维敏捷度,以及与注意力、反应速度有关的能力;晶态智力主要指积累知识和经验的后天学习能力,如对常识、词汇的理解能力、抽象概括能力及分析问题和解决问题的能力。液态智力一般在成年早期达到高峰,以后随着年老而递减;但晶态智力有所上升。

4. **人格**　进入老年期后,老年人的人格会逐渐发生一些变化,如因各种能力的减退而变得保守,因把握不住现状而变得怀旧和牢骚,因交往减少而产生孤独感,因对健康和经济过分关注与担心而产生不安与焦虑感等。根据不同的人格模式,老年人有不同的社会适应型态,表现为:①整合良好型:多数老年人属于此类型,他们以高度的生活满意感、成熟感正视新的生活,有良好的认知能力和自我评价能力。②防御型:这类老年人年高志不减,刻意追求目标,对衰老完全否认,表现为退而不休、老有所为,或热衷于养生锻炼,保持自己的躯体外观形象。③被动依赖型:这种类型的老年人有两种表现,一种是从外界寻求援助,获得心理支持,以维持其生活的满足感;另一种是对生活无目标,与他人不来往,对任何事物都不关心,几乎不参与任何社会活动。④整合不良型:这类老年人通常有明显的心理障碍,需要在家庭照料和社会组织帮助下才能生活,是老年期生活最差的一种人格模式。

二、评估要点与注意事项

(一) 评估要点

1. **健康史** 询问老人目前健康情况,了解目前确诊的慢性疾病及用药情况,以及对日常生活和社会活动的影响;询问一个月内有无常见疾病的典型症状,如头痛、头晕、心慌、胸闷、心前区疼痛、咳嗽、咳痰、口渴、消瘦、多饮、多尿、疲乏、无力、关节疼痛、全身疼痛等。了解生活方式(吸烟、饮酒、体育锻炼、饮食等),评估其参与日常生活及社会活动的能力;评估老年人的过去史,有无手术、外伤等,有无食物、药物过敏史等;评估家族中有无遗传性疾病,社会支持情况,如家属对老年人关注及照顾情况等;评估老年人的经济支持能力等情况。

2. **身体评估**

(1)一般状况:测量体温、脉搏、呼吸、血压、身高、体重、腰围、计算体质指数(BMI)。评估意识状态、体位。

老年人生命体征特点有:①基础体温和最高体温相对较低,若下午体温比清晨高 1℃ 以上,应视为发热。②脉搏接近正常成年人。③呼吸次数比正常成人稍增多。④血压升高,且以收缩压升高为主。血压检查最好进行双臂检查,包括坐位、卧位,以了解循环代偿功能。评估意识状态有助于判断有无颅内病变及代谢性疾病。

(2)评估重要脏器功能

1)测视力、听力:用标准视力表测视力(戴眼镜者测矫正视力);粗测听力,测听力前告知被检者"下面我们简单检查一下您的听力情况",在被评估老年人耳旁轻声耳语:"您叫什么名字?"(不应让老年人看到你说话的口型);记录老年人能否听见并做出准确应答。

2)简单运动功能评估:简单运动功能评估是告知老人"请您根据我的指令完成以下动作":"两手触后脑部""捡起这支笔""从椅子上站起,行走几步,转身,坐下";记录完成动作情况。

(3)体格检查

1)皮肤黏膜:包括颜色、弹性、毛发等。老年人皮肤干燥、弹性减低,可见色素斑(老年斑),毛发稀疏无光泽,并有脱发。还需评估浅表淋巴结有无肿大。

2)头面部:巩膜有无黄染,耳廓有无痛风石,口腔与牙齿情况等。

3)颈部:有无颈部强直、颈部血管杂音、颈静脉充盈及程度,甲状腺有无异常。

4)胸部:①女性乳腺癌多发于 40~60 岁,应每年进行一次乳房检查;②听诊肺部有无异常呼吸音和啰音;③听诊心脏,注意心率、心律,第一心音有无增强或减弱,有无杂音。

5)腹部:消瘦的老年人腹壁变薄松弛,了解便秘情况,有无胀痛、触痛、腹部有无压痛、肿块,肝脾有无肿大。

6)脊柱四肢:注意有无脊柱后弯、肌肉萎缩、骨关节疼痛;了解关节及其活动范围;观察足、踝和下肢是否有水肿;触摸足背动脉,动脉搏动可分为正常、减弱、可疑和消失,注意比较双侧是否对称。

7)泌尿生殖系统:了解老年人性生活情况,评估老年男性有无排尿困难等。老年妇女还需进行相关妇科检查。

8）肛门指诊：触摸整个肛门和直肠内壁，注意有无包块。男性触诊前列腺，注意中间沟有无消失。指诊后观察指套表面是否带血或脓液。

9）神经系统：检查应包括脑神经、运动功能、感觉功能、神经反射及精神状态。

3. 功能性健康型态评估

（1）健康感知 - 健康管理型态

1）健康感知：老年人对健康的感知能力相对较差，主观认识与客观情况常有较大差距，表现在：①身体存在许多健康问题，但自我感觉良好，认为自己健康；②身体基本情况是好的，却怀疑自己有多种疾病，精神压力很大。评估中要注意老年人各感觉器官的功能是否在正常范围，感知是否准确。

2）健康管理：评估老年人的健康管理能力，如健康知识、安全防护知识、日常保健措施、自护能力。可根据奥瑞姆自理理论，确定其完全补偿、部分补偿、支持 - 教育的护理方式。

3）影响健康的危险因素：评估危险因素的目的在于找出老年人疾病、生活方式、环境（物理环境、社会环境）中的危险因素，以预防健康问题的发生，而不只是处理已经发生的问题。老年人由于身体功能衰退、感觉缺陷，容易发生意外事件而改变健康状况，如跌倒导致骨折、脑卒中等。

（2）营养 - 代谢型态：评估老年人进食有无困难，如缺牙、咀嚼或吞咽困难、偏瘫病人自理能力丧失不能自行进食；老年人长期的饮食习惯不容易改变，应注意有无不良饮食习惯和嗜好；体重是否正常；长期卧床、营养不良、昏迷、瘫痪、水肿的病人，应注意有无压疮。

（3）排泄型态：老年人由于消化功能及排泄功能减退，容易引起便秘、尿潴留、尿频、尿急、尿失禁等现象，男性前列腺增生可引起排尿困难。评估有无排泄型态的改变，改变的原因及采取的辅助措施。

（4）活动 - 运动型态：老年人的活动与运动是否正常与年龄密切相关。评估目前活动情况，活动耐力的程度；有无引起运动受限或障碍的疾病，如肺源性心脏病、哮喘、冠心病、心功能不全等；日常生活活动，如穿衣、进食、沐浴、如厕、大小便控制等，老年人生活自理能力评估可通过老年人生活自理能力评估表对进行评估（表 5-3）。该表为自评表，根据下表中 5 个方面进行评估，将各方面判断评分汇总后，0～3 分者为可自理；4～8 分者为轻度依赖；9～18 分者为中度依赖；≥19 分者为不能自理。

表 5-3　老年人生活自理能力评估表

评估事项、内容与评分	程度等级				判断评分
	可自理	轻度依赖	中度依赖	不能自理	
（1）进餐：使用餐具将饭菜送入口、咀嚼、吞咽等活动	独立完成	-	需要协助，如切碎、搅拌食物等	完全需要帮助	
评分	0	0	3	5	
（2）梳洗：梳头、洗脸、刷牙、剃须洗澡等活动	独立完成	能独立地洗头、梳头、洗脸、刷牙、剃须等；洗澡需要协助	在协助下和适当的时间内，能完成部分梳洗活动	完全需要帮助	
评分	0	1	3	7	
（3）穿衣：穿衣裤、袜子、鞋子等活动	独立完成	-	需要协助，在适当的时间内完成部分穿衣	完全需要帮助	
评分	0	0	3	5	

评估事项、内容与评分	程度等级				判断评分
	可自理	轻度依赖	中度依赖	不能自理	
（4）如厕：小便、大便等活动及自控	不需协助，可自控	偶尔失禁，但基本上能如厕或使用便具	经常失禁，在很多提示和协助下尚能如厕或使用便具	完全失禁，完全需要帮助	
评分	0	1	5	10	
（5）活动：站立、室内行走、上下楼梯、户外活动	独立完成所有活动	借助较小的外力或辅助装置能完成站立、行走、上下楼梯等	借助较大的外力才能完成站立、行走，不能上下楼梯	卧床不起，活动完全需要帮助	
评分	0	1	5	10	
总评分					

（5）睡眠-休息型态：老年人睡眠时间缩短，但某些疾病可使病人处于嗜睡或昏睡状态。评估睡眠与休息的质量，影响睡眠、休息的因素，睡眠后精力恢复情况。可询问有无服用安眠药等。

（6）认知-感知型态：老年人认知、感知能力处于衰退阶段，语言能力、记忆力、判断力、定向力、计算力和推理力有不同程度下降，甚至出现老年痴呆、思维混乱等。评估以上现象下降的程度，有无疼痛，疼痛的性质、部位、程度、持续时间等。老年人认知的评估包括思维能力、语言能力以及定向力3个方面。开始筛查时告知被检查老年人："我现在想检查一下您的记忆力，请您注意听"，再告知被检查老年人"我将要说3件物品的名称（如铅笔、卡车、书），请您立刻重复"，1分钟后再次重复。如被检查老年人无法立即重复或1分钟后无法完整回忆3件物品名称为粗筛阳性。对于认知功能粗筛阳性的老年人，在知情同意后，可利用简易精神状态量表对其进行评估（表5-4）。

表5-4 简易精神状态量表（MMSE）

分数	项目
5（ ）	1.时间定向力 问：今年是哪一年：＿＿＿（1），季节：＿＿＿（1） 月份：＿＿＿（1），日期：＿＿＿（1），星期几：＿＿＿（1）
5（ ）	2.地点定向力 问：我们现在在哪里？国家：＿＿＿＿＿（1），城市＿＿＿＿（1）城市的哪一部分：＿＿＿＿＿＿（1）建筑物：＿＿＿＿＿＿（1）第几层＿＿＿（1）
3（ ）	3.即刻回忆（记录3个词） 说：仔细听。我要说3个词，请在我说完以后重复。准备好了吗？3个词是：球（停一秒钟），旗子（停一秒钟），树（停一秒钟） 请马上重复这三个词是什么 ＿＿＿＿＿＿＿＿（1） ＿＿＿＿＿＿＿＿（1） ＿＿＿＿＿＿＿＿（1）
5（ ）	4.注意力与计算力 问：从100减去7，顺序往下减，直至我让你停止，100减去7等于＿＿＿＿（1），继续：＿＿＿（1）＿＿＿（1）＿＿＿（1）＿＿＿（1）
3（ ）	5.回忆刚才那3个词 问：我刚才让你记住的3个词是什么 每个正确计一分。＿＿＿（1）＿＿＿（1）＿＿＿（1）

分数	项目
2（　）	6. 命名 问：这是什么？（展示铅笔）___（1）（展示手表）___（1）
1（　）	7. 语言重复 说；我现在让你重复我说的话。准备好了吗？瑞雪兆丰年 你说一遍_____（1）
3（　）	8. 理解力 说：仔细听并按照我说的做 左手拿着这张纸（1），把它对折（1）把它放在你的右腿上（1）
1（　）	9. 阅读 说：读下面的句子，并照着做。（1）闭上你的眼睛
1（　）	10. 写 说：写一个句子_____（1）
1（　）	11. 画画 说：照下图画（1）

总分___

注：总分范围为 0～30 分，正常与不正常的分界值与受教育程度有关，划分痴呆标准：

文盲（未受教育）≤17 分；

小学程度（受教育程度≤6 年）≤20 分；

中学（包括中专）程度≤22 分；

大学（包括大专）≤23 分。

使用说明：

1. 项目 1 日期和星期差一天可算正确。

2. 项目 3 即刻回忆只许主试者讲 1 遍；不要求受试者按物品次序回答。为答第 5 题"回忆"做准备，可让受试者重复学习最多 5 次。

3. 项目 4 不能用笔算。若一项算错，则扣该项的分；若后一项正确，则得该项的分；如 100-7=93（正确，得分），93-7=88（应得 86，不正确，不得分），从 88-7=81（正确，得分）。

4. 项目 7 只需说一遍，只有正确、咬字清楚才记 1 分。

5. 项目 8 操作要求次序正确。

6. 项目 10 句子必须有主语、谓语，且有意义。

7. 项目 11 只有绘出两个五边形的图案，交叉处形成 1 个小四边形，才算对，计 1 分。

（7）自我感知 - 自我概念型态：评估总体外貌与实际年龄是否相符；了解老年人能否正确认识自己，有无焦虑、恐惧、绝望、无能为力等心理现象；有无态度消极、情感淡漠、自我形象紊乱、自尊紊乱及其影响因素等。

（8）角色 - 关系型态：老年人由于退休、地位、家庭中的责任和支配权的改变，尤其是长期住院的老人，角色及角色关系变化会出现系列的情绪反应。应注意评估其有无失落感和角色紊乱，角色关系变化对行为和健康的影响；评估家庭关系是否良好，与家属、朋友间的沟通是否有效；评估家庭资源的利用，如家庭经济支持、情感支持等；评估社交活动是否正常。

（9）性 - 生殖型态：了解老年人性生活情况。

（10）应对 - 应激耐受型态：对长期患病、卧床不起的老年人，应了解其压力状况，如经济问题、家庭问题、角色改变、身体衰老等压力源情况。评估老年人的压力应对、应激耐受能力，有无紧张、焦虑、抑郁、无助感或过度依赖。一般来说，随着年龄的增长，疾病的发展，老年人的应对、应激耐受能力日趋降低,角色关系、角色责任也随之改变。评估中应充分考虑年龄和衰老因素。

(11)价值 - 信念型态:老年人信仰、信念和价值观一般是比较稳定的,但在衰老、疾病的影响下,可能会引起质的变化,评估有无精神困扰、对生命的意义产生怀疑、对信仰和崇拜的对象表示不满、愤慨、厌世等现象。

(二)注意事项

1. **尊重** 老年人有丰富的人生阅历和稳定的人生观,在评估中,对他们应尊重,语言中应力戒轻率和无礼。

2. **耐心** 老年人行动和思维的反应比较迟钝,在交谈或身体检查时,有些老年人的话比较多,应耐心地聆听,注意沟通技巧的应用。

3. **回避"死亡"话题** 非必须的情况下,避免谈论死亡话题,应多谈一些健康、长寿,使人愉悦的话题。

4. **注重临床观察** 老年人往往过高估计自己的能力,评估身体功能状况时,应细心观察,如通过直接观察老人进食、穿衣、如厕等进行综合判断,以避免主观判断中的偏差。

5. **采取保护性措施** 为避免坠床、跌倒等危险,注意安装床栏和跌倒预防标示牌,并提醒老人和家属注意,昏迷等有躁动情况的老人向家属说明情况后应酌情使用约束带。

6. **积极给予帮助** 在评估或治疗中,要多给予老年人照顾,如帮助穿衣、搀扶走路、端茶倒水等。

案例分析(案例 5-3)

该案例功能性健康型态评估结果如下:

健康感知 - 健康管理型态:应重点评估该病人对糖尿病的认知情况,自护能力,日常保健措施,是否存在导致病情加重的危险因素。

营养 - 代谢型态:病人食量增加,但体重下降,喜欢喝水,尿量增多,病人有代谢型态的改变。

排泄型态:病人排泄型态改变,表现为尿量增多。

睡眠 - 休息型态:应评估病人有无因尿量增多而影响睡眠。可进一步询问病人睡眠是否充足,是否使用安眠药等。

应对 - 应激耐受型态:应评估病人对疾病的应对情况,有无紧张、焦虑、抑郁、无助感或过度依赖。

该案例的主要护理诊断 / 问题:

1. 营养失调:低于机体需要量 与胰岛素分泌不足所致糖、蛋白质、脂肪代谢异常有关。

2. 活动无耐力 与糖代谢障碍、蛋白质过多分解消耗有关。

3. 有感染的危险 与血糖高、机体抵抗力降低有关。

(李雪萍)

通过本节的学习，要知道老年期是人生过程的最后阶段。该阶段的特点是身体各器官组织出现明显的退行性变化，心理方面也发生相应改变，衰老现象逐渐明显。评估时应熟悉老年人各器官、系统的变化特点及相应的功能改变，了解老年人心理变化特点，区分这些变化是否属于正常的老化，重视老年人常见疾病和危险因素的评估，积极预防和治疗各种疾病，维持和促进老年人的身心健康。

复习思考题

1. 简述老年人的身心特点。
2. 简述老年人一般状态的评估内容。
3. 简述老年人认知-感知型态的评估内容及方法。

第四节　残疾人的评估

学习目标

掌握	残疾人评估要点和注意事项。
熟悉	残疾、残疾人的概念及身心特点。
了解	残疾分级及残疾人评估辅助检查。

问题与思考

1. 如何结合不同类型残疾人的特点对其进行身心评估？
2. 残疾人的评估有哪些注意事项？

　　残疾（disability）是指因外伤、疾病、发育缺陷或精神因素造成身体结构、功能的损害及个体活动受限与参与的局限性。我国将残疾分为视力残疾、听力残疾、言语残疾、肢体残疾、智力残疾、精神残疾和多重残疾。各类残疾按残疾程度分为四级，即残疾一级、残疾二级、残疾三级和残疾四级，残疾一级为极重度，残疾二级为重度，残疾三级为中度，残疾四级为轻度。

　　传统医学模式认为残疾是个人问题，由疾病、创伤或健康状态所导致，从而以个人治疗的形式提供医疗保健。2001年世界卫生组织（WHO）正式颁布《国际功能、残疾和健康分类》（International Classification of Functioning, Disability and Health, ICF），ICF基于"生物-心理-社会"理论模式，从残疾人融入社会的角度出发，将残疾作为社会性问题，不再仅仅是个人特性，也是由社会环境形成的一种复合状态。ICF从功能、残疾和健康的角度，评估身体结构与身体功能，活动和参与，环境因素以及个人因素四项（图5-1）。

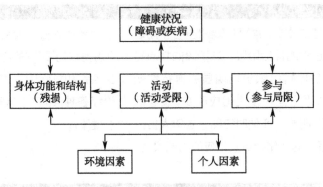

图 5-1 ICF 的概念模型

身体结构和功能中,身体结构指身体的解剖部位,如器官、肢体及其组成部分;身体功能指身体各系统的生理或心理功能。活动是指由个体执行一项任务或行动;活动受限指个体在完成活动时可能遇到的困难。参与是指投入到一种生活情境中;参与局限是个体投入到生活情境中可能遇到的问题。功能、健康和残疾之间相互独立又彼此关联,当考虑病人的"功能""残疾""健康状态"或"疾病后果"时,应从"身体 - 活动 - 参与"这 3 个水平分别进行评定和处理。

背景因素包括环境因素和个人因素。环境因素指生活、工作的客观环境,包括物质环境和社会环境,如某些产品、工具和辅助技术,其他人的支持和帮助,社会、经济和政策的支持力度,社会文化等。个人因素包括性别、种族、年龄、健康情况、生活方式、习惯、教养、应对方式、社会背景、教育、职业、过去和现在的经验、总的行为方式、个体的心理优势和其他特征等。因此,健康状况、功能、残疾以及背景因素之间是一种可以双向互动的统一体系。

残疾人(disabled person)是指在精神、生理、人体结构上,某种组织、功能丧失或障碍,全部或部分丧失从事某种活动能力的人。残疾不但给病人本人及家庭带来较大痛苦,严重影响了他们的身心健康,而且也增加了家庭和社会的经济承担。

2011 年中国残疾人联合会公布数据,全国残疾人总数为 8502 万人,近年残疾总人口的规模一直呈现上升趋势,残疾人的年增量预计到 2035 年达到峰值。我国先后出台《残疾预防和残疾人康复条例》《残疾人教育条例》《"十三五"加快残疾人小康进程规划纲要》等文件,对增进残疾人民生福祉、促进残疾人全面发展、帮助残疾人和全国人民一道共建共享全面小康社会做出部署。

残疾人最主要的生活场所是家庭和社区,社区是残疾人保障体系的重要组成部分,在社区开展残疾人服务和进行规范化管理是刻不容缓的任务。

一、残疾人的身心特点

(一)生理变化

不同残疾人表现各异,视力残疾表现为视物模糊,视野缩小,畏强光,双眼光感差甚至无光感,对外界事物无法作出视觉性辨认;听力残疾者可有双耳不同程度的永久性听力障碍,听不到或听不清周围环境声音;言语残疾者可有失语、失声、口吃、不会说话、说话费力或不能流畅、正确表达;肢体残疾者可有肢体缺失(含单手拇指或单手拇指以外其他手指缺失)、畸形、瘫痪;脊柱畸形、强(僵)直;双下肢不等长,四肢运动功能不同程度受损,行动不便,生活不能自理;智力残疾者智力明显低于一般人水平,伴有适应性行为障碍;精神残疾者有认知、情感、行为障碍等,常影响其日常生活和社会参与。

（二）心理-社会状况

1. **孤独感** 孤独感是残疾人普遍存在的情感体验，由于生理和心理方面的某些缺陷，使其行动常受到不同程度的限制，无法进行正常的交流，缺少朋友而产生孤独感。

2. **自卑情绪** 残疾人在学习生活和就业等方面会遇到诸多困难，且难以得到足够的理解和帮助，甚至常常受到厌弃与歧视，极易产生自卑情绪。

3. **敏感多疑，自尊心强** 残疾的状态容易造成当事人过多的注意自己，因而对别人的态度和评论格外敏感，如果有人做出有损于他们自尊心的事情，往往难以忍受，会当即流露出愤怒情绪或采取自卫的手段，甚至加以报复。

4. **情绪反应强且不稳定** 残疾人对外界的情绪反应强，易激怒，容易与别人发生冲突。

5. **富有同情心** 残疾人由于自身的疾患，往往对残疾同伴怀有深厚的同情心，这种同病相怜的情感使同类残疾人容易结为有限的社会支持网络，甚至相互依恋。

此外，每一类残疾人又有独特的性格特点。盲人通常性格内向，温文尔雅，但其内心世界情感体验深沉而含蓄，情绪反应多隐藏于内心，虽然情感体验很激烈，但情绪表现却不十分明显，而且爆发性情感较少，他们喜欢思考问题，探索问题。聋哑人的性格比较外向，耿直豪爽。肢体残疾人的性格主要表现为倔强和自我克制；智力残疾者的整个心理水平都是低下的，因而不能形成完整的人格，特别是严重智残者，只能由生物本能来支配自身的行为。

二、评估要点与注意事项

（一）评估要点

1. **健康史**

（1）询问残疾人患病过程，目前病情及治疗情况，目前确诊的残疾及程度，对日常生活和社会活动的影响。

（2）既往史及个人生长发育史：询问生长发育及预防接种情况。既往所患疾病，有无手术史，有无精神或躯体创伤，是否有过感染、中毒等。用药史及食物、药物过敏史。病人职业，生产及生活环境，有无不良嗜好，如吸烟、酗酒、生活不规律、长期紧张等。

（3）母亲孕育史：母亲孕前及孕期健康状况，所患疾病。孕期是否有过意外创伤，服用过何种药物，是否有中毒、感染等病史。母亲在生产时是否顺利，有无婴儿窒息，是否使用了助产设备或麻醉剂。

（4）家族史：家属是否患某种疾病，直系亲属和三代以内旁系亲属的智力、神经、精神以及疾病情况。有无遗传性疾病。

2. **身体评估**

（1）基本体格检查

1）一般状况：测量体温、脉搏、呼吸、血压、身高、体重。小儿应进行体格测量和发育评估。

2）皮肤：皮肤颜色、弹性、毛发分布及稀疏。浅表淋巴结有无肿大。

3）头面部：头颅及头部器官有无畸形，巩膜有无黄染，口腔及咽部有无异常。

4）颈部：有无颈强直、颈部血管杂音，颈静脉充盈及程度，甲状腺有无异常。

5）胸部：胸廓有无异常；听诊肺部有无异常呼吸音和啰音；听诊心率、心律，第一心音有无增强或减弱，有无杂音。

6）腹部：腹部有无膨隆或凹陷，有无压痛、肿块，肝脾有无肿大。

7）脊柱、会阴、肛门和外生殖器：观察有无畸形或异常。

8）神经反射：检查生理反射有无异常，能否引出病理反射和脑膜刺激征。

（2）残疾相关功能评估

1）视力、视野、听力：用标准视力表测视力（戴眼镜者测矫正视力），粗测视野；粗测听力。小儿应进行听力、视力筛查。对听力障碍者还可进行耳声发射筛查、声阻抗测查法、电反射测听、纯音听阈测查法、音叉检查法等进行测试。婴幼儿可用听性行为观察法进行筛查。

2）言语功能评估：检查发音能力，语言清晰度及语言表达能力。主要通过和病人交谈，让病人阅读、书写或用通用量表进行评定。可用汉语标准失语症检查、汉语失语成套测验评定失语症。观察口腔分泌物，借以了解与吞咽有关的唇、颊、舌、硬腭、软腭等结构及黏膜是否完整，观察腭弓性状及舌肌是否萎缩，触摸吞咽动作评估吞咽功能。

3）心理与认知功能评估：目前国内常采用智力量表和发育评定量表进行评定，如丹佛发育筛查试验（DDST），适用于 0 ~ 6 岁儿童；盖泽尔发育量表，适用 0 ~ 3 岁半儿童；修订韦克斯勒儿童智力量表（WISC-RC）适用于 6 ~ 16 岁儿童；韦克斯勒学龄前期和学龄初期智力量表，适用于 4 ~ 6.5 岁儿童；韦克斯勒成人智力量表，适用于 16 岁以上成人。人格测验可用艾森克人格问卷（EPQ）、明尼苏达多相个性调查表（MMPI）等。认知功能障碍检查可用蒙特利尔认知评估（MoCA）、简易精神状态量表（MMSE）等进行评估。

4）运动功能评估：观察病人肢体有无残缺、畸形；姿势步态，有无跛行；躯干、四肢是否对称，脊柱生理弯度有何改变，肢体有无旋转、成角，各关节有无屈曲、内收、外展、内翻、外翻等畸形。测量肢体长度，判断双侧是否等长；观察并用量角器测量各关节活动范围。检查肌力、肌张力有无异常；检查共济运动，注意有无共济失调。评估感觉功能，包括浅感觉、深感觉及复合感觉，判断有无感觉缺失或感觉减退。

5）活动能力与生存质量评估：日常生活活动（activities of daily living, ADL）能力评定可观察病人完成实际生活中的动作情况，以评估其能力，临床上常用 Barthel 指数（表 5-5）。Barthel 指数评定简单、可信度高、灵敏度高，应用广泛，而且可用于预测治疗效果和预后。被称为是"评估神经肌肉骨骼异常病人自我照顾能力的简单的独立指数"。

表 5-5　Barthel 指数项目和评分评估情况

序号	ADL 项目	自理	稍依赖	较大依赖	完全依赖	得分
1	进食	10	5	0	0	
2	洗澡	5	0	0	0	
3	修饰（洗脸、梳头、刷牙、刮脸）	5	0	0	0	
4	穿衣（包括系鞋带）	10	5	0	0	
5	控制大便	10	5	0	0	
6	控制小便	10	5	0	0	
7	用厕	10	5	0	0	
8	床椅转移	15	10	5	0	
9	行走（平地45m）	15	10	5	0	
10	上下楼梯	10	5	0	0	

Barthel 指数评分结果：满分 100 分，60 分以上为良，生活基本自理；40 ~ 60 分者为中度残

疾,有功能障碍,生活需要帮助;20~40分者重度残疾,生活依赖明显;20分以下者为完全残疾,生活完全依赖。

生存质量评估可通过访谈,了解病人的心理特点、行为方式、健康状况和生活水平等。量表评定法是目前广为采用的评估方法,常用量表有世界卫生组织生存质量评定量表(WHOQOL-100量表)、健康生存质量表(QWB)、生活满意度量表(LSR)等。

3. 辅助检查

(1)心肺功能检查:如心电运动试验(活动平板、功率自行车等)、血气分析等。

(2)电诊断:如肌电图、神经传导速度测定、诱发电位等。肌电图是记录显示肌肉活动时产生的电位图形,是鉴别诊断下运动神经元疾病与肌肉疾病较灵敏的方法。神经传导速度测定用于研究周围神经的感觉或运动兴奋传导功能,对于病变位于脊髓、周围神经或肌肉的确定有重要意义。诱发电位是身体各种感受器接受人为的外界刺激后在脑的特定部位出现的与刺激有锁定关系的电位变化,诱发电位可判断神经通道的功能是否正常,确定病变部位及预测疾病预后。

(3)影像学检查:X线检查对运动功能障碍的诊断有重要意义。因颅脑疾病致残的可行CT、MRI检查,了解其部位、面积、性质、程度,进而推断可能引起的功能障碍程度。

(4)实验室检查:如血尿常规、肝肾功能、血脂、血糖、毒物鉴定、传染病相关检测、遗传学及免疫学相关检测等,以协助明确病因。

(二)注意事项

1. 评估前应与残疾人交谈,告知其评估的目的及注意事项,以取得其理解与合作。

2. 残疾人是一个特殊困难群体,需要格外关心,在评估时对残疾人应同情、理解。

3. 残疾人行动不便,反应迟钝,语言交流常有困难,在采集健康史及检查时,注意耐心聆听,病人或家属介绍情况,反复核实。多留意病人对病情的认知程度和对治疗的渴望。

4. 掌握残疾人的病情及心理状态,采取有效方法获取信息。对听力残疾者态度应和蔼、友善,谈话应清楚、大声,简单明了,也可用简单的手势或请亲属、朋友代述,必要时书面交流。对盲人应更多安慰,尽量保证病人舒适,仔细聆听,并及时作出回应。

5. 评估时,不能把目光长时间停留在他们的残疾部位,对残疾人避讳"瞎说"、"瞎猜"、"瞎想"、"瞎……"等不文明、不尊重的刺激性词句,以免伤害其自尊心。

6. 感觉功能评估时要求被评估者意识清楚、合作、闭目,并充分暴露评估部位,一般从障碍区到正常区移行,注意左右、远近端的对比检查,需耐心细致,必要时可多次重复检查。

(李雪萍)

第五节　精神障碍病人的评估

学习目标

掌握	精神障碍病人评估的基本方法和主要内容。
熟悉	精神障碍病人的风险评估。
了解	常见精神障碍的症状;常用的精神疾病症状评定量表。

案例 5-4

　　王某,女性,21 岁,精神分裂症。近几天总说领导和同事议论她,说她工作不积极,指责她懒惰。但是家里人却听不到这些声音,但病人坚信他们在外面议论她,要加害她。病人认为食物被投毒拒绝进食,导致体重下降明显。

　　思考:

　　1. 对该病人进行评估时,可发现哪些精神障碍症状?

　　2. 该病人存在哪些护理问题?

　　精神障碍(mental disorders)是指在生物、心理和社会因素影响下,人体出现的大脑机能活动发生紊乱,表现为具有临床诊断意义的认知、情感和行为等方面的异常,可伴有痛苦体验和(或)功能损害。例如阿尔茨海默病有典型的认知(特别是记忆)方面的损害,抑郁症有明显病态的抑郁体验,而儿童注意缺陷障碍的主要特征是多动。这些认知、情绪、行为等方面的改变使得病人感到痛苦、功能受损或增加病人死亡、残疾等的危险性。精神障碍常见的有精神分裂症、情感性精神障碍、脑器质性精神障碍等。致病因素有先天遗传、个性特征及体质因素、器质因素、社会环境因素等。

一、精神障碍病人的身心特点

　　精神障碍病人常见表现有妄想、幻觉、错觉、情感障碍、哭笑无常、自言自语、行为怪异、意志减退,绝大多数病人缺乏自知力,不承认自己有病,不主动寻求医生的帮助。精神症状特点：症状的出现不受病人意志的控制；症状一旦出现，难以通过转移令其消失；症状的内容与周围客观环境不相称；症状会给病人带来不同程度的社会功能损害。常见精神症状如下：

（一）感觉障碍

1. **感觉过敏** 对外界一般强度的刺激感受性增高。

2. **感觉减退** 对外界一般刺激的感受性减低。

3. **内感性不适** 是躯体内部产生的各种不舒适和（或）难以忍受的异样感觉，如牵拉、挤压、游走、蚁爬感等。性质难以描述，没有明确的定位。

（二）知觉障碍

1. **错觉** 对客观事物歪曲的知觉。临床上多见错听和错视。多见于器质性精神障碍的谵妄状态。

2. **幻觉** 指没有现实刺激作用于感觉器官时出现的知觉体验，是一种虚幻的知觉。幻觉是临床上常见的精神病性症状，常与妄想并存。幻觉根据其所涉及的感官分为幻听、幻视、幻嗅、幻味、幻触和内脏性幻觉。

（1）幻听：最常见。最具有诊断意义的是言语性幻听，其中评论性幻听、议论性幻听和命令性幻听为诊断精神分裂症的重要症状，多见于精神分裂症。

（2）幻视：较幻听少见。病人看到外界不存在的事物。多见于器质性精神障碍的谵妄状态，在意识清晰时出现的幻视见于精神分裂症。

（3）幻嗅：病人闻到一些难闻的气味。

（4）幻味：病人尝到食物内有某种特殊的怪味道，因而拒食。

（5）幻触：也称皮肤与黏膜幻觉。病人感到皮肤或黏膜上有某种异常的感觉。

（6）内脏幻觉：病人对躯体内部某一部位或某一脏器的一种异常知觉体验。

3. **感知综合障碍** 病人对客观事物整体的感知是正确的，但对这一事物的某些个别属性，如形状、大小、位置、距离及颜色等的感知与实际情况不符。

（三）思维障碍

1. **思维形式障碍**

（1）联想障碍

1）思维奔逸：又称观念飘忽，指联想速度加快、数量增多、内容丰富生动。病人表现健谈，说话滔滔不绝，述脑子反应快，特别灵活，好像机器加了"润滑油"，思维敏捷，说话的主题极易随环境而改变（随境转移），多见于躁狂症。

2）思维迟缓：即联想抑制，联想速度减慢、数量的减少和困难。病人自觉"脑子不灵了""脑子迟钝了"，多见于抑郁症。

3）思维贫乏：指联想数量减少，概念与词汇贫乏，脑子空洞无物。病人常泰然回答"不知道""什么也没想"。见于精神分裂症、脑器质性精神障碍及精神发育迟滞。

4）思维散漫：又称思维松弛，是指病人在意识清晰的情况下，思维的目的性、连贯性和逻辑性障碍。思维活动缺乏主题思想，内容和结构都散漫无序，表现为说话东拉西扯。

5）思维破裂：指概念之间联想的断裂，建立联想的各种概念内容之间缺乏内在联系。多见于精神分裂症。

（2）思维逻辑障碍

1）象征性思维：以无关的具体概念或行动代表某一抽象概念，不经病人解释，旁人无法理解。常见于精神分裂症。

2）语词新作：指概念的融合、浓缩以及无关概念的拼凑。

3）逻辑倒错性思维：主要特点为推理缺乏逻辑性，既无前提也无根据，或因果倒置，推理离奇古怪，不可理解。可见于精神分裂症和偏执狂等。

（3）异己体验：这组症状的共同特征是思维的归属性不属于自己，也不受自己控制，是诊断精神分裂症的重要症状。思维中断又称思维阻滞，病人思维过程突然出现中断，表现为说话时突然停顿，片刻之后又重新说话，但所说内容不是原来的话题。强制性思维，又称思维云集，指病人头脑中出现了大量的不属于自己的思维，这些思维不受病人意愿的支配，强制性地在大脑中涌现；思维被揭露感或被洞悉感。

2. 思维内容障碍　妄想是一种病理性的歪曲信念。妄想的特征：思维内容与事实不符，没有客观现实基础；病人对自己的想法坚信不疑，不能被事实所纠正，与其所接受的教育和所处的社会文化背景不相称；妄想内容均涉及病人本人，总是与个人利害有关；妄想具有个人独特性，不为任何集体所共有。

妄想种类：

（1）被害妄想：是最常见的妄想。病人无中生有地坚信周围某些人或某些集团对病人进行打击、陷害、谋害、破坏等不利的活动。

（2）关系妄想：认为环境中与他无关的事物都与他有关。

（3）物理影响妄想：又称被控制感。病人觉得他自己的思想、情感或意志行为受到某种外界力量影响。此症状是精神分裂症的特征性症状。

（4）夸大妄想：是以自负、自感伟大或优越为内容的病态信念。

（5）罪恶妄想：又称自罪妄想。病人坚信自己犯了严重错误，罪大恶极，严重者认为自己不应该再活下去，可发生自伤、自杀等行为。多见于忧郁状态和精神分裂症。

（6）疑病妄想：病人毫无根据地坚信自己患了某种严重躯体疾病或不治之症，因而到处求医，多见于精神分裂症，也可见于更年期、老年期精神障碍。

（7）钟情妄想：实际是一种被钟情妄想，主要见于精神分裂症、妄想性障碍等。

（8）嫉妒妄想：病人无中生有地坚信自己的配偶对自己不忠实，另有外遇。可见于精神分裂症、妄想性障碍等。

（四）情感障碍

1. 情感高涨　情感活动明显增强。表现为与环境不相符的自我感觉良好。常见于躁狂状态。

2. 欣快　与有关事件不相称的，或无明确原因的过分的幸福、满足和舒适感称为"欣快"。

3. 情感低落　与情感高涨恰恰相反，病人情绪低沉，整日忧心忡忡，愁眉不展，唉声叹气，重则忧郁沮丧，悲观绝望，情感低落是抑郁障碍的主要症状。

4. 焦虑　在缺乏相应的客观因素情况下，病人表现为顾虑重重、紧张恐惧、搓手顿足，似有大祸临头，惶惶不可终日。心悸、出汗、手抖、尿频等自主神经功能紊乱症状。

5. 情感淡漠　病人对外界任何刺激均缺乏相应情感反应，即使一般能引起的极大悲伤或高度愉快的事件，如生离死别、久别重逢等也泰然处之，无动于衷。表现：面部表情冷淡呆板，内心体验极为贫乏或缺如，与周围环境失去情感上的联系。

6. **情感爆发** 这是一种在精神因素作用下突然发作的、爆发性的情感障碍。表现为哭笑无常、叫喊吵骂、打人毁物等，有时捶胸顿足、手舞足蹈、狂笑不已，有时则又满地打滚。特点：整个过程显得杂乱无章。常见于分离性障碍。

（五）意志障碍

1. **意志增强** 指意志活动增多。表现：在病态情感或妄想的支配下，病人可以持续坚持某些行为，表现出极大的顽固性。

2. **意志减退** 指意志活动的减少。表现：动机不足，常与情感淡漠或情感低落有关，缺乏积极主动性及进取心，对周围一切事物无兴趣以致意志消沉，对今后没有打算，工作学习感到非常吃力，甚至不能工作，整日呆坐或卧床不起，严重时日常生活都懒于料理。多见于抑郁症。

3. **意志缺乏** 指意志活动缺乏。表现：对任何活动都缺乏动机、要求，生活处于被动状态，处处需要别人督促和管理。严重时本能的要求也没有，行为孤僻、退缩。常伴有思维贫乏和情感淡漠，多见于衰退期精神分裂症及痴呆。

4. **木僵** 指动作行为和言语的抑制或减少。表现：病人经常保持一种固定姿势，不语、不动、不食、面部表情固定，大小便潴留，对刺激缺乏反应，如不予治疗，可维持很长时间。

轻度木僵：称作亚木僵状态，表现为问之不答、唤之不动、表情呆滞，但在无人时能自动进食，能自动大小便。可见于严重抑郁症、应激相关障碍及脑器质性精神障碍。

严重木僵：表现为全身肌肉紧张，随意运动几乎完全消失，可呆坐、呆立或卧而不动，面无表情，问之不答，推之不动，拒绝饮食，口涎外流，可持续数日、数月，少数可持续数年。见于精神分裂症，称为紧张性木僵（catatonic stupor）。

5. **蜡样屈曲** 在木僵的基础上出现。病人的肢体任人摆布，即使是不舒服的姿势，也较长时间似蜡塑一样维持不动。如将病人头部抬高似枕着枕头的姿势，病人的头部也可以维持很长时间不落下，称之为"空气枕头"。此时病人意识清楚，病好后能回忆。见于精神分裂症紧张型。

（六）自知力缺乏

自知力又称领悟力或内省力，指病人对自己精神疾病认识和判断能力。自知力缺乏是精神病特有的表现。精神病病人一般均有不同程度的自知力缺失，他们不认为有病，更不承认有精神病，因而拒绝治疗。自知力完整是精神病病情痊愈的重要指标之一。

二、评估要点与注意事项

精神障碍病人的评估主要通过与病人进行交谈和直接观察，交谈注重的是病人自身的所见所闻所感，观察注重的是检查者的所见所闻所感，两种检查方法通常密不可分、同等重要，但对处于不同疾病状态的病人当有所侧重。

（一）评估要点

1. **健康史** 精神障碍病人由于缺乏对疾病的认识因而可能隐瞒事实或者不合作，病人自述的病史往往不够全面,同家属沟通也至关重要。一般情况下应该首先同病人进行交谈,其次才是家属,使病人感到自己受到尊重。在现病史评估中应询问病人发病的环境背景及与病人有关的生物、心理、社会因素,以了解病人在什么情况下发病;起病缓急、疾病发展及演变过程。病人发病前的精神活动状况;疾病的首发症状、症状的具体表现及持续的时程、症状间的相互关系、症状的演变及其与生活事件、心理冲突、所用药物之间的关系等。病程较长的病人还应评估其社会功能、生活自理的情况。既往有无中枢神经系统疾病、酗酒、吸毒、性病、自杀史及其他精神病史。青少年个人史应评估母亲孕期状况、精神发育史,家庭情况以及与双亲的关系等。成人应询问工作学习能力、婚姻情况、生活重大变故。家族史应询问父母系三代有无精神病及近亲婚配,家庭成员之间的关系是否融洽。

健康资料采集应客观、全面和准确,要求提供病史者真实反映病人的病情。记录健康资料要清楚反映疾病的发生发展过程以及各种精神症状特点,对一些重要的症状尽量记录病人原话,以保持真实性,记录时要避免用医学术语。同时注意保护病人隐私。

2. 身体评估

(1)外表与行为

1)外表:包括体格、体质状况、发型、装束、衣饰等。

2)面部表情:从面部的表情变化可以推测一个人目前所处的情绪状态。

3)活动:注意活动的量和性质。

4)社交行为:了解病人与周围环境的接触情况,是否关心周围的事物,是主动接触还是被动接触,合作情况及程度。

5)日常生活:病人能否照顾自己的生活,如自行进食、更衣、清洁等。

(2)言谈与思维

1)言谈的速度和量:有无思维奔逸、思维迟缓、思维贫乏、思维中断等。

2)言谈的形式与逻辑:思维逻辑结构如何,有无思维松弛、破裂、象征性思维、逻辑倒错或词语新作。病人的言谈是否属于病理性赘述,有无持续性言语等。

3)言谈内容:是否存在妄想,妄想的种类、内容、性质、出现时间、是原发还是继发、发展趋势、涉及范围、是否成系统、内容是荒谬还是接近现实,与其他精神症状的关系等。

(3)情绪状态:通过主观询问与客观观察两个方面来评估。客观表现可以根据病人的面部表情、姿态、动作、讲话语气、自主神经反应(如呼吸、脉搏、出汗等)来判定。主观的体验可以通过交谈,设法了解病人的内心世界。如果发现病人存在抑郁情绪,一定要询问与观察病人是否有自杀观念,以便进行紧急风险干预。

(4)感知:主要观察有无错觉、幻觉与感知综合障碍。有无错觉,错觉的种类、内容、出现时间和频率,与其他精神症状的关系;是否存在幻觉,幻觉的种类、内容,是真性还是假性,出现的条件、时间与频率,与其他精神症状的关系及影响。

(5)认知功能

1)定向力:包括自我定向如姓名、年龄、职业,以及对时间(特别是时段的估计)、地点、人物及周围环境的定向能力。

2)注意力:评定是否存在注意减退或注意涣散,有无注意力集中方面的困难。

3)意识状态:根据定向力、注意力(特别是集中注意的能力)及其他精神状况,判断是否存在意识障碍及意识障碍的程度。

4）记忆：评估瞬时记忆、近记忆和远记忆的完好程度，是否存在遗忘、错构、虚构等症状。

5）智能：根据病人的文化教育水平适当提问。包括一般常识、专业知识、计算力、理解力、分析综合能力及抽象概括能力。必要时可进行专门的智能测查。

（6）自知力：经过病史的采集和全面的精神状况检查，检查者还应大致了解病人对自己精神状况的认识，可以就个别症状询问病人，了解病人对此的认识程度；随后检查者应该要求病人对自己整体精神状况做出判断，可由此推断病人的自知力，并进而推断病人在今后诊疗过程中的合作程度。如问：你觉得自己有病吗？为什么说自己有病？检查结果用自知力存在、部分存在、丧失描述。

3. **神经心理学评估** 神经心理学评估需要由经过专门训练的神经心理学家完成。评估内容包括对怀疑存在智能障碍的病人进行的智能检查，对学习困难儿童进行的阅读、书写方面的评估，以及对人格的评估。

4. **辅助检查** 在躯体疾病所致的精神障碍、精神活性物质所致的精神障碍及中毒所致的精神障碍中，实验室检查可以提供确诊的依据。现代技术不仅提供了大脑形态学的检查手段，也可以对大脑不同区域的功能活动水平进行检查。CT、MRI 等可以了解大脑的结构改变，功能性核磁共振成像（FMRI）、单光子发射计算机断层成像（SPECT）、正电子发射断层成像（PET）可以使我们对脑组织的功能水平进行定性甚至定量分析。这都有助于进一步了解精神障碍病人的神经生理基础。

（二）注意事项

1. **合作的病人** 主要是通过交谈了解其内心体验和感受。在作精神检查记录时应避免使用症状学术语，应以病人的言语系统加以描述。

2. **不合作的病人** 对这种病人评估是困难的，只有通过耐心、细致的观察病人的言行表情，以判断病人的精神状态。可注意以下方面：

（1）一般外貌：可观察病人的意识状态、仪表、接触情况、合作程度、饮食、睡眠及生活自理状况。

（2）言语：有无自发言语，是否完全处于缄默；有无模仿言语、持续言语。缄默病人能否用文字表达自己的思想。

（3）面部表情：有无呆板、欣快、愉快、忧愁、焦虑等，有无凝视、倾听、闭目、恐惧表情。对医务人员、亲友的态度和反应。

（4）动作行为：有无特殊姿势，动作增多还是减少；有无刻板动作、模仿动作；动作有无目的性；有无违拗、被动服从；有无冲动、伤人、自伤等行为。

3. **器质性精神障碍病人** 除做一般的精神检查外，还应重点做以下检查：

（1）意识状态：根据病人与环境的接触，判断定向力有无障碍及注意、记忆力减低，思维迟钝或不连贯，事后遗忘等来判断有无意识障碍。

（2）记忆力：记忆力检查常以顺背数字、倒背数字、回忆近期生活事件及往事（如重要的个人经历），以了解病人的近记忆力和远记忆力有无减退、有无遗忘，以及有无虚构、错构。

（3）智能：智能检查可根据病人的文化水平、生活经历、社会地位的不同情况选择合适的内容进行。一般可根据记忆、计算、常识、理解、抽象概括能力，综合判断病人有无智能减退或痴呆。

（4）人格变化：可将病人发病前后的人格加以比较。

4. **有幻觉、妄想的病人** 有此类症状的病人一般有自知力障碍，不认为是病，多不主动向检查者谈及,需要加以询问和追问。如询问病人有无幻听,可问病人"独自一人时,有没有听到别人与你说话","声音从哪里来的,说些什么,是赞扬还是辱骂,是经常出现还是偶尔出现……"。对于有的病人以纸堵塞耳道,或有用手掩面、捂鼻等表现时,考虑可能有相应的幻觉存在。与病人交谈时要注意病人的言语是否连贯,主题是否明确,回答是否切题,言语增多还是减少。概念之间的逻辑性以及思维的内容。

5. 有意识障碍的病人　如果病人呈现神情困惑、言语无条理、行为无目的、睡醒节律紊乱,高度提示该病人存在意识障碍。应从定向力、瞬间记忆、注意力等几个方面评估。

6. 风险评估　在精神科有两种情况需要做出紧急风险评估,一种是病人可能存在伤人行为,另一种是病人可能存在自伤的危险。风险评估的目的是:①确定病人可能出现的不良后果;②确定可能会诱发病人出现危险行为的因素;③确定可能阻止病人出现危险行为的方法;④确定哪些措施可以立即采取。

良好的风险评估是建立在全面的病史采集和认真的精神状态检查基础之上,以及其他来源的信息,包括知情者提供的情况、既往医疗记录、公安局档案等,都可作为重要的参考资料。可针对不同情况采取相应措施降低风险的发生:如事先警告病人的监护人,对病人可能出现的行为进行防备;在人身安全受到威胁时通知警察;入院前严格检查病人随身携带的物品;在紧急情况下强制病人住院治疗等。

7. 反复检查　为充分掌握病人的精神状态,一次诊断精神检查是不够的,需要反复多次检查。

三、精神评定量表的应用

评定量表(rating scales)是用来量化观察中所得印象的一种测量工具。根据一定原则将用标准化检查所获得的临床资料用数字表示,使观察者在检查和评分中的主观成分减到最小。目前,评定量表在心理卫生和精神病学的研究与临床实践中发挥着越来越重要的作用。量表按结构及标准化程度可分为自我评定量表(如焦虑自评量表)、定式检查量表(如各种筛选表)和半定式检查量表(如 Hamilton 抑郁量表、简明精神病评定量表)。按功能可分为诊断量表(用于决定治疗)、症状分级量表(评定治疗效果)、副作用量表等。

(一)常用的心理卫生评定量表

1. 症状自评量表(SCL-90)　此表包括 90 个项目,可以全面评定受评者的精神状态如思维、情感、行为、人际关系、生活习惯及精神病性症状等。有 9 个因子,包括躯体化、强迫症状、人际关系敏感、抑郁、焦虑、敌对、恐惧、偏执、精神病性因子。该量表被广泛用于评定不同群体的心理卫生水平,如老年痴呆病人家属的心理健康状况、考试应激对学生心理状态的影响等。

2. 生活质量综合评定问卷　共有 74 个条目,从躯体功能、心理功能、社会功能、物质生活状态四个维度来评定受评者与健康相关的生活质量。该量表是自评量表。

3. 明尼苏达多相个性调查表(MMPI)　世界上应用最为广泛的心理测验,共有 566 道题,包含 13 个分量表,包括疑病(Hs)、抑郁(D)、癔症(Hy)、病态人格(Pd)、男性-女性倾向(Mf)、妄想(Pa)、精神衰弱(Pt)、精神分裂症(Sc)、轻躁狂(Ma)、社会内向(Si)等,既可以了解受评者的个性特征,也可以对精神疾病诊断起到一定的提示。

4. 认知活动的评定量表 用于评定婴幼儿发育水平、儿童及成人智力水平、老年人记忆及智能状况等。常用的量表有儿童韦氏智力量表、简易精神状态量表（MMSE）等。其中MMSE简单易行，可作为中、重度痴呆病人的筛查与评定。

（二）常用的精神疾病症状评定量表

1. Hamilton 抑郁量表 主要用于评定抑郁病人的病情严重程度。

2. Hamilton 焦虑量表 主要用于评定焦虑病人的病情严重程度。

3. 简明精神病评定量表（BPRS） 包含18个症状条目，7级评分，主要用于评定精神病人尤其是精神分裂症病人的临床症状和治疗前后的变化。

4. 阳性与阴性症状量表（PANSS） 在BPRS基础上发展而来，用于评定不同类型精神分裂症病人症状存在与否以及严重程度。

案例分析（案例5-4）

该病人存在的主要症状为评论性幻听、妄想、自知力障碍。

该案例功能性健康型态评估结果如下：

健康感知-健康管理型态：病人自知力障碍对自身疾病不能正确认识，缺乏健康管理能力。其存在感知改变、思维内容障碍可进一步引发躯体疾病使健康状况恶化。

角色-关系型态：存在角色紊乱，并可能存在身份认知障碍。

应对-应激耐受型态：由于被害妄想存在，病人产生的痛苦而焦虑，对外界环境变化缺乏正常反应，应对无效；由于其潜在暴力危险，导致伤人、自伤。

主要护理诊断/问题：

1. 营养失调：低于机体需要量 与病人被害妄想决绝进食有关。

2. 有冲动、暴力行为的危险（对自己或对他人） 与病人被害妄想有关。

3. 不合作 与自知力缺乏有关。

（李雪萍）

学习小结

通过本节学习应掌握精神障碍病人评估的基本方法，主要通过与病人进行交谈和直接观察。熟悉身体评估的内容：外表与行为、言谈与思维、情绪状态、感知、认知功能、自知力。有两种情况需要做出紧急风险评估，一种是病人可能存在伤人行为，另一种是病人可能存在自伤的危险。评定量表使观察者在检查和评分中的主观成分减到最小。

复习思考题

1. 对精神障碍病人如何进行身体评估？ 评估？

2. 对不合作的精神障碍病人如何进行

第六章　临床检验

6

第一节 概述

临床检验是指运用物理、化学及生物学等实验室技术和方法，对病人的血液、体液、分泌物、排泄物以及组织细胞等标本进行检验，以期获得疾病的病原体、组织的病理形态或器官的功能状态等反映机体功能状态、病理变化或病因等的客观资料，并与其他临床资料结合进行综合分析，对协助诊断疾病、观察病情变化、制订护理措施、判断预后等均有重要意义。

问题与思考　　　　　1. 口服葡萄糖耐量试验如何进行标本采集？
　　　　　　　　　　　　2. 临床微生物学检验各种常见标本如何采集？

一、实验室检验的主要内容

1. **临床血液学检验**　　主要是对起源于血液或造血组织的原发性血液病，以及非造血组织疾病所致血液学变化的检验，包括血液一般检测、溶血性贫血常用实验室检测、出血、血栓与止血功能、血型鉴定及交叉配血等。

2. **排泄物及体液检验**　　是对尿液、粪便、各种体液，以及胃液、胆汁等的理化性状、有形成分进行的检验。

3. **临床生物化学检验**　　是对组成机体的生理成分、代谢功能、重要脏器的生化功能、毒物分析及药物浓度监测等的检验，如血糖、血脂、肝功能、电解质等。

4. **临床免疫学检验**　　包括免疫功能检测、感染免疫检测、肿瘤标志物检测、自身抗体检测、移植免疫检测及其他免疫检测等的检验，如免疫球蛋白检验、病毒性肝炎标志物测定、肿瘤标志物测定等。

5. **临床微生物学检验**　　主要利用微生物学的方法对各种病原体及其抗原抗体的检验，如痰细菌培养。

6. **临床分子生物学检验**　　主要针对遗传性疾病染色体及基因的检验。

二、实验室检验与临床护理

实验室检验是健康评估的重要组成部分，与临床护理有着十分密切的关系。首先，了解为什么要对病人进行该项检验，即熟悉该项检验的主要临床意义及其与护理的关系，取得被检验者的信任和配合；其次实验室检验的标本大部分需由护士采集，护士也必须熟悉临床常用实验室检验的有关事项，掌握各项标本正确的采集方法，熟悉标本的保管和送检的要求，以及标本的采集和送检过程中影响检验正确性的因素及避免措施。最后，实验室检验结果的客观资料可为观察和分析病情、作出护理诊断、制定护理措施提供一定的有价值的依据。

三、影响实验室检验结果的主要因素

实验室检验除可能有仪器设备或人为误差的影响外，还有很多影响和干扰因素。

（一）个体差异

包括人种、民族、年龄、性别、月经周期和妊娠、精神状态、采血时间等生物学因素，以及运动、体位、进食或禁食、饮酒和咖啡等生活因素的影响。此外，居住条件、居住地区和海拔高度等环境因素也会产生影响。

（二）标本采集的影响因素

1. 标本采集前的因素

（1）进食：可使血液某些化学成分改变从而影响检验结果。饮食对检验结果的影响主要取决于饮食的成分和进食的时间。除急诊或其他特殊原因外，一般要求空腹8~12小时以后采血。

（2）情绪：检验前紧张、恐惧或焦虑可使血液内多种成分发生变化从而影响检验结果，尤其是肾上腺素、血气分析等项目。检验前应对被检验者作必要的解释、安慰和指导，使其处于比较平静的情绪状态并积极配合检查。

（3）运动：剧烈活动可使许多血液生化成分发生变化，标本采集前应嘱被检验者注意休息，避免剧烈运动。门诊患者建议静坐30分钟以后再采血。

（4）体位：不同体位采集血液标本可影响某些检验的结果，应建议患者在接受血清清蛋白、酶、甘油三酯、胆固醇、钙和铁等易受体位影响的检验项目标本采集前不要长久站立，对同一患者多次检测时应取相同的体位采集标本，以利前后结果的比较。

（5）药物：激素、解热镇痛药、抗肿瘤药和抗生素等多种药物可影响检验结果。通常采血前1日起尽可能避免使用任何药物，患者在应用某种可能影响检验结果的药物时应告知医生，并在医生指导下作出必要的安排，如停药或推迟给药，直至完成标本采集。不能停用的药物应在检验单上注明，以便解释结果时参考。

药物主要通过以下途径影响测定结果：①通过对反应系统待测成分物理性质的影响而干扰测定结果；②通过参与检验方法的化学反应而影响检验结果；③通过影响机体组织器官的生理功能和（或）细胞活动中的物质代谢而影响检验结果。影响检验结果的常用药物包括：抗凝剂、降糖药、兴奋剂、激素、抗癫痫药、降压药、镇痛药、抗感染药及某些中药等。

（6）检验申请单填写质量：检验申请单填写错误可从多方面影响检验结果。需完整和正确地填写检验申请单的内容，如患者姓名、性别、年龄、住院号、病区病床号、医生姓名、申请日期、标本采集时间、标本类型、检验项目、临床诊断和用药情况等。

2. 标本采集过程中的因素

（1）标本采集错误：标本采集前因未仔细核对受检者而错误地采集了他人的标本，其结果可导致错误的结论，甚至引起严重的后果。采集标本前必须认真核对患者的姓名、年龄、性别、病历号、病房号和临床诊断等资料，在合适的标本采集容器上做好条形码或手工标记。

（2）压脉带的影响：应用压脉带可使血液成分发生改变从而影响检验结果，采集血液标本时应尽量缩短压脉带结扎的时间，采血时勿让患者反复攥拳，运动上臂、拍打采血部位，见到回血，立即解开压脉带，最好在 1 分钟内采完。需要重复使用压脉带时，选择另一上臂。

（3）标本溶血：血细胞成分释放到血浆或血清中称为溶血。血液标本离心后上层液体外观呈深或浅的红色，提示标本发生溶血，系红细胞破坏过多所致，可严重干扰检验结果。标本溶血的常见原因为：采血用的注射器或试管潮湿；静脉穿刺血流不顺利；穿刺处消毒所用酒精未干即采血；注射器和针头连接不紧；采血时有空气进入或产生泡沫；混匀含添加剂的试管时用力过猛或运输时动作大；相对试管中的添加剂来说采血量不足，导致渗透压改变；皮肤穿刺时，为增加血流而挤压穿刺部位或从皮肤上直接取血；盛血的试管质量粗糙；运输过程中挤压红细胞等。采血时避免上述各种可致标本溶血的因素。

（4）标本污染：以输液时采集血液标本所致的标本污染最常见。应避免采集正在输液的病人的血液标本，尤其是用于葡萄糖或电解质测定检查时。若必须检测血液标本，应在输液对侧的肢体采集。如果双侧肢体均因静脉输液或静脉输液对侧肢体的血管太细或有血肿不适合穿刺，可自静脉输液侧肢体的远端采血。

3. 标本采集后的因素　主要涉及标本采集后的处理和送检，标本采集当时或采集以后，应按各检验项目的特点和要求进行相应处理，以达到保持标本完整性的目的，标本一经采集后要尽快送检，不能及时送检亦应按要求予以适当处理。

四、血液标本的采集与处理

检验标本的采集是否合理和正确，以及标本的送检、检测和保管等处理是否按要求进行，是保证检验质量的一个重要环节。因此，标本采集的基本要求是要保持标本的完整性和标本新鲜。

（一）血液标本的种类

1. 全血　于血液标本中加入抗凝剂，阻止血液凝固，所得血液标本包含血细胞和血浆两部分。主要用于临床血液学检验，如血细胞计数和分类计数，以及血细胞形态学检查等。也有用于病原生物学检查和细胞遗传学检查。

2. 血浆　于血液标本中加入抗凝剂，阻止血液凝固，经离心后分离出的上层液体即为血浆。主要用于止血与血栓的检验和少数生物化学项目的检验，如内分泌激素的检测。

3. 血清　不加抗凝剂的血液标本，凝固后经离心所得的上层液体。主要用于临床生物化学和临床免疫学检验。

（二）采集部位

1. **毛细血管采血** 又称皮肤穿刺采血，主要用于床边项目和急诊项目。成人常在指端，婴幼儿可在趾或足跟。采血部位应无炎症和水肿。采血时穿刺深度要适当，切忌用力挤压，以防发生溶血、凝血或混入组织液。

2. **静脉采血** 是最常用的采血方法。多选择肘部静脉、腕部静脉或手背静脉，婴幼儿可在颈外静脉采血。采血前所用注射器和容器必须干燥，采血针头进入静脉的同时应立即放开止血带，抽取所需血量。采血中避免产生大量气泡，采血后应先取下针头，将血液沿容器壁缓慢地注入容器，以防溶血。严禁从静脉输液管中采取血液标本。应用全血细胞分析仪时，推荐使用静脉血，而不用末梢血。

3. **动脉采血** 常用于血气分析。多在肱动脉、桡动脉或股动脉处穿刺，采集的标本必须与空气隔绝，立即送检。

（三）采集时间

常因检验的目的不同对采血的时间有不同的要求。

1. **空腹采血** 是指在禁食8～12小时后空腹采取的血液标本，一般多在晨起早餐前采血。常用于临床生物化学检验。

2. **特定时间采血** 因人体生物节律昼夜的周期变化，所以一天之内不同时间所采集的标本其检测结果是不同的，如葡萄糖耐量实验、激素以及药物浓度的监测等。

3. **急诊采血** 不受时间限制。检验单上应标明急诊和采血的时间，以利解释检验结果的临床意义。

（四）标本采集后的处理

1. **抗凝剂** 采用全血或血浆标本时，采血后应立即将血液标本注入含适当抗凝剂的试管中，并充分摇匀。如用肝素抗凝，则在抽血前先用肝素湿润注射器。常用的抗凝剂有草酸盐（草酸钾、草酸钠等）、枸橼酸钠、肝素及乙二胺四乙酸（EDTA）盐等。商品化真空采血管已经抗凝处理。

2. **及时送检及检测** 血液标本采集后应尽快送检并及时检测，因血液离体后可产生一些变化，如血细胞的代谢活动仍在继续进行，部分葡萄糖分解成乳酸，血糖含量降低，乳酸含量增高；CO_2散逸，使血液pH值增高；Cl^-从细胞内向血浆移动等，从而影响检验结果。

3. **细菌培养的血标本** 采血后应立即注入血培养皿中送检，并防止标本被污染。如不能及时送检，应将已注血的培养瓶在室温存放，并不得超过12小时。

4. **采血器材处理** 根据生物安全原则及不同负压采血系统的特点，处理废弃的采血针，以避免误伤或污染环境。

（五）采血容器

目前广泛使用的是真空定量采血系统，由穿刺针和真空试管两部分组成。采用国际通用的试管帽和标签颜色显示采血管内添加剂的种类和检测用途，可根据需要选用（表6-1）。

表 6-1 真空采血管内所含试剂及其主要用途

采血管帽颜色	添加剂	主要用途
红色	促凝剂	生成血清,用于大多数生化和免疫学检查
黄色	促凝剂/分离胶	生成血清,用于大多数生化和免疫学检查
绿色	肝素	生成血浆,用于大多数生化和免疫学检查
紫色	EDTA	血细胞计数
蓝色	枸橼酸钠	凝血试验
黑色	枸橼酸钠	血沉测定
灰色	氟化钠/草酸钾	葡萄糖、乳酸测定

一次采血、多管血液分配时应遵循一定的顺序。①使用玻璃采血管,多管采集血液标本的顺序:血培养管、枸橼酸钠抗凝管、其他抗凝剂管。②使用塑料采血管顺序:血培养管(黄色)、枸橼酸钠抗凝管(蓝色或黑色)、加或未加促凝剂或分离胶的血清管(黄色或红色)、加或未加分离胶的肝素管(绿色)、EDTA 抗凝管(紫色)、加葡萄糖分解抑制剂管(灰色)。

(六)标本采集与注意事项

1. 标本采集

(1)采血器械:目前多用一次性注射器或静脉采血针,根据检验目的选择不同类型的试管。采集动脉血气标本采用一次性动脉血气针或者采用肝素化的注射器。

(2)采血操作:必须严格执行无菌技术操作;采血部位的皮肤必须清洁、干燥;采血时应尽量缩短压脉带的压迫时间,最好能在 1 分钟内采完,见到回血,立即解开压脉带;使用含抗凝剂的试管时应保证抗凝剂与血样比例准确。

2. 注意事项

(1)采取代表性标本:疑为菌血症或败血症时,应在病人抗菌治疗前,发热初期或发热高峰时尽早取血做细菌培养。

(2)避免溶血与容器污染:标本采集时应使用清洁、无菌的容器,避免化学物质、细菌污染,有时还需防止接触空气(如血气分析、厌氧菌培养等)。静脉采血,避免穿刺针刺穿血管,同时避免水混入、冻融造成的溶血。

(3)防止过失性采样:尽量避免在输液过程中采血,尤其不能在输液的肢体采血,因输入液体的成分会严重干扰检测的结果。一般情况下,输入碳水化合物、氨基酸、蛋白质或电解质的病人应在输液结束 1 小时后采血,输入脂肪乳剂的病人应在 8 小时后采血。

(4)及时送检:采集标本后,应尽量减少运输和储存时间,及时送检。

(七)血液标本采集的环境要求与生物安全

1. 环境要求
血液标本采集的环境应该人性化设置,空间宽敞,光线明亮,通风良好,血液标本采集的台面高低和宽度适宜,座位舒适。

2. 生物安全

(1)防止交叉感染:血液标本采集应采用一次性用品,包括压脉带、铺巾和消毒用品。

(2)环境消毒:采用紫外线灯定时对标本采集的周边环境和空气进行消毒,并采用消毒液擦拭台面。

(八)标本的传送和保存

1. 标本传送
标本自采集后到送达检验部门的过程即标本的传送。做到专人、专业、纪律约束,避免因客观、主观因素造成检测结果的不准确。传送过程中应密闭、防震、防漏、防污染。

一般标本采集后应在 1 小时内送检,急诊检验项目如血糖、电解质、抢救中的配血标本,以及特殊检验项目如血气分析等,采集后应立即送检。尿液标本从留取到检验应在 2 小时内完成。并在标本交接时做好记录。

2. 标本保存　对不能及时检验的标本,必须进行预处理或以适当方式保存。血氨测定、血气测定的血标本如在短时间内不能及时送检,应将血标本置于冰浴中,用以减缓各种成分的代谢改变。冷凝集素测定的血标本要保持与体温相似或 37℃ 环境中。胆红素和维生素 B_{12} 测定的血标本用锡纸包裹或避光的容器采集,以避免血中某些成分遇光分解,引起测定值减低。微生物检测的血标本尽可能在使用抗生素前采样,血液标本采集后应立即注入血培养皿中送检。血清、血浆、体液常规标本大多 4～8℃ 储存,蛋白质、核酸标本 -70℃ 保存,避免反复冻融。

（金春明）

学习小结

护理人员必须掌握常用临床检验的目的、标本采集的方法、主要干扰因素以及检验结果的临床意义。在临床护理实践中应避免非疾病因素对实验室检查结果的影响,根据检验的目的在适当的时间采集标本,严格执行无菌技术操作,按检验要求选择适当的抗凝剂。一次采血、多管血液分配时应遵循一定的顺序。标本采集过程中,应注意采取代表性标本,避免溶血与容器污染,防止过失性采样;标本采集后,应按检验项目的特点和要求进行相应处理,及时送检。

复习思考题

1. 简述实验室检验与临床护理的关系。

2. 在临床护理实践中,如何避免非疾病因素对实验室检查结果的影响?

3. 一次采血、多管血液分配时应遵循怎样的顺序?

第二节　临床血液学检验

学习目标

掌握	红细胞、白细胞、血小板检查的参考范围及临床意义;血液一般检验的标本采集方法。
熟悉	贫血的形态学分类及血型鉴定的临床意义。
了解	红细胞、白细胞病理形态改变的内容及临床意义。

一、血液一般检验

血液一般检验是指血液检验项目中最基础及最常用的检验,主要包括手工或仪器法血细胞计数及相关参数测定、血细胞形态学检查、止血凝血筛检试验、血型鉴定与交叉配血等。随着科学技术的发展,自动化仪器已应用到血液一般检验工作中,使血液一般检验测定快速、项目扩展、参数增多。因此,血液一般检验能及时、准确、全面反映机体的基本功能状况。血液一般检验取材容易,检测便捷,仍然是筛检疾病、遴选其他实验检查的首要程序。

(一)红细胞检验

红细胞(red blood cell,RBC)是血液中数量最多的有形成分,其主要生理功能是作为氧气或二氧化碳的呼吸载体和维持酸碱平衡等。临床可通过各项红细胞参数检验和红细胞形态观察对贫血和某些疾病进行诊断或鉴别诊断。

常用的红细胞检查项目有:红细胞计数、血红蛋白测定、红细胞形态观察、红细胞平均参数计算、网织红细胞计数、嗜碱性点彩红细胞计数和红细胞沉降率测定等。

1. 红细胞计数和血红蛋白浓度测定 红细胞计数(red blood cell count)是血液一般检验的基本项目,血红蛋白(hemoglobin,Hb 或 HGB)是在人体有核红细胞和网织红细胞内合成的一种含色素辅基的结合蛋白质,是红细胞内的运输蛋白。红细胞计数与血红蛋白和血细胞比容结合,常作为诊断贫血、真性红细胞增多症及红细胞增多的主要指标之一。

【标本采集】 非空腹采血。血液一般检验以前常采集耳垂或手指等部位的末梢血液作为检测标本,由于毛细血管采血时易混入组织液,末梢循环好坏亦可直接影响检验结果,所以没有来自静脉的血液标本结果准确和恒定。目前临床上除新生儿因采血困难、肿瘤化疗病人需要反复采血外,其他病人普遍采用静脉血液做血液一般检验,以 EDTA 抗凝,静脉采血 2ml,推荐使用真空采血系统,用紫色帽的真空抗凝管采血。

【参考区间】 见表6-2。

表6-2 红细胞计数与血红蛋白参考范围

	红细胞计数 /L	血红蛋白(g/L)
成年男性	$(4.0 \sim 5.5) \times 10^{12}$	$120 \sim 160$
成年女性	$(3.5 \sim 5.0) \times 10^{12}$	$110 \sim 150$
新生儿	$(6.0 \sim 7.0) \times 10^{12}$	$170 \sim 200$

【临床意义】

(1)红细胞和血红蛋白增多:指单位容积血液红细胞数和血红蛋白量高于参考范围上限,可分为相对性增多和绝对性增多两类。

1)相对性增多:因血浆容量减少,血浆中水分丢失,血液浓缩,使红细胞容量相对增加,如严重呕吐、腹泻、大面积烧伤、糖尿病酮症酸中毒、甲状腺功能亢进等。

2)绝对性增多:按发生原因可分为:①原发性红细胞增多:即真性红细胞增多症,为一种原因不明的以红细胞增多为主的骨髓增殖性疾病。②继发性红细胞增多:主要由于促红细胞生成素(EPO)增多所引起。生理性增多见于新生儿、高原地区居民或剧烈运动等;病理性增多见于严重的心、肺疾病如慢性阻塞性肺疾病、肺源性心脏病、发绀型先天性心脏病等。

（2）红细胞及血红蛋白减少：以血红蛋白为标准，成年男性血红蛋白<120g/L，成年女性血红蛋白<110g/L，即为贫血（anemia）。血红蛋白减少依发生的原因分为：①生理性减少：见于发育期的儿童、老年人及妊娠中、晚期的孕妇；②病理性减少：见于各种原因引起的贫血，如再生障碍性贫血、缺铁性贫血、失血性贫血等。

2. 血细胞比容测定　血细胞比容（hematocrit，HCT；packed cell volume，PCV）是指一定体积的全血（毛细血管或静脉血）中红细胞所占体积的相对比例。HCT 的高低与红细胞数量及平均体积、血浆量有关，主要用于贫血、真性红细胞增多症和红细胞增多的诊断、血液稀释和血液浓缩变化的测定、计算红细胞平均体积和红细胞平均血红蛋白浓度等。

【标本采集】　温氏（Wintrobe）法用肝素或 EDTA 抗凝静脉血 2ml，微量法用末梢血或抗凝血 0.5ml，血液分析仪法与红细胞计数同时测定，不需另备标本。

【参考区间】　男性：0.40 ~ 0.50L/L；女性：0.37 ~ 0.48L/L；新生儿：0.47 ~ 0.67L/L；儿童：0.33 ~ 0.42L/L。

【临床意义】　HCT 的临床意义与红细胞计数相似。HCT 减低是诊断贫血的指标，若红细胞数量正常，血浆量增加，为假性贫血；HCT 增加可因红细胞数量绝对增加或血浆量减少所致。HCT 的主要应用价值为：

（1）临床补液量的参考：各种原因导致脱水时，HCT 都会增高，补液时可监测 HCT，HCT 恢复正常表示血容量得到纠正。

（2）红细胞平均指数计算的基础数据：红细胞各项平均值可用于贫血的形态学分类。

（3）血液流变学指标：HCT 增高表明红细胞数量偏高，可导致全血黏度增加，严重者表现为高黏滞综合征，易引起微循环障碍、组织缺氧。HCT 与其他血液流变学指标联合应用，可对一些血栓前状态进行监测。

3. 红细胞平均值参数　红细胞平均值参数包括红细胞平均体积（mean corpuscular volume，MCV）、平均红细胞血红蛋白含量（mean corpuscular hemoglobin，MCH）和平均红细胞血红蛋白浓度（mean corpuscular hemoglobin concentration，MCHC）。红细胞平均值参数有助于深入认识红细胞特征，为贫血的鉴别诊断提供线索。

【标本采集】　同红细胞计数、血红蛋白测定。

【参考区间】　MCV：80 ~ 100fl；MCH：26 ~ 32pg；MCHC：320 ~ 360g/L。

【临床意义】　红细胞平均指数可用于贫血形态学分类（表6-3）及提示贫血的可能原因。

（1）MCV 可将红细胞按平均体积分为正细胞、小细胞和大细胞。

（2）MCH 常用于贫血分类。在大多数贫血中，MCH 与 MCV 相关；小细胞贫血与低色素相关，正细胞与正色素相关，很少有 MCH 增高而 MCV 不增高的情况。

（3）MCHC 反映了红细胞中血红蛋白的浓度，在许多造血系统疾病中，MCHC 仍保持恒定。

表6-3　贫血形态学分类

贫血形态学分类	MCV	MCH	MCHC	病因
正常细胞性贫血	正常	正常	正常	急性失血、急性溶血、再生障碍性贫血、白血病等
大细胞性贫血	增高	增高	正常	巨幼细胞贫血、恶性贫血
单纯小细胞性贫血	降低	降低	正常	慢性炎症、尿毒症
小细胞低色素性贫血	降低	降低	降低	缺铁性贫血、珠蛋白生成障碍性贫血、铁粒幼细胞性贫血

4. 红细胞体积分布宽度 红细胞体积分布宽度(red blood cell volume distribution width, RDW)是反映红细胞体积异质性的参数, 用所测得的红细胞体积大小的变异系数来表示。

【标本采集】 同红细胞计数、血红蛋白测定。

【参考区间】 11.5% ~ 14.5%。

【临床意义】

（1）用于缺铁性贫血的诊断和鉴别诊断: 缺铁性贫血病人 RDW 明显升高, 而珠蛋白生成障碍性贫血病人 RDW 多正常。

（2）结合 MCV 用于贫血的细胞形态学分类。

（3）动态监测缺铁性贫血的治疗效果: 缺铁性贫血铁剂治疗有效时 RDW 值进一步增高, 呈一过性, 随后降至正常。

5. 网织红细胞计数 网织红细胞(reticulocyte)是晚幼红细胞脱核后的红细胞, 由于胞质内含有残存核糖体致密颗粒、线粒体等嗜碱性物质, 因而用新亚甲蓝或煌焦油蓝作活体染色, 胞质中可呈现浅蓝或深蓝色的网织状结构, 故称网织红细胞。

【标本采集】 末梢血或 EDTA 抗凝血。

【参考区间】 百分数: 成人 0.5% ~ 1.5%, 新生儿 3% ~ 6%。绝对数:(24 ~ 84)×10⁹/L。

【临床意义】 网织红细胞直接反映骨髓的造血功能, 对贫血的诊断、鉴别诊断及疗效观察等具有重要意义。

（1）网织红细胞增多: 表示骨髓的造血功能旺盛, 如溶血性贫血时网织红细胞可高达 40%; 急性失血性贫血时网织红细胞明显增高; 缺铁性贫血及巨幼细胞贫血经治疗 3 ~ 5 天后可见网织红细胞在红细胞恢复之前增高, 7 ~ 10 天达高峰, 2 周左右网织红细胞逐渐降低而红细胞及血红蛋白逐渐增高, 此为网织红细胞反应, 是判断贫血疗效的指标。

（2）网织红细胞减少: 表示骨髓的造血功能减低, 常见于再生障碍性贫血, 也见于骨髓病性贫血。

6. 外周血红细胞形态 各种贫血由于原因不同, 可导致红细胞形态学的变化。这些变化包括红细胞大小、形状、染色性质和内含物的异常, 因此红细胞形态检查常作为追踪贫血线索的一项重要检查内容, 其与血红蛋白浓度测定、红细胞计数结果及其他参数相结合可以推断贫血的性质, 对贫血的诊断和鉴别诊断有重要的临床价值。

【标本采集】 同红细胞计数、血红蛋白测定。

【临床意义】

（1）正常红细胞形态: 正常红细胞呈双凹圆盘形, 细胞大小相对均一, 平均直径 7.5μm(6 ~ 9μm); 瑞特染色后四周呈浅橘红色, 中央部位为生理性淡染区, 大小约为直径的 1/3; 胞质内无异常结构。正常红细胞形态虽见于健康人, 但也可见于急性失血性贫血、部分再生障碍性贫血等。红细胞可自然退化变性, 在正常血涂片上也可见到数量很少的变形或破碎的细胞, 但分布极为局限。

（2）异常红细胞形态: 在排除人为因素后, 若血涂片中出现异常形态红细胞且数量增多, 往往提示病理性改变。常见红细胞异常形态传统上可分为红细胞大小、形状、血红蛋白含量、结构和排列异常。

7. 红细胞沉降率 红细胞沉降率(erythrocyte sedimentation rate, ESR)简称血沉, 指红细胞在一定条件下沉降的速率, 主要与红细胞数量和形状改变及血浆蛋白成分有关。①血浆蛋白质成分的改变：血浆纤维蛋白原、球蛋白、胆固醇、甘油三酯增多或清蛋白减少时，红细胞形成缗钱状聚集，血沉加快。②红细胞的改变：红细胞减少时，血沉加快；红细胞增多时血沉减慢；红细胞直径越大血沉越快；球形红细胞不易聚集成缗钱状，血沉越慢。

【标本采集】 顺利抽取静脉血，与抗凝剂（32g/L 枸橼酸钠）按 4∶1 的比例混匀后送检。如采用真空采血系统抽血时，使用黑色管帽的真空采血管采血。

【参考区间】 魏氏法：男性 0～15mm/h；女性 0～20mm/h。

【临床意义】

（1）血沉增快

1）生理性增快：见于 12 岁以下的儿童或 60 岁以上的老年人、妇女月经期或妊娠 3 个月以上。

2）病理性增快：①炎症性疾病：如急性细菌性炎症、风湿热、结核病活动期；②组织损伤及坏死：如急性心肌梗死；③恶性肿瘤：恶性肿瘤时增快，良性肿瘤时多正常；④血浆球蛋白增高的疾病：如慢性肾炎、肝硬化、系统性红斑狼疮；⑤其他：贫血、动脉粥样硬化、糖尿病、肾病综合征等。

（2）血沉减慢：临床意义较小。见于真性红细胞增多症、低纤维蛋白原血症、充血性心力衰竭、红细胞形态异常等。

（二）白细胞检验

外周血白细胞（leukocyte）起源于骨髓的造血干细胞（hematopoietic stem cell，HSC），在骨髓多种造血生长因子的调控下，最终分化、发育、成熟并释放到外周血液。包括粒细胞（granulocyte，GRAN）、淋巴细胞（lymphocyte，L）和单核细胞（monocyte，M）三大类。其中粒细胞又分为中性分叶核粒细胞（neutrophilic segmented granulocyte，Nsg）、中性杆状核粒细胞（neutrophilic stab granulocyte，Nst）、嗜酸性粒细胞（eosinophil，E）和嗜碱性粒细胞（basophil，B）。

根据细胞动力学的原理，粒细胞分化、发育和成熟的过程被划分为干细胞池、成熟池、贮存池、循环池、边缘池。贮存池的杆状核及分叶核粒细胞仅有约 1/20 释放到外周血中，大部分保存在贮存池内以便不断补充损耗及应激使用。成熟粒细胞进入血液后约 50% 运行于血循环中，构成循环池，另一半则附着于血管内壁而形成边缘池。因此，白细胞计数结果仅反映了循环池的粒细胞数量变化。边缘池及循环池的粒细胞之间保持着动态平衡，一旦打破这种平衡，可导致白细胞计数结果呈大幅度波动，并影响各种类型白细胞的比例。

外周血白细胞检验是临床血液一般检验的重要项目之一，以下情况可以检查白细胞：①感染、炎症、组织损伤或坏死、中毒、贫血；②结缔组织病、骨髓抑制（电离辐射、细胞毒药物、免疫抑制剂、抗甲状腺药物等）；③恶性肿瘤、白血病、骨髓增殖性疾病和淋巴组织增殖性疾病等；④各种手术前准备和手术后观察；⑤放疗和化疗方案选择及疗效判断。计数外周血的白细胞数量、检查染色条件下各种白细胞的形态并分类计数，是诊断疾病，尤其是对恶性血液病进行初步诊断和评估疗效的基本指标。

1. 白细胞计数（white blood cell count） 白细胞计数是指测定单位容积的外周血各种白细胞的总数。

【标本采集】 同红细胞计数。白细胞分类检查应避免使用肝素抗凝剂。

【参考区间】 成人：$(4～10)×10^9/L$；新生儿：$(15～20)×10^9/L$；6 个月至 2 岁：$(11～12)×10^9/L$。

2. 白细胞分类计数 见表6-4。

表6-4 五种白细胞正常百分数和绝对值

	百分数(%)	绝对值(×10^9/L)
中性杆状核粒细胞	1～5	0.04～0.5
中性分叶核粒细胞	50～70	2～7
嗜酸性分叶核粒细胞	0.5～5	0.02～0.5
嗜碱性分叶核粒细胞	0～1	0～0.1
淋巴细胞	20～40	0.8～4
单核细胞	3～8	0.12～0.8

【临床意义】 白细胞数高于 $10×10^9$/L 为白细胞增多。白细胞数低于 $4×10^9$/L 为白细胞减少(leukopenia)。粒细胞绝对值低于 $1.5×10^9$/L 为粒细胞减少症。而粒细胞缺乏症是指白细胞计数大多低于 $0.5×10^9$/L 时。中性粒细胞增多和减少直接影响到白细胞数总数的变化,所以临床上绝大多数病例白细胞数总数实际上反映了中性粒细胞的变化。

(1)中性粒细胞(neutrophil,N)

1)中性粒细胞增多(neutrophilia):生理性粒细胞增多常为一过性。见于新生儿、妊娠及分娩时、寒冷、饱餐、剧烈运动后。病理性粒细胞增多常见于:①急性感染:是引起中性粒细胞增多最常见的原因,尤其是化脓性球菌感染。极重度感染时,白细胞计数反而降低。②广泛的组织损伤或坏死:如严重外伤、大手术、大面积烧伤、心肌梗死等。③急性大出血:出血后 1～2 小时内白细胞数及中性粒细胞百分数明显增高。④急性溶血:如血型不合的输血。⑤急性中毒:如急性铅、安眠药中毒、糖尿病酮症酸中毒、尿毒症等。⑥白血病及恶性肿瘤:如急性或慢性粒细胞白血病,白细胞计数可达数万至数十万。各类恶性肿瘤,尤其消化道肿瘤,也可引起白细胞和中性粒细胞增多。

2)中性粒细胞减少(neutropenia):见于:①感染性疾病:尤其格兰阴性杆菌感染,如伤寒、疟疾;②血液系统疾病:常见于再生障碍性贫血等;③理化损伤:物理因素如放射线,化学物质如苯、铅、汞,药物如抗肿瘤药、抗甲状腺药物及免疫抑制剂;④单核-吞噬细胞系统功能亢进:如脾功能亢进;⑤自身免疫性疾病:如系统性红斑狼疮。

3)中性粒细胞的核象变化:是指粒细胞的分叶状况,它标志着粒细胞的成熟程度。中性粒细胞核象的变化对疾病及其预后的判断有一定参考价值。正常周围血液中的中性粒细胞以 3 叶的分叶核占多数,可见少量杆状核,杆状核与分叶核的正常比值为 1:13。外周血中不分叶核粒细胞(包括杆状核粒细胞及幼稚阶段的粒细胞)的百分率>5% 称为核左移,常见于感染,尤其急性化脓性感染、急性中毒、急性失血等。周围血液中 5 叶以上的粒细胞超过 3% 时称核右移,常伴有白细胞减少,是造血功能衰退的表现,见于巨幼细胞性贫血、恶性贫血、应用抗代谢药物治疗肿瘤时。

4)中性粒细胞形态中毒性改变:在各种化脓性感染、恶性肿瘤、中毒等病理情况下,中性粒细胞可发生毒性和退行性变化。表现为大小不均、中毒颗粒、空泡形成、核变性等。

(2)嗜酸性粒细胞(eosinophil,E)

1)嗜酸性粒细胞增多(eosinophilia):主要见于:①变态反应性疾病:如支气管哮喘;②寄生虫病:如蛔虫病、肺吸虫病;③皮肤病:如湿疹等;④血液病:如慢性髓系白血病等;⑤恶性肿瘤:上皮细胞肿瘤如肺癌;⑥传染病:如猩红热急性期。

2）嗜酸性粒细胞减少（eosinopenia）：临床意义较小，见于伤寒、长期应用肾上腺皮质激素等。

（3）嗜碱性粒细胞（basophil，B）

1）嗜碱性粒细胞增多（basophilia）：见于：①变态反应性疾病，药物等所致超敏反应；②血液病：如慢性髓系白血病；③恶性肿瘤；④其他：如糖尿病等。

2）嗜碱性粒细胞减少（basophilopenia）：无临床意义。

（4）淋巴细胞（lymphocyte，L）

1）淋巴细胞增多（lymphocytosis）：生理性增多，见于出生后4~6天的婴儿至6~7岁的儿童。病理性增多见于：①感染性疾病：主要为病毒感染如麻疹、风疹、水痘、病毒性肝炎、流行性出血热，某些杆菌感染如结核病；②血液病：如急、慢性粒细胞性白血病、淋巴瘤等；③其他：自身免疫性疾病、移植物抗宿主反应或移植物抗宿主病、肿瘤等。

2）淋巴细胞减少（lymphocytopenia）：主要见于应用肾上腺皮质激素、接触放射性物质、先天性或获得性免疫缺陷综合征。

（5）单核细胞（monocyte，M）

1）单核细胞增多（monocytosis）：生理性增多见于婴幼儿及儿童。病理性增多见于：①感染性疾病：如感染性心内膜炎、活动性肺结核等；②某些血液病：如单核细胞白血病。

2）单核细胞减少（monocytopenia）：一般无临床意义。

（三）血小板计数（platelet count，PC或Plt）

【参考区间】（100~300）×10⁹/L。

【临床意义】

（1）血小板减少：血小板低于100×10⁹/L称为血小板减少。见于：①造血生成障碍：如再生障碍性贫血、急性白血病等；②血小板破坏或消耗过多：如原发性血小板减少性紫癜、弥散性血管内凝血（DIC）等；③血小板分布异常：如肝硬化。

（2）血小板增多：血小板超过400×10⁹/L称为血小板增多。①原发性增多：见于骨髓增生性疾病和恶性肿瘤：如真性红细胞增多症、原发性血小板增多症和慢性髓系白血病慢性期等；②反应性增多：如急性感染、某些恶性肿瘤等。

二、溶血性贫血常用实验室检验

溶血性贫血（hemolytic anemia）是指各种原因造成红细胞过早、过多地破坏而发生的贫血。红细胞破坏主要有两种方式，一是在血液中被破坏，为血管内溶血，又称细胞外溶血；正常衰老红细胞有10%~20%以此方法破坏。二是由于红细胞膜表面的变化，被肝脏和脾脏的巨噬细胞辨认捕捉，在巨噬细胞内破坏，称血管外溶血，又称细胞内溶血，正常衰老红细胞80%~90%以此方法破坏。

溶血性贫血的实验室检查主要分为两步，首先是通过一般检查确定有无贫血，随后再通过特殊检查确定导致溶血性贫血的主要原因。

（一）溶血性贫血的一般检验

血管内溶血时，大量血红蛋白游离至血浆中，致血浆游离血红蛋白定量增高。血浆中的游离血红蛋白需与结合珠蛋白结合后被输送至肝分解,故使血浆结合珠蛋白减低。通常每升血液中的结合珠蛋白可以结合 1.3g 游离血红蛋白。当血浆中增高的游离血红蛋白量超过结合珠蛋白的结合能力时,血浆中结合珠蛋白已经消耗殆尽。剩余的游离血红蛋白有小部分与血浆中的血结素结合,使血结素减低。一部分剩余的游离血红蛋白可转变为高铁血红蛋白,与血浆中清蛋白结合形成高铁血红素清蛋白,在血浆中出现。大部分剩余的游离血红蛋白可通过肾排出(血红蛋白肾阈为 1.3g/L),形成血红蛋白尿。从肾小球排出的血红蛋白经过肾小管时被再吸收,在肾小管上皮细胞内转变为含铁血红素。这种肾小管上皮细胞脱落随尿排出即为含铁血黄素尿。溶血性贫血的一般检验主要涉及有无红细胞破坏增加、寿命缩短及代偿性增生 3 个方面的筛检项目。

1. 血浆游离血红蛋白测定(measurement of free-haemoglobin in plasma)

【标本采集】 EDTA 或肝素抗凝静脉血,紫色或绿色管帽真空采血管采血,防止标本溶血。

【参考区间】 <0.47μmol/L。

【临床意义】 血管内溶血时血浆游离血红蛋白增高。血管外溶血时血浆游离血红蛋白正常。

2. 血清结合珠蛋白测定(qualitative determination of serum haptoglobin)

【标本采集】 血清,黄色或红色管帽真空采血管采血。

【参考区间】 0.5 ~ 1.5g/L。

【临床意义】 各种溶血时血清结合珠蛋白均减低,以血管内溶血减低为显著。严重血管内溶血,血浆中游离血红蛋白超过 1.3g/L 时,甚至可测不出。肝脏疾病、传染性单核细胞增多症、先天性无结合珠蛋白血症等也可减低或消失。感染、创伤、恶性肿瘤、系统性红斑狼疮、类固醇治疗、肝外阻塞性黄疸等可有结合珠蛋白增高。

3. 血浆高铁血红素清蛋白测定

【标本采集】 EDTA 或肝素抗凝静脉血,紫色或绿色管帽真空采血管采血,防止标本溶血。

【参考区间】 阴性。

【临床意义】 阳性结果表示严重血管内溶血,此时结合珠蛋白已消耗殆尽。

4. 尿含铁血黄素试验(Rous test) 含铁血黄素的铁离子在酸化的低铁氰化钾溶液中生成蓝色的低铁氰化铁,即普鲁士蓝反应。如尿液中脱落的肾小管上皮细胞中含有含铁血黄素,在显微镜下观察尿沉渣中有呈深蓝色物质者即为阳性。

【标本采集】 晨尿,留尿后 1 小时内立即送检。

【参考区间】 阴性。

【临床意义】 慢性血管内溶血可呈阳性,并持续数周。常见于阵发性睡眠性血红蛋白尿。在溶血初期,肾小管上皮细胞尚未充分将再吸收的血红蛋白转变为含铁血黄素以及含有含铁血黄素的上皮细胞尚未衰老脱落,因此本试验暂可呈阴性。

(二)溶血性贫血特殊检验

确定为溶血性贫血后,再结合病史、红细胞形态学观察以及特殊试验,进一步分析引起溶血的原因。

1. 红细胞渗透脆性试验(erythrocyte osmotic fragility test) 红细胞在低渗氯化钠溶液中,水分透过细胞膜进入细胞内,使红细胞逐渐膨胀甚至破裂而溶血。本试验是测定红细胞对不同浓度低渗氯化钠溶液的抵抗力。这种抵抗力即为红细胞的渗透脆性，它与红细胞膜面积和细胞容积的比值有关。

【标本采集】 肝素抗凝静脉血，绿色管帽真空采血管采血，防止标本溶血。

【参考区间】 开始溶血：0.42% ~ 0.46%（氯化钠溶液）；完全溶血 0.32% ~ 0.36%（氯化钠溶液）。

【临床意义】

（1）红细胞脆性增高：主要见于遗传性球形细胞增多症、遗传性椭圆形细胞增多症等。

（2）红细胞脆性减低：常见于地中海贫血。也可见于缺铁性贫血、某些肝硬化及阻塞性黄疸等。

2. 高铁血红蛋白还原试验 葡萄糖 -6- 磷酸脱氢酶在戊糖旁路中使 6- 磷酸葡萄糖变为 6- 磷酸葡萄糖酸，同时催化氧化型辅酶Ⅱ形成还原型辅酶Ⅱ，使呈暗棕色的高铁血红蛋白还原为红色的血红蛋白。

【标本采集】 枸橼酸钠抗凝静脉血，蓝色管帽真空采血管采血，防止标本溶血。

【参考区间】 还原率>75%。

【临床意义】 还原率降低见于葡萄糖 -6- 磷酸脱氢酶缺乏症。

3. 抗人球蛋白试验（Coombs test） 本试验是检查温反应性抗体（不完全抗体）敏感的方法，是诊断自身免疫性溶血性贫血的重要试验。Coombs 试验利用抗球蛋白抗体作为第二抗体，连接与红细胞表面抗原结合的特异抗体，使红细胞凝集。

【标本采集】 EDTA 抗凝静脉血，紫色管帽真空采血管采血，防止标本溶血。

【参考区间】 正常人直接与间接试验均为阴性。

【临床意义】 阳性见于新生儿溶血病、自身免疫性溶血性贫血、药物免疫性溶血性贫血、同种免疫性溶血性贫血及溶血性输血反应。阴性有时并不能完全排除自身免疫性溶血性贫血。

三、出血、血栓与止血检验

（一）常用筛查试验及临床应用

1. 束臂试验 又称毛细血管脆性试验（capillary fragility test，CFT）、毛细血管抵抗试验（capillary resistance test，CRT）。毛细血管的完整性与其本身的结构、功能，血小板的质和量，以及一些体液因素有关。用加压的方法来部分阻止静脉血液回流，可以根据一定范围内新出血点的数目及大小来估计毛细血管的脆性。

【参考区间】 阴性：5cm 直径圆圈内 8 分钟时间新的出血点数男性少于 5 个；女性及儿童少于 10 个。

【临床意义】 新出血点超过正常范围为阳性，见于：①血管壁的结构和（或）功能缺陷，如遗传性毛细血管扩张症、过敏性紫癜、单纯性紫癜等；血管性血友病；②血小板的量和功能异常，如血小板减少症、血小板功能缺陷症；③其他：如血管性血友病、维生素 C 缺乏症等。

2. 出血时间测定 测定皮肤受特定条件的外伤后，出血自然停止所需的时间即为出血时间（bleeding time，BT）。

【参考区间】 出血时间测定器法（template bleeding time，TBT）：2.5 ~ 9.5 分钟，超过 10 分钟为延长。

【临床意义】 BT 延长见于原发性或继发性血小板减少性紫癜、DIC、药物性出血等。BT

缩短可见于血栓前状态及血栓性疾病。

3. 凝血时间测定

【参考区间】 4～12分钟。

【临床意义】 凝血时间（clotting time，CT）测定是了解内源性凝血机制有无异常。

（1）凝血时间延长：见于：①凝血因子Ⅷ、Ⅸ、Ⅺ明显减少，如血友病甲、乙；②凝血酶原、纤维蛋白原严重减少，如纤维蛋白原减少症；③纤溶亢进；④应用肝素、口服抗凝药或循环抗凝物增加，如类肝素物质增多等。

（2）凝血时间缩短：见于高凝状态。

4. **活化部分凝血活酶时间测定**（activated partial thromboplastin time，APTT） 是在受检者血浆中加入部分凝血活酶、钙离子及接触因子的激活剂后，观察血浆凝固的时间。APTT是内源性凝血系统较灵敏和最常用的筛选试验。

【标本采集】 枸橼酸钠抗凝静脉血2ml，蓝色管帽真空采血管采血，采血量减少，抗凝剂过量可导致凝固时间延长，反之可使凝固时间缩短。采血完毕，应立即将血液与抗凝剂充分混匀，将试管颠倒混匀5次以上，但应避免剧烈震荡。标本采集后立即送检，2小时内完成检验，最长不超过4小时。

【参考区间】 30～45秒，与正常比较，延长10秒以上为异常。评价结果时需注意该项检测因所用试剂盒仪器等的不同，参考范围可有较大差异。

【临床意义】

（1）APTT延长：意义同CT，也是临床监测肝素应用的首选指标。

（2）APTT缩短：见于DIC高凝期及其他血栓性疾病等。

5. **血浆凝血酶原时间测定**（prothrombin time，PT） 是在受检血浆中加入Ca^{2+}和组织因子（TF或组织凝血活酶）后，观察血浆凝固所需要的时间。PT是外源性凝血系统较灵敏和最常用的筛选试验。

【标本采集】 同APTT

【参考区间】 11～14秒。检测结果超过正常对照3秒以上有意义。

【临床意义】

（1）PT延长：①先天性凝血因子Ⅰ、Ⅱ、Ⅴ、Ⅶ、Ⅹ缺乏；②后天性凝血因子缺乏，如纤溶亢进、DIC等。

（2）PT缩短：见于血液高凝状态，如DIC早期、心肌梗死、脑血栓形成、深静脉血栓、多发性骨髓瘤等。

6. **血浆纤维蛋白（原）降解产物测定** 纤维蛋白原降解产物和纤维蛋白降解产物统称为纤维蛋白（原）降解产物（fibrinogen and fibrin degradation products，FDP）。FDP对血液凝固和血小板的功能均有一定的影响。

【标本采集】 同APTT

【参考区间】 定性：阴性。定量：低于5mg/L。

【临床意义】 增高见于：①原发性纤溶；②继发性纤溶：DIC，恶性肿瘤，急性早幼粒细胞白血病，肺血栓栓塞，深静脉血栓形成，心、肝、肾疾病，溶栓治疗等。

7. **血浆D-二聚体测定** 血浆D-二聚体（D-Dimer，DD）是继发性纤维蛋白溶解的标志物。但该试验的影响因素很多，结果判断时须加以考证。

【标本采集】 同 APTT

【参考区间】 定性:阴性。定量:小于 0.3mg/L。

【临床意义】 增高或阳性见于继发性纤维蛋白溶解功能亢进,如高凝状态、DIC、肾脏疾病、器官移植排斥反应、溶栓治疗等。

(二)弥散性血管内凝血实验室检验

弥散性血管内凝血(disseminated intravascular coagulation,DIC)指一组在许多疾病基础上,凝血及纤溶系统被激活,全身微血栓形成,凝血因子大量消耗并继发纤溶亢进,引起全身出血及微循环衰竭的临床综合征。急性 DIC 病人病情十分危重,实验室检验是确诊 DIC 的关键,常用的指标有:

1. **血小板计数** 血小板常<100×10⁹/L 或进行性下降。

2. **PT** PT 时间比正常对照延长 3 秒以上或呈动态变化。

3. **纤维蛋白原** 纤维蛋白<1.5g/L 或进行性下降。

4. **FDP 和 DD 测定** FDP>20mg/L,肝病时需>60mg/L。DD 测定>0.5mg/L。两者在 DIC 时呈进行性增高。

5. **APTT** APTT 延长 10 秒以上,呈进行性延长。

6. **血片中破碎红细胞比例超过 2%。**

诊断 DIC 的实验室检查指标很多,应根据病人病情进行选择。分析实验室检查结果时也必须紧密与临床结合,综合分析与判断结果,必要时动态监测。

四、血型鉴定和交叉配血试验

血型(blood group)是人体血液的一种遗传性状,各种血液成分包括红细胞、白细胞、血小板及某些血浆蛋白在个体之间均具有抗原成分的差异,受独立的遗传基因控制。由若干个相互关联的抗原抗体组成的血型体系,称为血型系统,与人类输血关系最密切的是 ABO 血型系统,其次是 Rh 血型系统。

(一)血型鉴定和交叉配血试验

1. **ABO 血型系统(blood group)** 是目前临床输血和治疗中十分重要的血型系统。根据红细胞膜上所含的抗原不同或有无,将血型分为四型,即 O 型、A 型、B 型、AB 型。输血前必须进行交叉配血试验(cross-match compatibility test),其目的主要是进一步验证供者与病人的 ABO 血型鉴定是否正确,以避免血型鉴定错误而导致输血后严重溶血反应。为避免输血反应必须坚持同型输血,而交叉配血则是保证输血安全的关键措施。

2. **Rh 血型系统** Rh 血型是与 ABO 血型系统无关的另一血型,目前临床上除 ABO 血型系统为输血必检血型外,Rh 血型系统也是必检的。Rh 血型形成的天然抗体极少,主要是由于 Rh 血型不合输血或通过妊娠所产生的免疫性抗体。含 Rh 抗原者称为 Rh 阳性,不含 Rh 抗原者称为 Rh 阴性。

3. **人类白细胞抗原系统** 人类血液中除红细胞有血型外,白细胞也有血型,称为人类白细胞抗原(human leukocyte antigen,HLA),其主要功能是自我识别、参与免疫耐受和免疫应答的免疫调节，对机体的免疫能起着重要的控制和调节作用。HLA 不仅存在于白细胞上，人体的组织细胞上的 HLA 也是相同的。因此通过对 HLA 的检查，在输血、器官移植、骨髓移植、亲子鉴定、个体识别、遗传等方面都有重要意义。例如：进行器官移植时，若供体与受体的 HLA-A、B、D、DR 完全相同则存活率明显高于不同者。

（二）标本采集

取静脉血 2ml 置于无抗凝试管送检。

（三）血型检验的临床意义

1. 输血 血型鉴定是安全输血的首要步骤，输血前必须准确鉴定供血者与受血者的血型，选择同型血，并经交叉配血试验，证明完全相配时才可使用。如果输异型血，则可引起严重的溶血反应，甚至会危及生命，因此必须坚持输同型血。Rh 血型系统一般不存在天然抗体，故在第一次输血时，不会出现 Rh 血型不合。Rh 阴性的受血者接受了 Rh 阳性血液输入后可产生免疫性抗 Rh 抗体，如再次输入 Rh 阳性血液时，便出现溶血性输血反应，以高胆红素血症为特征。若 Rh 阴性妇女曾孕育过 Rh 阳性的胎儿，当输入 Rh 阳性血液时也会发生溶血反应。

2. 新生儿溶血病 是指母亲血与胎儿血型不相合引起血型抗原免疫反应所致的一种溶血性疾病。我国最多见的是 ABO 血型系统引起的溶血病，其次为 Rh 血型系统。ABO 溶血病多发生于母亲为 O 型而孕育的胎儿为 A 型或 B 型者。母亲与胎儿的 Rh 血型不合，典型的病例为胎儿的父亲为 Rh 阳性，母亲为 Rh 阴性，胎儿为 Rh 阳性。通常发生于第二次妊娠时。

3. 器官移植 ABO 抗原是一种强移植抗原，如供者与受者 ABO 血型不合可加速对移植物的排斥，特别是皮肤和肾移植。

4. 其他 ABO 血型检查还可用于亲缘鉴定，可疑血迹、精斑、毛发等的鉴定。

（金春明）

学习小结

　　血液一般检验是血液检验项目中最基础及最常用的检验，对疾病的诊断和鉴别诊断、动态观察病情与疗效及预后的判断等有重要的参考价值。通过本节学习，在掌握正确的方法采集标本的基础上，要熟知红细胞计数、血红蛋白测定、白细胞计数和血小板计数、红细胞沉降率等的参考范围及临床意义，熟悉溶血性贫血的一般检验和 ABO 血型和 Rh 血型鉴定的临床意义，以利于疾病的早期诊断及病情观察，以及发现相应的护理问题。

复习思考题

1. 红细胞计数、血红蛋白测定、白细胞计数、白细胞分类计数、血小板计数的参考范围。

2. 中性粒细胞增多、减低的临床意义。

3. 血液一般检验的标本采集方法。

第三节　排泄物及体液检验

学习目标	
掌握	尿液、粪便标本的采集与处理；尿液及粪便检测的参考区间及临床意义。
熟悉	尿液标本的种类；粪便隐血试验的检测方法及临床意义；脑脊液检查的适应证、参考范围及临床意义。
了解	常见的脑及脑膜疾病的脑脊液变化特点；渗出液与漏出液的鉴别要点。

一、尿液检验

（一）尿液标本采集与保存

1. 尿液标本的种类

（1）晨尿：晨尿（first morning urine）指清晨起床、未进早餐和做运动之前第一次排出的尿液。通常晨尿在膀胱中的存留时间达 6~8 小时，各种成分较浓缩，已达检测或培养所需浓度。可用于肾浓缩功能的评价、绒毛膜促性腺激素测定以及血细胞、上皮细胞、管型及细胞病理学等有形成分分析。住院病人最适宜收集晨尿标本，在标本采集前 1 天，应提供病人尿采集容器和书面采集说明，如外阴、生殖器清洁方法、留中段清洁尿的注意事项等。晨尿采集后在 2 小时内送检，否则应采取适当防腐措施。需注意，晨尿中高浓度的盐类冷却至室温可形成结晶，干扰尿液的形态学检查。第 2 次晨尿是指收集首次晨尿后 2~4 小时内的尿液标本，要求病人在前晚起至尿收集标本止，只饮水 200ml，以提高细菌培养和有形成分计数灵敏度。

（2）随机尿：随机尿（random urine）指病人不需要任何准备、不受时间限制、随时排出的尿液标本。如病人摄入大量液体或剧烈运动后可影响尿液成分，因而随机尿不能准确反映病人状况。随机尿标本新鲜、易得，最适合于门诊、急诊病人的尿液筛检试验。

（3）计时尿：计时尿（timed collection urine）指采集规定时段内的尿液标本，如收集治疗后、进餐后、白天或卧床休息后 3 小时、12 小时或 24 小时内的全部尿液。准确的计时和规范的操作（包括防腐方法、食物或药物禁忌等）是确保计时尿检验结果可靠的重要前提。计时尿常用于物质的定量测定、肌酐清除率试验和细胞学研究。

1）3 小时尿：一般收集上午 6~9 时的尿液，多用于检查尿液有形成分，如 1 小时尿有形成分排泄率检查，衣原体、支原体培养等。

2）餐后尿：通常收集午餐后 2~4 小时内的尿液，有利于检出病理性尿胆原（为最大分泌时间）、糖尿、蛋白尿。

3）12 小时尿：即从晚上 8 时开始到次晨 8 时终止的 12 小时内全部尿液。女性留尿前要清洗外阴，夏天则要先加 40% 甲醛 1ml 防腐。检验当天，除正常饮食外不再饮水，以利尿液浓缩（因低渗会使部分红细胞与管型溶解）。12 小时尿还可用于微量清蛋白、球蛋白排泄率测定。

4）24 小时尿：24 小时尿主要检验内生肌酐清除率试验、儿茶酚胺、17- 羟皮质类固醇（17- 羟）、17- 酮类固醇（17- 酮）、总蛋白质（total protein，TP）、尿糖、电解质等化学物质定量或结核杆菌检查等。规范采集此类尿标本最为困难，最常见的问题是未能采集到全部 24 小时内的尿量，因此要求病人密切配合，收集标本时明确告知病人尿标本采集具体步骤，并提供书面说明：①容器：容量最好大于 4L，清洁，无化学污染，并预先加入合适的防腐剂；②方法：在开始标本采集的当天（如晨 8 时），病人排尿并弃去尿液，从此时间开始计时并留取尿液，将 24 小时的尿液全部收集于尿容器内；③在结束留取尿液标本的次日（如晨 8 时），病人排尿且留尿于同一容器内；④测定尿量：准确测量并记录总量；⑤混匀标本：全部尿液送检后，必须充分混匀，再从中取出适量（一般约 40ml）用于检验，余尿则弃去；⑥避免污染：儿童 24 小时尿标本采集过程中，应特别注意避免粪便污染。

（4）尿三杯试验：病人一次连续排尿，分别留取前段、中段、末段的尿液，分装于 3 个尿杯中。第 1、3 杯各留尿 10ml，第 2 杯（尿杯容量宜大些）留其余大部分尿。此试验多用于泌尿系统出血部位的定位和尿道炎诊断等。

（5）尿红细胞形态检查：病人清洁外阴，保持正常饮食习惯，不要饮大量水，清晨 5～6 时排去第 1 次尿，留取晨尿第 2 次的中段尿 10ml，倒入一次性锥形刻度离心管中，1500r/min 水平离心 10 分钟，弃上清液留取 0.25ml 尿沉渣备用。主要用于泌尿系统出血部位的判断。

（6）浓缩稀释试验：病人进普通饮食，不再另外饮水。晨 8 时排尿弃去，自 10 时起至 20 时止，每隔 2 小时收集尿 1 次，此后至次晨 8 时合并留 1 次，共 7 次尿液，测量并记录每次尿量与比重。

（7）酚红排泄试验：试验前 2 小时禁止饮水，开始试验时饮水 300～500ml，以利排尿。20 分钟后排尿弃去，准确地静脉注射 1ml 酚红注射液，记录时间。注射后第 15 分钟、30 分钟、60 分钟及 120 分钟分别收集尿液，每次均排空膀胱，记录每次尿量，用于比色测定。

（8）中段尿（midstream urine）：留尿前先清洗外阴，女性应清洗尿道旁的阴道口，男性应清洗龟头；再用 0.1% 清洁液（如苯扎氯铵等）消毒尿道口，但不可用抗生素和肥皂等清洗尿道口，以免影响细菌生存力。在排尿过程中，弃去前、后时段排出的尿液，以无菌容器收集中间时段的尿液，主要可避免生殖道和尿道远端细菌的污染。中段尿一般用于细菌培养，但衣原体、支原体应留取前段尿，且应憋尿 3 小时以上。

（9）导管尿和耻骨上穿刺尿（catheterized urine and suprapubic aspiration urine）：主要用于尿潴留或排尿困难时的尿液标本采集（2 岁以下小儿慎用），但要征得病人或家属同意。以无菌术采集尿液标本。

2. 尿液标本的采集方法

（1）告知病人：尿液标本采集前，应告知病人关于尿液标本采集的目的，并以口头和书面的形式具体指导尿液标本留取的方法。尿液标本采集的一般要求：①病人应处于安静状态，按平常生活饮食；②用于细菌培养的尿标本须在使用抗生素治疗前采集，以有利于细菌生长；③运动、性生活、月经、过度空腹或饮食、饮酒、吸烟及姿势和体位等可影响某些检查的结果；④清洁外生殖器、尿道口及周围皮肤，女性病人应特别避免阴道分泌物或经血污染尿液，男性病人避免混入前列腺液和精液；⑤如采用导尿标本或耻骨上穿刺尿标本，一般应由医护人员先告知病人及家属有关注意事项，然后由医护人员进行采集。采集婴幼儿尿，应由儿科医护人员指导，用小儿专用尿袋收集。

（2）容器：应符合以下要求：①清洁（菌落计数小于 10^4 CFU/L）、干燥，一次性使用，材料与尿液成分不发生反应，防渗漏；②容积 50～100ml，圆形开口且直径至少 4～5cm；③底座宽而能直立，有盖可防止倾翻时尿液溢出，如尿标本需转运，容器应为安全且易于启闭的密封装置；④采集时段尿（如 24 小时尿）容器的开口更大，容积至少应达 2～3L，且能避光；⑤用于细菌培养的尿标本容器应采用特制的无菌容器，对于必须储存 2 小时以上才能检测的尿标本，同样建议使用无菌容器；⑥儿科病人尿液采集使用专用的清洁柔软的聚乙烯塑料袋。

（3）避免污染：一般采用中段尿，不可混入粪便。女性病人避免混入阴道分泌物或经血，男性病人避免混入前列腺液和精液。

（4）及时送检：标本留取后应及时送检，夏天不应超过 1 小时，冬天不应超过 2 小时。以免受外界因素影响，造成化学物质和有形成分（细胞、管型）的改变和破坏。

（5）标本保存：尿液不能及时检验，需作适当保存，常用的方法为 4℃冷藏。24 小时尿标本应根据检测内容的不同，选用不同的防腐剂保存。

（6）明确标记：在尿液采集容器和检验申请单上，应准确标记病人姓名、性别、年龄、留尿日期和时间、尿量、标本种类等信息，或以条形码做唯一标识。

3. 尿液标本的保存 尿标本应在采集后 2 小时内分析完毕，对不能及时检验的尿标本，必须进行适当处理或以适当的方式保存，可降低因标本送检延时引起的尿液理化性状改变。

（1）冷藏（refrigeration）：冷藏（4℃）保存尿液标本是最简便的方法，主要用于尿电解质、肌酐、葡萄糖、总蛋白、清蛋白、重金属、药物筛查、促卵泡激素、雌三醇等检查。一般可保存 6 小时，但要避光加盖。在 24 小时内均可抑制细菌生长，有尿酸盐和磷酸盐沉淀可影响显微镜检查，因此，不推荐在 2 小时内可完成检测的尿标本进行冷藏。也可根据检验项目采用相应的防腐剂。

（2）防腐：尿液常规筛查尽量不要使用防腐剂（preservative），然而对定时尿标本和在标本收集后 2 小时内无法进行尿液分析或要分析的尿液成分不稳定，可加入特定的化学防腐剂，同时，尿液仍需冷藏保存。

1）甲醛（formaldehyde）：又称福尔马林（formalin）。对尿液细胞、管型等有形成分有固定作用。每 100ml 尿加入 40% 甲醛 0.5ml。因甲醛具有还原性，不适于尿糖等化学成分检查。

2）甲苯（toluene）：当甲苯足够量时，可在尿液标本表面形成一层甲苯薄膜，阻止尿液与空气的接触，达到防腐效果。每 100ml 尿中加入甲苯 0.5ml。常用于尿糖、尿蛋白等化学成分的定性或定量分析。

3）麝香草酚（thymol）：尿液标本中加入麝香草酚，不但能抑制细菌生长，起防腐作用，同时又能较好地保存尿液中的有形成分。一般每 100ml 尿液中加麝香草酚小于 0.1g，可用于尿液显微镜检查，尤其是尿浓缩结核杆菌检查，以及化学成分检验的标本保存。

4）浓盐酸（hydrochloric acid）：用于定量测定 17-羟皮质类固醇、17-酮类固醇、儿茶酚胺、草酸盐、钙、磷等测定的尿标本防腐，每升尿液加 10ml 浓盐酸。浓盐酸具有极强的腐蚀性，常温下又容易挥发，所以容器要耐腐蚀、耐压。并告知使用者避免烧灼皮肤、衣物，使用时一定要收集第1次尿液以后再加防腐剂。

5）氟化钠（sodium fluoride）：氟化钠能防止尿糖酵解，适用于葡萄糖测定的尿标本防腐。

6）硼酸（boric acid）：在24小时内可抑制细菌，只干扰常规尿液筛检的酸碱度，适用于保存蛋白、尿酸等检测的尿标本防腐。

7）冰乙酸（glacial acetic acid）：用于醛固酮、儿茶酚胺、雌激素等检测的尿标本防腐。

（二）尿液一般性状检验

1. 尿量

（1）正常尿量：正常成人尿量为一昼夜1000~2000ml。

（2）尿量异常：

1）多尿（polyuria）：每昼夜尿量>2500ml为多尿。①暂时性多尿：见于饮水过多、应用利尿剂、输液过多等。②病理性多尿：见于垂体抗利尿激素分泌不足所致的低比重多尿；糖尿病尿糖过多引起的溶质性利尿，特点为尿比重增高。

2）少尿（oliguria）：尿量<400ml/24h或<17ml/h为少尿，<100ml/24h为无尿（anuria）。临床上在诊断少尿之前，必须首先排除膀胱尿潴留（假性少尿）。

少尿见于：①肾前性少尿：如休克、心力衰竭、脱水等；②肾性少尿：如急性肾小球肾炎、急性肾衰竭少尿期等；③肾后性少尿：如各种原因所致尿路梗阻；④假性少尿：如前列腺肥大或神经源性膀胱所致排尿功能障碍。

2. 外观

（1）正常尿液外观：正常新鲜尿液为淡黄色或枯黄色透明液体，颜色的深浅与摄入的食物、药物和尿量有关。

（2）异常尿液外观

1）无色：见于尿量增多，如尿崩症、糖尿病。

2）血尿（hematuria）：当每升尿中含血量超过1ml时即为肉眼血尿，由于尿含血量不同而呈淡红色、红色、洗肉水样或混有血凝块。镜下血尿是指离心沉淀后显微镜检查平均每高倍视（HP）红细胞数≥3个。见于泌尿系统炎症、结核、结石、肿瘤、外伤，以及出血性疾病等。

3）血红蛋白尿（hemoglobinuria）：尿液呈浓茶色或酱油色，见于血型不合的输血反应、阵发性睡眠性血红蛋白尿等。

4）脓尿（pyuria）和菌尿（bacteriuria）：当尿液中含有大量白细胞等炎性渗出物时，尿液呈云雾状混浊、尿液静置后不下沉为菌尿；静置后下沉，形成白色云絮状沉淀为脓尿。见于泌尿系统感染如肾盂肾炎、膀胱炎等。

5）胆红素尿（bilirubinuria）：尿中含有大量结合胆红素时，呈深黄色，振荡后黄色泡沫不消失，胆红素定性试验呈阳性，见于胆汁淤积性黄疸及肝细胞性黄疸。服用呋喃唑酮等药物后尿色也可呈深黄色，但尿泡沫不黄。

6）乳糜尿（chyluria）：尿中混有淋巴液称乳糜尿，为乳白色，如混有血液则称为乳糜血尿。主要见于丝虫病。

3. 气味

（1）正常气味：呈特殊芳香气味，可受食物、饮料影响，久置后可出现氨臭味。

（2）异常气味：糖尿病因尿中含有大量酮体呈烂苹果味。蒜臭味见于有机磷农药中毒。

如新鲜尿液即有氨味,为慢性膀胱炎或尿潴留。

4. **酸碱反应** 正常人普通摄食情况下,尿液酸碱度大多在 5.5～6.0,与血液相比显著酸化,这是由于普通摄食(碳水化合物和蛋白质为主)时能量代谢的终末产物以酸性为主。大量摄食水果与蔬菜 2 小时后,尿液可出现一过性碱潮。肾脏是调节酸碱平衡的主要器官,所以尿液酸碱度的变化与血液酸碱度的变化具有如下组合关系:①摄入大量酸性或碱性物质(如药物)后,正常的肾脏将及时酸化或者碱化尿液,维持血液酸碱度不发生显著变化;②非肾脏因素引起的代谢性酸碱平衡紊乱时,肾脏发挥其调节作用,引起尿液发生相应的酸化与碱化反应;③肾脏因素引起代谢性酸碱平衡紊乱时,尿液酸碱度变化趋势与血液相反,例如肾小管性酸中毒时,尿液 pH 经常维持在 6.0 以上;④判断尿液酸碱度变化的临床意义时,要注意食物和药物对肾脏酸化功能的影响。

【标本采集】 新鲜晨尿或随意尿。

【参考区间】 正常尿液一般为弱酸性,pH 6.5 左右,波动在 4.5～8.0。

【临床意义】

(1)尿酸度增高:见于酸中毒、发热、服用氯化铵、维生素 C 等药物后及低钾性代谢性碱中毒。

(2)尿碱度增高:见于碱中毒、膀胱炎、肾小管性酸中毒及服用碱性药物后。

5. **比密** 尿比密(specific gravity, SG)又称尿比重,是指在 4℃时,同体积尿与纯水的重量比。目前多用尿试纸条进行筛检,还可用比重计法、折射仪法等。

【标本采集】 晨尿 100ml(折射仪法需 1 滴尿即可,尿液分析仪法需 10ml)。

【参考区间】 正常尿比密在 1.015～1.025 之间。

【临床意义】

(1)尿比密增高:见于脱水、高热、周围循环衰竭等所致血容量不足的肾前性少尿等。

(2)尿比密降低:见于慢性肾小球肾炎、急性肾衰竭多尿期等。

(三)尿液化学检验

1. **尿蛋白检验** 正常人肾小球滤过膜有结构屏障与电荷屏障,肾小管还有重吸收蛋白质的功能,所以正常人尿液中几乎没有血浆蛋白出现,终尿出现的微量(<100mg/24h)的蛋白是由于髓袢升支肾小管上皮细胞分泌所致。尿蛋白定性试验呈阴性反应。

【标本采集】 同尿比密测定

【参考区间】 定性检验:阴性(-);定量检验:20～80mg/24h 尿。

【临床意义】 尿蛋白定性试验阳性,或尿蛋白定量>100mg/L,或尿蛋白定量>150mg/24h 时,称为蛋白尿(glomerular proteinuria)。

(1)生理性:尿蛋白定性一般不超过(+),定量测定不超过 0.5g/24h,见于剧烈活动、发热、受寒或精神紧张时。

(2)病理性

1)肾前性蛋白尿:多为溢出性蛋白尿:血浆中出现大量容易透过肾小球滤过膜的小分子蛋白,如血管内溶血时的血红蛋白、挤压综合征的肌红蛋白以及 M 蛋白病的 M 蛋白,这些蛋白被肾小球滤过膜滤过,部分蛋白质分子逃过肾小管上皮细胞的重吸收从尿中排泄。

2)肾性蛋白尿:见于肾小球器质性病变。①肾小球性蛋白尿:由于肾小球滤过膜的滤过屏障受损所致，尿蛋白排泄量可多可少，单纯电荷屏障受损时表现为选择性白蛋白尿，结构屏障受损时则出现大分子蛋白尿；肾小球性蛋白尿见于各种原因引起的肾小球疾病、糖尿病、高血压等。②肾小管性蛋白尿：由于近端肾小管上皮细胞受损所致，极少量的血浆小分子蛋白被透过肾小球滤过膜后，肾小管不能有效地重吸收所致，常见于肾盂肾炎、急性肾小管坏死、间质性肾炎等。肾小管蛋白尿以小分子尿蛋白和轻度蛋白尿为特征，并可伴有肾小管功能障碍的其他表现，如尿液浓缩功能障碍。③混合性蛋白尿：病变同时累及肾小球和肾小管，通常尿蛋白排泄量较大，大、中、小分子蛋白都可出现，见于慢性肾炎、慢性肾盂肾炎、糖尿病等。④组织性蛋白尿：是肾组织被破坏或肾小管分泌的蛋白量增加所致的蛋白尿。见于泌尿系统感染、肿瘤、出血等疾病。⑤假性蛋白尿：由于尿中混有大量血、脓、黏液等，致使尿蛋白定性试验阳性，最常见于前列腺液及白带污染。

2. **尿糖检验**　虽然分子量很小的葡萄糖在血液中大量存在，但可被肾小管上皮细胞全部重吸收，所以终尿中只有微量的葡萄糖排泄。当血浆葡萄糖浓度增高，原尿中葡萄糖超过肾小管重吸收阈值（一般为 8.88mmol/L），或肾小管重吸收阈值减低时，终尿中可出现尿糖。

【标本采集】　用晨尿、随机尿或餐后新鲜尿。

【参考区间】　定性：阴性。定量：0.56 ~ 5.0mmol/24h 尿。

【临床意义】　当血糖>8.88mmol/L，超过肾小管重吸收能力的最大限度即肾糖阈，或近端肾小管重吸收功能障碍时，尿糖增加，尿糖定性试验呈阳性，称为糖尿（glycosuria）。

（1）血糖增高性糖尿：各种原因引起的血糖浓度显著升高（胰岛素分泌减少、升糖激素分泌增多、输注葡萄糖），使单位时间内肾小球滤过葡萄糖的量超过肾小管重吸收能力（血糖浓度>肾糖阈），最常见于糖尿病，其他如内分泌疾病及肝功能不全等。

（2）血糖正常性糖尿：即肾小管性糖尿，由肾小管上皮细胞受损，重吸收葡萄糖的功能下降所致，又称肾性糖尿。见于慢性肾小球肾炎等。

（3）暂时性糖尿：①摄入性糖尿：大量进食碳水化合物或静脉输入葡萄糖过多；②应激性糖尿：颅脑外伤，脑血管病等；③新生儿糖尿及妊娠性糖尿；④药物性糖尿：随尿排出的药物如异烟肼、链霉素、阿司匹林、水杨酸等浓度增高时。

（4）非葡萄糖性糖尿：体内的乳糖、半乳糖以及果糖等非葡萄糖的肾糖阈很低，血糖中稍有出现即可从尿中排泄，如妊娠末期及哺乳期的乳糖尿、肝功能不全时的果糖尿或半乳糖尿、大量摄食水果后的果糖尿等。

3. **尿酮体检验**　酮体（ketone body）是体内脂肪分解代谢的中间产物，包括 β 羟丁酸、乙酰乙酸和丙酮。尿酮体检查呈阳性，称酮尿。酮体生成增多主要见于：胰岛素分泌不足、长时间饥饿（常见于妊娠呕吐、手术后禁食）、乙醇中毒以及严重肝脏功能不全。

【标本采集】　用新鲜尿液。

【参考区间】　定性：阴性。

【临床意义】

（1）糖尿病性酮尿：尿酮体（urine ketone body）测定是糖尿病酮症酸中毒昏迷的早期指标。

（2）非糖尿病性酮尿：见于高热、严重呕吐、禁食、妊娠呕吐等。

4. **尿胆红素与尿胆原检验**

【标本采集】　用新鲜晨尿，不使用防腐剂，需避光冷藏。

【参考区间】　尿胆红素定性：阴性。尿胆原定性：阴性 ~ 弱阳性。

【临床意义】 用于黄疸的鉴别,尿胆红素阳性见于急性黄疸性肝炎或阻塞性黄疸。尿胆原阳性见于肝细胞性黄疸和溶血性黄疸。尿胆原减少见于阻塞性黄疸。

5. 尿 β_2- 微球蛋白检查 β_2- 微球蛋白是体内多种细胞膜上的小分子糖蛋白,分子量11 800,可自由透过肾小球滤过膜,正常人每日其生成量与肾脏清除量相等,血液浓度保持不变。肾小球滤过的 β_2- 微球蛋白几乎全部被近端肾小管上皮细胞重吸收后分解为氨基酸,终尿排泄量甚微。

【标本采集】 用晨尿、随机尿或餐后新鲜尿。

【参考区间】 定性:阴性。

【临床意义】 尿 β_2- 微球蛋白排泄量增高见于:①各种原因引起的近端肾小管损伤;②感染、风湿病、肿瘤等疾病引起 β_2- 微球蛋白排泄量显著增加,使单位时间内肾小球滤过量超过肾小管重吸收的能力。

6. 尿本周蛋白测定 本周蛋白(Bence-Jones protein)又称凝溶蛋白,是免疫球蛋白轻链在尿中大量排泄时出现的一种特殊现象:在酸性环境中加热至 40 ~ 60℃凝固沉淀,继续加热则又重新溶解。临床上可用免疫法或电泳法进行微量定量检查。正常人血液中有微量存在。

【标本采集】 用新鲜尿液。

【参考区间】 定性:阴性。

【临床意义】 血和尿本周蛋白都显著升高,提示 M 蛋白病(多发性骨髓瘤、巨球蛋白血症);单纯尿本周蛋白排泄量增多则见于肾小管损伤性疾病。

（四）显微镜检验

【参考区间】 红细胞:玻片法 0 ~ 3 个 /HP;白细胞:玻片法 0 ~ 5 个 /HP;肾小管上皮细胞:无;鳞状上皮细胞:少量;透明管型:0 ~ 1 个 /LP;生理性结晶:可见磷酸盐、草酸钙、尿酸等结晶。

1. 细胞

（1）上皮细胞:正常尿液中可有少量扁平上皮细胞和移行上皮细胞,罕有肾小管上皮细胞。肾小管间质病变或其急性炎症性病变时,尿中可出现肾小管上皮细胞。肾小管上皮细胞对肾小管间质性病变具有重要的定位诊断与定性诊断价值。如尿路感染时尿沉渣出现肾小管上皮细胞,可诊断为肾盂肾炎;肾移植后尿沉渣出现肾小管上皮细胞可能是排斥反应的表现。尿中出现较多或成片脱落移行上皮细胞时,提示肾盂到尿道有炎性或坏死性病变。

（2）白细胞:尿白细胞主要是中性粒细胞,增多见于泌尿系感染。离心尿沉渣显微镜检查,平均每个高倍视野白细胞数≥5 个,且白细胞发生变性者称为脓尿。多见于泌尿系统炎症疾病,生殖系统炎症病变时也可污染尿液,引起脓尿。

（3）红细胞:离心尿沉渣显微镜检查,平均每个高倍视野红细胞数≥3 个为镜下血尿。除泌尿系统本身的疾病以及凝血系统疾病可引起血尿之外,泌尿系统邻近的器官(子宫、直肠、前列腺、盆腔)的炎症或占位性病变也可引起血尿。尿红细胞进行相差显微镜检查,可区分肾小球源性和非肾小球源性血尿。由肾小球滤出的红细胞,因为受到肾小球滤过膜的挤压、尿 pH、渗透压的影响,形态多变异,呈棘形、环形或碎片样,统称为变形红细胞。而非肾小球性血尿的红细胞形态大多均一。

2. 管型 管型是在肾小管和集合管腔中基质成分(清蛋白和髓袢升支粗段上皮细胞分泌的 Tamm-Horsfall 蛋白)凝固而成的圆柱状体。①透明管型:正常情况下只有在高度浓缩和酸化尿液中才可见到少量透明管型；尿中出现大量透明管型或其他形态的管型均为病理性，除了具有重要的定位诊断意义之外，大量透明管型还提示显著蛋白尿或小管间质性病变引起Tamm-Horsfall蛋白分泌增多，见于急、慢性肾小球肾炎等。②细胞管型：管型形成过程中如伴有肾小球出血、白细胞渗出或肾小管上皮细胞脱落，当管型中细胞及其碎片的含量超过管型体积的1/3时称为细胞管型。其临床意义与尿液中相应细胞增多的意义一致。红细胞管型提示肾脏出血；白细胞管型提示肾实质内炎症反应；肾小管上皮细胞管型提示肾小管间质损害。出现细胞管型是肾实质损害的最可靠的试验诊断依据之一。③颗粒管型：管型中的细胞颗粒变性形成颗粒量超过管型体积的1/3时称为颗粒管型，多见于慢性肾小球肾炎等。④蜡样管型：颗粒管型脂肪变性和淀粉变性则形成蜡样管型，提示肾小管病变严重，预后差。⑤肾衰竭管型：慢性肾衰竭时，一部分肾单位萎缩、另一部分肾单位的小管系统则代偿性肥大，在肥大扭曲的肾小管集合管中形成的管型称为肾衰竭管型。

3. **结晶体**　正常尿液有时有盐类结晶体析出，常见的结晶体有：①碱性尿液中的结晶；②酸性尿液中的结晶；③其他结晶，如磺胺类药物结晶。尿中常见的结晶体如磷酸盐、尿酸及草酸钙结晶，一般无临床意义。若新鲜尿中持续出现并伴有较多红细胞，应疑有结石。急性重型肝炎时尿液中可见亮氨酸和酪氨酸结晶。胆固醇结晶见于肾盂肾炎、膀胱炎、脓尿和乳糜尿内。尿中磺胺类药物结晶易在酸性尿中形成，可诱发泌尿系统结石及肾损伤，因此用药时嘱病人多饮水并采取碱化尿液的措施，必要时应停药。

（五）细胞计数

1. **Addis尿沉渣计数**　指留取病人夜间12小时尿标本，定量检验沉渣中有机物的数量。

【标本采集】　夜间12小时尿。

【参考区间】　红细胞<50万/12小时；白细胞<100万/12小时；管型<5000/12小时。

【临床意义】　同尿显微镜检查。

2. **尿的细菌定量培养**　尿的细菌定量培养法：凡菌落计数>10^5CFU/ml为尿路感染；菌落计数<10^4CFU/ml为污染，为假阳性；菌落计数在>10^4~10^5CFU/ml者不能排除感染。若有多种细菌生长，即使菌落计数>10^5CFU/ml，也应视为污染。对L型菌株、真菌、厌氧菌应采用相应的特殊培养基进行培养计数。

二、粪便检验

正常粪便主要由消化后未被吸收的食物残渣、消化道分泌物、大量细菌和无机盐及水分等组成。粪便检查的主要目的是：①了解消化道有无炎症、出血、寄生虫感染、恶性肿瘤等情况；②根据粪便的性状、组成，间接判断胃肠、胰腺、肝胆系统的功能状况；③了解肠道菌群分布是否合理，检查粪便中有无致病菌以协助诊断肠道传染病。

（一）粪便标本采集与保存

粪便标本的采集直接影响结果的准确性，通常采用自然排出的粪便，并及时送检，标本采集时注意事项如下：

1. 粪便检验应取新鲜的标本，不得混有尿液，不可有消毒剂及污水，以免破坏有形成分，使病原菌死亡和污染腐生性原虫。

2. 盛器应清洁干燥，如作粪便细菌学检查应采集于灭菌有盖的容器内立即送检。

3. 采集标本时应用干净的竹签选取含有黏液、脓血等病变成分的粪便；外观无异常的粪便须从表面、深处及粪端多处取材，其量至少为指头大小。

4. 标本采集后应于 1 小时内检查完毕，否则可因 pH 值变化及消化酶等影响导致有形成分破坏分解。

5. 寄生虫检查标本：①查痢疾阿米巴滋养体时应于排便后立即检查。从脓血和稀软部分取材，寒冷季节标本传送及检查时均需保温。②检查日本血吸虫卵时应取黏液、脓血部分，孵化毛蚴时至少留取 30g 粪便，且须尽快处理。③检查蛲虫卵须用透明薄膜拭子于晚 12 时或清晨排便前自肛门周围皱襞处拭取并立即镜检。④找寄生虫虫体及作虫卵计数时应采集 24 小时粪便，前者应从全部粪便中仔细搜查或过筛，然后鉴别其种属；后者应混匀后检查。

6. 做化学法隐血试验时，应于前 3 日禁食肉类及含动物血食物并禁服铁剂及维生素 C。

7. 做粪胆原定量时，应连续收集 3 天的粪便，每天将粪便混匀称重后取出约 20 克送检。

8. 无粪便排出而又必须检查时，可经肛门指诊或采便管拭取标本，灌肠或服油类泻剂的粪便常因过稀且混有油滴等而不适于做检查标本。

9. 粪便检验后应将纸类或塑料标本盒投入焚化炉中烧毁。搪瓷容器应泡于消毒液中（如过氧乙酸、煤酚皂液或苯扎氯铵等）24 小时，弃消毒液后，流水冲洗干净备用。所用载玻片需用 5% 煤酚皂液浸泡消毒。

（二）粪便一般性状检验

1. **量** 健康成人每天排便 1～2 次，排便量约 100～300g。

2. **颜色与性状** 正常粪便为黄褐色成形便，婴儿略呈金黄。病理情况时常有：①糊状或汁状稀便：见于各种感染性腹泻或非感染性腹泻，如急性肠炎；②黏液便：见于细菌性痢疾、阿米巴痢疾、溃疡性结肠炎等；③米泔样便：见于霍乱、副霍乱；④胶冻样便：粪便呈胶冻状、组带状或膜状，常见于过敏性肠炎及慢性菌痢；⑤柏油样便：见于上消化道出血；⑥硬结便：球形干硬，多见于便秘者；⑦白陶土样便：见于胆汁淤积性黄疸或钡餐造影术后；⑧鲜血便：见于痔疮、肛裂、直肠息肉，以及直肠下部癌症破溃。

3. **显微镜检验**

【参考区间】 红细胞：无；白细胞：无或偶见；巨噬细胞：无。

【临床意义】

（1）细胞：①红细胞：正常粪便中无红细胞，增多见于肠道下段炎症或出血，如息肉、阿米巴痢疾、肿瘤等；②白细胞：主要为中性粒细胞，常见于细菌性痢疾、肠炎等；③巨噬细胞：见于细菌性痢疾、溃疡性结肠炎等；④肠黏膜上皮细胞：见于肠道炎症；⑤肿瘤细胞：见于大肠癌，以直肠部位为多见。

（2）寄生虫和寄生虫卵：肠道寄生虫主要依靠显微镜检验粪便中是否存在虫卵、原虫滋养体及包囊等来判断。原虫主要是阿米巴滋养体及其包囊。

（3）食物残渣：正常粪便中的食物残渣已被充分消化，一般无定形细小颗粒，而经显微镜检验能发现的是未经充分消化的食物残渣。淀粉颗粒见于慢性胰腺炎，脂肪颗粒见于急、慢性胰腺炎等。

（4）细菌检验：①正常菌群：如婴幼儿粪便中主要有双歧杆菌、肠杆菌；成人粪便中主要有双歧杆菌、大肠埃希菌、厌氧菌、葡萄球菌等。②肠道菌群失调：正常菌群突然消失或比例失调，表现为粪便中除球菌/杆菌比值变大外，有时还可见白色假丝酵母菌。

（三）粪便化学检验

1. 隐血试验　粪便隐血是指粪便外观无改变，用肉眼和显微镜检查均不能证实的微量出血（出血量<5ml）。粪便隐血试验（occult blood test，OBT）主要用于可发生微量出血的消化道溃疡、肿瘤、炎症以及寄生虫疾病的诊断。检查时要注意排除饮食（动物血、肉、生蔬菜等）和药物（维生素 C、铁剂、铋剂）的影响。

【正常值】　阴性。

【临床意义】　隐血试验对消化道出血鉴别诊断有重要价值，消化性溃疡活动期呈间断阳性，消化道癌症呈持续阳性。

2. 胆色素检验

【参考区间】　粪胆红素：阴性；粪胆素：阳性。

【临床意义】　粪胆素减少或消失见于胆道梗阻。不完全性梗阻时表现为弱阳性，完全梗阻呈阴性。粪胆红素阳性见于婴幼儿粪便。

三、脑脊液检验

脑脊液（cerebrospinal fluid，CSF）是存在于脑室及蛛网膜下腔内的一种无色透明液体。约70% 的脑脊液是在脑室的脉络丛通过主动分泌和超滤形成，约 30% 是在大脑和脊髓的细胞间隙形成的细胞间质液。正常情况下每分钟产生 0.3～0.4ml，每日分泌量平均不超过 400～500ml。人体脑脊液在 4～8 小时更新一次。脑脊液具有提供浮力保护脑和脊髓免受外力震荡损伤；调节颅内压力；供给脑、神经系统细胞营养物质，并运走其代谢产物；调节神经系统碱贮量，保持 pH 在 7.31～7.34 之间等作用。此外脑脊液还通过转运生物胺类物质影响垂体功能，参与神经内分泌调节。

由于血脑屏障（blood-brain barrier）的存在，脉络丛上皮细胞对血浆各种物质的滤过具有选择性。氯、钠、镁离子及乙醇等最易通过；清蛋白、葡萄糖、乳酸、钙离子、氨基酸、尿素和肌酐次之；而大分子如纤维蛋白原、补体、抗体、毒物和某些药物以及胆红素、胆固醇等则极难或不能通过。

中枢神经系统任何部位发生器质性病变时，如感染、炎症、肿瘤、外伤、水肿和阻塞等，血脑屏障被破坏，可引起脑脊液成分的改变。通过对脑脊液压力、一般性状、显微镜、化学成分、微生物、免疫学的检查，结合临床就可对疾病作出诊断和鉴别诊断，并对疾病的治疗和预后判断提供有力依据。因此，脑脊液的检查对于神经系统疾病的诊断和治疗具有重要意义。

（一）脑脊液穿刺的适应证和禁忌证

1. 适应证　凡有以下条件之一者，为进行脑脊液穿刺检查的适应证：①有脑脊膜刺激症状时；②疑有颅内出血，不能作 CT 检查者；③有剧烈头痛、昏迷、抽搐或瘫痪等症状和体征而原因不明者；④疑有脑膜白血病者；⑤中枢神经系统疾病进行椎管内给药治疗、手术前腰麻、造影等。

2. 禁忌证 以下情况均禁忌穿刺：①凡疑有颅内压升高者必须做眼底检查，如有明显视乳头水肿或有脑疝先兆者，禁忌穿刺；②凡病人处于休克、衰竭或濒危状态以及局部皮肤有炎症、颅后窝有占位性病变或伴有脑干症状者；③开放性颅脑损伤或有脑脊液漏者，均禁忌穿刺。

（二）标本采集

脑脊液由临床医师进行腰椎穿刺采集，必要时可从小脑延脑池或侧脑室穿刺获得。穿刺后应先作压力测定，正常成人脑脊液压力卧位为 $0.78 \sim 1.76kPa$（$80 \sim 180mmH_2O$），儿童为 $0.4 \sim 1.0kPa$（$40 \sim 100mmH_2O$）。任何病变使脑组织体积或脑脊液量增加时，脑脊液压力均可升高。待压力测定后将脑脊液分别收集于 3 个无菌试管中，第 1 管可能含有少量红细胞，可作细菌培养，第 2 管作化学分析和免疫学检查，第 3 管作一般性状及显微镜检查。每管收集 $1 \sim 2ml$。脑脊液标本采集后必须及时送检，一般不能超过 1 小时，因放置过久会导致细胞破坏、葡萄糖分解、细菌自溶及凝块形成等而影响检查结果。

（三）一般性状检查

1. 颜色 正常脑脊液无色透明。但无色并不能排除神经系统疾病，如结核性脑膜炎、病毒性脑膜炎、梅毒性神经炎等也可呈无色透明。在病理情况下，脑脊液可呈不同颜色改变。

（1）红色：常因混入血液所致，此时应鉴别是穿刺引起的出血还是病理性出血。前者脑脊液开始为红色，以后颜色逐渐变淡，离心后上清液无色，隐血试验多为阴性。后者脑脊液各管均为红色，经离心后上清液多为红色或黄色，隐血试验常为阳性。

（2）黄色：多由出血、黄疸、梗阻、淤滞、药物等引起，又称黄变症（xanthochromia）。①出血性黄变症：脑或脊髓出血引起，因血红蛋白分解，胆红素增加所致；②淤滞性黄变症：颅内静脉血液循环和脑脊液循环淤滞，红细胞从血管渗出；③梗阻性黄变症：椎管梗阻（如髓外肿瘤），蛋白升高>1.5g/L 可出现黄变，黄变程度与脑脊液中蛋白的含量成正比；④黄疸性黄变症：见于重症肝炎、胆道梗阻、新生儿溶血性疾病等；⑤其他：吉兰-巴雷综合征、脑膜炎等。

（3）白色或灰白色：多因白细胞增多所致，见于各种化脓菌引起的化脓性脑膜炎。急性化脓性脑膜炎时由于脑脊液中含有大量白细胞，常呈乳白色，甚至呈米汤样混浊。结核性脑膜炎白细胞中度增多，可呈毛玻璃样混浊。

（4）微绿色：见于铜绿假单胞菌、肺炎双球菌、甲型链球菌等感染所致的脑膜炎。

（5）褐色或黑色：常见于脑膜黑色素瘤。

2. 透明度 正常脑脊液清晰透明。病毒性脑炎、梅毒性神经炎因脑脊液细胞数轻度增加，也可呈透明外观。脑脊液中白细胞如超过 $300 \times 10^6/L$ 时可变为混浊，如化脓性脑膜炎，白细胞大量增加，脑脊液呈脓样乳白混浊；结核性脑膜炎时，脑脊液内的白细胞中度增多，可呈轻度毛玻璃样混浊。蛋白质含量增加或含有大量细菌、真菌等也可使其混浊。

3. 凝块或薄膜 正常脑脊液因不含纤维蛋白原，放置 24 小时后不会形成薄膜及凝块。

脑膜炎时，由于毛细血管通透性增加，纤维蛋白原进入脑脊液，使标本容易出现凝块或薄膜。急性化脓性脑膜炎时，脑脊液放置 1～2 小时即可出现凝块。结核性脑膜炎时，脑脊液静置 12～24 小时后可在液面形成纤细的薄膜，取此膜涂片检查结核杆菌，阳性率较高。蛛网膜下隙梗阻时，由于阻塞，远端的脑脊液蛋白质含量常高达 15g/L 以上，此时脑脊液呈黄色胶冻状。

4. 比密　可用折射仪法测定脑脊液的比密。正常脑脊液比密为 1.006～1.008。

（四）化学检查

1. pH 试纸法　正常脑脊液 pH 值比动脉血低。目前认为 CO_2 易通过血脑屏障，使脑脊液 PCO_2 比动脉血高 0.5～1.5kPa（4～11mmHg），而 HCO_3^- 不易通过血脑屏障，脑脊液中浓度一般比动脉血低。脑脊液 pH 比较恒定，即使全身酸碱失衡时对它的影响也甚小。

【参考区间】　7.31～7.34。

【临床意义】　中枢神经系统炎症时脑脊液 pH 值降低，化脓性脑膜炎的脑脊液的 pH 值降低更明显，如同时测定脑脊液的乳酸含量则更有价值。

2. 蛋白质检测

（1）蛋白质定性（pandy test）：脑脊液中的球蛋白与苯酚结合成不溶性蛋白盐沉淀。反应结果以（-）～（++++）表示。潘氏试验所需标本量少，灵敏度高，试剂易得，操作简便，结果易于观察，其沉淀多少与蛋白质含量成正比，部分正常脑脊液亦可出现极弱阳性结果。

【参考区间】　阴性或弱阳性。

【临床意义】　见蛋白定量试验。

（2）蛋白质定量（磺基水杨酸 - 硫酸钠浊度法）：正常脑脊液蛋白含量极微，其中绝大部分为清蛋白。

【参考区间】　脑脊液蛋白质的参考区间因年龄和标本来源不同而有差异，成人腰池蛋白质为 200～400mg/L，小脑延髓池蛋白质为 100～250mg/L，脑室内蛋白质为 50～150mg/L。新生儿由于血脑屏障尚不完善。因此脑脊液蛋白质含量相对高些，6 个月后小儿脑脊液中的蛋白质相当于成人水平。

【临床意义】　病理状态下脑脊液中蛋白质有不同程度的增加，且增加的多为球蛋白。脑脊液蛋白质含量增加多见于：

1）中枢神经系统炎症：化脓性脑膜炎时蛋白质显著增加，定性多在 ++++ 以上，定量可高达 50g/L；结核性脑膜炎时中度增加，定性常为 ++～+++，定量可达 10g/L；病毒性脑膜炎时仅轻度增加，定性多为 +～++。其他病毒性脑病（流行性乙型脑炎、脊髓灰质炎等），蛋白质也可轻度增加。

2）脑部肿瘤：蛋白质常明显增加。

3）椎管内梗阻：如脊髓肿瘤、蛛网膜下腔粘连等，蛋白质常明显增加。当脑脊液中蛋白质在 10g/L 以上时，流出后呈黄色胶冻状凝固，并有蛋白 - 细胞分离现象，是蛛网膜下腔梗阻性脑脊液的特征。

4）出血：脑及蛛网膜下腔出血时，蛋白质多轻度增加。

3. 葡萄糖　脑脊液中葡萄糖和血糖有密切关系，并受血脑屏障通透性及脑脊液中血糖分解速度的影响。其葡萄糖约为血糖的 60%，这是由于血浆葡萄糖达到平衡需 1～2 小时。糖尿病或注射葡萄糖液使血糖升高后脑脊液中葡萄糖也可以升高。

【参考区间】 儿童：2.8～4.5mmol/L；成人：2.5～4.4mmol/L。

【临床意义】 当中枢神经系统受细菌或真菌感染时，这些病原体或被破坏的细胞都能释放出葡萄糖分解酶使葡萄糖消耗，致使脑脊液中葡萄糖降低，以化脓性脑膜炎早期降低最为明显，甚至缺如。结核性脑膜炎及隐球菌性脑膜炎脑脊液中葡萄糖降低多发生在中、晚期，但不如化脓性脑膜炎明显，且葡萄糖含量越低预后越差。病毒性脑炎、脑脓肿等其他中枢神经疾病时，脑脊液中葡萄糖含量多正常。

4. 氯化物　脑脊液中氯化物含量受血清氯的含量、血脑屏障通透性及脑脊液中蛋白质含量的影响。但由于脑脊液中蛋白质含量较少，为了维持脑脊液和血浆渗透压的平衡，脑脊液中氯化物含量常较血中为高，此即为 Donnan 平衡。

【参考区间】 119～129mmol/L。

【临床意义】

（1）氯化物减少：当脑脊液中蛋白含量增多时，氯化物多减少，如神经系统炎症，其中尤以结核性脑膜炎最为明显，病毒性脑炎、脑脓肿、脊髓灰质炎、中毒性脑炎、脑肿瘤等脑脊液中氯化物可无明显变化，在低氯血症、呕吐、脱水等脑脊液氯化物也会减少，脑脊液中氯化物含量低于 85mmol/L 时，有可能导致呼吸中枢抑制而出现呼吸停止，故当脑脊液中氯化物明显降低时应及时向临床医师通报，以便及早采取措施。

（2）氯化物增加：可见于尿毒症、肾炎等。

（五）显微镜检查

1. 细胞计数和细胞分类

【参考区间】 正常脑脊液内无红细胞，白细胞极少。成人（0～8）×10^6/L；儿童（0～10）×10^6/L；新生儿（0～30）×10^6/L。

【临床意义】 白细胞达（10～50）×10^6/L 为轻度增加，（50～100）×10^6/L 为中度增加，200×10^6/L 以上为显著增加。白细胞数显著增加见于化脓性脑膜炎；轻度或中度增加常见于结核性脑膜炎、病毒性脑炎等，以淋巴细胞为主。细胞数量的变化在治疗中可作为病情变化的参考指标。细胞数减少是临床好转的标志。

2. 细胞学检查

【参考区间】 正常脑脊液无肿瘤细胞。

【临床意义】 脑脊液中能否找到肿瘤细胞取决于肿瘤位置及恶性程度、穿刺部位和采集标本的多少。通常转移性肿瘤阳性率高于原发性肿瘤。

（六）微生物学检查

将脑脊液直接涂片或离心沉淀涂片，经革兰染色后显微镜检查，或经抗酸染色查找结核分枝杆菌、用墨汁染色查找隐球菌。还可以用培养法检查。

【参考区间】 阴性。

【临床意义】 阳性可确诊中枢神经系统微生物感染。

脑脊液检验对神经系统感染、脑出血、蛛网膜下腔出血及颅内占位性病变等的诊断和判断预后具有重要意义。中枢神经系统疾病脑脊液检验特点比较见表6-5。

表 6-5 中枢神经系统疾病脑脊液检验特点比较

	压力(pKa)	外观	蛋白质 定性	蛋白质 定量(g/L)	葡萄糖(mmol/L)	氯化物(mmol/L)	白细胞计数(×10⁶/L)	有核细胞分类	病原体
正常人	0.69~1.96 新生儿:0.29~0.78	清亮透明	-	0.2~0.4 新生儿:0.2~1.2	2.5~4.5	120~130	0~8	淋巴细胞为主	无
化脓性脑膜炎	显著增高	混浊、脓性、有凝块	++	显著增加	显著减少	稍低	显著增加	中性粒细胞为主	可发现致病菌
结核性脑膜炎	增高	雾状微混有薄膜形成	+~++	增加	减少	显著减少	增加	早期:中性粒细胞为主 后期:淋巴细胞为主	见抗酸杆菌或结核培养阳性
病毒性脑炎	稍增高	清晰或微混	+~++	增加	正常	正常	增加	淋巴细胞为主	无
流行性乙型脑炎	稍增高	清晰或微混	+	轻度增加	正常	正常	增加	早期:中性粒细胞为主 后期:淋巴细胞为主	无
新型隐球菌脑膜炎	稍增高	清晰或微混	+	轻度增加	减少	减少	增加	淋巴细胞为主	新型隐球菌
脑室及蛛网膜下腔出血	增高	红色混浊	+~++	增加	轻度增加	正常	增加	中性粒细胞为主	无
脑瘤	增高	清晰	+	轻度增加	正常	正常	增加	淋巴细胞为主	无

四、浆膜腔积液检验

浆膜腔主要指人体的胸腔、腹腔、心包腔及关节腔等,正常情况下含有少量液体,胸腔液在 20ml 以下,腹腔液小于 50ml,心包腔液约为 10~30ml,主要起润滑作用。病理情况下腔内液体增多,称浆膜腔积液。按积液的性质分为漏出液及渗出液两大类,也有人再将乳糜液加列一类。区分积液的性质对疾病的诊断和治疗有重要意义。目前临床迫切要求通过积液检查提供良性或恶性疾患的确切信息。

(一)浆膜腔积液的分类与发生机制

根据积液产生的原因和性质不同,将积液分成以下两大类。

1. **漏出液(transudate)** 为非炎症性积液,其形成常见原因为:①血管内胶体渗透压下降:当血浆清蛋白浓度明显减少时,如肾病伴有蛋白大量丢失、重度营养不良、晚期肝硬化、重症贫血等,血浆清蛋白低于 25g/L 时,就有出现浆膜腔积液的可能;②毛细血管内流体静脉压升高:如静脉栓塞、肿瘤压迫、充血性心力衰竭和晚期肝硬化等;③淋巴回流受阻:如淋巴管被丝虫阻塞或肿瘤压迫淋巴管等,这些胸、腹腔积液有可能是乳糜样的;④水、钠潴留:可引起细胞外液增多,常见于晚期肝硬化、充血性心力衰竭和肾病等。

2. **渗出液(exudate)** 多为炎症性积液。炎症时由于病原微生物的毒素、缺氧以及炎症介质的作用使血管内皮细胞受损,导致血管通透性增加,使血液中大分子物质如清蛋白、球蛋白和纤维蛋白原都能通过血管壁而渗出,并有各种细胞成分的渗出。当血管严重受损时,红细胞也外溢,因此炎性渗出液中含有红细胞也是炎症反应的象征。渗出液产生多为细菌感染所致,少数见于非感染病因,如外伤、血液、胆汁、胰液、胃液等刺激后。此外,恶性肿瘤也可引起类似渗出液的积液。

(二)浆膜腔积液标本的采集与处理

浆膜腔积液由临床医师行浆膜腔穿刺获得,留取 4 管标本,每管 1~2ml,第 1 管做细菌学检查(做结核菌检查标本量不少于 10ml),第 2 管做化学和免疫学检查(宜用肝素抗凝),第 3 管做细胞学检查(用 EDTA 抗凝),第 4 管不加抗凝剂以观察有无凝集现象。标本采集后需及时送检,一般不超过 1 小时,以免细胞变性、破坏或出现凝块而影响结果。

(三)一般性状检查

1. **量** 该项由病室医护人员用量筒测定或全部液体由检验人员测其总量。液量可随病情、部位和抽取目的不同而异,可由数毫升至上千毫升。

2. **颜色** 一般漏出液多为淡黄色,渗出液多为深黄色。红色多为血性,可能为结核菌感染、肿瘤、出血性疾病、内脏损伤及穿刺损伤所致。黄色脓样多系化脓性感染,由于大量细胞和细菌存在所致。乳白色由胸导管淋巴管阻塞所致,称真性乳糜液,当积液中含脂肪变性细胞时也可呈乳糜样,称假性乳糜液,可用脂蛋白电泳、乙醚试验及镜检等加区分。绿色可能系铜绿假单胞菌感染所致。

3. **透明度** 可根据标本不同情况用清、微混、混浊报告。漏出液为清晰透明液体。渗出液常因含大量细胞、细菌而呈现不同程度混浊。乳糜液因含大量脂肪也呈混浊外观。

4. **凝块**　漏出液中因含纤维蛋白原少,一般不易凝固。渗出液因有纤维蛋白原等凝血因子以及细菌、组织裂解产物,往往自行凝固或有凝块出现。但渗出液中如含有纤维蛋白溶酶时,可将已形成的纤维蛋白溶解,可能看不见凝固或凝块。

5. **比密**　比密高低主要取决于蛋白质含量。漏出液的比密一般低于1.015,而渗出液一般高于1.018。

(四)化学检查

1. **pH**　pH测定时标本应抽取在肝素化的真空注射器具内,注意与外界空气隔绝,及时送验。漏出液pH>7.4;渗出液一般偏低。化脓性感染时积液pH<7.0,同时伴有葡萄糖含量降低。pH值降低还可见于风湿病、结核、恶性肿瘤、红斑狼疮性胸膜炎。胸水pH在6以下,对诊断食管破裂有参考价值。

2. **黏蛋白试验**　浆膜上皮细胞在炎性反应的刺激下分泌黏蛋白量增加。黏蛋白是一种酸性蛋白,等电点为pH 3~5,因此可在稀乙酸中出现白色沉淀。漏出液为阴性;渗出液为阳性。

3. **蛋白质定量**　渗出液蛋白质含量大于30g/L,漏出液常小于25g/L。蛋白质如为25~30g/L,则难以判明其性质,蛋白电泳时漏出液的α_2和γ球蛋白等大分子蛋白质比例低于血浆,而蛋白质相对较高。但渗出液的蛋白电泳谱与血浆相近似,其中大分子量蛋白质显著高于漏出液。

4. **葡萄糖定量**　漏出液中葡萄糖含量比血糖稍低。渗出液中葡萄糖因受细菌或炎症细胞的酵解作用,积液中葡萄糖含量降低,尤其化脓性细菌感染时更低,结核性次之。

(五)显微镜检查

1. **细胞计数**　计数时应把全部有核细胞(包括间皮细胞)都列入细胞计数中。

红细胞计数对渗出液与漏液的鉴别意义不大。文献报告恶性肿瘤引起的积液中血性者占50%~85%。当积液中的红细胞大于0.1×10^{12}/L时应考虑可能是恶性肿瘤、肺栓塞或创伤所致,也要考虑结核病、穿刺损伤的可能。红细胞增多时不能使用血细胞分析仪计数,因积液中沉渣会因纤维蛋白存在而堵塞计数小孔。

白细胞计数对渗出液和漏出液和鉴别有参考价值。漏出液中的白细胞数常不超过100×10^6/L,渗出液常超过500×10^6/L;结核性与癌性积液中的白细胞通常超过200×10^6/L;而化脓性积液时往往达1000×10^6/L。

2. **白细胞分类**　穿刺液应在抽出后立即离心沉淀,用沉淀物涂片经瑞氏染色进行分类。必要时可用细胞玻片离心沉淀仪收集细胞。漏出液中细胞较少,以淋巴细胞及间皮细胞为主。渗出液则细胞较多,各种细胞增加的临床意义如下:

(1)中性分叶核粒细胞增多:常见于化脓性渗出液,细胞总数常超过1000×10^6/L。

(2)淋巴细胞增多:提示慢性炎症,如结核、梅毒、肿瘤或结缔组织病所致渗出液。若胸水中见到浆细胞样淋巴细胞可能是增殖型骨髓瘤。少量浆细胞则无临床意义。

(3)嗜酸性粒细胞增多:常见于变态反应和寄生虫所致的渗出液。

(4)间皮细胞增多:提示浆膜刺激或受损。间皮细胞在渗出液中退变,使形态不规则,幼稚型间皮细胞应注意与癌细胞区别。

3. **寄生虫检验**　可将乳糜样浆膜腔积液离心沉淀后涂片检查有无微丝蚴。包虫病病人胸水中可以检查出棘球蚴的头节和小钩。阿米巴病的积液中可以找到阿米巴滋养体。

（六）微生物学检查

如标本通过一般性状、显微镜及化学检查已肯定为漏出液者，无检查细菌的必要，如肯定为或疑为渗出液，则应经无菌操作离心沉淀，取沉淀物作细菌培养及涂片染色检查，作涂片革兰氏染色时应用油镜仔细观察，如见有细菌或真菌应及时报告临床医师。

区别漏出液和渗出液对某些疾病的诊断和治疗有重要价值，其鉴别要点见表6-6。

表6-6　漏出液与渗出液的鉴别

项目	漏出液	渗出液
原因	非炎症	炎症、肿瘤
外观	淡黄	不定，可为黄色、血色、脓样、乳糜样
透明度	透明，偶见微混	多混浊
比密	<1.015	>1.018
凝固	不凝	常自凝
黏蛋白试验	阴性	阳性
pH	>7.4	<6.8
蛋白质定量	<25g/L	<30g/L
积液总蛋白/血清总蛋白	<0.5	<0.5
葡萄糖定量	>3.3mmol/L	可变化，常<3.3mmol/L
乳酸脱氢酶（LD）	<200U/L	>200U/L
积液/血清LD比值	<0.6	>0.6
细胞总数	常<100×10⁶/L	常>500×10⁶/L
白细胞分类	以淋巴细胞及间皮细胞为主	根据不同病因而异，一般炎症急性期以中性粒细胞为主，慢性期以淋巴细胞为主
癌细胞	未找到	可找到癌细胞或异常色体
细菌	未找到	可找到病原菌
常见疾病	充血性心力衰竭、肝硬化和肾炎伴低蛋白血症	细菌感染、原发性或转移性肿瘤、急性胰腺炎等

（金春明）

学习小结

尿液标本的种类包括晨尿、随机尿、计时尿等，尿液检查包括一般性状检验、化学检验、显微镜检验，采集尿液标本要告知病人采集的目的，并以口头和书面的形式具体指导尿液标本留取的方法并及时送检及检验。粪便检验包括理学、化学和显微镜检查等，采集标本时应用干净的竹签选取含有黏液、脓血等病变成分的粪便并及时送检。脑脊液检查包括理学检查和化学检查、显微镜检查，采集标本分别收集于3个无菌试管中送检。浆膜腔积液分为渗出液和漏出液，采集浆膜腔积液标本时要留取4管，每管1~2ml。

复习思考题

1. 如何采集与送检体液及排泄物（尿液、粪便、脑脊液、浆膜腔积液等）标本？
2. 体液及排泄物一般性状检查和化学检查包括哪些内容？有何临床意义？
3. 体液及排泄物显微镜检查有何临床意义？

第四节 临床常用生物化学检验

学习目标

掌握	临床常用生物化学检验项目的标本采集要求、参考区间和临床意义；糖尿病的诊断标准。
熟悉	水平衡及酸碱平衡紊乱的概念及实验室检验的临床意义。
了解	肾小管功能检验的项目及标本采集；脂蛋白的分类。

一、水、电解质与酸碱平衡紊乱实验室检验

体液是指机体内存在的液体，包括水和溶解于其中的物质。人体的细胞、组织和器官发挥其正常生理功能常依赖于所处体液环境的正常和稳定。机体的体液容量、电解质、渗透压和酸碱度的相对稳定，为机体维持正常生理状态及发挥正常生理功能提供重要条件。

（一）水平衡及其紊乱的实验室检验

正常成人体液占体重的 60%，以细胞膜为界分为细胞内液（intracellular fluid，ICF）和细胞外液（extracellular fluid，ECF）。水平衡是指每天进入机体的水，经机体代谢在体液间转移交换，最后等量的排出体外，使各部分体液保持动态平衡的过程。机体的总体水约 2/3 分布在 ICF，1/3 分布在 ECF，ECF 又被毛细血管内皮分隔为 3/4 的组织液和 1/4 的血管内液。

水平衡紊乱包括脱水（water loss dehydration）和水过多（water excess）或水中毒（water intoxication）3 种。同时也包括总体水变化不大，但水分布有明显差异，即细胞内水减少而细胞外水增多，或细胞内水增多而细胞外水减少。水平衡紊乱往往伴随体液中电解质的改变及渗透压的变化。

机体总体水量减少称为脱水。临床上常见的失水原因有：①消化道丢失，如呕吐、腹泻；②肾脏丢失，如尿崩症、肾小管疾病、糖尿病等；③肺脏丢失，如呼吸道、神经系统疾病造成的呼吸加快、加深；④皮肤丢失，如高热、剧烈运动大量出汗、烧伤、烫伤、电击伤等造成大范围皮肤受损，使水分从创面渗出丢失；⑤各种原因造成的摄入不足。

水过多（水肿）是水在体内过多潴留的一种病理状态。若过多的水进入细胞内，导致细胞内水过多则称为水中毒。水过多和水中毒的原因有：①抗利尿激素（ADH）分泌过多，包括垂体肿瘤和异源性 ADH 分泌综合征；②充血性心力衰竭；③肾功能障碍；④肝硬化等。

临床实验室常以血液为检测对象，包括血管内液（血浆或血清）和全血，组织液（包括脑脊

液、胸腹水、关节液、胃液等)以及排出体外的液体(如尿液)也常作为分析样本。

(二)血清电解质检测

1. 血清钾

【标本采集】 静脉血 3ml,推荐使用真空采血系统,用红色或黄色帽的真空促凝管采血。如用血浆,选择绿色帽的肝素抗凝管,但血浆钾比血清低 0.2~0.5mmol/L。采集标本时勿让患者反复握拳,同时避免溶血,及时送检。

【参考区间】 3.5~5.5mmol/L。

【临床意义】

(1)血清钾增高:血清钾>5.5mmol/L 为高钾血症(hyperkalemia)。常见于:①体内钾排出减少:如急、慢性肾衰竭无尿期、少尿期、肾上腺皮质功能减退症,长期大量应用潴钾利尿剂(螺内酯、氨苯蝶啶);②钾输入过多:多见于钾溶液输入过快或过量,服用含钾丰富的药物,输入大量库存血等;③细胞内钾外移:如大面积烧伤、挤压伤、代谢性酸中毒、重度溶血反应、药物影响(应用洋地黄、β受体拮抗剂、甘露醇、高渗葡萄糖盐水等)等。

(2)血清钾降低:血清钾<3.5mmol/L 为低钾血症(hypokalemia)。常见于:①钾排出过多:如严重呕吐、腹泻、胃肠减压和肠瘘等,肾上腺糖皮质激素有排钾保钠作用,长期使用可致低钾;②钾摄入量不足:如术后长时间进食不足,每天钾的摄入量<3g,并持续 2 周以上;③细胞外钾内移:如输入过多葡萄糖,尤其是加用胰岛素促进葡萄糖进入细胞合成糖原时,钾也进入细胞内,大量输入碱性药物或代谢性碱中毒、甲亢等,均可致低血钾。

2. 血清钠

【标本采集】 同血清钾。红细胞中所含 Na^+ 仅为血浆中的十分之一,因此溶血不会引起血清或血浆中 Na^+ 的检测结果的显著差别。

【参考区间】 135~145mmol/L。

【临床意义】

(1)血清钠增高:血清钠>145mmol/L 为高钠血症(hypernatremia)。见于:①水丢失过多:如水样泻、长期呕吐、大量出汗、大面积烧伤、胃肠引流、糖尿病性多尿及尿崩症等;②水摄入不足:如长时间干渴无水摄入、进食困难、昏迷等;③钠摄入过多:进食过量钠盐或输注大量高渗盐水,心脏复苏时输入过多的碳酸氢钠等;④内分泌疾病:肾上腺皮质功能亢进症、原发性或继发性醛固酮增多症。

(2)血清钠降低:血清钠<135mmol/L 为低钠血症(hyponatremia)。

1)消耗性低钠或摄取不足:肺结核、肿瘤、肝硬化等慢性消耗性疾病,长期低盐饮食及不恰当输液、饥饿、营养不良等。

2)丢失过多:①胃肠道丢失:如严重的呕吐、反复腹泻、胃肠引流等;②肾失钠:如慢性肾衰竭多尿期、反复使用利尿剂;③皮肤性失钠:如大量出汗、大面积烧伤;④医源性丢失:大量引流浆膜腔积液。

3)细胞外液稀释:常见于水钠潴留。①饮水过多:如精神性烦渴等;②急性或慢性肾衰竭少尿期、肝硬化腹水;③高糖或使用甘露醇,细胞外液高渗,使细胞内液外渗。

3. 血清钙

【标本采集】 同血清钾。高浓度的 Na^+、Mg^+、Li^+、血清钙检验不能抗凝,因抗凝剂的使用、温度及血液pH均影响钙离子检测结果。

【参考区间】 血清总钙2.20～2.65mmol/L；离子钙1.15～1.35mmol/L。

【临床意义】

（1）血清钙增高：血清总钙>2.65mmol/L为高钙血症（hypercalcemia）。见于：①摄入过多：如静脉输入钙过多；②溶骨作用增强，如原发性甲状旁腺功能亢进症；③钙吸收作用增强，如维生素A或D摄入过多；④肾脏功能损害：如急性肾衰竭少尿期，钙排出减少。

（2）血清钙降低：血清总钙<2.20mmol/L为低钙血症（hypocalcemia）。见于：①吸收不良：如胆汁淤积性黄疸；②成骨作用增强：如甲状旁腺功能减退、恶性肿瘤骨转移；③钙吸收作用减弱：如佝偻病、骨质软化症等；④其他：慢性肾衰竭、肾病综合征、急性坏死性胰腺炎、需要增加（如妊娠后期、哺乳期）等。

4. 血清氯

【标本采集】 同血清钾

【参考区间】 95～105mmol/L。

【临床意义】

（1）血清氯增高：血清氯>105mmol/L为高氯血症（hyperchloremia）。见于：①摄入过多：食入或静脉补充大量氯化钠、氯化钙、氯化铵；②排出减少：如急慢性肾衰竭少尿期、尿道或输尿管梗阻、心功能不全；③脱水：如腹泻、呕吐；④过度换气：如呼吸性碱中毒；⑤吸收增加：肾上腺皮质功能亢进。

（2）血清氯降低：血清氯化物<95mmol/L为低氯血症（hypochloremia）。见于：①摄入不足：如饥饿、营养不良、低盐饮食等；②丢失过多：如严重呕吐、胃肠引流、肾上腺皮质功能减退、慢性肾衰竭、糖尿病以及应用噻嗪类利尿剂；③吸收减少：呼吸性酸中毒，血HCO_3^-增高，使氯的重吸收减少。

5. 血清无机磷

【标本采集】 同血清钾。

【参考区间】 血清：成人0.84～1.45mmol/L，儿童1.29～2.26mmol/L。血浆：成人：0.75～1.39mmol/L。

【临床意义】

（1）血磷降低：见于：①摄入不足或吸收不良：如佝偻病、恶病质；②丢失过多：如大量呕吐、腹泻、血液透析、应用噻嗪类利尿剂等；③转入细胞内：如静脉注射葡萄糖或胰岛素、碱中毒、急性心肌梗死；④其他：如乙醇中毒、糖尿病酮症酸中毒、甲状旁腺功能亢进症。

（2）血磷增高：见于：①内分泌疾病：如甲状旁腺功能减退；②肾排泄受阻：如肾衰竭等所致的磷酸盐排出障碍；③吸收增加：维生素D过多；④其他：如肢端肥大症、多发性骨髓瘤、骨折愈合期等。

（三）酸碱平衡紊乱的实验室检验

血液中的气体，包括O_2、CO_2、N_2及空气中其他的气体。主要是指参与物质代谢和气体交换有关的O_2、CO_2两种气体。通过测定血液pH值、氧分压（PO_2）、二氧化碳分压（PCO_2）和碳酸氢盐（HCO_3^-）等几项指标，可以了解心肺的功能状况，评价病人呼吸、氧化及酸碱平衡状态。血气分析和酸碱指标测定是临床急救和监护病人的一组重要生化指标。样本的采集和处理对分析结果影响较大。

【标本采集】

1. **标本类型** 血气分析样本为全血，采血部位可选桡动脉、肱动脉、股动脉和足背动脉，以桡动脉最常用，静脉血一般在动脉血采集困难时才使用。血气分析时，动脉血与静脉血的 PO_2 有明显的差异。

2. **病人准备** 让病人处于安静舒适状态，尽量减轻病人的紧张感和疼痛感，使病人的呼吸稳定。当病人正进行氧吸入而不能停止吸氧时，要注明氧气流量，而对于可暂停吸氧的病人，在停止吸氧20分钟后再进行采血。

3. **标本采集** 采用无菌、含肝素的 1~5ml 专用动脉采血器，避免使用塑料注射器，因为其可通过管壁进行气体交换。要保证抗凝剂的量（每毫升血中0.05mg肝素），可以用足够的液体肝素（500U/ml 或 5mg/ml）吸入注射器，尽可能湿润注射器整个内表面，然后排出液体肝素，只留下注射器死区的肝素（0.1ml）即可。如采集桡动脉血，采血前需进行（Allen试验）：让病人抬高手臂并握拳30秒，两手同时压住手腕的尺动脉和桡动脉，松开拳头，可见手掌苍白无血色。然后松开尺动脉，在5秒钟内恢复血色为尺动脉功能正常，方可进行桡动脉的采集。采血针进入血管后，动脉血自动进入注射器，取 1~2ml 血液，拔出注射器后不能回吸，排出第一滴血后立即用橡皮帽封住针头，将注射器放在手掌中双手来回搓动20秒，立即送检。

4. **标本处理** 血液尽可能与大气隔绝，因血液暴露会降低 PCO_2，pH值和 PO_2 可以升高，而当患者正进行氧治疗时，可能会使 PO_2 实际测量值降低。全血采集后，因血细胞继续进行代谢，O_2 不断被消耗，CO_2 不断产生，故应尽可能短时间内测定，不宜存放。如果样本采集后30分钟内不能检测，应将标本放冰浴中保存，使温度降至 0~4℃，但最多不超过2小时。

【参考区间】

1. **酸碱度** 动脉血 pH 7.35~7.45。

2. **PCO_2** 动脉血 PCO_2 35~45mmHg（4.66~5.99kPa）。

3. **PO_2** 动脉血 PO_2 75~100mmHg（9.88~13.3kPa）。

4. **氧饱和度（SaO_2）** 95%~98%。

5. **实际碳酸氢盐（AB）** 22~27mmol/L。

6. **标准碳酸氢盐（SB）** 22~27mmol/L。

7. **碱剩余（BE）** -3~+3mmol/L。

8. **阴离子间隙（AG）** 8~16mmol/L。

9. **肺泡-动脉氧分压差（A-aDO$_2$/P$_{A-a}$O$_2$）** 儿童期：5mmHg（0.66kPa）；青春期：8mmHg（1.06kPa）；60岁以上人群：24mmHg（3.2kPa）。

10. **二氧化碳总量（TCO_2）** 23~28mmol/L。

11. **渗透压（mOsm）** 275~300mOsm/kg（水）。

【临床意义】 采用血气分析仪直接测定 pH、PCO_2 及 PO_2，再由此计算出其他酸碱平衡指标，从而对病人体内酸碱平衡、气体交换及氧合作用做出全面的判断。

1. **代谢性酸中毒** 原发性 HCO_3^- 水平下降导致的酸中毒，称为代谢性酸中毒（metabolic acidosis）。相关指标变化：①血液 pH 可正常（完全代偿）或降低（代偿不全）；②[HCO_3^-]原发性下降；③PCO_2 代偿性下降；④血清 K^+（由细胞内转移至细胞外）增高，当固定酸增多时，AG 增高；如 HCO_3^- 丢失过多时，AG 正常，[K^+]下降（由于 K^+ 的丢失）而[Cl^-]增高。

2. **代谢性碱中毒** 原发性 HCO_3^- 水平增多导致的碱中毒，称为代谢性碱中毒（metabolic alkalosis）。相关指标变化：①血液 pH 可正常（完全代偿）或升高（代偿不全）；②[HCO_3-]原发性升高；③ PCO_2 代偿性上升（代偿往往不全）。

3. **呼吸性酸中毒** 原发性 H_2CO_3 水平增多导致的酸中毒，称为呼吸性酸中毒（respiratory acidosis）。相关指标变化：①血液 pH 可正常（完全代偿）或下降（代偿不全）；②血浆 PCO_2 原发性升高；③ HCO_3^- 浓度代偿性升高。

4. **呼吸性碱中毒** 原发性 H_2CO_3 水平减少导致的碱中毒，称为呼吸性碱中毒（respiratory alkalosis）。相关指标变化：①血液 pH 可正常（完全代偿）或升高（代偿不全）；② PCO_2 原发性下降；③ HCO_3^- 浓度代偿性下降；④[Cl^-]增高，[K^+]轻度降低，AG 轻度增多。

二、血清脂质和脂蛋白测定

血液中所有脂质总称为血脂，包括总胆固醇（total cholesterol，TC）、甘油三酯（triglyceride，TG）、磷脂和游离脂肪酸。血浆脂质 95% 以上以脂蛋白（lipoprotein，LP）的形式存在并运转，脂蛋白为血浆脂质与载脂蛋白（apolipoprotein，Apo）结合的复合物。根据不同密度可将 LP 分为乳糜微粒（chylomicron，CM）、极低密度脂蛋白（very low density lipoprotein，VLDL）、中间密度脂蛋白（intermediate low density lipoprotein，IDL）低密度脂蛋白（low density lipoprotein，LDL）和高密度脂蛋白（high density lipoprotein，HDL）等。载脂蛋白的主要功能为构成脂蛋白、激活或抑制脂蛋白代谢有关的酶及与脂蛋白代谢有关的特异性受体结合，与许多疾病的发生、发展，尤其是动脉粥样硬化和由其引起的心脑血管疾病有密切的关系，成为这些疾病的危险因素，血脂检查对于动脉粥样硬化及心脑血管疾病的诊断、治疗和预防都有重要意义。

1. **血清总胆固醇测定** 血清总胆固醇（total cholesterol，TC）包括胆固醇酯（cholesterol ester，CE）和游离胆固醇（free cholesterol，FC）。血清中总胆固醇的浓度可作为脂类代谢的指标。

【标本采集】 静脉血 3ml，推荐使用真空采血系统，用红色或黄色帽的真空促凝管采血。尽量缩短压脉带的时间。

【参考区间】 合适水平：<5.18mmol/L；边缘性升高：5.18 ~ 6.19mmol/L；升高：>6.22mmol/L。

【临床意义】 血清总胆固醇（total cholesterol，TC）受年龄、家族、性别遗传、饮食和精神等多种因素影响，且男性高于女性，体力劳动者低于脑力劳动者。

（1）TC 增高：①动脉粥样硬化所致的心、脑血管疾病；②各种高脂蛋白血症、阻塞性黄疸、甲状腺功能减退、肾病综合征、糖尿病等；③长期吸烟、饮酒；④应用某些药物，如环孢素、糖皮质激素、阿司匹林等。

（2）TC 降低：①甲状腺功能亢进；②急性重型肝炎、肝硬化等；③贫血、营养不良和恶性肿瘤；④应用某些药物，如雌激素、甲状腺激素、钙拮抗剂等。

2. **血清甘油三酯测定** 甘油三酯（triglyceride，TG）包括主要存在于乳糜微粒中的外源性甘油三酯和主要存在于极低密度脂蛋白中的内源性甘油三酯；空腹时测定的主要是内源性甘油三酯，直接参与胆固醇及胆固醇酯的合成，是脂肪组织的主要成分，为机体恒定的供能来源。甘油三酯与血栓形成密切相关，对动脉硬化和冠状动脉粥样硬化性心脏病等心、脑血管疾病的发生有一定影响。

【标本采集】 同血清总胆固醇。

【参考区间】 合适水平：<1.7mmol/L；边缘性升高：1.7～2.25mmol/L；升高：≥2.26mmol/L。

【临床意义】 血清甘油三酯（triglyceride，TG）受生活习惯、饮食和年龄等的影响，在个体内及个体间的波动较大。由于 TG 的半衰期短（5～15分钟），进食高脂、高糖和高热饮食后，外源性 TG 可明显增高，且以乳糜微粒的形式存在。由于乳糜微粒的分子较大，能使光线散射而使血清混浊，甚至呈乳糜样，称为饮食性脂血。因此，必须在空腹12～14小时后静脉采集 TG 测定标本，以排除和减少饮食的影响。

（1）TG 增高：①生理性：如高脂肪饮食、运动不足、肥胖；②病理性：如冠心病、高脂血症、动脉粥样硬化症、糖尿病、肾病综合征、甲状腺功能减退症、阻塞性黄疸等。

（2）TG 减低：见于低 β- 脂蛋白血症和无 β- 脂蛋白血症、甲状腺功能亢进症、严重肝病等。

3. 血清脂蛋白胆固醇测定

（1）低密度脂蛋白胆固醇测定：低密度脂蛋白的主要功能是将胆固醇自肝脏运向周围组织细胞，使动脉内膜下沉积大量的脂质，促进动脉粥样硬化的形成，低密度脂蛋白胆固醇（low density lipoprotein cholesterol，LDL-C）是测定 LDL 中胆固醇的量以表示 LDL 水平。

【标本采集】 同血清总胆固醇。

【参考区间】 LDL-C：2.7～3.1mmol/L。

【临床意义】 LDL-C 为动脉粥样硬化发生发展的主要脂类危险因素，与冠心病发病呈正相关，LDL-C 每升高 1mg，冠心病的危险性增加 1%～2%。LDL-C 增高，多见于Ⅱ型高脂蛋白血症，也可见于甲状腺功能减退症、肾病综合征、阻塞性黄疸、肥胖症以及应用雄激素、β 受体阻滞剂、糖皮质激素等。

（2）高密度脂蛋白胆固醇测定：高密度脂蛋白胆固醇（high density lipoprotein cholesterol，HDL-C）表示的是与 HDL 结合的总胆固醇，一般以测定 HDL-C 的含量来估计 HDL 水平。

【标本采集】 同血清总胆固醇。

【参考区间】 HDL-C：1.03～2.07mmol/L。

【临床意义】 HDL-C 与冠心病的发病呈负相关，HDL-C 增高对防止动脉粥样硬化、预防冠心病的发生有重要作用。

（1）HDL-C 增高：生理性增高见于饮酒等；绝经前女性 HDL-C 水平较高，其冠心病患病率较男性和绝经后女性为低。病理性增高见于原发性胆汁性肝硬化、慢性肝炎等。

（2）HDL-C 减低：生理性减低见于高糖、素食饮食；病理性减低见于动脉粥样硬化、肾病综合征、急性感染、糖尿病等。

三、糖代谢的临床生物化学检验

1. 空腹血糖（fasting blood glucose，FBG）测定

【标本采集】 推荐用含氟化钠的灰色管帽真空采血管采血，可抑制糖酵解途径中酶活性，或用红色或黄色帽的真空促凝管。采血前12～14小时内禁止进食、吸烟，停用胰岛素和降血糖药物，避免精神紧张和剧烈运动。标本采集过程中防止标本溶血，采集后尽快送检。

【参考区间】 酶法：3.9～6.1mmol/L。

【临床意义】

（1）血糖增高：FBG 增高而又未达到诊断糖尿病标准时，称为空腹血糖过高（IFG）；空腹血

糖超过 7.0mmol/L,称为高糖血症。当 FBG 超过 9.0mmol/L(肾糖阈)时尿糖即可呈阳性。血糖增高的常见原因有:

1)生理性增高:餐后 1~2 小时、饱食、高糖饮食、剧烈运动、紧张情绪等。

2)病理性增高:①各型糖尿病;②内分泌及代谢性疾病:甲状腺功能亢进症、巨人症、肾上腺皮质功能亢进等;③应激性高血糖:如颅脑外伤、心肌梗死、急性脑血管病等;④药物影响:如噻嗪类利尿剂、口服避孕药等;⑤肝脏和胰腺疾病:严重的肝病、坏死性胰腺炎等;⑥其他:见于妊娠呕吐、严重脱水、全身麻醉、缺氧等。

(2)血糖降低:FBG 低于 3.9mmol/L 时为血糖减低,FBG 低于 2.8mmol/L 时称为低糖血症。引起血糖降低的常见原因有:①胰岛素过多:如胰岛素用量过多、口服降糖药过量、胰岛 B 细胞瘤;②缺乏抗胰岛素激素:如肾上腺皮质激素、生长激素缺乏;③肝糖原贮存缺乏:如重症肝炎、肝硬化、肝癌等;④其他:如饥饿、急性酒精中毒、长期营养不良。

2. 口服葡萄糖耐量试验 与正常人相比,短时间内不能恢复至原水平者为糖耐量减低,口服葡萄糖耐量试验(oral glucose tolerance test, OGTT)是诊断糖尿病的重要指标。适用空腹血糖正常或稍高,诊断不明确者。

【标本采集】 空腹血糖已有明显增高者(指多次空腹血糖>7.0mmol/L),不宜做此试验。试验前 3 日每日碳水化合物摄入量不少于 200g,受试前晚餐后禁食 10~16 小时,同时停服所有影响试验的药物,可维持正常的活动。试验日清晨空腹采血后,将 75g 葡萄糖溶于 300ml 水中,于 5 分钟内饮完。分别检测 FPG 和口服葡萄糖后 30 分钟、1 小时、2 小时、3 小时的血糖和尿糖。注意采血时取坐位姿势,整个试验过程不能吸烟、饮茶或咖啡。

【参考区间】 空腹血糖 3.9~6.1mmol/L;服糖后 30 分钟至 1 小时血糖达峰值,峰值<11.1mmol/L(一般为 7.8~9.0mmol/L);2 小时血糖<7.8mmol/L;3 小时应恢复至空腹血糖水平;各检测时间点尿糖均为阴性。

【临床意义】

(1)诊断糖尿病:临床上有以下条件者,即可诊断糖尿病。

1)具有糖尿病症状,FPG≥7.0mmol/L。

2)OGTT 2 小时 PG≥11.1mmol/L。

3)具有糖尿病症状,随机血糖≥11.1mmol/L,且伴有尿糖阳性者。

临床症状不典型者,需要另一天重复检测确诊,但一般不主张做第 3 次 OGTT。

(2)判断糖耐量异常(impaired glucose tolerance, IGT):空腹血糖<7.0mmol/L;2 小时血糖在 7.8~11.1mmol/L,同时伴有尿糖阳性者为 IGT。多见于 2 型糖尿病、痛风、肥胖症、甲亢、皮质醇增多症等。

(3)低血糖现象:①肝糖原低血糖:空腹血糖常低于正常,口服糖后血糖高峰提前出现并超过正常,2 小时后不能降至正常,尿糖出现阳性,见于病毒性肝炎、大面积肝损伤等;②功能性低血糖:空腹血糖正常,服糖后血糖高峰时间及峰值也在正常范围,但服糖后 2~3 小时可发生低血糖,见于特发性低血糖症。

3. 糖化血红蛋白测定 血红蛋白中两条 β 链 N 端的缬氨酸和葡萄糖经非酶促反应结合成糖化血红蛋白(glycosylated hemoglobin, GHb),血红蛋白 A1 包括 HbA1a、HbA1b、HbA1c,HbA1c 为血红蛋白与葡萄糖结合的产物,通常临床上测定的是 HbA1c。

【标本采集】 EDTA 抗凝全血 2ml,用紫色管帽真空采血管采血。

【参考区间】 HbA$_1$c：4% ~ 6%。

【临床意义】

（1）糖尿病诊断（≥6.5%）和长期监控的指标，可反映检测前2~3个月血糖的平均水平，是监测糖尿病血糖控制情况的金标准，尤其是对一些血糖波动较大的被评估者更为合适；

（2）预测血管并发症：长期HbA$_1$c增高，可引起组织缺氧而发生血管并发症。HbA$_1$>10%，提示并发症严重，预后较差。

（3）鉴别糖尿病性高血糖及应激性高血糖，糖尿病性高血糖GHb水平多增高，应激性高血糖者多正常。

四、心肌酶和心肌蛋白测定

1. 血清肌酸激酶及其同工酶测定 肌酸激酶（creatine kinase，CK）主要存在于骨骼肌、心肌中，其次是平滑肌及脑组织，有3种同工酶，即CK-MM、CK-MB和CK-BB，CK-MB特异性较高。

【标本采集】 静脉血3ml，推荐使用真空采血系统，用红色或黄色帽的真空促凝管采血。

【参考区间】 因测定方法不同而异。连续监测法：CK总酶：男性38~174U/L，女性26~140U/L；免疫抑制法：CK-MB<10U/L。

【临床意义】

（1）CK增高：见于：①急性心肌梗死，CK是急性心肌梗死早期诊断的较敏感的指标，病程中如再增高，表示有新的梗死发生；②病毒性心肌炎引起CK明显升高；③多发性肌炎等；④溶栓治疗：急性心肌梗死溶栓后出现再灌注，导致CK活性增高；⑤手术：心脏手术或非心脏手术均可导致CK增高。

（2）CK-MB增高：见于：①急性心肌梗死：对急性心肌梗死早期诊断敏感性高于CK；②其他心肌损伤：如心绞痛；③肌肉疾病及手术。

2. 心肌肌钙蛋白测定 肌钙蛋白T和肌钙蛋白I存在于心肌和骨骼肌，心肌中的肌钙蛋白称为心肌肌钙蛋白（cTn），包括心肌肌钙蛋白C（cTnC）、心肌肌钙蛋白I（cTnI）和心肌肌钙蛋白T（cTnT），对心肌的收缩起重要作用。心肌损伤时，肌钙蛋白从心肌细胞释放入血，利用单克隆抗体可识别其特异的抗原决定簇，测定血清中肌钙蛋白的浓度可了解心肌损伤的程度。其释放的量与心肌细胞损伤的数量有关，是反映心肌损伤灵敏度和特异性的指标。

【标本采集】 血清或全血标本测定，血清用黄色或红色管帽真空采血管采血，全血标本用紫色管帽真空采血管采血。全血标本主要用于床旁检查。

【参考区间】 cTnT<0.1μg/L；cTnI<0.03μg/L。

【临床意义】

（1）诊断心肌梗死：急性心肌梗死时cTnI和cTnT明显升高，急性心肌梗死发病后3~8小时开始升高，且具有较宽的诊断窗：cTnT 5~14天，cTnI 4~10天。疑为急性心肌梗死的病人，建议入院时、入院6小时和12小时各测定一次cTn。

（2）判断微小心肌损伤：不稳定型心绞痛常发生微小心肌损伤，cTnI和cTnT也可升高。

（3）溶栓疗效的判断：溶栓治疗后90分钟cTn明显升高，呈双峰，第一峰高于第二峰，提示再灌注成功。

（4）其他：如钝性心肌外伤、心肌挫伤、甲状腺功能减退者心肌损伤、药物心肌毒性、严重脓毒血症和脓毒血症导致的左心衰竭时 cTn 也可升高。

3. **肌红蛋白测定** 肌红蛋白(myoglobin,Mb)广泛存在于心肌和骨骼肌,正常人血清中含量甚微,当心肌或骨骼肌受损时,可从受损肌细胞中释放入血,所以血清 Mb 测定常被用作急性心肌梗死的早期诊断指标。

【标本采集】 血清或全血标本测定。血清用黄色或红色管帽真空采血管采血,全血标本用紫色管帽真空采血管采血,主要用于床旁检查。

【参考区间】 10~80μg/L。

【临床意义】

(1)诊断急性心肌梗死:急性心肌梗死发病后 1~3 小时血中浓度迅速上升,4~12 小时达峰值,18~30 小时恢复正常,若胸痛发作后 6~12 小时不升高,有助于排除急性心肌梗死的诊断,所以血清 Mb 是早期诊断急性心肌梗死的标志物。骨骼肌损伤、肾功能不全时 Mb 也升高。

(2)判断急性心肌梗死病情:若 Mb 持续增高或反复波动,提示心肌梗死持续存在,或再次发生梗死以及梗死范围扩展。

(3)Mb 是溶栓治疗中判断有无再灌注的较敏感而准确的指标。

(4)其他:骨骼肌损伤(急性肌肉损伤、肌病)、休克、急性或慢性肾衰竭。也可引起 Mb 升高。

五、肾功能检验

肾脏具有排泄水分、代谢产物和废物,维持体液和酸碱平衡等功能。肾功能检查对肾脏疾病的诊断、疗效判断和估计预后具有十分重要的意义。

(一)肾小球功能检验

1. **内生肌酐清除率测定** 内生肌酐是指自身肌肉内肌酸脱水后生成的肌酐。内生肌酐清除率(endogenous creatinine clearance rate,Ccr)是指在没有外源性肌酐干扰的情况下(素食 3 天以上),单位时间内肾脏清除内生肌酐的速率。肌酐分子量小,又不与血浆蛋白结合,肌酐主要由肾小球滤过,且不被肾小管重吸收,仅少量由近端小管排泌。因此,Ccr 能可靠地反映肾小球的滤过功能。

【标本采集】 检查前准备,低蛋白饮食 3 天(<40g/d),禁食肉类,避免剧烈运动,收集血液和尿液标本,第 4 日晨 8 时,排尽余尿,收集并记录此后 24 小时尿量,加入甲苯 4~5ml 防腐,并同时取 2~3ml 血送检(抗凝或不抗凝均可),测定尿及血中肌酐浓度,应用下列公式计算内生肌酐清除率(Ccr)。

$$Ccr(ml/min) = 尿肌酐浓度(μmol/L) \times 每分钟尿量(ml/min) / 血肌酐浓度(μmol/L)$$

【参考区间】 成人 80~120ml/min,新生儿 25~70ml/min,2 岁以内小儿偏低,40 岁以后每 10 年平均下降 4ml/min, >70 岁为正常值的 60%。

【临床意义】

(1)Ccr 是判断肾小球损害的敏感指标:成人 Ccr<80ml/min,提示肾小球滤过功能已有损害,此时血清尿素氮、肌酐测定仍可在正常范围。

(2)评估肾功能损害程度:根据 Ccr 一般可将肾功能分为 4 期:第 1 期(肾衰竭代偿期)Ccr 为 51~80ml/min;第 2 期(肾衰竭失代偿期)Ccr 为 50~20ml/min;第 3 期((肾衰竭期)19~10ml/min;

第 4 期(尿毒症期或终末期肾衰竭)Ccr<10ml/min。

（3）指导治疗：当 Ccr<30～40ml/min 时，应限制蛋白质的摄入；当 Ccr<30ml/min 时，使用噻嗪类利尿剂无效；当 Ccr<10ml/min 时，应结合临床进行肾替代治疗。

（4）监测肾移植术后排异反应：若移植物存活，Ccr 会逐步回升，否则提示失败。Ccr 一度上升后又下降，提示发生排异反应。

2. 血清肌酐测定 正常人每日肌酐的产量与肾脏清除量相等，血清肌酐（Serum creatinine，Scr）浓度维持稳定。血清肌酐主要由肾小球滤过，血清肌酐浓度取决于肾小球滤过能力。在肌酐产量恒定的情况下，血清肌酐浓度升高，提示肾脏清除功能下降（肾小球滤过率下降）。虽然血清肌酐浓度变化的临床意义与内生肌酐相同，但对于轻度肾功能受损的病人，其敏感性不如内生肌酐清除率，对于重度肾功能受损的病人，敏感性高于内生肌酐清除率。

【标本采集】 空腹静脉血 3ml，推荐使用真空采血系统，用红色或黄色帽的真空促凝管采血或选择绿色帽的肝素抗凝管。全血标本选用紫色管帽真空采血管采血。

【参考区间】 全血肌酐：88.4～176.8μmol/L。血清或血浆肌酐：男性 53～106μmol/L，女性 44～97μmol/L。

【临床意义】

（1）评价肾小球滤过功能：血清肌酐与内生肌酐清除率临床意义相近。血清肌酐增高见于各种原因所致的肾小球滤过功能减退，肾小球滤过率降至正常的 50% 时，Scr 仍可正常，降至正常水平 1/3 时，Scr 明显上升，且上升曲线斜率会陡然变大，所以 Scr 增高提示肾脏病变较重，常作为肾衰竭病情观察和疗效判断的有效指征。

（2）鉴别肾前性和肾实质性少尿

1）器质性肾衰竭：血肌酐常>200μmol/L。

2）肾前性少尿：心力衰竭、脱水、肝肾综合征、肾病综合征等所致的有效血容量下降。血肌酐浓度上升多<200μmol/L。

3. 血清尿素（Urea）测定 血尿素是蛋白质代谢的终末产物，体内氨基酸脱氨基分解成 a-酮基和 NH_3，NH_3 在肝脏内和 CO_2 生成尿素，尿素主要经肾小球滤过随尿排出，尿素是蛋白质、氨基酸代谢过程中生成的氨在肝脏再经过鸟氨酸循环生成的终产物。每日机体的尿素产量受蛋白质（氨基酸）摄入量、蛋白质分解率以及肝功能的影响。肾脏清除尿素的速率除了受尿素产量、肾小球滤过率的影响之外，还受血容量的显著影响，正常人每日尿素的产量与肾脏清除量相等，血清尿素浓度维持稳定。血容量不足时尿素重吸收增加。临床上通过测定尿素可粗略观察肾小球的滤过功能，正常人每日尿素的产量与肾脏清除量相等，血清尿素浓度维持稳定。尽管血尿素浓度变化的临床意义大致与肌酐相同，但是将尿素与血肌酐一并检查，通过比较两者变化程度的差异，可大致判断以下情况：①血容量：心力衰竭、脱水等血容量不足的情况下 Urea/Scr 比值升高，往往伴有肾前性少尿；②蛋白质分解率：感染、创伤、高热等高蛋白分解状态下 Urea/Scr 比值升高；③蛋白质负荷状态：慢性肾衰竭严格实行优质低蛋白饮食时，Urea/Scr 比值下降；④肝功能状态：严重肝功能损害时 Urea/Scr 比值下降；⑤严重肌肉损伤：急性肌溶解综合征时 Urea/Scr 比值下降。

【标本采集】 空腹静脉血清，黄色或红色管帽真空采血管空腹采血。

【参考区间】 成人：3.2～7.1mmol/L；儿童：1.8～6.5mmol/L。

【临床意义】 血 Urea 增高见于：

（1）肾小球滤过功能损害：如各种肾脏疾病所致的较严重的肾小球损害。

（2）肾前性少尿：Urea/Scr（mg/dl）>10:1，称为肾前性氮质血症。如严重脱水、大量腹水、心脏循环功能衰竭、肾血流量减少灌注不足致少尿。此时 Urea 升高，但 Scr 升高不明显。

（3）蛋白质分解代谢旺盛或蛋白质摄入过多：如急性传染病、高热、上消化道出血、大面积烧伤、高蛋白饮食等。

4. 尿酸　尿酸（uric acid，UA）是嘌呤代谢的终产物，大部经肾小球滤出，在近端肾小管几乎被完全重吸收，因此，血尿酸浓度受肾小球滤过功能和肾小管重吸收功能的影响。肾小球滤过率降低时，尿酸排出减少，血液中浓度升高，所以血清尿酸也是反映肾小球滤过功能的指标，但是受肾外因素影响较大，分析结果时应综合考虑。

【标本采集】　空腹静脉血清，黄色或红色管帽真空采血管空腹采血。采血前严格禁食含嘌呤丰富的食物 3 天，避免过度肌肉运动。

【参考区间】　男性 180 ~ 440μmol/L；女性 120 ~ 320μmol/L。

【临床意义】　血尿酸病理性升高见于：

（1）体内尿酸生成异常增多：见于原发性痛风或继发性痛风（血液病、恶性肿瘤等细胞大量破坏），为核蛋白及嘌呤代谢异常所致。

（2）肾小球滤过功能障碍：肾病（急、慢性肾炎，肾结核等）所致的肾小球滤过功能下降。

（3）核酸分解代谢过盛：慢性白血病、多发性骨髓瘤、真性红细胞增多等。

（二）肾小管功能检验

1. 尿浓缩稀释试验　肾脏通过其调节水分和渗透压来完成浓缩和稀释尿液的功能，主要在远曲小管和集合管进行。正常人缺水时，血容量不足，肾小管和集合管对水的重吸收明显增多，使尿液浓缩，比重上升，尿量减少，反之，大量饮水或应用利尿剂后，肾小管和集合管对水的重吸收减少，使尿液稀释，比重下降，夜尿增多。临床上通过观察患者尿量和比密变化借以评价肾脏的浓缩和稀释功能，是判断远端小管功能的敏感指标。

【标本采集】　①昼夜尿比密试验（莫氏试验）：受试日正常饮食，少饮水，晨 8 时排尿弃去，后每 2 小时留尿 1 次，白天 6 次，晚上 8 时至次晨 8 时 1 次，共 7 个标本，分别测定尿量和比密；②3 小时尿比密试验（齐氏试验）：受试日正常饮食和活动，晨 8 时排尿弃去，后每 3 小时留尿 1 次至次晨 8 时，分装 8 个容器，分别测定尿量和比密，注意排尿间隔时间准确，尿须排尽。

【参考区间】　成人 24 小时尿总量 1000 ~ 2000ml，晚 8 时至晨 8 时夜尿量不超过 750ml，昼尿量与夜尿量之比不小于 3 ~ 4:1，尿液最高比重在 1.018 以上，最高比重与最低比重之差不小于 0.009。

【临床意义】

（1）判断浓缩 - 吸收功能受损程度：夜尿>750ml 或昼 / 夜尿量比值降低，尿比密值及变化率正常，提示为尿浓缩功能早期受损，见于间质性肾炎、慢性肾小球肾炎、高血压肾病和痛风性肾病等疾病早期已损伤到肾小管；若同时出现夜尿量增多及尿比密无 1 次>1.018，或昼尿比密差值<0.009，提示肾浓缩 - 稀释功能严重受损；若尿比密固定在 1.010 ~ 1.012，提示肾脏浓缩 - 稀释功能完全丧失。

（2）尿量少而比重增高，见于肾前性少尿。

（3）尿量超过 4L/24h，尿比密低于 1.006，见于尿崩症。

2. 尿渗量测定　亦称尿渗透压测定。尿渗量（urine osmol，Uosm）系指尿内全部溶质的微粒总数量，它可反映溶质和水的相对排泄速度，尿渗量受尿内大分子物质（葡萄糖和蛋白质）的影响小，能更准确地反映肾小管的浓缩-稀释功能。

【标本采集】

（1）禁饮尿渗量测定：用于尿量基本正常的病人。晚饭后禁饮8小时，清晨1次性送尿液检查，同时空腹采集静脉血测血浆渗量。

（2）随机尿尿渗量测定：常用于尿量减少病人，同时空腹采集静脉血测血浆渗量。

【参考区间】 尿液 $600 \sim 1000mOsm/kg\ H_2O$，平均为 $800mOsm/kg\ H_2O$。24小时波动范围：$50 \sim 1200mOsm/kg\ H_2O$，血浆为 $275 \sim 305mOsm/kg\ H_2O$，平均为 $300mOsm/kg\ H_2O$。尿渗量/血浆渗量为 $3 \sim 4.5 : 1$。

【临床意义】

（1）判断肾浓缩功能：尿渗量及尿渗量/血渗量的比值正常，提示肾脏浓缩稀释功能正常；尿渗量及尿渗量与血渗量的比值减低，提示肾脏浓缩功能受损；尿渗量与血渗量的比值等于或接近1为等渗尿，提示肾脏浓缩功能接近完全丧失，见于慢性肾小球肾炎、多囊肾及慢性肾盂肾炎晚期；尿渗量$<200mOsm/kg\ H_2O$，或尿渗量与血渗量的比值<1为低渗尿，提示肾脏浓缩功能丧失而稀释功能仍然存在，见于尿崩症。

（2）鉴别肾前性和肾性少尿：肾前性少尿肾小管浓缩功能完好，尿渗量较高$>500mOsm/kg\ H_2O$，肾性少尿尿渗量较低$<350mOsm/kg\ H_2O$。

六、肝功能检验

肝脏是人体最大的腺体，在蛋白质、糖类、脂类、维生素及激素等代谢方面具有重要的作用，同时还具有分泌、排泄和生物转化等重要功能。

（一）血清蛋白质测定

肝脏是蛋白质合成代谢与分解代谢的重要器官，绝大部分的血浆蛋白均由肝脏合成分泌，在肝功能受损时血浆蛋白质合成减少，尤其清蛋白明显减少，导致低白蛋白血症；在肝脏受损尤其是慢性肝炎时球蛋白合成明显增多，引起血浆蛋白含量的变化。

1. 血清总蛋白和清蛋白、球蛋白比值测定

【标本采集】 空腹静脉血3ml，推荐使用真空采血系统，用红色或黄色帽的真空促凝管采血。

【参考区间】 血清总蛋白：$60 \sim 80g/L$；清蛋白：$35 \sim 50g/L$；球蛋白：$20 \sim 30g/L$。清蛋白与球蛋白的比值（A/G）：$1.5 \sim 2.5 : 1$。

【临床意义】 血清总蛋白和清蛋白测定主要反映慢性肝损害以及肝实质细胞的储备功能。总蛋白减低常与清蛋白减低平行，而总蛋白增高常同时伴有球蛋白增高。

（1）血清总蛋白及清蛋白降低：①合成障碍：见于肝脏疾病致肝细胞损害，如亚急性重症肝炎、慢性中度以上持续性肝炎、肝硬化、肝癌等，以及缺血性肝损伤、毒素诱导性肝损伤。血清总蛋白$<60g/L$，或清蛋白$<25g/L$，称为低蛋白血症，常出现严重水肿及胸、腹水；②营养不良：如蛋白摄入不足或消化吸收不良；③蛋白丢失过多：如肾病综合征、严重烧伤、急性大出血等；④消耗增加：见于慢性消耗性疾病，如重症结核、甲状腺功能亢进及恶性肿瘤；⑤血清水分增加：如水钠潴留或静脉补充过多晶体溶液。

（2）血清总蛋白及清蛋白增高：见于血液浓缩（严重脱水、休克、饮水量不足）、肾上腺皮质

功能减退等。

（3）球蛋白：血清总蛋白的增高主要是球蛋白增高。球蛋白增高见于慢性肝脏疾病、多发性骨髓瘤、系统性红斑狼疮、类风湿性关节炎、结核等。球蛋白降低见于婴幼儿、免疫功能抑制者。

（4）清蛋白与球蛋白的比值减低或倒置：最常见于严重肝功能损害及M蛋白血症，如慢性持续性肝炎、肝硬化、肝癌、多发性骨髓瘤、原发性巨球蛋白血症等。

2. 血清蛋白电泳

【标本采集】 空腹静脉血3ml，推荐使用真空采血系统，用红色或黄色帽的真空促凝管采血。

【参考区间】 醋酸纤维膜电泳法。清蛋白：62%～71%；$α_1$-球蛋白：3%～4%；$α_2$-球蛋白：6%～10%；β-球蛋白：7%～11%；γ-球蛋白：9%～18%。

【临床意义】

（1）肝脏疾病：急性肝炎早期或轻症肝炎时常无异常，在严重肝细胞损害如慢性肝炎、肝硬化、原发性肝癌等时，清蛋白减少，$α_1$、$α_2$、β-球蛋白可有减少倾向，γ-球蛋白增加。

（2）M蛋白血症：如多发性骨髓瘤、原发性巨球蛋白血症等。清蛋白轻度减低，单克隆γ-球蛋白明显增高，γ区带、β区带或β与γ区带之间出现明显M蛋白区带，见于多发性骨髓瘤、原发性巨球蛋白血症等。

（3）其他：①肾病综合征和糖尿病肾病：表现为$α_2$和β-球蛋白增高，γ-球蛋白不变或相对较低；②结缔组织病：伴有多克隆γ-球蛋白增高；③先天性低丙种球蛋白血症：γ-球蛋白降低；④蛋白丢失性肠病：表现为清蛋白及γ-球蛋白降低，$α_1$-球蛋白增高。

（二）血清胆红素测定

【标本采集】 同血清蛋白质测定。

【参考区间】 血清总胆红素（serum total bilirubin，STB）：3.4～17.1μmol/L；结合胆红素（conjugated bilirubin，CB）：0～6.8μmol/L；非结合胆红素（unconjugated bilirubin，UCB）：1.7～10.2μmol/L；CB/UCB：0.2～0.4。

【临床意义】

1. 判断有无黄疸、黄疸的程度及演变过程 血清总胆红素在17.1～34.2μmol/L时，病人皮肤巩膜尚未见黄染，称为隐性黄疸；34.2～171μmol/L为轻度黄疸；171～342μmol/L为中度黄疸；>342μmol/l为重度黄疸。在病程中检测可以判断疗效和指导治疗。

2. 鉴别黄疸的类型 溶血性黄疸血清总胆红素明显增高，CB/UCB<0.2。肝细胞性黄疸三者皆升高，0.2<CB/UCB<0.5。阻塞性黄疸直接胆红素明显升高，CB/UCB>0.5。

（三）血清酶学测定

1. 血清转氨酶测定 主要是丙氨酸氨基转移酶（alanine aminotransferase，ALT）及天门冬氨酸氨基转移酶（aspartate aminotransferase，AST）的测定。

【标本采集】 同血清蛋白质测定。

【参考区间】 连续监测法（37℃）：ALT 5～40U/L；AST 8～40U/L；ALT/AST≤1.15。

【临床意义】

（1）病毒性肝炎：急性病毒性肝炎时ALT与AST均显著升高，常可达参考区间上限的20～50倍以上，以ALT升高更明显，ALT/AST>1。急性重症肝炎可出现胆红素明显增高而转氨酶却降低的"胆酶分离"现象,提示肝细胞严重坏死,预后不良。慢性病毒性肝炎转氨酶轻度上升或正常,ALT/AST>1;若AST增高较ALT明显,提示慢性肝炎可能转为活动期。

（2）非病毒性肝病：药物性肝炎、脂肪肝和肝癌等,转氨酶轻度上升或正常,ALT/AST<1。

（3）肝硬化：转氨酶活性取决于肝细胞坏死和肝脏纤维化的程度。

（4）急性心肌梗死：发病后6～12小时,AST开始增高,24～48小时达高峰,3～5天后可恢复正常;如果AST减低后又增高,提示梗死范围扩大或出现新的梗死。

（5）其他：胆汁淤积、皮肌炎、进行性肌萎缩等可轻度增高。

2. 血清碱性磷酸酶(alkaline phosphatase , ALP)测定

【标本采集】 同血清蛋白质测定。

【参考区间】 连续监测法测定(37℃)：成人40～110U/L;儿童<350U/L。

【临床意义】

（1）肝胆疾病：肝内、外胆管阻塞性疾病,ALP明显增高;肝炎等累及肝实质的肝胆疾病,ALP轻度增高。

（2）骨骼疾病：ALP增高见于变形性骨炎和佝偻病等。

3. 血清γ-谷氨酰转移酶(γ-glutamyl transferase , γ-GT)测定

【标本采集】 同血清蛋白质测定。

【参考区间】 连续监测法：<50U/L。

【临床意义】

（1）胆道梗阻性疾病：胆道淤积、肝癌等,血中γ-GT明显升高。

（2）病毒性肝炎及肝硬化：急性肝炎时γ-GT增高;慢性肝炎肝硬化非活动期γ-GT正常。

（3）其他：酒精性或药物性肝炎γ-GT可明显或中度以上增高(300～1000U/L)。

（金春明）

学习小结

通过本节学习,应掌握临床常用生物化学检验项目的标本采集要求,重点学会血电解质、血气分析、血脂、血糖、肝功能、肾功能等检验标本的采集。血气分析和酸碱指标测定在血液采集过程中要避免与大气接触,并及时送检;糖耐量、内生肌酐清除率标本采集前加强对病人的指导。此外,要熟知临床常用生物化学检验的参考区间和临床意义,以利于早期发现病人的病情变化,协助医生的诊断和治疗。

复习思考题

1. 简述肌酐、尿素检测的正常参考值及临床意义。

2. 如何做好内生肌酐清除率检查前病人的准备工作,并指导其正确采集检验标本?

3. 简述蛋白质、胆红素、空腹血糖及糖耐量试验的临床意义。

第五节 临床常用免疫学检验

免疫学检验即用免疫学方法确定疾病相关因子、对疾病进行诊断和防治,监测疾病过程、判断疗效及预后,以及检测机体免疫功能状态。

临床常用免疫学检查包括血清免疫球蛋白检测、血清补体检测、细胞免疫检测、肝炎病毒标志物检测、感染免疫检测、肿瘤标志物检测、自身抗体检测及其他免疫检测等。

一、免疫球蛋白检验

检测血清免疫球蛋白及其类别和水平,可为诊断免疫缺陷性疾病和免疫增殖性疾病提供重要参数。

免疫球蛋白(immunoglobulin,Ig)是具有抗体活性和抗体样结构的球蛋白,由浆细胞产生,存在于人体的血液、体液、外分泌液及部分细胞的表面。免疫球蛋白因其功能和理化性质不同分为IgG、IgM、IgA、IgD、IgE 5类。

1. IgG、IgM、IgA 的检测 IgG 是血清中的主要抗体成分,占总 Ig 的 75%,是唯一能通过胎盘的 Ig,通过自然被动免疫获得。IgM 是 Ig 中分子量最大者,亦是最早出现的抗体,为五聚体,在机体早期的免疫防御中起重要作用。IgA 分血清型与分泌型,尤以分泌型 IgA 在局部抗感染、抗过敏起重要免疫屏障作用。检测方法有免疫扩散法及免疫比浊法。

【标本采集】 空腹静脉血 3ml,推荐使用真空采血系统,用红色或黄色帽的真空促凝管采血。

【参考区间】 IgG:5.65~17.65g/L;IgM:0.5~3.0g/L;IgA:0.4~3.5g/L。(注意不同方法、不同实验室参考范围不同)

【临床意义】

(1)免疫球蛋白增高:Ig 均增高常见于慢性肝病、淋巴瘤、系统性红斑狼疮、类风湿关节炎等。单一 Ig 增高:见于免疫增殖性疾病,如多发性骨髓瘤(IgG)、巨球蛋白血症(IgM)。

(2)Ig 降低:反复呼吸道感染者常见 IgA 单一降低。

2. IgE 测定 血清含量低,但与 I 型变态反应疾病有关。

【标本采集】 空腹静脉血 3ml,推荐使用真空采血系统,用红色或黄色帽的真空促凝管采血。

【参考区间】 ELISA 法:0.1~0.9mg/L。

【临床意义】

（1）IgE增高：见于IgE型多发性骨髓瘤、重链病、肝脏病、结节病、类风湿关节炎（RA）和各种过敏性疾病。

（2）IgE降低：见于丙种球蛋白缺乏症、恶性肿瘤、长期用免疫抑制剂者和共济失调性毛细血管扩张症等。

二、血清补体检验

补体（complement）是一组具有酶原活性的糖蛋白，由传统途径的9种成分C1～C9、旁路途径的3种成分及其衍生物组成，参与灭活病原体的免疫反应，病理情况下，补体参与破坏自身组织和自身细胞而造成的免疫损伤。补体系统功能下降及补体成分的减少对某些疾病的诊断与疗效观察有极其重要的意义。

1. **补体CH50** 主要反映补体9种成分的综合水平，一般以50%的溶血率（CH50）作为判别点。

【标本采集】 空腹静脉血清，黄色或红色管帽真空采血管采血。标本必须新鲜，并防止溶血。

【参考区间】 试管法：50 000～100 000U/L。

【临床意义】 反映补体传统途径活化的活性程度。

（1）CH50增高：见于急性炎症、组织损伤和某些恶性肿瘤。

（2）CH50降低：见于肾小球肾炎、自身免疫病、感染性心内膜炎、病毒性肝炎和慢性肝病。

2. **补体C3** 补体C3在各种补体成分中含量最高，在补体经典激活途径与旁路激活途径中均发挥重要作用。

【标本采集】 血清，黄色或红色管帽真空采血管采血。标本必须新鲜，防止标本溶血。

【参考区间】 免疫比浊法：0.85～1.70g/L。

【临床意义】

（1）C3增高：见于急性炎症、传染病早期、肿瘤和排异反应。

（2）C3减低：见于肾小球肾炎（急性肾小球肾炎、链球菌感染后肾炎、狼疮性肾炎等）、系统性红斑狼疮和类风湿关节炎活动期、肝脏疾病（慢性肝病、肝硬化等）。

3. **补体C4** C4是补体经典激活途径的一个重要组分，其临床意义基本与C3相似。

【标本采集】 空腹静脉血清，黄色或红色管帽真空采血管采血。标本必须新鲜，防止标本溶血。

【参考区间】 免疫比浊法：0.22～1.34g/L。

【临床意义】

（1）C4升高：见于各种炎症（急性风湿热、关节炎、结节性动脉周围炎、皮肌炎等）、组织损伤和各种传染病。

（2）C4降低：见于自身免疫性肝炎、狼疮性肾炎、系统性红斑狼疮、1型糖尿病、胰腺癌、多发性硬化症、类风湿关节炎、IgA肾病和遗传性IgA缺乏症。

三、病毒性肝炎标志物检测

乙型肝炎病毒（HBV）为嗜肝 DNA 病毒科。完整的感染性病毒颗粒（也称 Dane 颗粒）分为包膜与核心两部分，包膜上含有乙型肝炎病毒表面抗原（HBsAg），核心部分含有环状双股 DNA、DNA 聚合酶、核心抗原（HBcAg）和 e 抗原（HBeAg）等。一般机体感染 HBV 后产生相应的 3 种不同的抗原抗体系统，即 HBsAg、乙型肝炎病毒表面抗体（抗 -HBs）、HBeAg、乙型肝炎病毒 e 抗体（抗 -HBe）、HBcAg 和乙型肝炎病毒核心抗体（抗 -HBc）。由于核心抗原存在于肝细胞核中，释放时又常被 HBsAg 包裹，不游离于血清中，难以测定，所以临床上只对标志物中其他五项进行检测，俗称"乙肝两对半检测"。

【标本采集】 空腹静脉血 3ml，黄色或红色管帽真空采血管采血。

【参考区间】 各项指标均为阴性(-)。

【临床意义】

1. HbsAg 阳性 本身不具备传染性，但如阳性，常为传染性的标志之一。常见于：①乙型肝炎潜伏期及急性期；②慢性迁延性肝炎、慢性活动性肝炎；③慢性 HBsAg 携带者。

2. 抗 -HBs 阳性 ①既往曾感染过乙型肝炎病毒（HBV），现已有一定的免疫力；②接种乙肝疫苗后，一般仅出现抗 -HBs 单项阳性；③被动性获得抗 -HBs 抗体。

3. HbeAg 阳性 ①是病毒复制、传染性强的指标；②持续阳性的乙型肝炎，易转变为慢性肝炎；③HBsAg、HBeAg 阳性的孕妇可将乙肝病毒垂直传播给新生儿，其感染阳性率为 70% ~ 90%。

4. 抗 -HBe 阳性 ① HBeAg 转阴的病人，提示病毒复制减少，传染性降低；②部分乙型肝炎病人。

5. HBcAg 和抗 -HBc ①抗 -HBc IgM 是感染 HBV 后血液中最早出现的抗体，在急性期滴度高，是诊断急性乙型肝炎和判断病毒复制、传染性强的重要指标。还见于慢性活动性肝炎。②抗 -HBc IgG 滴度高表明病人正在感染。滴度低表明既往感染过 HBV。在体内时间长，具有流行病学意义。

乙型肝炎标志物检测结果与临床意义见表 6-7。

表 6-7 常见乙型肝炎标志物检测结果与临床意义

HBsAg	HBeAg	抗-HBc	抗-HBcIgM	抗-HBe	抗-HBs	临床意义
+	+	-	-	-	-	急性 HBV 感染早期，HBV 复制活跃
+	+	+	+	-	-	急性或慢性乙型肝炎，HBV 复制活
+	-	+	+	-	-	急性或慢性乙型肝炎，HBV 复制减弱
+	-	+	-	+	-	急性或慢性乙型肝炎，HBV 复制减弱
+	-	+	-	+	-	HBV 复制停止
+	-	+	-	-	-	HBV 平静携带中
-	-	+	-	-	-	既往 HBV 感染，未产生抗 -HBs
-	-	+	-	-	-	抗 -HBs 出现前阶段，HBV 低度复制
-	-	+	-	+	+	HBV 感染恢复阶段
-	-	+	-	-	+	HBV 感染恢复阶段
+	+	+	+	-	+	不同亚型（变异型）HBV 再感染
+	-	+	-	-	-	HBV-DNA 处于整合状态

HBsAg	HBeAg	抗-HBc	抗-HBcIgM	抗-HBe	抗-HBs	临床意义
-	-	-	-	-	+	HB病后或接种HB疫苗后获得性免疫
-	+	+	-	-	-	HBsAg变异的结果
+	-	-	-	+	+	表面抗原、e抗原变异

四、肿瘤标志物测定

肿瘤标志物(tumor marker, TM)指在肿瘤发生和增殖过程中,由肿瘤细胞本身合成、释放或宿主对肿瘤反应而产生的物质,主要用于肿瘤普查、辅助诊断、观察疗效和判断预后。

【标本采集】 空腹静脉血 3ml,黄色或红色管帽真空采血管采血。

【临床意义】 常用的有以下三类:

1. **蛋白质类肿瘤标志物** 包括甲胎蛋白(AFP)、癌胚抗原(CEA)、血清糖类抗原 125 (carbohydrate antigen125, CA125)、血清糖类抗原 15-3(CA15-3)、前列腺特异抗原(PSA)、鳞状上皮细胞癌抗原(SCC)等。

(1)甲胎蛋白(alpha-fetoprotein, AFP):是胎儿发育早期由肝脏和卵黄囊合成的一种糖蛋白,出生后 6 个月至 1 岁时,血中 AFP 逐渐降至正常成人水平,肝细胞或生殖腺胚胎组织发生恶变时,相关基因被激活,肝脏又重新合成 AFP,血清 AFP 可增高。检测血 AFP 浓度对肝脏及滋养细胞恶性肿瘤有重要的诊断价值。主要用于原发性肝癌的辅助诊断,生殖腺胚胎癌、胃癌和胰腺癌血中 AFP 也可增高。此外,妇女妊娠 3～4 个月 AFP 开始升高,7～8 个月时达到高峰,多低于 400ug/L,分娩后 3 周恢复正常。

(2)癌胚抗原(carcinoembryonic antigen, CEA):是一种由胎儿胃肠道上皮组织、胰和肝的细胞合成的多糖蛋白复合物,出生后血中含量极低,细胞发生恶性变时,血清 CEA 浓度增高。CEA 明显增高见于胰腺癌、结肠癌、肺癌和乳腺癌。妇科肿瘤特别是卵巢癌 CA125 水平明显升高。CA15-3 主要用于乳腺癌的辅助诊断和疗效观察。动态观察血清 CEA,用于恶性肿瘤术后治疗监测和预后判断,一般病情好转时,CEA 浓度下降,病情加重时可升高。

(3)前列腺特异抗原(prostate specific antigen, PSA):是一种由前列腺分泌的单链蛋白,存在于前列腺管的上皮细胞中,正常人血清中含量极微,可用于前列腺癌的辅助诊断、疗效观察以及转移和复发判断。

(4)鳞状上皮细胞癌抗原(squamous cell carcinoma antigen, SCC):在上皮细胞源性恶性肿瘤中升高。SCC 不受性别、年龄、吸烟的影响,但因它在皮肤表面的中层细胞内高浓度存在,因而由采血技术可引起假阳性。护理人员采集标本时应引起注意。

2. **糖脂类肿瘤标志物** 包括癌抗原 50(CA50)、癌抗原 72-4(CA72-4)、癌抗原 242(CA242)、糖链抗原 19-9(CA19-9)等。CA50 增高见于大部分恶性肿瘤,动态观察其水平变化对癌肿疗效、预后判断、复发检测颇有价值。CA72-4 是卵巢肿瘤和胃肠道肿瘤的标志物。CA242 是胰腺癌和结肠癌的标志物。CA19-9 在胰腺癌、胆道肿瘤和胃肠道癌中水平明显升高。

3. **酶类肿瘤标志物** 包括前列腺酸性磷酸酶(PAP)、神经元特异性烯醇化酶(NSE)、异常凝血酶原(APT)、α-L-岩藻糖苷酶(AFU)等。PAP 对前列腺癌的疗效观察、有无复发、转移及预后判断有重要意义。NSE 是神经母细胞瘤和小细胞肺癌的标志物。APT 和 AFU 在肝细胞肝癌中水平明显升高。

五、自身抗体检验

大多数自身免疫性疾病患者血清中均存在针对自身组织器官、细胞和细胞内成分的抗体，通过自身抗体的检测对自身免疫性疾病的诊断、判断病情和疗效评价具有重要意义。

（一）非器官特异性抗体

非器官特异性抗体主要包括抗核抗体（antinuclear antibody，ANA）、抗线粒体抗体（anti-mitochondria antibody，AMA）和抗 DNA 抗体（anti-DNA antibody）。ANA 泛指以整个细胞（包括细胞核和细胞质）为靶抗原的自身抗体的总称。临床上常利用免疫印迹试验对一些可提取的核抗原（ENA）的自身抗体（抗 ENA 抗体）进行检测，以反映某些自身免疫病的状况。临床常用的抗核抗体检测包括抗 DNA 抗体、抗组蛋白抗体（AHA）、抗 Sm 抗体、抗核小体抗体、抗 nRNP 抗体等。其中抗 DNA 抗体又分为抗双链 DNA 抗体（dsDNA）、抗单链DNA 抗体（ssDNA）和抗 Z-DNA 抗体。抗 Sm 抗体即抗 Smith 抗体，可识别所有 snRNA 核心蛋白。

【标本采集】 空腹静脉血清 3ml，黄色或红色管帽真空采血管。血清标本应新鲜，置于 2～8℃不超过 2 天。

【参考区间】 阴性。

【临床意义】

（1）ANA 作为自身免疫性疾病非常灵敏的指标，尤其是活动性系统性红斑狼疮（SLE）非常灵敏的指标，常作为筛查自身免疫性疾病的主要指标。但是 ANA 阴性不能完全排除 SLE，还要进行其他检查。

（1）抗 ds-DNA 抗体阳性：见于活动期系统性红斑狼疮，阳性率为 70%～90%，是 SLE 的诊断标准之一，特异性达 95%。虽然敏感性较低，但对于 SLE 的诊断和治疗监测极为重要，也是迄今为止参与 SLE 发病机制唯一的一种自身抗体。

（2）抗 ssDNA 抗体阳性：常见于 SLE，尤其是合并由狼疮性肾炎者。还可见于慢性活动性肝炎、药物诱导的狼疮和一些重叠结缔组织病等。

（3）抗 Sm 抗体阳性：是 SLE 的特异性抗体，且能反映疾病的活动程度。

（4）AHA 阳性：见于 SLE、药物性狼疮、类风湿性关节炎及原发性胆汁性肝硬化等。

（二）类风湿因子

类风湿因子（rheumatoid factor，RF）是变性 IgG 刺激机体产生的自身抗体，主要为 IgM 型，RF主要存在于类风湿关节炎病人的血清及关节腔液中。

【标本采集】 空腹血清，黄色或红色管帽真空采血管。

【参考区间】 阴性。

【临床意义】 阳性主要见于类风湿关节炎，动态观察 RF 可作为病变活动性及药物治疗的疗效评价；系统性红斑狼疮、硬皮病、多发性肌炎等也可检出 RF，但滴度较低；正常人尤其是老年人阳性率也可达 5%～10%。

（金春明）

第六节 临床微生物学检验

学习目标

掌握	临床微生物学检验标本采集的方法及注意事项。
熟悉	临床微生物学检验标本采集的一般原则。
了解	临床微生物学检验标本运送过程中的注意事项。

凡是由病原微生物引起的疾病统称为感染性疾病,而感染性疾病的发生主要与病原体的侵袭力及宿主的抵抗力相关。另外,临床上抗生素的大量滥用,引起了正常菌群失调和大量耐药菌株的出现,从而加重了机体的内源性感染概率,在一定程度上又加重了感染性疾病的发生。临床病原体检查的目的是确定感染的发生和性质,及早明确诊断并选择适当的治疗方案。采取有效的预防措施,防止感染广泛传播所造成的危害。临床病原体检查的成败除了实验室的能力和效率外,很大程度上取决于采样及运送的质量。

一、标本采集的一般原则

1. 在最适宜的时间收集标本,最好在使用抗生素之前或感染急性期采集。

2. 采集标本要有代表性和针对性,不同情况应区别对待,适宜地采取相应的方法收集标本,如尿液标本疑为厌氧菌感染时,应行耻骨上膀胱穿刺术取膀胱尿培养。

3. 标本必须来自实际感染的部位,严格无菌操作,尽可能避免外源性污染。

4. 收集标本应当使用合适的收集器材、容器和培养基,以保证最大限度的发现微生物。

5. 标本采集、运送过程中要有专人负责,避免人为操作失误。

6. 采集标本不仅要防止被污染,同时也要注意安全,防止传播和自身感染。

二、标本采集过程中的注意事项

对任何容易形成凝块的标本都应使用抗凝剂,因为微生物如被已凝固的物质包围,生长较困难。另外,胸水、腹水等液体标本一旦凝固,很难接种培养,直接影响微生物的培养鉴定。目前,微生物学标本最常用的抗凝剂是多聚茴香脑磺酸钠(sodium polyanethol sulfonate, SPS),但其浓度不得超过 0.025%(W/V),否则会抑制一些奈瑟菌和厌氧性链球菌的生长。肝素也是常用抗凝剂之一,主要用于病毒培养,因为它能抑制革兰氏阳性菌和酵母菌的生长。柠檬酸盐和乙二胺四乙酸通常不用于微生物学标本。

三、标本运送过程中的注意事项

标本采集后,除了要及时送检外,在运送过程中要注意尽量保持标本的原有性状。对于不能及时送检的标本要用专用运送培养基运送,而对一些含有脆弱细菌的标本,需加入特别的保存剂。如尿液中加入硼酸能有效地抑制细菌生长,较好地保持尿液中菌落的数量;粪便中加入磷酸盐缓冲液有助于保存粪便中志贺菌、沙门菌等的脆弱细菌。此外,甲醛溶液、绍丁溶液有助于保存寄生虫的滋养体和包囊,使其维持便于识别的形态。

四、各种常用标本采集及注意事项

(一)血液标本的采集及注意事项

疑为菌血症或败血症时,应在病人抗菌治疗前,发热初期或发热高峰时尽早取血做细菌培养,若已用抗菌药物或疗效不佳时,在可能条件下停药 24 小时后再做血培养。连续做血培养 3 次,各次采血应在不同部位的血管穿刺,禁止从静脉插管内抽血。对骨髓炎或长期使用抗菌药物的病人,骨髓培养阳性率远高于血液培养。对成人每瓶血培养应采血 8 ~ 10ml,婴儿为 1 ~ 2ml,儿童 3 ~ 5ml,骨髓为 1 ~ 2ml。

注意事项:①采集标本时,只需 70% 酒精消毒瓶盖,不能用碘酒消毒瓶盖;②严格做好病人抽血部位的无菌操作;③同时作厌氧和需氧培养时应先将标本接种到厌氧瓶中,然后再注入需氧瓶,严格防止将空气注入厌氧瓶中;④标本采集后应及时送检,不能及时送检者,应将已注血的培养瓶在室温存放,且不得超过 12 小时。切勿放冰箱存放。

(二)痰标本采集时的注意事项

疑为呼吸道感染性疾病时,应让病人取晨痰送检。取痰前用清水反复漱口后用力自气管咳出第一口痰于灭菌容器内,立即送检。对于痰量少或无痰的病人可采用支气管镜或气管穿刺法取得。为避免污染菌的干扰,最好连查 3 次。

注意事项:①采集标本以清晨为佳,为减少口腔正常菌群污染标本,采集前应充分漱口;②取痰标本应是深部的痰液而不是唾液,否则会影响检查结果;③作结核分枝杆菌检查,痰量要多或留取 24 小时痰液,婴儿肺结核要用胃管取痰;④约有 1/4~1/2 肺部感染病人可能发生菌血症,应同时做血培养;⑤对一些特殊病人可采用支气管镜采集法及气管穿刺法取痰。

(三)尿液标本的采集及注意事项

临床上有泌尿系统感染、肾结核、结石和无症状性菌尿等疾病指征时,通常应采集晨起第一次尿液(中段尿)送检。原则上应选择在抗菌治疗前采集,若已用药应停药 1 周后采集尿液送检。采集标本前,女性先以肥皂水清洗外阴部,再以灭菌水或 1:1000 高锰酸钾水溶液冲洗尿道口,然后排尿弃去前段尿,留取中段尿 10ml 左右于无菌容器内,立即加盖送检。男性先用肥皂水清洗尿道口,后用清水冲洗,即可采集中段尿。包皮过长者,为防止污染,可将包皮翻开冲洗,再取中段尿。疑为尿道炎时,可将最初 3~4ml 尿收集在灭菌容器中。如反复检查为同一细菌,也应考虑为病原菌。必要时可采用膀胱穿刺术取尿。

注意事项:①尿液标本的采集和培养中应严格遵循无菌操作,以防杂菌污染;②尿液标本采集后应尽快送检(1~2 小时内),以免影响细菌检查的正确性;③因多数药物均通过尿液排泄,因此,采集尿液均宜在用药之前进行;④尿液中不得含有防腐剂或消毒剂;⑤疑为结核分枝杆菌时,可用清洁容器,留 24 小时尿,取其沉渣 10~15ml 送检。

(四)粪便培养标本的采集及注意事项

腹泻患者应在急性期、用药之前采集标本,以提高检出率。肠热症病人应在 2 周以后采集。采用自然排便法或直肠拭子法,挑取有脓血、黏液部位的粪便 2~3g 置于无菌容器中送检。

注意事项:①为提高检出率,应采集新鲜粪便作培养;②用干燥洁净无菌容器留取标本,不得混有尿液或其他物质;③从粪便中检测阿米巴滋养体等寄生原虫,应在收集标本后 30 分钟内送检;④一次粪便培养阴性,不能完全除外消化道病源菌的存在,传染性腹泻患者需 3 次送检。

(五)穿刺液的采集及注意事项

穿刺液主要包括脑脊液、胆汁、胸水、腹水、心包液、关节液及鞘膜液等。在正常人体中,上述体液均为无菌液,在有感染的情况下检出的细菌,应视为病原菌,应给予及时、正确的治疗。怀疑为脑膜炎的病人,用腰穿方法采集脑脊液 2ml 左右,在常温下 15 分钟内送检。标本不可置冰箱内保存,否则会使病原菌死亡。胆汁及其他穿刺液采集到无菌针管或无菌试管内立即送检。

注意事项:①标本采集应在用药之前;②严格无菌操作,避免污染;③作脑脊液培养时,建议同时做血培养;④为防止穿刺液的凝固,最好在无菌试管中先加入灭菌肝素。

(六)创伤和化脓性标本的采集

软组织的急性化脓性炎症、化脓性疾病、脓肿和创伤感染等,可根据临床要求取标本送检。对开放性感染和已溃破的化脓灶,标本采集前先用灭菌生理盐水冲洗表面污染菌,再用灭菌拭子采取脓液及病灶深部的分泌物。如为慢性感染,污染严重,很难分离到致病菌,可取感染部位下的组织,研磨成组织匀浆后送检。闭锁性脓肿可行手术引流或穿刺法取标本于灭菌容器或灭菌注射器内送检。

注意事项：①尽可能在用药前采集标本，采集前应做好清洗、消毒工作；②不能立即送检的标本，应放 4℃保存，培养淋病奈瑟菌和脑膜炎奈瑟菌的标本除外；③深部脓肿常由包括厌氧菌在内的混合细菌感染所致，若有条件应作厌氧菌培养，采集标本应遵守厌氧菌感染标本的采集原则。

（七）生殖道标本的采集原则及注意事项

当疑为生殖道感染性疾病时，首先排除是否有不洁性交史，然后根据症状确定检查内容。对于男性病人，先检查尿道是否有脓性分泌物，再依次检查前列腺液、精液。采集标本时应清洗尿道口，再用无菌拭子擦取尿道口脓性分泌物或深入尿道内 2~4cm 取分泌物，检查精液时病人应禁欲 5 天以上，采用体外排精法射精于灭菌容器送检。对于女性病人，先用窥器扩张阴道，然后用灭菌棉拭子取阴道后穹隆处或宫颈分泌物作培养或涂片镜检。

注意事项：①生殖器是开放性器官，标本采集过程中应遵循无菌操作，以减少杂菌污染；②阴道内有大量正常菌群存在，采取宫颈标本应避免触及阴道壁；③产妇疑有宫腔感染时，待胎儿娩出后取宫腔分泌物，并同时取婴儿耳拭子一同送检；④沙眼衣原体在宿主细胞内繁殖，采集时尽可能多地取上皮细胞。

（八）厌氧菌标本采集时的注意事项以及标本的运送

如采集标本的部位有正常厌氧菌栖居，此部位所培养出的厌氧菌，不一定是真正的致病菌，故下列标本无送检价值，不宜做厌氧菌培养：①鼻咽拭子；②齿龈拭子；③痰和气管抽取物；④胃和肠道内容物、肛拭，如果需要，只能做难辨梭菌及肉毒杆菌；⑤接近皮肤和黏膜的分泌物；⑥压疮溃疡及黏膜层表面；⑦排出的尿或导尿；⑧阴道或子宫拭子；⑨前列腺分泌物。如果一时来不及接种，可将标本置室温下保存。

1. 厌氧菌标本的运送 主要有以下几种方式：

（1）针筒运送法：针筒可用来运送各种液体标本，如血液、脓液、胸腹水等。用无菌针筒抽取标本后，排出空气，针尖插入无菌橡皮塞，隔绝空气，即可运送到实验室。

（2）无氧小瓶运送法：通常用来运送少量脓液，用无菌青霉素小瓶作采样瓶，瓶内装培养基 0.5ml，加入少量刃天青（resazurin）。后者是氧化还原指示剂，有氧时显粉红色，无氧时无色，其在培养基中的浓度为 1mg/ml。

（3）棉拭运送法：一般不用，因棉拭子中有空气不利于厌氧菌生长。棉拭运送分 A、B 两管。A 管内充满 CO_2，管中插入 1 支连在橡皮塞下的无菌棉拭，用丁基橡皮塞（butyl rubber）塞紧，因其他橡皮塞可能有毒性，且氧气可渗入。B 管装有含还原剂的半固体培养基。棉拭自 A 管取出，浸泡分泌物后，插入 B 管后即可。

（4）大量液体标本运送法：装满标本瓶，即可驱除瓶中的空气，加盖密封即可运送。

（5）组织块运送法：组织块放在密封的厌氧罐中运送。罐内放入一团用酸化硫酸铜（0.25%的吐温 80 加硫酸铜配制而成，pH 1.5~2）浸泡过的钢丝绒，其表面附有金属铜，能迅速吸氧。

（6）厌氧袋运送法：可将预还原的血平板带到病人床边接种，然后将平板放入厌氧菌培养袋携回实验室，或放入无菌且不透气的普通塑料袋，袋中装有一团酸化硫酸铜处理过的钢丝绒以利吸氧。标本送到实验室后，应在 20~30 分钟内处理完毕，最迟不超过 2 小时，以免其中兼性厌氧菌过度生长而抑制厌氧菌的生长。

2. 不能做厌氧菌培养的标本的运送　痰、支气管镜采样(无特殊保护套)、咽拭子、尿及阴道拭子不能做厌氧菌培养。粪便标本厌氧菌培养，只能做难辨梭菌的培养。在运送中最常用的是注射器运送法，此外还有无氧小瓶运送法、棉拭运送法、组织块运送法、大量标本运送等。标本采集后最迟不超过半小时送到实验室，标本不应放在冰箱里存放。

(金春明)

学习小结

　　临床病原体检查的目的是确定感染的发生和性质，及早明确诊断，临床病原体检查的成败很大程度上取决于采样及运送的质量。护理人员要明确标本采集的一般原则，熟悉各种常用标本的采集及注意事项。在最适宜的时间、用相应的方法采集有代表性和针对性的标本，标本应当使用合适的收集器材、容器和培养基，以保证最大限度的发现微生物；标本采集、运送过程中要有专人负责，避免人为操作失误；采集标本不仅要防止被污染，同时应注意安全，防止传播和自身感染。

复习思考题

1. 临床微生物学检验标本采集的一般原则是什么？

2. 临床微生物学检验血液标本的采集及注意事项有哪些？

3. 简述痰标本采集时的注意事项。

第七章　医学影像检查

7

学习目标

掌握	不同医学影像检查的具体要求、检查前的准备及造影前后的护理。
熟悉	不同医学影像检查的主要方法及临床应用范围。
了解	各种医学影像检查的成像原理及图像特点。

王某,女性,68 岁。因右胸背部疼痛 2 个月,胸闷、憋气 1 个月,加重伴颈部、上肢肿胀 4 天入院。门诊以"右肺中心型肺癌并上腔静脉综合征"收入病房。

思考:

1. 该病人应进行哪种放射学检查? 可能的影像检查表现是什么?

2. 该病人存在哪些护理问题?

第一节　X 线检查

一、概述

X 线检查是利用 X 线的特性,研究人体组织结构和器官在生理状态下的形态、功能及其在疾病过程中的改变,从而协助疾病诊断的一种检查方法。

1895 年,德国科学家伦琴在进行阴极管试验中发现了具有很高能量,肉眼看不见,但能穿透不同物质,能使荧光物质发光的射线。由于当时尚不了解这个射线的性质,故命名为 X 射线。为纪念发现者,也称为伦琴射线,现简称 X 线。X 线自发现后就被用于医学上对人体进行检查、疾病诊断,形成了放射诊断学的新学科,并奠定了医学影像学的基础。因临床应用普遍,至今仍是医学影像学中的重要内容。

(一)X 线的特性

X 线是一种波长很短的电磁波。波长范围为 0.0006 ~ 50nm。目前 X 线诊断常用的 X 线波长范围为 0.008 ~ 0.031nm(相当于 40 ~ 150kV)。X 线具有以下特性。

1. **穿透性**　X 线波长很短,具有很强的穿透力,能穿透一般可见光不能穿透的各种不同密度的物质,并在穿透过程中受到一定程度的吸收即衰减。X 线穿透性是 X 线成像的基础。X 线的穿透力与 X 线管电压密切相关,电压愈高,所产生的 X 线的波长愈短,穿透力也愈强。反之,电压低,所产生的 X 线波长愈长,其穿透力也弱。另外,X 线的穿透力还与被照体的密度和厚度相关。

2. **荧光效应**　X 线能激发荧光物质(如硫化锌镉及钨酸钙等),使之产生肉眼可见的荧光。即 X 线作用于荧光物质,使波长短的 X 线转换成波长长的荧光,这种转换叫作荧光效应。这个特性是进行透视检查的基础。

3. **摄影效应**　涂有溴化银的胶片,经 X 线照射后,可以感光,产生潜影,经显影、定影处理,感光的溴化银中的银离子(Ag^+)被还原成金属银(Ag),并沉淀于胶片的胶膜内。此金属银的微粒,在胶片上呈黑色。而未感光的溴化银,在定影及冲洗过程中,从 X 线胶片上被洗掉,因而显出胶片片基的透明本色。依金属银沉淀的多少,便产生了黑和白的影像。所以,摄影效应是 X 线成像的基础。

4. 电离效应　X线通过任何物质被吸收时，都将产生电离作用，使组成物质的分子分解成为正负离子。X线通过空气时，可使空气产生正负离子成为导电体。空气的电离程度与空气所吸收X线的量成正比，因而通过测量空气电离的程度可计算出X线的量。X线进入人体，也产生电离作用，使人体产生生物学方面的改变，主要是细胞组织产生抑制、损害甚至坏死，即X线的生物效应。它是放射防护和放射治疗的基础。

（二）X线成像原理和密度的概念

1. 成像原理　X线之所以能使人体在荧屏上或胶片上形成影像，一方面是基于X线的特性，即其穿透性、荧光效应和摄影效应；另一方面是基于人体不同组织有密度和厚度的差别。由于存在这种差别，当X线透过人体各种不同组织结构时，它被吸收的程度不同，所以到达荧屏或胶片上的X线量即有差异。这样，在荧屏或X线上就形成黑白对比不同的影像。

2. 密度的概念　人体组织结构由不同元素所组成，依各种组织单位体积内各元素量总和的大小而有不同的密度。人体组织结构的密度可归纳为3类：高密度的有骨组织和钙化灶等；中等密度的有软骨、肌肉、神经、实质器官、结缔组织以及体内液体等；低密度的有脂肪组织以及存在于呼吸道、胃肠道、鼻窦和乳突内的气体等。当强度均匀的X线穿透厚度相等的不同密度组织结构时，由于吸收程度不同，在X线片上或荧屏上显出具有黑白（或明暗）对比、层次差异的X线影像。病理变化也可使人体组织密度发生改变。例如，肺结核病变可在原属低密度的肺组织内产生中等密度的纤维性改变和高密度的钙化灶。在胸片上，于肺影的背景上出现代表病变的白影。因此，不同组织密度的病理变化可产生相应的病理X线影像。需要指出的是，人体组织结构的密度与X线片上的影像密度是两个不同的概念。前者是指人体组织中单位体积内物质的质量，而后者则指X线片上所示影像的黑白。但是物质密度与其本身的比重成正比，物质的密度高，比重大，吸收的X线量多，影像在照片上呈白影。反之，物质的密度低，比重小，吸收的X线量少，影像在照片上呈黑影。因此，照片上的白影与黑影，虽然也与物体的厚度有关，但却可反映物质密度的高低。我们通常用密度的高与低表达影像的白与黑。例如用高密度、中等密度和低密度分别表达白影、灰影和黑影，并表示物质密度。人体组织密度发生改变时，则用密度增高或密度减低来表达影像的白影与黑影。

3. X线图像　X线图像是X线束穿透某一部位的不同密度和厚度组织结构后的投影总和，是该穿透路径上各层投影相互叠加在一起的影像。正位X线投影中，它既包括有前部，又有中部和后部的组织结构。由于X线束是从X线管向人体作锥形投射，因此，将使X线影像有一定程度放大并产生伴影。伴影使X线影像的清晰度减低。

（三）X线检查方法

1. 普通检查　包括下述两种。

（1）透视：是利用透过人体被检查部位的X线在荧光屏上形成影像的检查方法。由于荧光亮度较低，因此透视一般须在暗室内进行。透视前须对视力行暗适应。透视的主要优点是可转动被检查者的体位，改变方向进行观察；了解器官的动态变化，如心脏、大血管搏动、膈运动及胃肠蠕动等；能在透视下进行某些治疗技术操作，如骨折复位、心导管检查等；且简单易行，可立即得出结论。主要缺点是荧屏亮度较低，影像对比度及清晰度较差，难于观察密度与厚度差别较小的器官以及密度与厚度较大的部位。例如头颅、脊柱、腹部、骨盆等部位均不适宜透视。缺乏客观记录也是一个重要缺点。

（2）摄片：是利用透过人体被检查部位的X线使胶片感光形成影像的检查方法。摄片的优点是成像清晰，对比度及清晰度均较好；可留存客观记录，便于复查时对照和会诊。缺点是每一照片仅是一个方位和一瞬间的X线影像，为建立立体概念，常需作互相垂直的两个方位摄影，例如正位及侧位；对功能方面的观察，不及透视方便和直接。

2. 特殊检查　特殊检查方法如下。

（1）放大摄影：采用微焦点和增大人体与照片距离以显示较细微的病变。

（2）荧光摄影：荧光成像基础上进行缩微摄片，主要用于集体体检。

（3）记波摄影：采用特殊装置以波形的方式记录心脏、大血管搏动，膈肌运动和胃肠蠕动等。

（4）体层摄影：是通过特殊装置和操作技术获得人体某一选定层面上的组织影像，常用以明确平片难于显示、重叠较多和处于较深部位的病变。

（5）软线摄影：采用能发射软X线的钼靶管进行X线摄影，用以检查软组织，特别是乳腺的检查。是目前检查乳腺较常用的检查方法。

3. 造影检查　造影检查是将造影剂（亦称对比剂）导入缺乏自然对比的器官内或周围间隙，使之产生对比以显影的检查方法。造影剂按密度高低分为高密度造影剂和低密度造影剂两类。按排泄途径分为经消化道排泄、经肾脏排泄及经胆道排泄3类。目前在临床最常用的高密度造影剂有医用硫酸钡粉末和碘剂。硫酸钡粉末通常用于消化道检查，一般比较安全。低密度造影剂主要有二氧化碳、氧气、空气等，可用于关节腔、腹腔、腹膜后、胸腔、脑室等造影。

根据造影剂导入的途径不同，造影方法有两种：①直接导入法：通过口服、灌注或穿刺法将造影剂直接引入组织器官内或其周围。如胃肠道钡餐、支气管造影、心血管造影等。②间接导入法：经静脉注入或口服使造影剂进入体内，然后经脏器吸收并聚集于器官内，从而使之显影。如静脉肾盂造影、口服胆道造影等，多用于脏器功能检查。各种造影检查均需做检查前准备，并有一定的注意事项，以保证造影检查的顺利进行。

4. 数字化的X线摄影检查　医学影像的数字化主要是指医学影像以数字方式输出，直接利用计算机对影像数据进行存储、处理、传输和显示。数字化的X线摄影检查主要有计算机X线摄影（CR）和数字X线摄影（DR）。CR以影像板（image plate, IP）代替胶片，作为透过人体X线信息的载体，而DR则用平板探测器（flat panel detectors, FPD）。数字化的X线成像的优点是：①摄片条件的宽容度大，可最大限度降低X线放射剂量；②提高了图像质量，可使不同密度的组织结构同时达到清晰显示的效果；③具有测量、边缘锐化、减影等多种图像处理功能，可大大提高诊断的准确率；④图像的数字化信息既可经转换打印成照片或在监视屏上视读，也可存储在光盘、硬盘中，还可通过PACS（Picture Archiving and Communication Systems, PACS）进行传输。CR的不足之处在于成像速度慢，不能进行透视检查，X线检测效率也有待提高。和CR相比，DR不但大大缩短了成像时间，可用于透视；且进一步提高了X线检测效率，降低了辐射剂量；并且具有更多的处理功能，例如多体层容积成像、图像自动拼接技术等。

5. 数字减影血管造影检查　数字减影血管造影检查（digital subtractive angiography, DSA）是通过电子计算机进行辅助成像的血管造影方法。它是应用计算机程序进行两次成像完成的。在注入造影剂之前，首先进行第一次成像，并用计算机将图像转换成数字信号储存起来。注入造影剂后,再次成像并转换成数字信号。两次数字进行相减处理,如此可消除骨与软组织影像,仅留有清晰的血管影像。这种图像较以往所用的常规脑血管造影所显示的图像,更清晰和直观,一些精细的血管结构亦能显示出来。目前,DSA 检查仍然是诊断心血管疾病的金标准,也是血管介入治疗不可缺少的成像手段。

(四)X 线检查中的防护

X 线穿透人体将产生一定的生物效应。若接触过多的 X 线,超过容许曝射量,就可能产生放射反应,甚至产生一定程度的放射损害。因此,应强调和重视防护,可采用屏蔽防护和距离防护,常用铅或含铅的物质作为屏障以吸收不必要的 X 线或通过增加 X 线源与人体间距以减少曝射量,对于被检查者应选择恰当的 X 线检查方法,控制照射次数和范围,屏蔽与检查无关的部位和敏感部位,如甲状腺、男性的阴囊等,放射工作者应遵照国家有关放射防护卫生标准的规定,制定必要的防护措施,规范 X 线检查操作,避免直接暴露在 X 线之中增加与 X 线源的距离,尽量采用隔离室操作、X 线电视系统等。

二、X 线检查前的准备与处理

(一)X 线普通检查前的准备

1. 检查前向被检查者说明检查的目的、方法和注意事项,消除其紧张和恐惧心理。

2. 尽量去除检查视野内影响 X 线穿透的物质,如活动义齿、发卡、纽扣、挂钩等。

3. 指导被检查者充分显露检查部位,并采取正确的体位与姿势。

(二)X 线造影检查前的准备

1. **检查前的准备** 造影检查前要充分了解被检查者有无药物过敏史和造影检查的禁忌证,有无严重慢性病,心、肝、肾功能情况以及精神状况,病人在紧张、恐惧的心理状态下进行检查易发生反应,其中造影剂对中枢神经系统的作用是引起严重反应的外因,恐惧心理则是内因,造影检查前向被检查者介绍检查的目的、方法、不良反应和注意事项,从身心两方面提高其对检查的承受力,使检查得以顺利进行,同时备齐各种急救药品和器械,并有医护人员在旁密切观察。

2. **碘过敏试验** 凡需用碘造影剂进行造影时,应提前做碘过敏试验,常用方法有:①口服试验:检查前两天服用一定量造影剂,观察受试者反应,如出现结膜红肿、恶心、呕吐、手脚麻木及皮疹等,视为阳性;②皮内试验:用 3% 碘剂 0.1ml 进行皮内试验,观察 20 分钟,若皮肤局部出现红肿、硬结,直径达 1cm 以上者,视为阳性;③静脉注射试验:用 30% 碘造影剂 1.0ml 缓慢静脉注射,观察 15～20 分钟,若出现胸闷、心慌、气急、咳嗽、恶心、呕吐、头晕、头痛、荨麻疹等不适,视为阳性。

3. **碘过敏反应的处理** ①轻度反应:当病人出现全身灼热感、头晕、面部潮红、胸闷、气急、恶心、呕吐、皮疹等轻度碘过敏反应时,一般经吸氧或短时休息可好转,必要时可给予肾上腺素 1mg 皮下注射;②重度反应:若病人出现喉头水肿、支气管痉挛、呼吸困难、心律失常,甚至心搏骤停等严重碘过敏反应时,应立即停止检查,采取吸氧、抗过敏和对症治疗等抢救措施。

经上述初步处理的同时应迅速与有关科室联系,以便进一步积极处理或准备转科治疗,以防危及病人生命。

4. 支气管造影术准备

（1）造影前 6 小时及造影后 2 小时禁食。

（2）术前 1 日做好碘过敏试验。

（3）痰多者，于术前 1 日行体位排痰或吸痰，必要时可于造影前 15 分钟遵医嘱肌内注射 654-2（山莨菪碱），减少支气管分泌物。

（4）精神过于紧张的病人，可酌情给予少量镇静剂。

5. 心血管造影术准备

（1）心血管造影比较复杂且有一定痛苦和危险，检查前务必对病人做好解释工作，争取使病人能够较好的配合。

（2）术前 1 日备皮、行碘过敏试验。

（3）禁食 6 小时以上。

（4）训练深吸气、憋气和强有力的咳嗽动作以配合检查。

6. 食管钡餐检查准备 该检查一般吞服 2～3 口钡剂，无须作特殊准备。

7. 上消化道气钡双重对比造影准备

（1）检查前 3 天禁服不透 X 线（如钙、镁、铁、铋剂等）的药物。

（2）检查前 12 小时禁食、禁饮。

（3）有幽门梗阻者检查前应先抽出胃内滞留物。

（4）上消化道出血者一般在出血停止和病情稳定数天后方可检查。

（5）如需显示黏膜面的细微结构及微小病变，肌内注射抗胆碱药如 654-2 等以降低胃肠张力，青光眼、前列腺增生病人禁用。

（6）如需在较短时间内观察小肠，可肌内注射新斯的明或口服甲氧氯普胺以增加胃肠张力，促进蠕动。

（7）疑有胃肠穿孔、肠梗阻等病人，禁止检查。

8. 结肠气钡双重对比造影准备 检查前连续 2 天无渣饮食，检查前一晚口服缓泻剂如番泻叶等将肠内容物排空，忌用清洁剂洗肠，检查当日禁早餐。

9. 心、脑血管造影准备

（1）造影前检测出血和凝血时间。

（2）造影前 1 天分别进行碘过敏试验和普鲁卡因过敏试验。

（3）造影前禁食 6 小时。

（4）穿刺部位常规备皮。

10. 泌尿系统普通检查准备 除急诊外一般应做好以下检查前的准备工作。

（1）检查前 3 日禁服不透 X 线（如钙、铁、铋剂等）的药物。

（2）检查前不食产气和多渣食物。

（3）检查前 1 日晚服缓泻剂如番泻叶等或进行清洁灌肠。

（4）检查前当日早晨禁饮、禁食。

（5）检查前排尿或导尿。

11. 静脉性（排泄性）尿路造影准备

（1）造影前必须了解病人的心、肝、肾功能情况，全身情况极度衰竭者，肝、肾功能严重不良者和心血管疾病者不进行该项检查,尿路感染者禁做该项检查。

（2）进行碘过敏试验。

（3）检查前1日除按腹部平片要求准备外,检查前6～12小时限制饮水。

12. 子宫输卵管造影准备

（1）选择月经后5～7天进行造影,造影前3天不宜有性生活。

（2）检查前1日内做碘过敏试验。

（3）检查前1日晚服缓泻剂导泻,必要时进行清洁灌肠。

（4）造影前备皮,冲洗阴道。

（5）有生殖器急性感染、近期发生过宫内大出血者暂不能行此项造影检查。

三、呼吸系统X线检查

（一）胸部正常X线表现

胸部X线所反映的影像是胸部多种组织和器官的重叠影像,因肺组织结构的特殊性,具有良好的自然对比,可以清楚地显示病灶部位、大小、形状等情况。胸部X线检查已成为胸部疾病的诊断、随诊观察等的主要检查方法。常见的胸部照片位置有站立后前位、站立前后位、左侧位、右侧位、斜位及卧位等。在观察胸部X线片时,应注意观察其位置、投照条件等（图7-1、图7-2）。

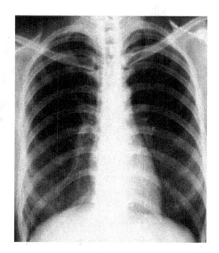

图7-1 正常胸片——正位

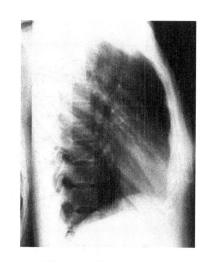

图7-2 正常胸片——侧位

1. 胸廓 正常胸廓在胸部正位片上两侧对称,包括骨骼和软组织。①骨骼:包括对称的肋骨、锁骨、肩胛骨及胸椎和胸骨,其中肋骨和肋间隙常被用作胸部病变的定位标志。观察肋骨时,应注意肋骨常见的先天性变异（颈肋、叉状肋、肋骨联合等）,肋骨之间的区域称为肋间隙。②软组织:在投影条件标准的胸部正位片上可显示对称的胸锁乳突肌与锁骨上皮肤皱褶影,女性乳房及乳头影,胸大肌影及伴随阴影。

2. 气管和支气管 气管在胸部正侧位片上均为长条形低密度影,居中;上缘起于第6、7颈椎平面,下缘止于第5、6胸椎平面。气管分为左右主支气管,又分出相应的肺叶支气管等。主支气管以下的分支在胸部平片尚不能显影。

3. 肺

（1）肺野：肺野由含气肺泡组成。在正位胸片上呈均匀低密度透明区域。从第2、4肋骨前端下缘各划一水平线，将肺部分为上肺野、中肺野和下肺野。两侧肺野沿纵轴从肺门至胸壁分成三等分，分为内、中、外三带。将第1肋骨外缘以内的部分称为肺尖区，锁骨以下至第2肋骨外缘以内的部分称为锁骨下区。

（2）肺叶和肺段：肺叶由叶间胸膜分隔而成，右肺分上、中、下3个肺叶，左肺分上、下2个肺叶。每2～5个肺段组成肺叶，肺段呈圆锥状，尖端指向肺门，基底部连于胸膜。右肺有10个肺段，左肺有8个肺段。每个肺段各有相应的肺段支气管。

（3）肺门：在胸部X线平片上，肺门影是肺动脉、肺静脉、支气管及淋巴组织的综合投影，肺动脉和肺静脉的大分支为主要组成部分。在正位胸片上，肺门位于两侧中肺野内带第2～4前肋间，通常左肺门比右肺门高1～2cm。

（4）肺纹理：由肺动脉、肺静脉和淋巴管组成，肺动脉为主要成分，在正位胸片上，肺纹理表现为自肺门向外呈放射状分布的树枝状条纹影，由肺门区向外逐渐变细，一般不超过中带（图7-3）。

4. 纵隔 位于胸椎前方、胸骨后方和两侧纵隔胸膜之间，上方是胸廓入口，下方是膈面。纵隔内组织结构有心脏、大血管、气管、支气管、食管等。胸部正位片纵隔阴影位置居中，侧位片上，一般将纵隔纵向划分为前、中、后三部分，横向划分为上、中、下三部分（图7-4）。

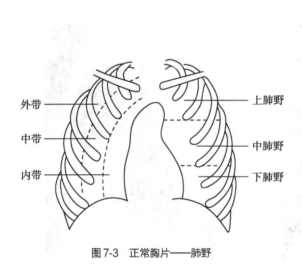

图7-3 正常胸片——肺野

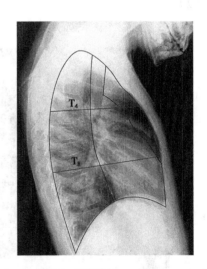

图7-4 正常胸片——纵隔

5. 胸膜 由脏层胸膜和壁层胸膜组成，两层胸膜之间为潜在的胸膜腔。正常情况下，胸膜一般不显影。

6. 膈肌 介于胸腹腔之间，分为左、右两叶，上缘平滑呈圆顶状，内高外低，位于第十后肋水平，右侧较左侧高1～2cm，平静呼吸时，膈两叶运动对称，幅度为1～2.5cm，深呼吸时可达3～6cm。膈与胸壁构成的夹角称肋膈角，正常时呈锐角；与心影构成的夹角称心膈角，正常时呈钝角。

（二）常见病变X线表现

1. 肺部炎症

（1）大叶性肺炎：由肺炎链球菌感染引起的急性肺部炎症。多见于青壮年，起病急，以高热、咳嗽、胸痛、畏寒及咳血痰为特征。体征可出现病变部位叩诊浊音、可闻及病理性支气管呼吸音和肺部啰音。实验室检查可见白细胞总数及中性粒细胞明显增高。病理改变分为：①充血期；②红色肝样变期；③灰色肝样变期；④消散期。

X线表现与病理分期密切相关，一般X线表现比临床症状出现晚。其基本X线表现为渗出及实变，且渗出和实变为不同范围及形状。在早期(充血期)，大叶性肺炎往往无明显异常的X线征象或仅肺纹理增多；实变期(红色肝样变期和灰色肝样变期)其X线表现为片状均匀的致密影，呈肺叶或肺段分布，由于实变组织与含气的支气管相衬托，有时可见透亮的支气管影，称空气支气管征或支气管气象。在消散期，大叶性肺炎的实变阴影密度逐渐降低，范围减小，病变呈散在、大小不一和分布不规则的斑片状阴影，肺部改变多在2周内完全吸收(图7-5)。

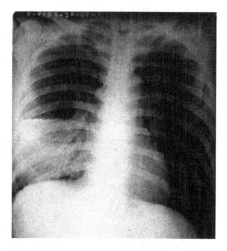

图7-5　大叶性肺炎(右中叶)正位

（2）小叶性肺炎：又称支气管肺炎，为细菌或病毒引起，多见于婴幼儿、老年人及极度衰弱者，多由支气管炎和细支气管炎发展而来，发病急，临床表现较重，可有高热、咳嗽、咳痰及呼吸困难等，体征可闻及啰音及水泡音等。实验室检查血白细胞计数可升高或不升高。

小叶性肺炎的X线表现，为两肺中下野的内中带出现斑点或斑片状密度增高影，边缘模糊不清，沿支气管分布，病灶可互相融合，亦可坏死液化形成空洞。

（3）间质性肺炎：为细菌或病毒感染所致的肺间质的炎症，多见于小儿，常继发于流行性感冒等急性传染病。病理特征为支气管和血管周围、肺泡间隔、肺泡壁、小叶间隔被炎症累及。X线表现为肺门区附近及肺下野炎性浸润及肺门淋巴结炎，肺纹理增多、增粗、走行紊乱；在支气管及血管周围可见纤细条纹状密度增高影。

2. 肺结核　是由结核杆菌在肺内所引起的一种常见的慢性传染性疾病，X线检查在发现病变、鉴别诊断及动态观察等方面有不可替代的重要作用。

（1）原发型肺结核（Ⅰ型）：为机体初次感染结核杆菌所致，最常见于儿童。包括原发综合征及胸内淋巴结结核。①原发综合征：结核杆菌侵入肺泡时，在肺实质内产生急性渗出性炎症性改变，称原发病灶；原发病灶内结核杆菌经淋巴管向局部淋巴结蔓延，引起淋巴管炎和淋巴结炎。原发病灶、淋巴管炎和淋巴结炎称为原发综合征。其典型的X线表现为肺实质内0.5~2cm大小的原发病灶，肺门淋巴结增大，在原发病灶和肺门淋巴结之间可见一条或数条模糊的条状密度增高影为淋巴管炎，三者形成哑铃状。②胸内淋巴结结核：胸内淋巴结结核为原发病灶完全吸收时纵隔或肺门淋巴结的肿大。X线表现为肺门或纵隔淋巴结增大，密度增高。

（2）血行播散型肺结核（Ⅱ型）：由结核杆菌进入血液循环引起，分为急性血行播散型肺结核(急性粟粒型肺结核)和亚急性、慢性血行播散型肺结核。①急性血行播散型肺结核：系结核杆菌一次或短时间内数次侵入血液循环所致。X线表现为两肺弥漫分布大小相等、分布均匀、密度一致的粟粒状阴影，直径1~2mm，即所谓"三均匀"，肺野可呈磨玻璃样。②亚急性、慢性血行播散型肺结核：系较少量的结核杆菌在较长时间内多次侵入血液循环所致。X线表现为肺内多发大小不等、密度不一、分布不均的粟粒状、结节状或点片状阴影。以两肺上、中野为著,新鲜渗出与陈旧硬结和钙化病灶并存。

（3）继发型肺结核(Ⅲ型)：是肺结核中最常见的类型,包括浸润性肺结核、纤维空洞性肺结核和干酪性肺炎。①浸润型肺结核：好发于肺尖、锁骨下区,X线表现为斑片状或云絮状的致密影,边缘模糊,可形成空洞及干酪样结节(图7-6)。结核球多为单发的直径2～3cm的轮廓光滑的结节影,可有分叶并可见空洞及钙化,周围可见散在的增殖性或纤维性病灶(卫星病灶)(图7-7)。②纤维空洞性肺结核：X线表现以纤维厚壁空洞、广泛的纤维性变及支气管播散病灶为特征(图7-8)。

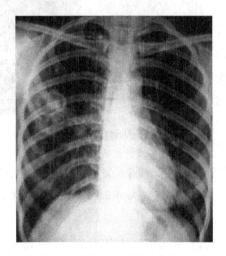

图7-6　肺结核——继发型(空洞)

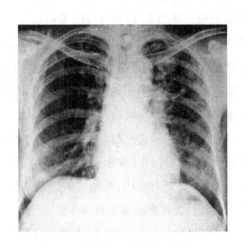

图7-7　肺结核——继发型,结核瘤

（4）结核性胸膜炎(Ⅳ型)：多见于青少年和儿童,胸膜炎可与肺结核同时出现,也可单独发生而肺内未见结核病灶。临床上分为干性及渗出性结核性胸膜炎。干性胸膜炎影像学检查仅见肋膈角变钝、胸膜增厚等。渗出性结核性胸膜炎X线表现为游离性胸腔积液,正位胸片上表现为膈肌及肋膈角消失,于膈上可见外高内低凹面向上的弧形致密影,肋间隙增宽,纵隔向对侧移位等(图7-9)。

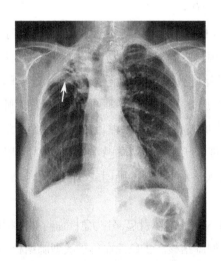

图7-8　肺结核——慢性纤维空洞型

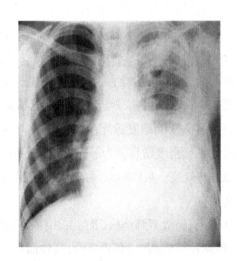

图7-9　肺结核——结核性胸膜炎

3. 肺肿瘤

（1）肺癌：①中央型肺癌：是指发生于肺段或肺段以上支气管的肺癌,多见于中老年男性病人，临床出现咯血、刺激性咳嗽和胸痛。早期中央型肺癌 X 线胸片可无异常发现，随着病程进展，在 X 线胸片上可出现肺门区肿块、支气管腔内充盈缺损及支气管壁增厚等，可伴有阻塞性肺气肿、阻塞性肺炎及阻塞性肺不张等间接征象。发生于不同部位的中央型肺癌其 X 线胸片表现不一，如发生于右上叶支气管的中央型肺癌，可与肺门肿块和右上叶肺不张连在一起形成横"S"征（图 7-10、图 7-11）。

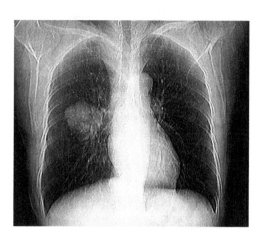
图 7-10　肺癌——中央型正位

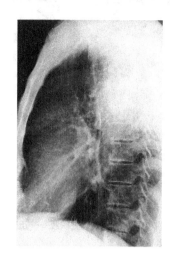
图 7-11　肺癌——中央型侧位

②周围型肺癌：是指发生于肺段以下支气管的肺癌，早期 X 线胸片表现为肺内 2cm 以下的结节影，有分叶；随着病程发展，结节影增大，分叶征明显，其边缘可见毛刺，可出现空洞及胸膜凹陷征，可有肺门、纵隔淋巴结转移（图 7-12）。

（2）肺转移瘤：系原发恶性肿瘤向肺内转移所致。X 线胸片表现为两肺内单发或多发的结节影及肿块（直径>3cm）影，边缘清晰（图 7-13）。

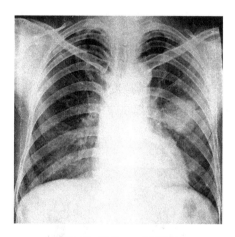
图 7-12　肺癌——周围型

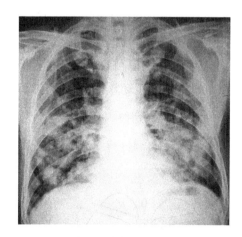
图 7-13　肺癌——转移性

4. 胸膜病变

（1）胸腔积液：少量积液，X 线胸片难于发现，当积液量至 250ml 以上时，X 线胸片可见肋膈角变钝或消失，膈上可见外高内低之弧形影。局限性包裹胸腔积液在切线位 X 线片表现为宽基底的边缘光滑、密度均匀的半圆形或梭形致密影。而叶间积液则表现为在侧位胸片上叶间裂部位的梭形密度均匀的致密影（图 7-14）。

（2）气胸和液气胸：气胸是空气进入胸膜腔所致，液气胸是指胸膜腔内气体与液体并存。

气胸的 X 线胸片表现为胸壁与肺之间出现透亮区,其内无肺纹理,并可见被压缩的肺组织边缘,肋间隙增宽,纵隔移位(图 7-15)。而液气胸的 X 线表现是在气胸的基础上出现气液平面,上方为气体,下方为液体。

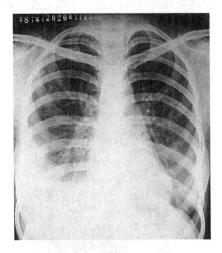

图 7-14 胸腔积液——正位

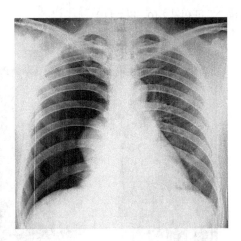

图 7-15 气胸

四、循环系统 X 线检查

循环系统的 X 线胸片检查可以初步观察心脏形态,估计各房室大小,评价肺血流量,并间接反映心功能情况。心脏增大是心脏大血管疾病的重要征象,心脏增大包括心肌肥厚和心腔扩大,普通 X 线检查难于区别。确定心影增大的最简单方法是心胸比率法(心脏最大横径与胸廓最大横径的比率),临床以 0.5 为正常上限(图 7-16)。

心脏大血管疾病时,心脏可失去其正常形态,在后前位胸片上表现为 3 种心型:①二尖瓣型心:左右心缘不同程度向外膨突,心尖上翘,肺动脉段凸出,主动脉结缩小。多见于二尖瓣狭窄、房间隔缺损、肺源性心脏病等(图 7-17)。②主动脉型心:左心室段延长,心尖下移,肺动脉段内凹,主动脉结增大,心影呈靴形。多见于主动脉瓣病变和高血压性心脏病等(图 7-18)。③普大型心:心影向两侧对称增大,肺动脉段平直,多见于心肌炎、全心衰竭等(图 7-19)。

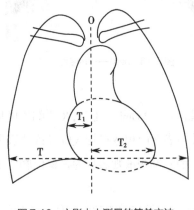

图 7-16 心影大小测量的简单方法

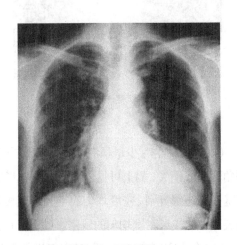

图 7-17 二尖瓣型

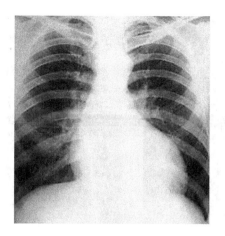

图7-18 主动脉型

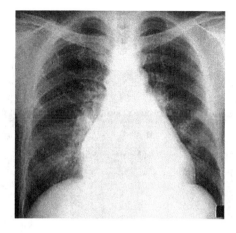

图7-19 普大型

五、消化系统X线检查

（一）腹部正常X线表现

腹部包括较多的组织和器官，但它们的密度相似，故腹部的普通X线检查适应范围有限，只是在判断泌尿系统是否有不透X线结石及消化系统急腹症时才适用，正常情况下，腹部平片可显示双侧肾脏的轮廓、腹壁的一些肌肉和骨性结构等。

（二）常见病变X线表现

1. **肠梗阻** 肠梗阻的X线检查目的在于：明确有无梗阻，梗阻部位、原因及程度，是否有绞窄等情况。肠梗阻一般分为机械性、动力性和血运性3类，机械性肠梗阻最常见，可分为单纯性和绞窄性肠梗阻，前者有肠道通畅障碍，而无血液循环障碍；而后者既有肠道通畅障碍，又有血液循环障碍。

单纯性小肠梗阻的X线表现：①梗阻近端肠管扩张积气，横贯于腹腔大部，常在中上腹部呈现层层的平行排列；②立位腹部片可见肠腔内多个气液平面，液平面较短，呈阶梯状排列，此征象为特征性表现；③胃、结肠内气体少或消失。肠套叠是引起肠梗阻的一种疾病，是婴幼儿常见的胃肠道急腹症。其X线表现可见到肠梗阻的一般征象，如肠管积气、积液扩张等；在空气灌肠或钡灌肠时，可见到杯口样充盈缺损等。肠套叠可行空气灌肠复位。

2. **消化道穿孔** 消化道穿孔是常见的急腹症，常继发于溃疡、创伤、肿瘤等，普通X线检查对其诊断有重要作用。在站立位腹部平片时，膈下出现新月形的游离气体影是诊断本病的重要征象。但需要注意的是，没有游离气体并不能排除消化道穿孔（图7-20）。

（三）消化道造影检查

普通X线检查在诊断肠梗阻和消化道穿孔时有重大价值，但由于消化系统的脏器组织缺乏自然对比，对于胃肠道的其他疾病，首选的检查方法是造影检查（图7-21～图7-24）。造影检查使用的对比剂是医用硫酸钡，使用时和水调和成混悬液，多与气体同时使用，称气钡双重造影，但在疑有消化道穿孔时禁用，肠梗阻时慎用。

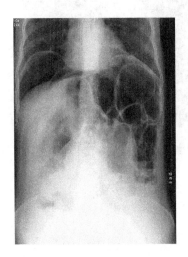
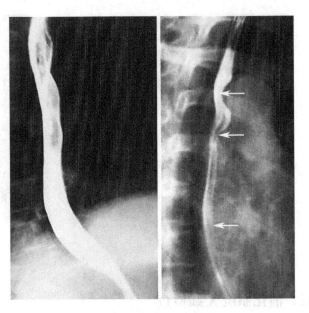

图7-20 消化道穿孔——气腹　　　　图7-21 消化道造影——正常食管

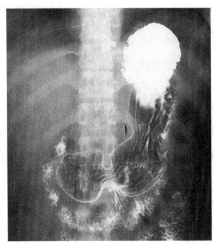
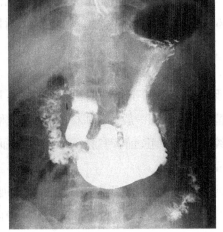

图7-22 消化道造影——正常胃及十二指肠

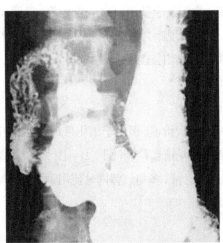
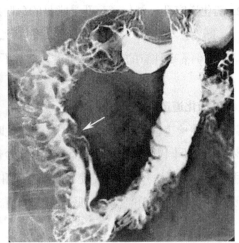

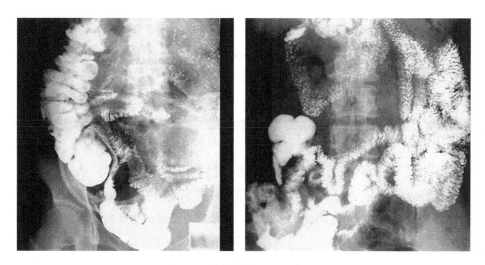

图 7-23 消化道造影——正常小肠

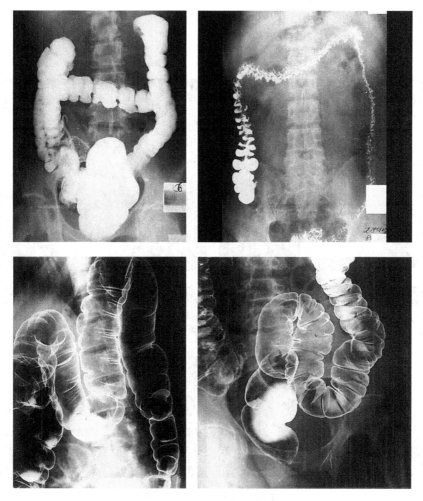

图 7-24 消化道造影——正常结肠

1. **食管静脉曲张** 是由食管任何部位的静脉回流障碍所致的疾病，为肝硬化门静脉高压的重要表现。X 线造影检查可见食管腔内串珠状或蚯蚓状充盈缺损，食管壁不规则，食管黏膜皱襞增粗。

2. **食管癌** 是发生于食管的恶性肿瘤。X 线表现为食管黏膜的破坏，食管腔内充盈缺损及龛影，食管壁僵硬，蠕动消失。CT 扫描可了解有无浸润、包绕等，对肿瘤分期有价值。

3. **消化性溃疡**　是指发生于胃和十二指肠的溃疡,分别称胃溃疡和十二指肠溃疡,临床症状及 X 线表现相似。胃溃疡和十二指肠溃疡的直接 X 线征象是龛影,龛影口可见黏膜水肿形成的透亮带,龛影口部的黏膜皱襞如车轮状集中。溃疡病在行 X 线检查时,还可出现一些间接征象,如痉挛性改变、蠕动改变等。十二指肠溃疡多引起十二指肠球部变形。

4. **胃癌**　是我国最常见的恶性肿瘤之一,可发生于胃的任何部位,以胃窦、小弯和贲门区较多见,临床出现上腹部疼痛及消瘦、食欲减退,主要病理类型有蕈伞型、溃疡型、浸润型等。早期胃癌是指癌组织局限于黏膜或黏膜下层,进展期胃癌是指癌组织越过黏膜下层已侵及肌层以下者。早期胃癌的病变范围较小,X 线表现须结合内镜及活检所见。进展期胃癌的 X 线表现较明显,造影时可出现胃腔内充盈缺损;不规则的龛影,龛影多呈半月形,位于胃轮廓之内,内缘有多个尖角,外围绕以宽窄不等的透明带即环堤,以上龛影之表现我们称之为半月综合征。进展期胃癌还可出现黏膜破坏、胃壁增厚、僵硬、蠕动消失、胃腔狭窄等。CT 检查可了解癌组织向胃外累及和浸润的程度及与邻近脏器的关系和有无远处转移等,有利于肿瘤的分期(图 7-25)。

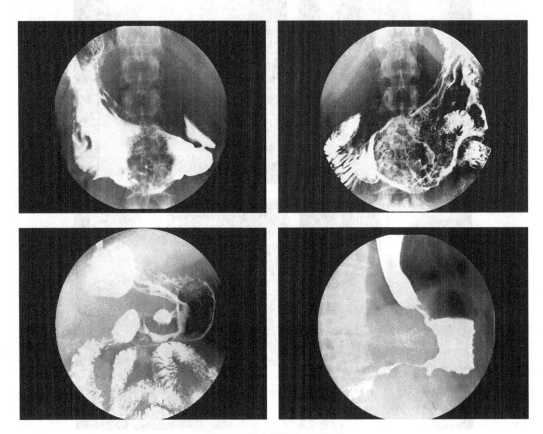

图 7-25　消化道造影——胃癌

5. **肠结核**　是结核病的第 V 型,多继发于肺结核,好发于回盲部,可出现腹痛、腹泻等,病理上分为溃疡型与增殖型。X 线表现为:①"跳跃"征,即病变区的肠管痉挛收缩,钡剂在此段不易滞留而迅速驱向远侧肠管,而致病变区肠管不充盈或充盈呈细线状,而其上、下段肠管则充盈正常;②肠黏膜破坏并小龛影或息肉状充盈缺损;③结肠袋减少或消失;④肠壁增厚,管腔狭窄、缩短和僵直。

6. 结肠癌 是常见的胃肠道恶性肿瘤,病理类型有增生型、浸润型和溃疡型,临床常表现为腹部肿块、便血和腹泻等。临床疑为结肠癌时,通常须做钡灌肠或气钡灌肠检查。结肠癌的X线造影表现为结肠腔内充盈缺损、黏膜皱襞增粗、不规则或消失,肠腔狭窄、肠壁僵硬,蠕动消失,结肠内出现形状不规则的龛影、结肠袋消失等(图7-26)。

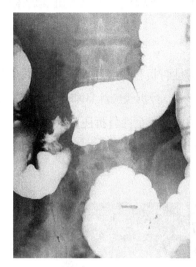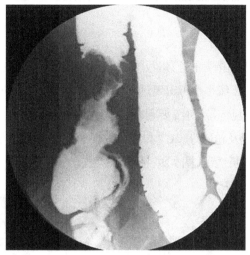

图 7-26 消化道造影——结肠癌

六、泌尿系统结石 X 线检查

泌尿系结石称为尿路结石,可发生于泌尿系统的任何部位,以肾、输尿管多见。临床多表现为疼痛和血尿,因其结石组成以钙盐为主要成分,故大多数泌尿系结石可通过X线腹部平片得出诊断。在X线腹部平片上,泌尿系结石表现为位于泌尿系区域的不透X线致密影,各种形态和大小,单个或多个。须注意和胆囊结石鉴别,一般情况在腹部侧位片上,泌尿系结石位于后方与脊柱重叠,而胆道结石则位于前方,对不透X线之结石可行静脉肾盂造影检查(图7-27、图7-28)。

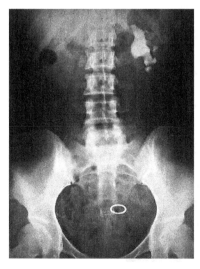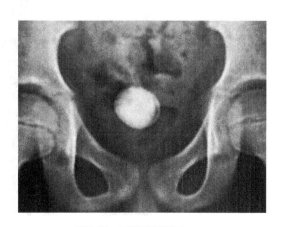

图 7-27 泌尿系统结石　　　　　　　　图 7-28 泌尿系统结石

七、骨骼系统X线检查

骨骼系统由骨、关节组成，骨组织是人体内最致密坚硬的组织，因其含大量钙质，密度高，与周围组织有良好的对比，X线平片具有较高的空间分辨力，能显示骨组织的一些细微结构，因而目前仍是骨骼系统首选的检查方法，在观察骨骼系统X线片时，要熟悉骨和关节的正常解剖和变异。

（一）骨折

骨折是指骨的连续性中断，分为创伤性骨折、疲劳性骨折和病理性骨折；儿童可以发生骺板骨折。X线平片可出现骨折线、骨折端移位和成角情况，骨折线应注意和滋养血管影及骨骺线区别，观察骨折时，要判断骨折移位情况及是否成角，是完全性骨折还是不完全性骨折，是否有撕脱及粉碎等。CT扫描可发现X线平片不能发现的隐匿骨折，CT三维重建可以全面直观了解骨折情况（图7-29、图7-30）。

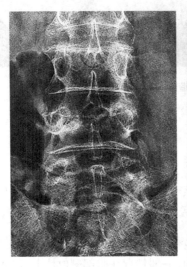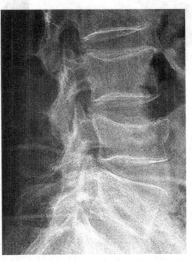

图7-29　腰椎骨骨折

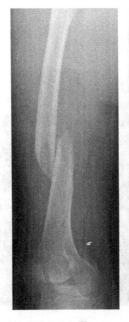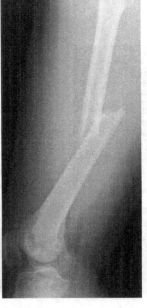

图7-30　长骨骨折

（二）骨化脓性感染

1. **急性化脓性骨髓炎**　多由金黄色葡萄球菌引起，可侵犯任何骨，多见于长骨；发病急，可出现全身中毒症状及血液白细胞增多。X线平片可显示骨质破坏，出现死骨、骨膜增生及周围软组织肿胀，以骨质破坏为主（图7-31）。

2. **慢性化脓性骨髓炎**　多由急性化脓性骨髓炎治疗不及时或不彻底转化而成，临床症状一般比较轻微。X线平片主要表现为骨膜增生、皮质增厚、骨髓腔狭窄或闭塞，可见骨质破坏和死骨影（图7-32）。

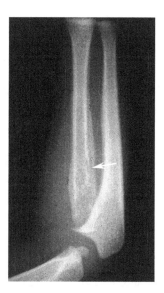

图7-31　急性化脓性骨髓炎

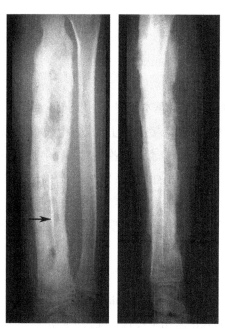

图7-32　慢性化脓性骨髓炎

（三）骨关节结核

大多继发于肺结核，好发于儿童和青年。病理上分为干酪样坏死型和增生型，主要X线征象是骨质破坏、骨质疏松和局部软组织肿胀（图7-33）。

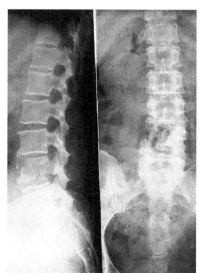
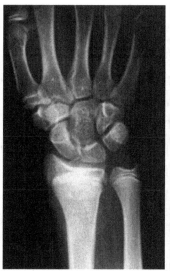
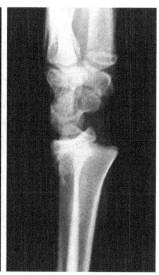

图7-33　骨关节结核

第二节　计算机体层成像

计算机体层成像（computed tomography，CT）是由英国工程师 Hounsfield 1969 年设计成功并于 1971 年应用于临床的一种现代医学成像技术。它是利用 X 线束对人体选定层面进行扫描，取得信息，经计算机处理而获得的重建图像，所显示的是断面解剖图形。其密度分辨率明显优于 X 线图像，从而显著扩大了人体的检查范围，提高了病变的检出率和诊断的准确率。

一、概述

1. CT 成像基本原理　CT 是用 X 线束从多方向对人体某部位一定厚度的层面进行扫描，由对侧的探测器接收透过该层内组织的 X 线，将其转变为可见光后，由光电转换器转变为电信号，再经模拟／数字转换器转为数字，输入计算机处理。计算机系统按设计好的图像重建方法，对数字信号加以一系列的设计和处理，得出人体断层层面上组织密度数值的分布。图像处理时将选定层面分成若干个体积相同的长方体，称为体素。扫描所得信息经过计算而获得每个体素的 X 线衰减系数或吸收系数，再排列成数字矩阵。经数字模拟转换器把数字矩阵中的每个数字转为由黑到白不等灰度的小方块，即像素，并按原有矩阵顺序排列，构成 CT 图像。所以，CT 图形是数字化图形，是重建的断层数字图像。

2. CT 设备　CT 设备主要包括 3 个部分：①扫描部分：由 X 线管、探测器和扫描架组成，扫描方式常采用旋转式和旋转／固定式；②计算机系统：将扫描收集的信息数据进行存储运算；③图像显示和存储系统：将经计算机处理、重建的图像显示在显示器上，或用多幅照相机或激光照相机拍摄。

螺旋扫描 CT 是在旋转式扫描基础上，采用了滑环技术，X 线管和探测器可单方向连续旋转，床和人体匀速前进或后退，连续产生 X 线，连续取样，是围绕人体的一段体积螺旋式地采集数据，形成了短时间快速容积扫描的突出优点。在设备上，着重提高了 CT 专用 X 线管和探测器的性能。螺旋扫描 CT 是目前最常用的扫描方式。电子束 CT 又称超速 CT，所用的扫描方式与前两者完全不同，X 线的产生采用电子枪。扫描时间短，可行单层或多层扫描，每秒可获得多帧图形，对心血管系统疾病的诊断有重要价值。

双源 CT 是同一 CT 设备内配置 2 个 X 线管和两组探测器的多层螺旋 CT，从而进一步提高了成像的时间分辨力。此外，也可进行 CT 能谱成像。

3. CT 图像的特点　CT 图像是由一定数目由黑到白不同灰度的像素按矩阵排列所构成，像素反映的是相应体素的 X 线吸收系数。在一定的视野范围内，像素越小，数目越多，构成的图像越细致。CT 图像的不同灰度，反映器官和组织对 X 线的吸收程度。与 X 线图像一样，密度高的组织为白影，如骨骼；密度低的组织为黑影，如肺部。CT 具有分辨率高、定位和定性准确等优点，可直接显示 X 线照片无法显示的器官和病变，能早期发现较小的病变。

CT 图像不仅以不同灰度显示组织密度的高低，还可将组织对 X 线吸收系数换算成 CT 值，用 CT 值说明组织密度高低的程度，即具有量的概念。CT 值单位为 HU。把水的 CT 值定为 0HU,人体中密度最高的骨皮质 X 线吸收系数最高,CT 值定为 +1000HU,气体的密度最低,定为 −1000HU,人体中密度不同的各种组织的 CT 值则居于 −1000～+1000HU 的 2000 个分度之间。人体软组织的 CT 值多与水相近,一般在 20～50HU,脂肪的 CT 值为 −90～−70HU。CT 图像常为某一部位多个连续的横断面图像,为了显示整个器官,通过图像重组程序,可重组成冠状面和矢状面的层面图像。螺旋 CT 可作任意平面的图像重建和三维立体图像重建。可以更直观地显示正常结构及病变的立体方位。

4. **CT 检查技术** CT 检查时被检查者卧于检查床上,摆好位置,选择好扫描范围与层面厚度,并使扫描部伸入扫描架的孔内,即可进行扫描。多采用横断面扫描,扫描前要根据各个不同的检查部位,层厚用 10mm 或 5mm,一些特殊部位或特殊需要可选用 1mm 或 2mm 薄层。普通 CT 检查分平扫、造影增强扫描和造影扫描。①平扫:是指不用造影增强或造影的普通扫描。一般检查先作平扫。对颅脑损伤和急性脑卒中的病人多用平扫即可。②造影增强扫描:检查的原理是经静脉注入水溶性有机碘剂使血内碘浓度增高后,器官与病变内碘的浓度可产生差别,形成密度差,可使病变显影更为清楚,是较常使用的方法。③造影扫描:是先作器官或结构的造影,再行扫描的方法。临床应用不多。

高分辨力 CT 扫描(HRCT)是指在较短的时间内,取得良好空间分辨力 CT 图像的扫描技术。这种技术可以提高 CT 图像的空间分辨力,是常规 CT 检查的一种补充,可清楚显示微小的组织结构,如肺间质、内耳、听骨与肾上腺等。对显示小病灶及病灶的细微改变优于普通 CT。

相关链接   **CT 技术进展**

      多排螺旋 CT 的不断发展,超宽覆盖范围,实现了 CT 常规从形态学检查到功能性成像的飞跃,可以完成全身各个脏器全器官的扫描和成像。多排螺旋 CT 克服了以往 CT 扫描过程中平扫-寻找病灶-动床定位-注射对比剂-再扫描等繁琐的工作流程,以及扫描时动床、病人呼吸运动和扫描范围的限制造成的病灶错位、漏扫和移动伪影,实现了心脏和胃肠等运动器官在内的大范围、全器官的动态容积数据采集和分析,临床应用前景良好。大范围覆盖,消除了移动伪影和错层伪影的影响,明显提高了图像质量和降低了辐射剂量。

二、CT 检查前准备与处理

1. CT 检查前应详细了解病史,并携带有关影像学资料和实验室检查结果,以供扫描时定位及诊断时参考。

2. 检查前向被检查者解释检查的目的、方法,以消除其顾虑和紧张情绪。

3. 检查前协助被检查者去除检查部位的金属物品或饰品,以防产生伪影。

4. 对胸、腹部扫描者,要做好呼吸训练;腹部检查前 4 小时禁食,扫描前一周不服用含金属的药物,不做钡剂胃肠造影。盆腔检查前嘱病人饮水,膀胱充盈尿液时再进行扫描。

5. 检查时保持体位不动,配合检查进行平静呼吸、屏气,喉部扫描时嘱被检查者不作吞咽动作;眼部扫描时嘱被检查者双眼保持不动。

6. 需做增强扫描者,需预先请病人或其家属在使用碘对比剂的知情同意书上签名,做碘过敏试验,试验阴性者方可进行,增强扫描结束后,应嘱病人多饮水,以加速造影剂从体内排出;CT室应准备氧气、吸痰器及抢救药品、器械等,以备需要急救时使用。

7. 妊娠妇女、情绪不稳定或急性持续性痉挛者不宜做本项检查。

8. 危重病人,需在医护人员监护下进行检查。

9. 不能配合 CT 检查的婴幼儿,可采用镇静措施后再检查。

三、CT 在临床中的应用

1. **中枢神经系统疾病的检查** CT 检查对中枢神经系统特别是头颅的疾病诊断价值较高,是首选的检查方法。对颅内肿瘤、脓肿与肉芽肿、寄生虫病、外伤性血肿与脑损伤、脑梗死与脑出血,以及椎骨内肿瘤与椎间盘突出等病诊断效果好,诊断较为可靠。特别是对脑卒中和脑瘤的诊断,因其可反映病灶的部位、形状和大小,可观察脑卒中病变的演变过程,应作为首选的检查方法。

2. **头颈部疾病的检查** CT 对眶内占位病变、鼻窦早期癌、中耳小胆脂瘤、听骨破坏与脱位、内耳骨迷路的轻微破坏、耳先天发育异常以及鼻咽癌等的早期发现也很有价值,可观察病变的细节。

3. **胸部疾病的检查** 随着高分辨力 CT 的应用,CT 对胸部疾病的诊断更加显示出它的优越性。对肺癌和纵隔肿瘤等的诊断很有帮助。肺间质和实质性病变也可以得到较好的显示。对平片较难显示的病变,如对心脏、大血管重叠病变的显示,更具有优越性。对胸膜、膈、胸壁细微病变及少量胸腔积液,也可清楚显示。

4. **心脏及大血管疾病的检查** 对心腔及心壁的显示,普通扫描 CT 诊断价值不大。螺旋扫描 CT 和电子束 CT 对冠状动脉和心瓣膜的钙化和大血管壁的钙化可以很好显示,对于诊断冠心病有所帮助。心腔及大血管的显示,需要经血管注入造影剂,行心血管造影 CT,并且要用螺旋扫描 CT 或电子束 CT 进行。随着多排螺旋 CT(MSCT)的问世,由于其扫描速度快、扫描层厚薄、心电门控技术及重建功能、工作站强大的后处理能力,使 MSCT 在冠状动脉方面的应用成为可能。多排螺旋 CT 经重组处理是显示冠状动脉软斑块的唯一方法,MSCT 冠状动脉造影是理想的无创伤性冠状动脉狭窄性心脏病的检查手段。

5. **腹部及盆腔疾病的检查** CT 对腹部及盆腔内的实质性器官检查比较敏感,可应用于肝、胆、胰、脾、腹膜腔、腹膜后间隙以及泌尿和生殖系统的疾病诊断,尤其是占位性、炎症性和外伤性病变等,有很高的诊断价值。在胃肠病变的检查中,CT 主要用于肿瘤的诊断,多在胃肠道造影检查发现病变后进行,主要是了解肿瘤有无向腔外的侵犯、与周围脏器和组织间的关系以及有无邻近和远处转移等,也可用于肿瘤治疗的随访观察。

6. **骨骼肌肉系统疾病检查** 多可通过简便、经济的 X 线检查确诊,使用 CT 检查主要是观察骨质及软组织的钙化。

7. **脊柱和脊髓疾病检查** 横断面 CT 可直接观察椎管狭窄变性、测量椎管大小并探明引起椎管狭窄的病因。CT 扫描有助于发现突出于椎管或椎间孔的软组织块影,有利于椎间盘病变的诊断。

第三节 磁共振成像

问题与思考
1. 哪些情况不能进行或应谨慎采用 MRI 检查?
2. MRI 检查前应做好哪些准备工作?

一、概述

磁共振成像(magnetic resonance imaging, MRI)是利用原子核在强磁场内发生共振所产生的信号,经图像重建而形成的一种无辐射、非创伤性的成像技术。磁共振是一种核物理现象,1946年由美国学者 Block 与 Purcell 报道了这种现象,并获得了 1952 年的诺贝尔物理学奖。1973 年美国学者 Lauterbur 开发了 MRI 技术,使其应用于临床医学领域。近年来,磁共振成像技术发展十分迅速,并日臻成熟完善。检查范围基本上覆盖了全身各系统,在对疾病的诊断中有很大的优越性和应用潜力。

(一)MRI 成像基本原理

任何原子核内部都含有质子和中子,含有奇数质子的原子核,在自旋时,能产生磁场,如同一个小磁体。人体是由原子构成的,氢在人体内分布最广、含量最高。氢原子核中仅有 1 个带电荷的质子,可以发生自旋,氢质子是一个小磁场,整个氢原子核实际是一个自旋小磁体,最不稳定,在外磁场的作用下,最易发生磁共振现象。在无外加磁场时,正常人体内的氢质子自旋轴的排列无一定规律性,当人体进入外加均匀强磁场中,则其自旋轴将按磁场力线的方向重新排列,具有规律性。此时,人体内大量氢质子之和形成一个小磁场,致使整个人体处于轻度磁化状态,用特殊频率的射频脉冲(RF)进行激发,氢质子被激发后获得能量出现共振。停止激发后,则被激发的氢质子将吸收的能量逐渐释放出来,重新恢复到被激发前状态,这一恢复过程称弛豫,而恢复到原来平衡状态所用时间为弛豫时间。

弛豫时间有两种,即 T_1 和 T_2。T_1 反映自旋核把吸收的能量传给人体周围组织"晶格"物质中的质点中,重新回返到原来的平衡状态所需要的时间,又称纵向弛豫时间。T_2 是同类受激核与未受激核自旋之间的能量交换,反映横向磁化衰减、丧失的过程,也即是横向磁化维持的时间,又称横向弛豫时间。人体不同器官的正常组织与病理组织的 T_1 是相对固定的,而且它们之间有一定的差异,T_2 也是如此。这种组织间弛豫时间上的差异,是 MRI 的成像基础。与 CT 成像只有一个参数(CT 值)不同,MRI 的成像有 T_1、T_2 和自旋质子密度(proton density, Pd)等几个参数,获得选定层面中各种组织的 T_1(或 T_2、Pd)的差别,就可获得该层面中包括各种组织影像的图像。

(二)MRI 设备

磁共振成像设备包括磁体系统、梯度系统、射频系统、计算机及数据处理系统以及显示、储存系统。MRI 成像系统包括 MR 信号产生、数据采集处理、图像显示 3 部分。信号产生来自 MR 波谱仪、数据处理及图像显示部分与 CT 装置相似。MRI 设备的主要指标是磁场强度即场强,单位为特斯拉(Tesla, T),目前临床应用的 MR 设备有两种主流机型。高场强 1.5T 和 3.0T 超导型 MR 机,其场强稳定,图像的信噪比(signal to noise ratio,SNR)高,图质好,且功能齐全,能够进行各种脉冲序列(pulse sequence),尤其是功能磁共振成像(functional magnetic resonance imaging,fMRI)检查;低场强 0.2~3.5T 永磁型 MRI 机,其图质尚佳;但成像脉冲序列受限,不能进行或难以获得较佳的 fMRI。其他 MR 设备还有超高场强的 7.0T MR 机、肢体专用 MR 机、心脏专用 MR 机、复合手术室 MR 机等。

(三) MRI 图像特点

1. **多参数成像** 人体正常与病变组织或器官,由于 T_1、T_2 或 Pd 的差别,在 MRI 上可呈现不同灰度的黑白影。MRI 的图像如主要反映组织间 T_1 的差别,为 T_1 加权像(T_1WI);如主要反映组织间 T_2 的差别,为 T_2 加权像(T_2WI);如主要反映组织间质子密度的差别则为 Pd 加权像(PdWI);这样一个层面就有了 T_1WI、T_2WI 和 PdWI 三种图像。因此,MRI 是多参数成像,有助于显示正常组织与病变组织。MRI 的图像虽然和 CT 图像一样也以不同灰度显示,但反映的是 MR 信号强度的不同或弛豫时间 T_1、T_2 的长短,而 CT 图像,其灰度反映的则是组织密度。

2. **多方位成像** MRI 可获得人体横断面、冠状面、矢状面及任何方向断面的图像,有利于病变的三维定位。

3. **流动效应** 也称流空现象,是指正常流速的血液或脑脊液不产生或只产生很低的信号,所以在 T_1WI 或 T_2WI 中均为黑影,与其他组织形成很好的对比,这一效应能使血管腔不使用造影剂即可显影,有利于血管病变(如动脉瘤、动静脉发育异常等)的诊断。

4. **质子弛豫增强效应与对比增强** 一些顺磁性和超顺磁性物质使局部产生磁场,可缩短周围质子弛豫时间,此现象为质子弛豫增强效应,这一效应使 MRI 也可行对比增强检查,可使一些物质如正铁血红蛋白在 MRI 上被发现。

(四) MRI 检查技术

1. **普通扫描** 普通扫描也称 MRI 平扫,即血管内不注入对比剂的一般扫描。适用于绝大多数病人,尤其是对初诊者一般先进行普通扫描。普通扫描可获得 T_1WI、T_2WI、PdWI 图像以及 T_2WI 和重 T_1、重 T_2 图像,对观察解剖结构、发现病变、全面了解病变情况有很重要的意义。

2. **增强扫描** 增强扫描检查即静脉内注入对比剂后的扫描。增强扫描是在普通扫描发现病变或疑似病变后选用的检查方法。增强扫描检查可出现两种情况:即注入对比剂后目标组织的信号强度增加或信号强度减弱,前者可称为正增强,后者为负增强。临床常用的顺磁性 MRI 对比剂 GD-DTPA,其用药剂量为 0.1mmol/kg,采用静脉内快速团注,约在 60 秒内注射完毕,仅可获得 T_1WI 或重 T_2WI,属正增强。

3. **特殊检查** ①心电触发及门控技术:心电触发技术是利用心电图的 R 波触发信号采集,使每一次数据采集与心脏的每一次运动周期同步,而门控技术则是采用阈值法。根据心电图与心动周期的关系设上下值,即"门",所有数据采集都在"门"内进行,超"门"范围的数据则不采集。②呼吸触发及门控技术:呼吸触发及呼吸门控技术与心电触发及门控技术相似,呼吸触发技术是利用呼吸波的波峰固定触发扫描,从而达到同步采集。门控技术则是将数据采集控制在呼吸波的一定阈值的上限和下限,从而达到每次采集同步的技术。③饱和成像技术:在 MRI 检查时,为了更好地显示目标组织,常采用一些特殊的方法使某种组织的信号减弱或消失。饱和成像技术是最常用的手段,包括局部饱和技术和化学位移频率选择饱和技术。局部饱和技术是最常用的饱和技术,它是对某一区域的全部组织在射频脉冲激发前预先施加非选择性预饱和射频脉冲,使其纵向磁化全部被饱和,随后立即进行目标区的激发及数据采集,使被饱和区的组织无法产生磁共振信号。化学位移频率选择饱和技术,是同一种元素的原子由于化学结构的差异,在相同强度的磁场中其拉莫尔频率不同,这种频率的差异称为化学位移。应用此技术可消除脂肪或水的信号。

二、MRI 检查前准备与检查后的处理

1. 检查前需向受检者就 MRI 检查做必要的解释说明,以取得合作。如,MRI 检查一般对人体无不良影响,但由于 MRI 的检查技术较为复杂,检查时间长,加之扫描孔深、较为封闭,而且机器噪声较大,需要克服受检者检查中的幽闭恐惧感。

2. 有下列情况时不能进行或应谨慎采用 MRI 检查。

(1)置有心脏起搏器和体内有金属性(铁磁性)手术夹、支架、假体和假关节者、义齿或戴有金属发卡、戒指、耳环、钥匙、硬币、别针、手表等,即受检者不能将金属物品、电子产品带入检查室。

(2)高热或散热功能障碍者应谨慎采用,因射频线圈的电流在组织内可产热。

(3)危重病人需使用生命监护和生命维持系统时不能进行该项检查。

(4)受检者不合作,或有无法控制的不自主运动,不宜作检查;幼儿或烦躁不安者可给予适量镇静剂后再行检查。

(5)孕妇,尤其早期妊娠时应慎用,虽然尚无证据证明磁场对人体发育有何损害。

3. 检查前更衣,穿棉织衣服,以避免衣物上的金属拉链、金属纽扣等物质,影响图像质量;双脚套鞋套,以防止将灰尘、碎屑等带入机器内。

4. 腹部检查前 4 小时禁食禁水;胰胆管水成像(MRCP)检查,需在检查前一天晚 10 点后禁食禁水;盆腔检查者膀胱需充盈尿液。

5. 增强检查者,应询问受检者钆(Gd)对比剂的过敏史,并签署《钆对比剂使用知情同意书》;告知受检者对比剂注射部位可出现短暂温热和轻微疼痛,注射过程中也可能出现渗漏血管外现象;肾功能严重受损者、肾移植及孕妇慎用钆对比剂。

6. 使用钆对比剂后的受检者处理

(1)密切观察:钆对比剂的不良反应有头痛、恶心、发热等,重者可出现寒战、惊厥、血压降低、喉头水肿、休克等;

(2)留观、随诊:使用了钆对比剂的受检者应留观 15~30 分钟后再离开。同时,告知病人若有不适速到就近医院就诊。

三、MRI 诊断的临床应用

1. 中枢神经系统疾病的检查 在神经系统应用最早,也较为成熟。三维成像使病变定位诊断更为准确,对脑干、幕下区、枕大孔区、脊髓与椎间盘的显示明显优于 CT。对脑脱髓鞘疾

病如多发性硬化、脑梗死、脑与脊髓肿瘤、血肿、脊髓先天异常与脊髓空洞症的诊断价值较高。如对脑梗死的发现比 CT 扫描要早，一般起病后 6 小时 MRI 即可出现异常，有利于脑梗死的早期诊断。MR 血管造影（MRA）使颅内血管清晰显影，对脑血管病变，包括动脉瘤和动静脉畸形及其并发病，如出血和脑血管闭塞的诊断有较高价值，更由于其无创性，使之更易于推广应用。

2. 对头颈部疾病的检查　由于其高的软组织分辨力和三维成像，对头颈部疾病，特别是肿瘤的诊断优于 CT，有利于对肿瘤的定位、定量乃至定性诊断。此外，由于对内耳前庭、耳蜗及半规管显示清晰，有助于先天发育异常的诊断。

3. 纵隔与胸部疾病的检查　在 MRI 上，脂肪与血管形成良好对比，易于观察纵隔肿瘤及其与血管间的解剖关系。对肺癌的诊断分期及肺门淋巴结的观察，帮助也较大。MRI 对乳腺疾病特别是乳腺癌的诊断很有帮助。

4. 心血管系统疾病检查　由于血流的流空效应，MRI 能清楚地显示心内膜、瓣膜、心肌、心包和心包外脂肪。MRI 为无创性检查，可从冠状面、矢状面，横断面以及斜面来显示心脏、大血管的层面形态。因此，MRI 能对大血管病（如主动脉夹层动脉瘤）、先天性心脏病、心肌病变、心包病变、心脏肿瘤等做出准确诊断。

5. 腹部疾病的检查　在胃肠道疾病的诊断中价值较小。对肝内原发性或转移性肿瘤、血管瘤及肝囊肿的诊断与鉴别诊断，胰腺疾病的诊断等方面优于 CT；在腹主动脉瘤破裂、实质器官外伤诊断方面，也有一定帮助。对于泌尿系统和盆腔疾病的诊断，在显示病变的内部结构，恶性肿瘤对邻近器官、血管的侵犯情况，有无瘤栓存在，有无远处淋巴结转移，对恶性肿瘤的分期及治疗后的随访、评价，有无肿瘤复发等诸多方面，均优于 CT。

6. 泌尿生殖系统疾病的检查　MRI 能准确显示肾脏和膀胱恶性肿瘤病变的部位、范围、邻近脏器侵犯及转移。MRU 在显示泌尿系梗阻有独特优势，能够清晰的显示生殖系统疾病的病变情况。MRI 可清晰显示女性子宫、卵巢，男性前列腺结构，对前列腺增生、前列腺癌、子宫肌瘤等疾病均能良好的显示，对于子宫内膜癌及子宫颈癌的诊断、分期具有较高的价值。

7. 骨骼与肌肉疾病的检查　显示软组织包括肌肉、韧带和关节囊、软骨等是 MRI 的优势。MRI 是发现膝关节半月板病变的首选方法。骨髓的病变如肿瘤、感染及代谢性疾病可清楚显示，对早期急性骨髓炎的诊断灵敏度较高。

第四节　超声检查

一、概述

超声（ultrasound, US）是指物体（声源）振动频率在 20 000 赫兹（hertz, Hz）以上，所产生的超过人耳听觉范围的高频声波。超声检查是将超声波发射到人体内，利用超声波的良好指向性，遇到界面引起反射、折射、在组织中的吸收和衰减，以及对运动界面所产生的多普勒效应等物理特性,检测人体各组织器官的声学反射特征,这些反射特征可用不同类型的超声仪器显示和记录其不同的波型、曲线和影像,结合解剖、生理、病理等知识,进行综合分析,为临床诊断提供依据的一种非创伤性的检查方法。超声检查具有操作简便、可多次重复、及时获得结果、无特殊禁忌证、对人体无损伤、显示方法多样性等优点,是一种常用的影像检查方法。

(一)超声检查的基本原理

1. 超声波的物理特性

(1)束射特性(方向性):超声波的频率极高,波长短,在介质中一定距离内可沿直线向前传播,此特性为方向性。超声波的这种特性,保证了在超检查时能探查到预定的目标。

(2)反射、透射、绕射、折射与散射:超声波在均匀的介质内传播时,沿本身传导方向自由传播。在非均匀的介质内传播时,则会产生反射、绕射、折射和散射而形成回声,其原因为非均匀的介质声阻抗不同。①反射、透射与绕射:超声波在传播过程中经过不同声阻抗的介质(组织或器官)形成的界面时,如果波长小于界面,一部分声能将由界面处返回浅表介质处,称为反射;另一部分声能则穿过界面,进入深部介质,称为透射。两种介质声阻抗差异越大,声波反射越多。如果物体的界面与超声波波长相等或接近,超声波将绕过障碍而继续传播,这种现象被称为绕射。②折射:当入射的声波与界面存在一定的角度时,还会发生折射。因此,在做超声检查时,除多普勒检查外,应尽量使声束与要检查的组织器官垂直。③散射:超声在介质中传播时,如遇到物体直径为极小的微粒,甚至小于超声波的波长,超声在与微粒相互作用时,大部分声能可继续向前传播,小部分声能则被微粒吸收后再向周围辐射声波,这种现象被称为散射。

(3)吸收与衰减:超声波在介质中传播时,随着传播距离的增加,入射声波随之减少的现象。传播距离越深远,声波能量越小,介质对声波的这种作用,称为吸收。声能由大变小的现象,称为衰减。声波的衰减主要是由于声波的反射、折射、散射、克服质点的摩擦力向前传播以及声束的扩散引起。人体组织衰减程度一般规律为:骨>软骨>肌腱>肝肾>血液>尿液>胆汁。

(4)超声的分辨力:是指超声在人体软组织中传播时,显示器上能够区分声束中两个细小目标的能力或最小距离。包括空间分辨力、细微分辨力、对比分辨力、时间分辨力等,空间分辨力主要与声束特性有关,大致可分为轴向分辨力、横向分辨力、侧向分辨力等。

(5)多普勒效应:当声源与被探查物体之间有相对运动时,超声的频率就会发生变化,这种现象称为多普勒效应。

2. 超声诊断仪的类型
根据仪器对反射信号显示的方式不同,超声诊断仪分 A 型、B 型、M 型和 D 型等几种类型。

(1)A 型超声诊断仪(超声示波型、幅度调制型):A 型超声诊断法是最早应用的超声检查方法。现代的超声诊断已经很少单独应用 A 型超声诊断法,目前 A 型示波显示方式仅用于眼科专用超声诊断仪的辅助测量。

(2)B 型超声诊断仪(超声显像型、辉度调制型):B 型诊断仪是目前应用最广泛的超声诊断仪。是将人体界面的反射回声信号显示为强弱不同的光点,称为辉度调制显示。光点间的距离代表界面的深度和相互间的距离。显示的图像是二维切面图,具有直观的特点。

(3)M 型超声诊断仪(超声光点扫描型):M 型是 B 型超声的一种特殊显示法,是单声束通过界面,用慢扫描将回声的光点上下位移展开,以构成时间-空间曲线。超声心动图就属于此类。

(4)D 型超声诊断仪(超声多普勒检测):D 型超声诊断法是利用多普勒效应原理,即当超声发送体(探头)与反射体之间有相对运动时,回声的频率发生改变,称为频移。频移的程度与相对移动的速度成正比。多用于检测心脏及血管血流动力学状态,尤其对先天性心脏病、心脏瓣膜病的诊断有重要价值,也可用于确定胎动和胎心。

彩色多普勒超声成像(color Doppler flow imaging, CDFI)是采用伪彩色编码技术,把血流信息显示为血流影像。将彩色多普勒与二维超声叠加成像,称为彩色多普勒超声成像。通常是红色表示面向探头的血流,蓝色表示背离探头的血流,绿色表示涡流。红色或蓝色越亮,表示血流速度越快,反之速度则慢;绿色比例的多少取决于涡流的比例,成正比关系。

(二)人体脏器的回声性质

由于人体组织结构的复杂性,其反射声波也不同。对反射声波影响最大的是水和蛋白质。一般来说,含水量越多的部位,超声检查结果越清楚。根据人体组织和病变的回声强度,可分为以下几种回声类型。

1. **无回声型** 液体为人体最均匀的介质,超声波通过时无声阻抗差别,故无回声反应,在B超检查中显示为无回声区。如血液、尿液、脑脊液、羊水,以及病理状态下的胸水、腹水、囊肿液等,这类组织或病变称为无回声型结构。

2. **低回声型** 结构比较均匀的实质性器官,内部声阻差异小,但与其纤维支架组织间声阻抗的微小差异仍能够使超声通过时产生稀疏的微波、小波或微小光点。如肝脏、脾脏、肾实质和某些结构均匀的肿块。

3. **强回声型** 结构复杂、致密的组织,脏器发生病变时,在声学上产生多数不同的界面,反射较多,回声图上显示为密集的杂乱的反射波,在B超上显示较强的回声。

4. **全反射型** 气体通过组织-气体形成的界面时,声阻抗差异极大,声能几乎100%的反射回来,而不能透过界面进入下一组织内,如肺、胃肠道等。所以,用超声波来检查含气组织受到了限制。

在进行超声检查前,在检查部位涂耦合剂的目的,除了便于移动探头,适应探头与皮肤之间的声阻差异耦合外,更主要的是排除探头与皮肤间的气体,利于超声波进入。

二、超声检查前的准备与处理

1. 检查前向被检查者说明目的和意义、检查的安全性、检查方法等,以消除其紧张心理。

2. 胃肠道检查者,检查前3天禁止上消化道钡餐造影检查,检查前1天晚餐后禁食禁饮,结肠检查者还需要当天排便。

3. 胆囊胆道检查者,为减少胃肠内容物和气体的干扰,检查前2天内不食产气食品,如豆制品、牛奶、糖类等,必要时作胃肠道排气;检查前8小时禁食。

4. 盆腔检查、早孕、妇科、膀胱及前列腺检查前饮水、憋尿以充盈膀胱,利于检查。女性阴道超声则不需要充盈膀胱。

5. 心脏、大血管及外周血管、浅表器官及组织、颅脑检查,一般不需要特殊准备。

6. 婴幼儿及检查不合作者,可给予水合氯醛溶液灌肠,待安静入睡后再行检查。

7. **超声引导下穿刺** ①疑有出血者,术前检测血小板计数、凝血酶原时间及活动度;②禁食8~12小时;③向受检者说明与检查有关的并发症,征得受检者或其亲属知情、签字后方可进行检查。

三、超声检查的临床应用

超声检查既能显示组织器官的物理特性、形态结构，又能反映其功能状态及血流动力学参数，成为医学影像学重要的组成部分，在临床上应用广泛，主要用途有：①检测实质性脏器的大小、形态及物理特性；②检测囊性器官的大小、形状、走向及某些功能状态；③检测心脏、大血管及外周血管的结构、功能与血流动力学状态；④鉴定脏器内占位性病变的物理特性，部分可鉴别良、恶性；⑤检测积液的存在与否，并对积液量做出初步估计；⑥随访经药物或手术治疗后各种病变的动态变化；⑦引导穿刺、抽吸引流、活检或导管置入、X线造影及注药治疗等操作，进行辅助诊断及超声介入治疗。

（一）心脏与大血管的超声检查

超声检查可以实时动态显示心脏、血管的解剖结构和运动，还可对心功能和血流进行测量和分析，已成为心脏、各种血管疾病的首选和主要检查技术。

1. 正常声像图

（1）心是由心外膜、心肌和心内膜3层结构形成。心壁显示为中低回声光带，呈节律性运动。心腔内血液显示为无回声。心脏超声检查先从二维超声心动图（B型超声）开始，常用声窗有胸骨旁、心尖部、剑突下和胸骨上窝，通过密集的声束实时显示心脏不同断面，成像形象、直观且具有多种检测功能。在实时成像基础上，启动M型超声心动图，超声在心脏结构中传播时，在各个界面上发生反射，以强弱不等的点状回声显示在扫描线上，显示主动脉瓣、主动脉壁、二尖瓣前、后叶。左心室体部前、后径、室间隔和左心室后壁的运动变化和测量有关数据，在二维声像图上，调节多普勒取样线及取样容积，应用多普勒频移可检测心血管内血流动力学信息（血流速度、压力、方向、流动状态）。多普勒超声心动图是心血管超声检查的重要组成部分，对大多数心脏疾病能做出明确诊断。

（2）正常血管二维超声检查，动脉的横断面呈圆形，纵行扫查时呈条带状，管腔内表现为无回声。动脉壁可见三层回声：①内膜：纤细光滑，连续性好，呈线状光带；②中层（中膜）：为平滑肌，呈暗带；③外层（外膜）：为疏松结缔组织，呈明亮的光带。内膜和中膜有时难以区分，故统称为内中膜复合体。彩色多普勒超声检查时，正常动脉内的血流为层流。

2. 异常声像图

（1）冠状动脉粥样硬化性心脏病：超声能够发现冠状动脉起始段改变，动脉壁不规则增厚、管腔狭窄，有明显斑块时可显示局部异常回声，管腔内暗区不清，有时可见钙化；当心肌缺血时，超声心动图上表现为节段性室壁运动异常，室壁收缩期增厚率减低；心肌梗死时主要表现为梗死部位心肌变薄，收缩期增厚率减低和室壁运动异常，而非梗死部位心肌出现代偿性室壁运动幅度增强。

（2）二尖瓣狭窄

1）直接征象：①二尖瓣回声增粗，反射增强，EF斜率随病情的发展而减慢，A峰逐渐消失，失去双峰曲线转为"城墙样"曲线；二尖瓣活动曲线表现为瓣叶增厚，回声增强；②舒张期二尖瓣前后叶呈同向运动；③多普勒超声心动图，显示二尖瓣口舒张期血流速度增快，E峰下降速度明显减慢，且与狭窄程度相关；彩色多普勒显示舒张期经二尖瓣口血流呈五彩镶嵌状；左房内血栓尤其是左心耳部血栓常需经食管超声心动图检查。

2）间接征象：左心房、右心室增大；左房血栓。

（3）二尖瓣关闭不全

1）直接征象：①M型超声心动图：二尖瓣活动曲线表现为二尖瓣活动增强，EF斜率增快。室间隔运动增强。二尖瓣脱垂时，可见CD段呈"吊床样"改变。②二维声像图：可见瓣叶增厚、反射增强，收缩期瓣口对合欠佳。③彩色多普勒检查：左心房内可见收缩期蓝色为主的多彩血流束从二尖瓣口反流引起的湍流信号。根据反流深度及反流束与左心房面积比值，可粗略地分为轻、中、重反流。

2）间接征象：左房、左室扩大。

（4）主动脉瓣狭窄：主动脉瓣瓣叶增厚、开放幅度变小（<12mm），重者瓣叶几乎无运动；左室壁增厚、流出道增宽。多普勒超声显示瓣口血流频谱明显增宽、血流速度加快。

（5）主动脉瓣关闭不全：主动脉瓣叶呈双线征，二尖瓣前叶舒张期出现快速扑动波。左室腔扩大，代偿期室壁运动幅度增大。频谱多普勒在主动脉瓣根部探及舒张期反流频谱信号，彩色多普勒左室腔内舒张期可见自主动脉瓣的五彩镶嵌状反流束。

（6）先天性心脏病

1）房间隔缺损：M型和二维超声心动图可见：①右心房、右心室扩大和右室流出道增宽；②室间隔与左心室后壁呈同向运动；③心尖位和胸骨旁四腔图上显示房间隔中部或上部连续性中断。彩色多普勒超声可见：红色为主的血流束自左心房穿过房间隔回声中断处进入右心房，并向三尖瓣口延伸。三尖瓣口和肺动脉口彩色亮度增加，色彩增多。

2）室间隔缺损：M型超声心动图：主要表现为左心房增大，左心室增大，左心室室壁运动加强。当合并肺动脉高压时，肺动脉瓣曲线EF段平坦，a波消失。二维声像图：室间隔回声带中断，断端处回声增宽。左心室、左心房扩大，室壁活动幅度增大。右心室流出道及肺动脉增宽。伴肺动脉高压时，肺动脉显著增宽。彩色多普勒超声检查：收缩期可见红色为主的血流束自左心室穿过室间隔缺损处进入右心室，在右心室内形成五彩镶嵌的湍流。在伴有肺动脉高压时，收缩期见红色左向右分流信号，舒张期见蓝色右向左分流信号。

3）动脉导管未闭：M型超声心动图：伴肺动脉高压时可显示肺动脉瓣曲线呈"W"形或"V"形，左心室壁运动幅度明显增大。二维声像图：在心底短轴上显示肺动脉分叉处或左肺动脉起始处与主动脉弓之间出现一异常通道，可呈管状、漏斗状或窗孔形。左心房、左心室扩大。左心室壁活动幅度增大，主动脉、肺动脉可见不同程度的增宽，搏动明显增强。彩色多普勒超声检查：显示经动脉导管进入肺动脉的红色为主的多彩血流束沿主动脉外侧上行，同时主肺动脉内侧部分为蓝色血流，若主肺动脉压差大，则出现以舒张期为主的双期、多彩镶嵌血流，未闭动脉导管越粗，五彩镶嵌的血流束就越宽。

4）Fallot四联症：M型二维超声心动图检查：见主动脉内径增宽，主动脉前壁与室间隔连续中断，室间隔残端位于主动脉前后壁中间，即主动脉骑跨；右心室流出道变窄，肺动脉瓣细小和肺动脉内径变细；右心室壁肥厚，左心房、左心室内径变小。彩色多普勒超声检查：心尖五腔心于收缩期显示来自左、右心室的蓝色血流射向主动脉根部，左心室长轴断面，收缩期可见蓝色血流束自右心室穿过室间隔缺损处，与来自左心室的红色血流束一起进入主动脉，流经肺动脉狭窄处的血流束变细且远侧呈多彩湍流，若肺动脉瓣和（或）肺动脉主干闭锁，则其远侧无彩流信号。

（7）心包积液：少量心包积液时在心包腔均可探及无回声液性暗区；大量心包积液时，心包腔内可见大量液性暗区，并可见心脏"摇摆征"，即整个心脏在液囊中前后或左右摇摆。超声心动图对心包积液的诊断准确率极高。

（8）肺动脉栓塞（pulmonary embolism，PE）：超声心动图检查可显示位于主肺动脉或分叉部以及左右肺动脉主干内的较大栓子，表现为肺动脉管腔内的高回声团，经食管超声优于通常的经胸技术。超声心动图检查的优势在于适用于急性中央肺动脉较明显的肺栓塞诊断，并可同时对心脏形态、功能进行评价。

（9）主动脉夹层（aortic dissection，AD）：①增宽的主动脉内可见撕裂的内膜片，呈纤细膜样回声，并将主动脉分为真假两腔；②撕裂的内膜上有时可见连续性中断，为真假腔相交通的破口，多位于夹层病变近段；在夹层病变远段有时可见再破口；③假腔内有时可见血栓形成；④真腔内血流速度相对较快，假腔内血流速度缓慢或血流回声延迟出现或无血流显示；在入口处可见自真腔流向假腔的血流，而于出口处可见自假腔流向真腔的血流；⑤夹层病变累及主动脉根部时，彩色多普勒血流成像常可探及主动脉瓣反流。

（10）下肢动脉粥样硬化：①二维超声：表现为下肢动脉内膜和中层增厚，突向腔内；有局限性或弥漫性动脉硬化斑块，斑块的回声与其成分有关，钙化斑块表现为强回声并声影，纤维斑块常呈中等回声，附壁血栓呈低回声。②多普勒超声：CDFI可见血流形态不规则、变细，狭窄后有五彩镶嵌样湍流信号，动脉完全闭塞时则无血流显示；频谱多普勒可根据频谱变化评估下肢动脉的狭窄程度。

（11）下肢深静脉血栓：二维超声：①急性血栓，于血栓处管腔增宽，呈无或低回声，管腔不能被压闭；②慢性血栓，管腔回缩，呈中等或高回声，血栓部静脉壁增厚，栓塞静脉周围见侧支循环。多普勒超声：血栓部位静脉段无血流信号或仅有少量血流信号，彩色多普勒超声便于鉴别静脉和动脉，有利于血栓诊断。超声检查的不足之处是对小腿以下深静脉血栓诊断的敏感性较低，检查时加压则有可能因血栓脱落引起急性肺栓塞。

（二）肝脏超声检查

肝脏是腹腔内最大、最重的实质性器官，其所处的位置和内部结构非常适宜超声检查。故超声波检查成为肝脏疾病首选影像学检查方法。

1. 正常肝脏声像图　正常肝脏声像图在斜切面呈楔形，在纵切面略呈三角形。右叶大且厚，向左叶逐渐变小变薄，肝脏轮廓清晰，表面光滑锐利，肝上界位于5、6肋间，下界于右肋缘下，肝右叶斜径10.0～14.3cm（12.2±1.1cm），肝左叶前后径4.1～7.4cm（5.8±0.8cm），肝左叶上下径4.0～8.3cm（6.2±1.1cm）。肝内的门静脉、肝静脉和胆管及其一级分支均能在声像图上显示出来。正常肝实质回声稍低，光点细小，分布均匀；有时可见散在的略强回声的稀疏光点和（或）短小线状回声。

2. 异常声像图

（1）门脉性肝硬化声像图：门脉性肝硬化是临床上最常见的一种类型。声像图显示肝脏失去正常形态，体积多缩小；表面常凹凸不平；肝实质回声增强而不均匀。

（2）原发性肝癌：是最常见的肝脏恶性肿瘤。在病理上，肝癌可分为结节型、巨块型和弥漫型3种类型。①巨块型：显示为不规则的巨大团块状回声，形态不规则，边缘不清楚，内部回声密集但不均匀，多为强回声，但也可见低回声。如果瘤体内部有坏死或液化，则显示为低回声或无回声区。②结节型：显示为大小不等的结节状回声，内部回声强弱不等。③弥漫型：显示为大小不等、分布不均匀的团块状回声，回声的强度不一，可累及一个肝叶甚至整个肝脏。

（3）肝血管瘤：国内外学者多将血管瘤按回声强度分为4种：①强回声型：此型最多见，占50%~80%，多数瘤体<3.0cm，病灶和正常肝组织分界清楚，略突出于肝组织，呈"浮雕"征；病灶内部回声明显增强，光点分布均匀，部分可见筛网状无回声区。②低回声型：较少见，占10%~20%，多见于3~7cm大小的血管瘤，此型边界清楚，常似有包膜回声，探头加压可见局部"塌陷"，内部呈网格状低回声，后方回声增强，周围肝组织回声正常。③混合回声型：约占20%，多见于海绵状血管瘤，平均7~15cm大小，常邻近肝静脉，内部回声强弱不均，呈花斑状，有不规则的无回声暗区。彩色多普勒常不能显示小血管瘤的彩色血流信号，大的血管瘤则可在内部探查及少许点、片状色暗的血流信号。④无回声型：极少见。瘤体内无网状结构，可仅见分隔样回声，无回声区内可有细点状回声，后方回声增强，常有包膜样回声，与周围组织分界清晰。

（4）脂肪肝：肝脏弥漫性增大，边缘变钝。实质回声密集、增强，深部回声减弱，肝内管腔显示模糊或不显示。

（三）胆囊超声检查

1. 正常声像图　正常胆囊呈圆形或椭圆形，长径不超过9cm，前后径不超过3cm，壁厚2~3mm，轮廓清楚，曲线自然光滑，胆囊腔表现为均匀无回声区，胆囊壁为边缘光滑高回声。

2. 异常声像图

（1）胆囊结石：胆囊结石的形成与胆汁淤积、胆固醇代谢失调、感染等有关。结石可呈圆形、椭圆形或不规则形态，可以单发、多发或呈泥沙形。典型的胆囊结石的声像特点为：①胆囊内出现稳定的点状或团块状的强回声，大小不等；②强回声团后方伴有无回声暗带即声影，宽度与结石大小一致；③检查过程中，改变体位可见强回声向重力方向移动。

（2）急性胆囊炎：急性胆囊炎的发生多与胆管阻塞、胆汁淤积、胰液反流、细菌感染有关。单纯胆囊炎超声显示为胆囊增大、饱满，囊壁增厚，内部回声正常；化脓性胆囊炎显示为胆囊明显胀大，胆囊壁增厚，中层由于水肿而回声降低，呈现典型的强、弱、强3层回声结构，胆囊内无回声区可见稀疏或密集的点状、片状回声，不向重力方向聚集，不形成明显的沉积带，为胆汁内混有脓性物的征象。

（3）慢性胆囊炎：炎症较轻时胆囊的大小和形态可无改变，随着病情的进展，可出现胆囊体积缩小，胆囊壁增厚、钙化，边缘毛糙，回声增强，并失去正常的平整、光滑的曲线。

（四）肾脏、膀胱、前列腺超声检查

1. 正常声像图

（1）正常肾脏声像图：经背部纵切图呈大豆状，长9~12cm，厚3~6cm，宽5~7cm。肾的外周有光滑整齐、反射明亮的线状包膜，包膜下的肾实质为低回声，其内有散在的点状回声，分布均匀，向内伸入锥体之间，厚约1.5cm。肾中央部为肾窦区，包括肾盂、肾盏、肾血管和脂肪组织，呈不规则的强回声区，其宽度约占肾断面宽度的1/2~2/3。

（2）正常膀胱声像图：膀胱的形态与切面及膀胱充盈状态有关。充盈时，横切面呈圆形或椭圆形或近四方形，纵切面呈三角形。中心部为尿液形成的无回声区，周边为膀胱壁的强回声

带,有良好的连续性。

（3）前列腺:可经腹壁、直肠或会阴部探查。经腹壁探查时,呈对称而圆钝的三角形。包膜回声光滑、明亮,内部回声为散在的分布均匀的细小光点,声像图前方为膀胱的无回声区,后方为直肠,呈圆形光亮回声。前列腺的上下径、前后径和左右径分别为3cm、2cm、4cm。

2. 异常声像图

（1）肾结石:肾窦区内呈现点状或团块状、斑片状的强回声,直径大于0.3cm的结石后方可伴有声影。致密的结石通常只见表面的回声呈弧光带,疏松的结石则可见结石的全貌。

（2）前列腺炎:急性炎症时前列腺弥漫性增大,左右基本对称,包膜完整、光滑,稍增厚。内部回声多不均匀,呈不规则的光点或光斑。脓肿时可出现不规则的液化区。慢性前列腺炎声像图显示多样、大小不等,但包膜完整、连续,左右对称,内部回声多不均匀,各径线稍大或正常。

（五）妇产科超声检查

1. 正常子宫声像图　子宫纵切面呈倒置的梨形,横切面呈椭圆形,轮廓清晰,长5.5～7.5cm,宽4.5～5.5cm,厚3～4cm。肌层呈均匀低回声,宫腔呈线形的强回声,周围有内膜的弱回声环绕,其厚度、回声强度和子宫大小,随月经周期变化,经期子宫略大。正常卵巢切面呈圆形或椭圆形,内部回声强度略高于子宫,约3cm×2cm×1cm大小。

2. 正常妊娠子宫的诊断　早孕的超声检查可显示妊娠囊、胚芽、原始心管搏动和卵黄囊,妊娠囊一般在第5周时可显示,第7周时可见胚芽回声,第8周可发现原始心管搏动。中晚期妊娠的超声检查要求明确妊娠有无异常或评定胎儿生长发育情况与孕龄估计或做胎儿生理评分,以便采取相应措施。

3. 异常声像图

（1）子宫肌瘤:子宫肌瘤是子宫平滑肌和纤维结缔组织组成的实质性的圆球形肿块。肌瘤可位于肌壁间、黏膜下和浆膜下。超声显示为:①子宫增大,失去正常形态,增大程度和形态改变与肌瘤的大小、部位、数目有关。②肌瘤内部回声不均匀,较小肌瘤呈低回声或等回声;较大的肌瘤由于瘤体内部血供障碍,营养缺乏,可出现玻璃样变、囊性变,而呈低回声或无回声;肌瘤钙化后,可见钙化光环或点片状回声,伴后方声影。③子宫内膜线移位或变形。

（2）卵巢肿瘤:大体上可分为囊性和实性。囊性常见,声像图显示为瘤体呈圆形或椭圆形,囊壁光滑,囊体内部回声根据其囊内液体的不同而不同。浆液性为无回声的暗区,黏液性为散在或密集的光点,可随体位改变。

（3）宫外孕声像图:凡受精卵在子宫腔以外的器官或组织着床发育,称为异位妊娠,又称宫外孕,是妇产科常见的急腹症之一。异位妊娠中95%为输卵管妊娠,输卵管妊娠以壶腹部占多数。

输卵管妊娠声像图表现:①直接征象:附件区混合型包块,形态不整,边界不清;部分包块内可见形态规则或不规则的无回声区,典型者无回声区内可见卵黄囊、胎芽,甚至原始血管搏动;CDFI包块内可见血流信号。②间接征象:盆腔积液,透声不良,可见细密悬浮点状回声;子宫形体稍大,内膜稍厚。此外,宫外孕的超声诊断需紧密结合临床病史及血hCG值。

（六）体表及小器官超声检查

1. 甲状腺疾病声像图

（1）甲状腺肿瘤:表现为甲状腺内肿块:边界清楚、偏低均匀回声、缺乏血流信号者,提示为良性肿瘤；边界不清、回声不均、血流信号丰富者，则提示为恶性肿瘤。

（2）甲状腺肿：表现为甲状腺增大，其内回声不均，可见单发或多发中低回声结节；CDFI见结节周边绕行的血流信号。

（3）甲状旁腺腺瘤：颈部超声甲状旁腺腺瘤呈回声均匀、边缘规则、有包膜的结节，其回声低于正常甲状腺；腺瘤内可有囊变及出血，使回声发生改变。

2. 乳腺疾病声像图

（1）乳腺纤维腺瘤：纤维腺瘤多表现为：①圆形或卵圆形肿块，边缘光滑锐利，界限清楚，横径通常大于纵径；有时可见包膜回声；内部为均匀或比较均匀的低回声，肿块后方回声正常或增强，常有侧方声影。② CDFI 显示病变内通常无彩色血流或血流减少。

（2）乳腺增生：显示乳腺腺体增厚，结构紊乱，内部回声不均匀，回声光点增粗；如有乳导管囊性扩张或形成囊肿，可见管状或类圆形大小不等的回声区，边界清晰，后方回声增强。

（3）乳腺癌：①肿块形态不规则，纵径（前后径）通常大于横径，与周围正常组织分界不清，边缘可表现为模糊、成角、微分叶或毛刺，无包膜回声；肿块内部多为不均匀的低回声，如有钙化可出现强回声光点，部分有声影；肿块后方回声衰减，侧方声影少见。② CDFI 显示乳腺肿块有较丰富的高阻血流信号。③部分病人可探及患侧腋窝处回声较低的增大淋巴结。

（七）其他

1. 介入性超声　是在超声显像基础上为进一步满足临床诊断和治疗发展起来的一门新技术。包括：①超声引导细针穿刺细胞学检查及组织学活检；②腹部脓肿的穿刺抽吸和置管引流；③经皮经肝穿刺胆管造影及置管引流；④肝癌的介入性治疗：酒精注射治疗、激光凝固治疗、微波凝固治疗。

2. 三维超声成像　包括静态三维超声成像和实时三维超声成像，与二维成像比较更能准确地了解器官或病变的形状、轮廓、大小等，更清楚准确地显示组织脏器的邻接关系，可从不同的视角观察解剖结构，能补充二维成像不易显示的病变如胎儿唇腭裂等畸形。

3. 超声造影　造影剂注入人体的方法有弹丸式注射和连续式注射，临床应用于：①心血管系统中右心、左心、心肌造影；②腹部脏器、表浅器官、外周血管，增强对小血管、低速低流量血流的显示。

第五节　核医学检查

一、概述

核医学（nuclear medicine），又称原子医学，是利用放射性核素及其标记的化合物进行疾病的诊断和治疗的一门学科，又分为临床核医学和基础核医学（实验核医学），临床核医学又分为诊断核医学和治疗核医学。通常所讲的放射性核素显像即为诊断核医学，可动态观察和定量分析脏器的变化,以获得脏器形态和功能两方面的信息,在临床上广泛应用于甲状腺、肾脏、心脏、骨骼等疾病的诊断,此技术具有方法简便、安全、灵敏度高和特异性强等优点。治疗核医学是利用放射性核素发射的核射线对病变进行高度集中照射治疗。

(一)核医学检查的原理

核医学诊断方法按放射性核素是否引入受检者体内分为两类:凡不需引入体内者称体外检查法,如放射免疫分析,它是一项在体外进行的超微量生物活性物质测量技术;凡需要将放射性核素引入体内者则称为体内检查法。利用放射性核素进行脏器和病变显像的方法称为放射性核素显像,这种显像有别于单纯形态结构的显像,是一种兼顾形态结构的功能、代谢显像,当病变早期仅仅出现功能、代谢变化时,即可通过核医学显像呈现出来。

1. **体内检查法的原理** 放射性核素或其标记物被引入人体后,可通过如下途径被脏器、组织摄取:①被某一脏器或某一脏器的某种细胞选择性地摄取;②被某一脏器的细胞摄取并迅速清除;③形成微血管栓塞,暂时栓塞在某些微血管床;④离子交换与吸附;⑤特异性结合;⑥参与脏器、组织的代谢等。放射性药物通过以上途径被脏器、组织摄取后,能够停留足够的时间进行平面或断层显像,根据放射性核素分布的多少,从而了解组织、脏器的功能、代谢或血流灌注等情况,或观察体内某一通道的通畅程度。

2. **体外检查法的原理** 体外检查法是利用放射性标记的配体为示踪剂,以竞争结合反应为基础,在试管内完成的微量生物活性物质检测技术。

(二)核医学仪器

核医学显像仪器是指用于探测和记录引入人体内的放射性核素发射出的射线种类、能量、活度、随时间变化的规律、空间分布,经计算机处理等一系列过程,从而得到脏器图像的仪器.用于治疗疾病的核仪器也可称为核医学仪器。

1. **单光子发射计算机断层仪**(single emission computed tomography,SPECT) 主要利用注入人体的发射单光子放射性核素为探测对象。图像采集时,仪器的探头通过可旋转的机架围绕病人长轴旋转,每隔一定角度采集一帧平面图像,获取的多个平面图像通过计算机处理重建成三维断层图像(横断面、冠状面及矢状面)。SPECT 显像可以克服平面显像对器官、组织重叠所致的小病灶的掩盖,提高对深部病灶的分辨率和定位的准确性。

2. **正电子发射计算机断层**(positron emission computed tomography,PET) 主要利用发射正电子的放射性核素(^{11}C、^{13}N、^{15}O、^{18}F)及其标记物为探测对象。这些核素衰变后产生的正电子在体内与组织相互作用后,产生一对能量相等、方向相反的 γ 光子。用符合线路在相反方向同时测定两个 γ 光子而成像。经计算机处理出三维断层图像。

(三)核医学检查的卫生防护

核医学检查在疾病诊断方面具有很多优点,但因放射性药物常需引入体内,有一定的电离辐射影响。在相同条件下,不同个体和不同器官、组织、细胞对辐射反应存在差异;代谢旺盛或经常分裂的细胞对辐射较敏感。受照射后,个体本身所发生的各种效应称为躯体效应,包括辐射所致骨髓造血功能障碍、白内障、辐射致癌等;受照个体生殖细胞突变,而在子代表现出的效应称为遗传效应,可导致后代先天畸形、流产、死胎和某些遗传性疾病等。在实际应用中应遵循实践正当性、防护最优化及个人剂量和危险限值的放射防护原则,使照射实践中利多于弊。辐射防护包括外照射防护和内照射防护两部分。

1. 外照射防护 外照射是指电离辐射源处于体外而使个体受到的射线照射,其防护原则为:①时间防护:尽量减少接触时间;②距离防护:尽量远离放射源;③屏蔽防护:在放射源与人体之间放置屏障物。

2. 内照射防护 内照射是指放射性核素通过口、鼻或皮肤破损等处进入体内而引起的照射,其防护原则为切断一切放射性核素可以进入体内的途径,避免放射性药物通过口、鼻及皮肤破损等处进入体内。此外,还应注意放射性药物在特殊人群的应用原则。由于儿童对辐射较为敏感,所以一般情况下,放射性检查不作为首选;对于育龄期妇女,原则上妊娠期不用放射性药物,未妊娠的育龄妇女在需要进行放射性检查时,要将时间安排在月经开始后10天内进行;哺乳期妇女应慎用放射性检查。

二、核医学检查前的准备

1. 常规准备

(1)检查前说明该项检查的目的及其临床意义,同时解释该核素检查的必要性、优点和安全性,取得理解和配合,并消除病人对核素检查的畏惧心理。在检查治疗完成后应嘱咐受检者相关放射防护和排泄物的处理方法,避免亲属不必要的辐射或放射性的污染。

(2)糖尿病病人检查前需测血糖,注射胰岛素。

(3)检查腹、盆腔部位前要先清洁肠道、排空膀胱。

(4)疼痛或烦躁者检查前需使用止痛剂或镇静剂。

(5)在注射药物前应禁食6小时,注射药物前、后要保持安静。注射药物后卧床休息,不走动、少说话。显像中保持平卧约1小时,不能移动。全身骨骼显像病人在静脉注射后1小时宜适量饮水,以促进显影剂的排出,避免发生放射性膀胱炎。

2. 脑血流灌注显像

(1)器官封闭:注射显像剂前1小时口服过氯酸钾400mg,抑制脉络丛分泌,减少对脑灌注图像的干扰。服用显像剂后饮水200ml加以稀释,减少药物腐蚀性等不良反应。

(2)视听封闭:令受检者安静、闭目带黑色眼罩和耳塞5分钟后,注射显像剂,并继续封闭5分钟,保持周围环境安静,以减少声音、光线等对脑血流灌注和功能的影响。

(3)保持体位不变和安静:对于检查时不能保持体位不变或保持安静的病人或患儿,需应用镇静剂。

(4)相对禁忌证:脑压升高性疾病是介入试验的相对禁忌证。

3. 脑葡萄糖代谢显像

(1)检查前禁食4~8小时。

(2)视听封闭:同脑血流灌注显像。注射显像剂后继续保持安静45分钟后进行PET显像。

4. 心肌灌注显像

(1)检查前2日停服β受体阻滞剂及抗心绞痛药物。

(2)检查当日空腹4小时以上。

(3)^{99m}Tc-MIBI显像时带脂餐。

5. 心肌灌注负荷试验

（1）运动试验前 1 天停用氨茶碱及普萘洛尔等 β 受体阻滞剂。

（2）检查当日饮食应清淡，忌咖啡类饮料。

（3）药物负荷试验前 1 天停用双嘧达莫及氨茶碱类药物。

6. 心肌代谢显像

（1）检查当日空腹至少 12 小时。

（2）显像前监测病人血糖水平，血糖高于正常者或糖尿病病人应调节血糖水平至正常范围。

7. 甲状腺吸碘率测定

（1）停用影响甲状腺摄碘的食物和药物（表 7-1）。

表 7-1　影响甲状腺摄碘率测定的食物和药物及停用时间

	主要含碘物质和药品	对摄碘率的影响	停用时间
含碘食物	海带、紫菜、海蜇、海鱼虾	抑制	2～4 周
含碘药品	复方碘溶液、碘化钾、碘酊、含碘片等，中药如昆布、海藻、川贝、香附、木通、夏枯草、常山、丹参、连翘、黄药子等	抑制	2～8 周
	维生素 U	抑制	3 个月以上
	碘造影剂	抑制	1 年以上
含溴药品	三溴片、丙胺太林等	抑制	2～8 周
其他药品	抗甲状腺药物（硫脲类、甲巯咪唑、甲亢平等）、甲状腺素、过氯酸盐、激素（肾上腺类固醇、ACTH、避孕药等）、长期服用抗结核药物（PAS 和异烟肼）	抑制	2～4 周
	抗甲状腺药物停药后反跳、治疗后数月内甲状腺增生、甲状腺功能反跳	增加	

（2）检查当日空腹，保证 ^{131}I 的充分吸收。

8. 肝胆动态显像　检查前禁食 4～12 小时。

9. 全身骨显像

（1）注射骨显像剂后半小时饮水 1500ml，促进显像剂的排出，避免放射性膀胱炎的产生。

（2）显像前排空尿液，注意不要污染衣裤及皮肤，以免造成假阳性结果；若发现污染，及时更换衣裤和擦洗皮肤。

（3）尿袋、引流袋需尽量排空、置于体侧。

（4）显像前去除被检查者戴有的金属物品（如腰带、钥匙、项链、首饰、硬币、含金属成分的胸罩等），以防导致伪影响检查结果的判断；不能去除的需记录金属物品性质、位置，供分析影像时参考。

10. 肾动态显像和肾图检查

（1）尽可能在检查前 3 天停服任何利尿药物，检查前 2 天不进行静脉肾盂造影。

（2）检查前 30 分钟饮水 300ml，检查前排尿，以减少因肾血流量减少及憋尿对结果的判断。

三、核医学检查在临床中的应用

（一）内分泌系统

1. 甲状腺摄 ^{131}I 功能原理及临床应用　利用甲状腺具有选择性摄取和浓聚碘离子（^{131}I）的

能力,并可放射出γ射线的特性,给病人口服一定量的¹³¹I,通过在不同时间测定甲状腺体表部位的放射性,反映无机碘进入甲状腺的数量和速率,从而判断甲状腺功能状态。

甲状腺摄¹³¹I功能,主要用于甲状腺功能亢进症¹³¹I治疗病人¹³¹I用量的计算;亚急性甲状腺炎、甲状腺功能亢进症、甲状腺功能减退症、地方性甲状腺肿等疾病的诊断。

2. 甲状腺显像原理及临床应用 正常甲状腺具有选择性吸收和浓聚碘(I)的功能,锝(Tc)和碘是同族元素,亦能被正常甲状腺组织吸附,但不参加甲状腺激素的合成。将放射性¹³¹I或⁹⁹ᵐTc等作为示踪剂,引入人体,可被甲状腺摄取,借助单光子发射计算机断层显像仪,简称SPECT或γ照相机,在体外可显示出甲状腺的影像,从而了解其位置、形态、大小和腺体内放射性分布的情况。当甲状腺发生病变时,病变部位可以改变I或Tc在甲状腺中的代谢,表现为对¹³¹I或⁹⁹ᵐTc的摄取功能增强或降低,在显像图上相应于病变的部位,显示为放射性浓集或稀疏区,从而反映甲状腺腺体功能情况。

正常甲状腺图像显示甲状腺位置与解剖学一致,形态完整,呈蝴蝶状,由左、右两叶和两叶下1/3处的峡部组成,腺体内放射性分布均匀。正常甲状腺可有多种变异,如锥形叶、马蹄形、峡部不显影、先天性一叶缺如等。

(1)甲状腺结节的诊断:根据甲状腺结节摄取显像剂的情况,可将结节分为四种类型,即"热结节""温结节""冷结节""凉结节"(图7-34)。若病变区域放射性分布明显高于正常甲状腺组织,称为"热结节",常见于功能自主性甲状腺腺瘤、先天一叶缺如的功能代偿;若病变区域放射性分布与周围正常甲状腺组织相似,称为"温结节",多见于功能正常的甲状腺腺瘤、结节性甲状腺肿、甲状腺炎等,温结节中甲状腺癌的发生率约3%~8%;若病变区域放射性分布低于周围正常甲状腺组织,称为"冷(或凉)结节",多见于甲状腺囊肿、甲状腺瘤囊性变、大多数甲状腺癌、结节性甲状腺肿等,单个"冷结节"甲状腺癌的发生率约为20%。

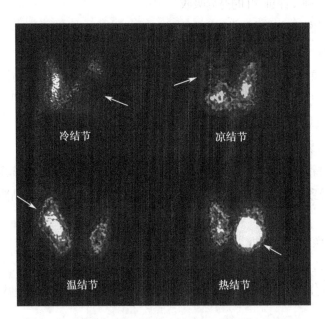

图7-34 四种类型的甲状腺结节(扫描本章二维码观看彩图)

(2)异位甲状腺的定位诊断:注射放射性显像剂后,在颈部正常甲状腺部位无放射性浓集,而可疑部位出现放射性浓集呈团块影,提示为异位甲状腺。异位甲状腺可位于胸骨后、舌根部及气管旁,甚至卵巢等部位。

（3）甲状腺癌转移病灶的定位：甲状腺显像是寻找甲状腺癌转移灶非常有效的方法，对于正常甲状腺组织已完全去除（如手术全切或大剂量 ^{131}I 治疗）病人，用 ^{131}I 作全身扫描，当发现甲状腺外出现异常的放射性浓集区，应高度怀疑为甲状腺癌转移病灶。但如果扫描未发现有放射性浓集区，也不能完全除外转移灶的存在，因甲状腺髓样癌（原发于甲状腺间质）转移灶不具摄 ^{131}I 功能，故不能显影。

（4）确定甲状腺形态大小和估计甲状腺重量：甲状腺静态显像图可明确显示甲状腺的形态和大小，依照甲状腺显像图上提示的甲状腺正面面积，可估计甲状腺重量，有助于甲状腺功能亢进症进行 ^{131}I 治疗时用药量的确定。

（5）颈部肿块的鉴别诊断：①腺外肿块：显像图上甲状腺形态完整，肿块无放射性浓集且位于甲状腺轮廓之外，甚至与甲状腺远离，可诊断为甲状腺外肿块；②腺内肿块：显像图上肿块位于甲状腺轮廓之内，甲状腺形态不完整，不论肿块是否具有摄取放射性的功能，都可视为甲状腺内肿块。

（二）心血管系统

1. 放射性核素心功能显像原理及临床应用　静脉注射不能渗透至血管外的放射性标记大分子物质后，用 γ 相机在心前区采集动态和静态影像，即为心血池显像。通过分析计算核素通过心脏的时间和数量，即可获得反映左右心室功能和各项血流动力学的参数，包括心动周期的时间、放射性曲线、心室容积曲线、收缩及舒张期的一些心功能参数及观察室壁运动情况等。核素心功能显像主要应用于冠心病心肌缺血的诊断及心功能评价；心脏疾病治疗前后心功能的判断；室壁瘤的诊断与鉴别诊断；束支传导异常及预激综合征的辅助诊断；心肌病、心肌炎及瓣膜疾病的辅助诊断和心功能评价。

2. 心肌血流灌注显像原理及临床应用　心肌细胞对某些放射性阳离子具有选择性摄取能力。其摄取量与局部心肌冠状动脉血流灌注量成正相关，若用放射性核素标记这种物质，即可利用 SPECT 从体外对心肌进行显像，以探测其在心肌摄取的情况。通过对体外探测所得图像进行分析，即可了解局部心肌血流灌注的状况。这种显像称为心肌灌注显像。

正常心肌血流灌注图像（图 7-35），通常右心室不显像。左心室显像清晰，放射性分布均匀，心尖部由于室壁较薄，放射性分布可较稀疏，中央放射性稀疏或缺损区为心腔。除心尖或心底部外，若图像中在左心室壁出现放射性缺损区，多提示该室壁心肌梗死或较严重心肌缺血。

对心肌灌注显像的异常图像进行分析，有助于冠心病心肌缺血、心肌梗死、室壁瘤、心肌病、病毒性心肌炎等疾病的诊断。此外，还可应用于急性心肌梗死预后的判断、溶栓治疗的监测、冠心病内科或手术治疗的疗效观察及预后的估测等。

3. 心肌葡萄糖代谢显像原理及临床应用　正常生理状况下，心肌细胞维持心脏收缩和稳定离子通道所需能量主要从脂肪酸氧化获取。而在碳水化合物饮食或葡萄糖负荷后，心肌细胞转以葡萄糖作为主要的能量来源；心肌缺血时，心肌细胞脂肪酸氧化受抑制，主要以葡萄糖无氧酵解提供能量。因此脂肪酸代谢的减少和糖代谢的相对增加是心肌缺血的主要表现。糖负荷或空腹状态下静脉注射 ^{18}F-FDG 后用 PET 或多功能 SPECT 可进行心肌糖代谢显像。

正常糖负荷时的心肌代谢显像图像与心肌血流灌注图像相似。而空腹状态下表现为心肌仅有少量放射性分布。

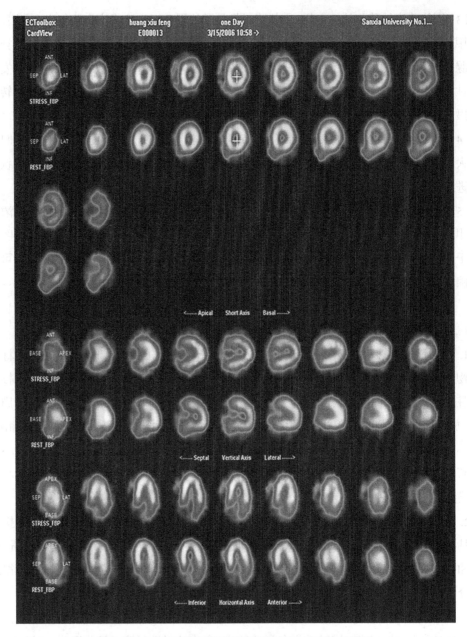

图 7-35　正常心肌血流灌注图像（扫描本章二维码观看彩图）

异常图像包括：①灌注 - 代谢不匹配：心肌灌注显像呈现稀疏、缺损区，而代谢显像显示相应节段 ^{18}F-FDG 摄取正常或相对增加，标志着心肌缺血但心肌细胞仍然存活（图 7-36）；②灌注 - 代谢匹配：即心肌灌注显像呈现稀疏、缺损区，代谢显像显示相应节段 ^{18}F-FDG 摄取呈一致性稀疏或缺损，标志着心肌细胞无活性（图 7-37）。主要用于冠心病心肌活性测定。

（三）呼吸系统

呼吸系统核医学显像包括肺通气和肺灌注显像。肺通气显像主要用于检查气道的通畅性和肺的局部通气功能；肺灌注显像主要用于检查肺动脉血流灌注情况。肺灌注显像和肺通气显像的联合使用，结合两种显像图像特征可以对肺部疾病进行鉴别诊断并评估肺的功能。主要用于肺动脉血栓栓塞症的诊断和疗效评价，慢性阻塞性肺疾病、肺血管高压的诊断，肺癌的诊断和根治切除的可能性估计。

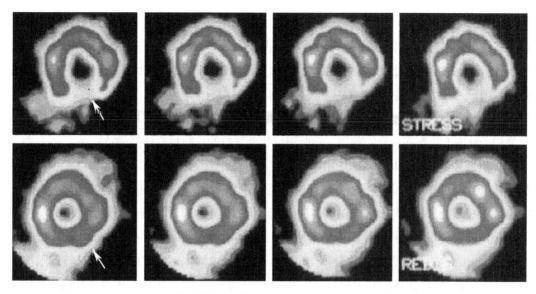

图 7-36　血流灌注与心肌代谢不匹配（扫描本章二维码观看彩图）

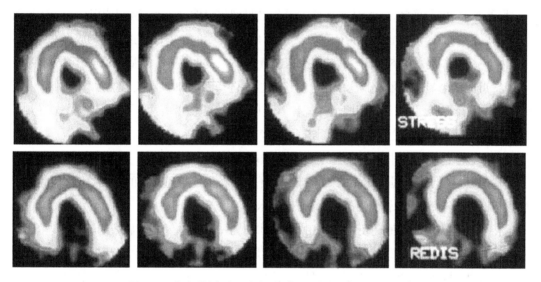

图 7-37　血流灌注与心肌代谢匹配（扫描本章二维码观看彩图）

1. 肺通气显像原理　放射性气溶胶雾粒经呼吸道吸入后，由于雾粒直径不同，分别沉积于喉、气管、支气管、细支气管和肺泡壁上。当呼吸道某部位阻塞时，阻塞处以下的呼吸道至肺泡将出现放射性分布稀疏或缺损区。用核医学显像装置在体外可获得放射性气溶胶在呼吸道的分布情况，据此判断气道通畅情况。

2. 肺灌注显像原理　静脉注射直径大于肺毛细血管的放射性微粒后，随肺动脉血流混合均匀后一过性地嵌顿于肺部毛细血管床。放射性微粒在肺内的分布与肺局部血流灌注成正比。应用核医学显像装置在体外可获得反映肺部血流灌注的图像。当肺血管阻塞时，相应部位的血流灌注减少或中断，肺灌注图像上表现为相应部位的放射性稀疏或缺损区。

（四）消化系统

1. 肝血流灌注和肝血池显像　正常情况下，肝脏的血供 75% 来自门静脉，只有 25% 血供来自肝动脉。"弹丸"式静脉注射显像剂后，腹主动脉、脾动脉和肾动脉首先显影（动脉相），此时肝区不出现明显的放射性；约 6～8 秒后，大量显像剂经门静脉进入肝脏（静脉相），肝区才可见到明显的放射性分布。该过程称血流灌注显像。经过30分钟或更长时间后，显像剂与血池中的血液充分混合，达到平衡状态时可观察到心、脾、肝等血池影像。肝脏内由于含血量较为丰富，有较强的放射性分布，称为肝血池显像。根据病变区血容量多少和放射性高于、等于、低于周围正常肝组织，鉴别肝内点位病变的性质。

正常肝血池影像肝脏位置、大小和形态与肝脏大体解剖相似。肝血流灌注和肝血池显像主要用于肝内占位疾病性质的鉴别。对肝海绵状血管瘤的诊断具有较高的特异性。

2. 肝胶体显像原理及其临床应用　静脉注射的放射性胶体被肝脏库普弗（Kuffer）细胞作为异物吞噬而不迅速排出，通过核医学显像装置获取反映肝脏位置、大小、形态及放射性分布的肝影像。肝内病变处由于库普弗细胞被破坏，不能摄取显像剂，表现为放射性稀疏或缺损区。

正常肝脏位置、大小和形态与肝脏大体解剖类似，内部放射性分布基本均匀。异常影像表现为位置、大小、形态及放射性分布异常（局限性稀疏或缺损、弥漫性稀疏或缺损、局限性浓聚）。肝胶体显像主要用于观察肝脏位置、形态、大小及功能状态；肝内有无占位性病变及其部位、数量等。肝内胶体显像缺损区局部肝动脉血供增强是肝实质肿瘤（原发性肝癌、转移性肝癌、肝腺瘤等）的影像特征；胶体显像所示缺损区见到放射性分布明显高于周围正常组织，为"过度填充"，往往是肝血管瘤的特征表现。肝胶体显像所示的放射性缺损区仍为放射性分布缺损，为"不填充"，提示肝内病变没有或很少有血液供应，多为肝囊肿、肝脓肿、肝硬化结节等。

3. 肝胆动态显像原理及临床应用　肝细胞能够选择性地摄取肝胆显像剂，并与胆汁一起经胆道系统排至肠道内，从而使胆道系统显影。肝胆动态显像可观察肝脏摄取、分泌显像剂及将其排入胆道和肠道的全过程，评价胆道系统的功能。

异常影像包括显影时间、显影顺序和显影部位异常等。

临床主要用于急性胆囊炎的诊断，新生儿肝炎与新生儿胆道闭锁的鉴别诊断，胆管先天性囊状扩张的诊断，胆总管梗阻的诊断，肝胆手术后评价等。

4. 消化道出血显像原理及临床应用　正常情况下，静脉注射血池显像剂后，主要分布在心脏、肝、脾、肾脏及腹部大血管内，胃肠道不显影。当胃肠道局部有出血灶时，带有显像剂的血液可渗出至肠腔内，在局部出现放射性异常浓聚影，并随肠道蠕动向下段肠道移动。因而可进行消化道出血的定位诊断。

消化道出血显像主要用于各种原因所致的下消化道出血的定性和定位诊断。

（五）泌尿系统

1. 肾图与肾动态显像原理及其临床应用　静脉注射经肾小球滤过或肾小管摄取、分泌而不被再吸收的显影剂后，在体外动态采集泌尿系统图像可获取显像剂浓聚于肾实质以及经肾盏、肾盂、输尿管并进入膀胱的全过程系列影像。经计算机处理可获得显像剂通过肾脏的时间-放射性曲线以及一系列定量参数，称为肾动态显像。所获得的时间-放射性曲线称为肾图。

根据动态影像和肾图曲线可了解肾脏位置、大小和形态，有助于肾血管性高血压、肾占位性病变的诊断（肾癌、囊肿、血管瘤等）与鉴别诊断；肾异常（先天性单侧肾缺如、多囊肾、马蹄肾、异位肾、肾下垂等）诊断；了解肾脏功能，进行尿路梗阻、尿路损伤的诊断；肾动态显像也可作为肾移植术后的监测，以了解移植肾的位置、血运情况，有无术后并发症、排异反应、尿路梗阻或尿漏等。

2. 利尿肾图及其临床应用　静脉注射利尿剂后，短期内尿量明显增加，可加速排出滞留在单纯梗阻上段的显像剂，使扩张的肾盂影像消退，但不能使滞留在机械性梗阻上段尿路内的显像剂排出，因此扩张的肾盂影像无明显变化。利用利尿肾图可鉴别机械性尿路梗阻和单纯性扩张。

（六）骨骼系统

静脉注射剂放射性核素标记的特定骨显像剂（如 ^{99m}Tc 标记的膦酸盐），通过与骨骼中的无机成分进行离子交换、化学吸附以及与骨组织中的有机成分相结合，从而使骨骼显影。当某些骨骼发生病变时，如炎症、肿瘤、骨折等，均可导致局部血流、代谢和成骨过程的变化，在相应的骨骼显像上表现出放射性分布异常。

正常影像成人全身骨骼显影清晰，放射性分布左右基本对称。颅骨、锁骨、肩峰、胸锁关节、腕关节、髂翼、股骨粗隆、膝关节、踝关节等呈对称性显示，胸骨显示清晰，各肋骨清晰可辨。后位影像上，椎体清晰显示。若骨显像图像上出现放射性分布不均匀和不对称，与邻近或对侧相应正常骨骼部位比较呈现局部或弥漫性放射性异常增高或减低区，即为异常骨显像。

临床上骨显像用于早期诊断肿瘤骨转移、确定骨转移范围、指导治疗方案的选择及疗效监测。由于骨显像较 X 线摄片或 CT 早 3 个月至 1 年发现病灶，因而成为诊断肿瘤骨转移的首选方法。最常见的影像学特征为全身多处放射性异常浓聚（图 7-38）。骨显像还可用于探测不明原因骨痛是否由肿瘤骨转移引起；进行原发性骨肿瘤的诊断。

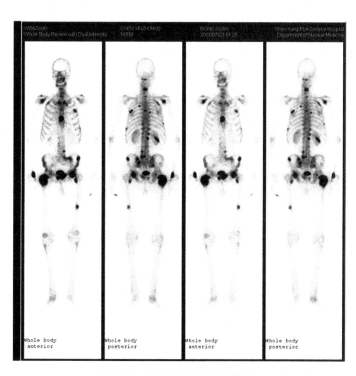

图 7-38　恶性肿瘤全身骨转移图像

（七）肿瘤

1. ^{18}F-FDG（^{18}F- 氟化脱氧葡萄糖）PET 肿瘤显像原理及其临床应用　　^{18}F-FDG 作为葡萄糖类似物是临床上应用最多的肿瘤代谢显像剂。^{18}F-FDG 经静脉注射后，经细胞膜上的葡萄糖转运蛋白进入细胞内，在已糖激酶作用下磷酸化生成 6- 磷酸 -^{18}FDG。但与葡萄糖不同的是不能继续代谢，因而滞留在细胞内。绝大多数肿瘤细胞具有葡萄糖高代谢特点，因而摄取与滞留

^{18}F-FDG 增加。肿瘤细胞摄取 ^{18}F-FDG 的程度与肿瘤的恶性程度呈正相关。应用 PET 或带符合探测功能的 SPECT 显像可获取肿瘤代谢的信息，灵敏度和特异性高于单纯利用解剖形态进行诊断的 CT 检查。

正常情况下，脑部、肾脏、输尿管和膀胱、心肌、肝脾可正常显影，胃肠道、肌肉内有一定放射性分布。代谢旺盛的恶性肿瘤常呈现放射性异常浓聚。^{18}F-FDG PET 肿瘤显像主要用于肿瘤的诊断与鉴别诊断；恶性肿瘤的分期；肿瘤治疗后残存、复发灶与纤维瘢痕组织的鉴别诊断；恶性肿瘤放射治疗或化学治疗后疗效的监测；恶性肿瘤病人预后判断。主要应用范围为肺癌、脑肿瘤、结直肠癌、淋巴瘤、黑色素瘤、乳腺癌、头颈部肿瘤及软组织骨骼肿瘤等。

2. 其他显像 ^{67}Ga、^{99m}Tc-MIBI、^{201}Tl 等示踪剂可在肿瘤组织中积聚，也可用于肿瘤显像。在肿瘤的诊断与鉴别诊断、分期及疗效随访中具有一定的应用价值。

案例分析（案例 7-1）

该案例身体评估结果如下：

病人 2 个月前无明显诱因出现右胸及背部针刺样疼痛，有时向右上肢放射，呈阵发性，以夜间明显，与呼吸及体位无关。有时轻咳，咳少量白色泡沫样痰，不含血丝和血块。1 个月前开始胸闷、憋气，活动时明显。近 4 天加重，且出现面、颈部及双上肢肿胀，无发热。肺部 CT 显示"右肺中心型肺癌并阻塞性肺炎"，"纵隔淋巴结转移"。病人有吸烟嗜好，20～40 支/日。否认家中有其他肿瘤病人及家族性遗传病史。病人步行入院，生活尚能自理，活动后心慌，轻度恶心，气促容易疲劳，对疾病知识缺乏，情绪稳定。

入院时生命体征：T 37.0℃，P 103 次/分，R 24 次/分，BP 130/80mmHg。身高 150cm，体重 37kg。神志清，精神好，查体合作，体质消瘦。右腋窝扪及约 3cm×3cm 质地偏韧的淋巴结，活动，无压痛，口唇轻度发绀，颈静脉怒张，胸廓对称，胸壁浅静脉充盈明显，心率 103 次/分，律整齐，右肺呼吸音低，可闻及少许干啰音，左肺可闻及干湿性啰音，余未见异常。

X 线和 CT 表现：瘤体表现为支气管管壁增厚及腔内结节，引发支气管狭窄截断，支气管管壁增厚与管外肿块或合并淋巴结肿大形成肺门区肿物。肺组织磨玻璃密度影像，小叶融合、肺段或肺实变影像，肺体积呈缩小的阻塞性肺炎表现。上腔静脉后淋巴结肿大，增强扫描可以显示肿块对于上腔静脉的侵犯。

辅助检查结果：血常规：HGB 145g/L，WBC $7.6×10^9$/L，胸部 CT：右上肺中心型肺癌并阻塞性肺炎、纵隔淋巴结广泛转移。

该案例主要护理诊断/问题如下：

1. 气体交换受损　与呼吸道受压和阻塞有关。

2. 体液过多　与腔静脉受压、血液回流受阻有关。

3. 活动无耐力　与疾病消耗，进食少及活动后呼吸困难有关。

4. 潜在并发症：上腔静脉综合征。

（李雪莉）

学习小结

通过本章的学习，首先要理解各种影像检查方法的基本性质及临床应用范围；学会观察和分析临床常见疾病的图像特点及其在疾病诊断中的重要意义；掌握各种影像检查前的注意事项、检查前的准备、检查后的护理及相应的防护工作。常用造影检查及造影剂的应用方法，正确观察和处理造影剂的过敏反应。关注影像检查病人的心理反应，注意评估家人对影像检查知识的掌握程度，能够指导被检查者选择适当的检查方法。

复习思考题

1. X 线的 4 个特性是什么？

2. 如何处理 X 线造影检查过程中的过敏反应？

3. 简述超声检查的临床应用及检查前的准备。

第八章　心　电　图

8

学习目标	
掌握	心电图的导联体系和心电图描记的操作技能；正常心电图波形特点与正常值；常见异常心电图的特征。
熟悉	心电图各波段的测量；药物和电解质紊乱对心电图的影响。
了解	心电图的产生原理；动态心电图和心电图运动负荷试验的适应证。

李某,男,61岁,活动后胸闷、间断心前区疼痛2年。今晨起床时突然出现疼痛,较前加重,服用硝酸甘油无效,急诊入院。

思考:

1. 该病人可能会出现哪些心电图变化?

2. 存在哪些护理问题?

第一节　心电图的基本知识

心脏在发生机械收缩之前,首先产生电激动,电激动沿心脏特殊传导系统下传,使心房和心室产生电活动变化,形成微弱的电流传到体表。心电图(electrocardiogram, ECG)就是利用心电图机自体表记录心脏每一心动周期所产生的电活动的曲线图形。心电图检查是心血管疾病最常用的临床诊断技术,也是进行临床诊断或健康检查时不可缺少的检查项目之一。

一、心电图产生原理

(一)心肌细胞的电位变化规律

心肌细胞的生物电变化表现为细胞膜内外的电位变化(图8-1)。

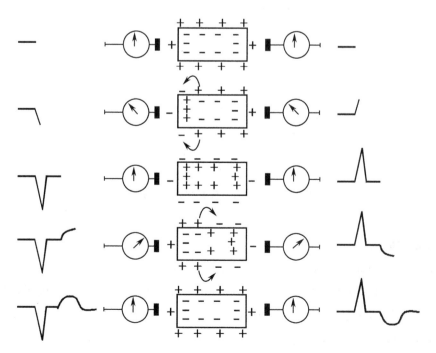

图 8-1　心肌细胞除极和复极过程以及细胞膜内外电位变化示意图

1. **极化状态** 当心肌细胞处于静息状态时,静止的心肌细胞保持复极化状态,细胞膜外集聚着带正电荷的阳离子,细胞膜内集聚着同等数量的带负电荷的阴离子,细胞膜内外两侧保持平衡,不产生电位变化,故细胞表面无电位差,此时探测电极描记出一水平线。

2. **心肌细胞的除极** 心肌细胞一端受到一定强度的刺激时,心肌细胞膜对钾、钠等离子的通透性发生改变,引起细胞膜内外阴、阳离子的流动,细胞膜内外的正、负电荷分布发生逆转,使膜外侧带负电荷,膜内侧带正电荷,这一过程称为除极(depolarization)。由于已除极部位膜外带负电荷(电穴),临近未除极部分仍保持正电荷(电源),两者之间构成一对电偶,产生电流。电流的方向由电源流向电穴,而除极的方向是由电穴指向电源。此时若在面对正电荷(即面对电源)端置一探测电极,可描记出向上的波,反之,探测电极面对负电荷(即面对电穴)则描记出向下的波。若探测电极置于细胞中央处则描记出先正后负的双向波。随着除极的迅速推进,直至整个心肌细胞完全除极,细胞膜内外分别均匀地聚集正、负电荷,细胞膜外的电位差消失,无电流存在,则描记为一平线。

3. **心肌细胞的复极** 心肌细胞完成除极后,再经过细胞膜内外阴、阳离子的流动,使心肌细胞恢复到细胞膜外侧带正电荷,膜内侧带负电荷,这一过程称为复极(repolarization)。此时细胞内外两侧的各种离子基本恢复到除极前的分布状态,复极完成后,整个心肌细胞恢复到静息状态水平。复极过程与除极过程方向一致,但因沿复极方向总是由电源指向电穴,故描记的复极波方向与除极波方向相反。

心电图检查是将探测电极置于体表来记录心脏产生的电位变化,而不是置于单个心肌细胞膜内或膜外来记录其电位变化。因此,单个心肌细胞在除极和复极过程中膜内外的电位变化与心电图不同,正常人心室的除极是从心内膜逐渐向心外膜方向进行除极,而复极是从心外膜逐渐向心内膜方向进行的,故心电图检查所描记到的除极波方向与复极波方向一致。

在体表所描记到的电位强度受多种因素影响,其中心肌细胞的数量与其成正比;探查电极位置和心肌细胞之间的距离与其成反比;探测电极的方位和心肌除极方向所构成的角度有关,夹角越大,心电位在导联上的投影越小,电位越弱(图8-2)

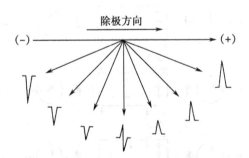

图8-2 探测电极电位与心肌除极方向的示意图

(二)心电向量

物理学上用来表明既有数量大小又有方向性的量叫作向量(vector),亦称矢量。如前所述,心肌细胞在除极和复极时可产生电偶。电偶两极的电荷数目聚集的越多,两极间的电位差越大。电偶既有数量大小,又有方向性,故电偶是向量。通常规定电偶正极所指的方向作为电偶的方向,故电偶的方向是由电穴指向电源。由心脏所产生的心电变化不仅具有量值,而且还具有方向性,故称心电向量。通常用长度表示其电位的量值,而用箭头表示其方向。心肌细胞除极和复极时产生的心电向量分别称为除极向量和复极向量。除极向量的方向与除极方向一致,而复极向量的方向与复极方向相反。

心脏由许多心肌细胞组成,这些心肌细胞排列方向不一。心脏的电激动过程中将产生许多大小方向均不相同的心电向量。一般按照向量综合的原理把某一瞬间许多大小、方向不同的向量综合成一个向量,这就是瞬间综合心电向量。由无数个依次产生的瞬间综合心电向量组成了心脏的除极向量和复极向量。

心电综合向量合成原理:若同一轴上的两个心电向量的方向相同者,其综合向量为两者之和,方向与原来的方向相同;若方向相反者,其综合向量为两者之差,方向与较大的向量方向一致;若两个心电向量的方向构成一定的角度者,则可按照平行四边形法则,取其对角线为综合向量(图8-3)。

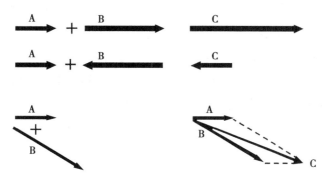

图 8-3　向量的综合方法示意图

因此,临床上由体表所描记的心电变化,均是全部参与电激动的心肌细胞所产生的电位变化按上述原理综合的结果。

二、心电图各波段的组成及命名

心脏的起搏传导系统由窦房结、结间束(分为前、中、后结间束)、房间束(Bachmann束)、房室结、房室束或希氏束(His bundle)、左束支(分为左前分支、左后分支)、右束支以及浦肯野纤维(Purkinje fibers, PF)所构成。正常心脏的电激动起源于窦房结,并从此出发沿此特殊传导系统的通道下传,先后兴奋心房和心室,使心脏收缩,执行心脏泵血功能(图8-4)。这种先后有序的电兴奋的传播,将引起心脏一系列的电位变化,形成心电图上相应的波段(图8-5)。

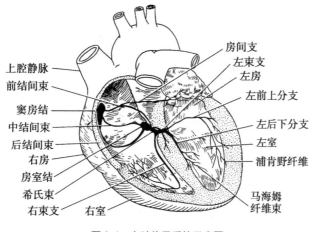

图 8-4　心脏传导系统示意图

正常心电图每一心动周期的一系列波段分别命名为:

1. **P波(P wave)** 最早出现的振幅较小的波,反映心房除极过程的电位变化。P 波起始部代表右心房除极,终末部代表左心房除极,中间部代表右、左心房除极。

2. **Ta波(Ta wave)** 反映心房的复极过程,也称心房复极波,在心电图上很难辨认。

3. **P-R 段(PR segment)** 自 P 波终点至 QRS 波群起点间的线段,反映心房复极过程及房室结、希氏束、束支的电活动所需要的时间。

4. **P-R 间期(PR interval)** 自 P 波起点至 QRS 波群起点间的线段,包括 P 波和 P-R 段,反映自心房开始除极到心室开始除极所需要的时间。

5. **QRS 波群(QRS wave)** 即心室除极波,反映左、右心室肌除极时的电位变化和时间变化。由于探查电极的位置不同,QRS 波在各导联上所形成心电图的波形不一,统一命名原则如下:在 QRS 波群中出现的第一个负向波称为 Q 波;第一个出现的正向波称为 R 波;R 波后的第一个负向波称为 S 波;S 波之后再出现的正向波称为 R′波;R′波后再出现的负向波称为 S′波;如 QRS 波群只有负向波统称为 QS 波。各波的大小,分别以英文字母的大、小写形式来表示。波形的波幅≥0.5mV,用大写的英文字母 QRS 表示;波形的振幅<0.5mV,用小写的英文字母 qrs 来表示。如果在等位线同侧,一个波上可见 2 个或 2 个以上的转折点,称为切迹或顿挫(图 8-6)

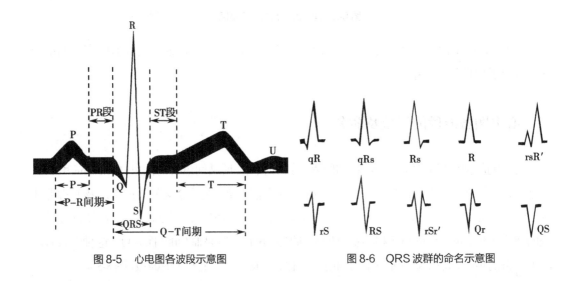

图 8-5　心电图各波段示意图　　　　图 8-6　QRS 波群的命名示意图

6. **T 波(T wave)** 指 QRS 波后出现的一个向上或向下的圆钝而较宽的波,反映心室晚期快速复极过程的电位变化。

7. **ST 段(ST segment)** 指 QRS 波终点至 T 波起点间的线段,反映心室复极早期缓慢复极过程的电位变化。其与 QRS 波的交接点称为 J 点。

8. **QT 间期(QT interval)** 指 QRS 波起点至 T 波终点间的时间,反映心室除极和复极全过程所需要的总时间。

9. **U 波(U wave)** T 波后的一个较小波,波幅很小,不是每个导联都出现。发生机制不清,多认为是心肌激动的激后电位。

10. **TP 段(TP segment)** T 波结束后至下一个心动周期 P 波开始的水平段。通常以 TP 段作为等电位线(基线)。

三、心电图导联体系

从理论上来说,任何心电导联系统从本质上都是双极导联,故将双极导联的两极(正极与负极)置于体表的任何部位都可以测出心脏的电位活动情况。即在人体体表相隔一定距离的任意两点放置正、负电极,并通过导联线与心电图机连接形成电路,即可描记出一系列心电波形,这种连接和记录的方法称为心电图导联。电极位置和连接方法不同,可以组成不同的导联。目前临床应用最普遍的是由 Einthoven 创设的国际通用导联体系(lead system),称为常规 12导联体系。

(一)肢体导联

肢体导联(limb leads)包括标准导联 I 、II 、III 及加压单极肢体导联 aVR、aVL、aVF。标准导联为双极导联,反映两个肢体之间电位差变化。加压单极肢体导联属单极导联,基本上代表的是正极(探查电极)所置部位的电位变化,其负极为连接其余两个肢体各串联 5000Ω 电阻后并联起来构成的中心电端(central terminal)或无干电极。中心电端的电位接近于零。导联电极主要放置于右臂(R)、左臂(L)、左腿(F),此可设想为以心脏为核心的等边三角形的三个顶点,中心电端位于三角形的中心,连接此三点即成为所谓 Einthoven 三角,其中心点相当于中心电端(表 8-1、图 8-7、图 8-8)。

表 8-1　肢体导联电极位置

导联名称	正极(探查电极)	负极
I	左上肢	右上肢
II	左下肢	右上肢
III	左下肢	左上肢
aVR	右上肢	左上肢 + 左下肢
aVL	左上肢	右上肢 + 左下肢
aVF	左下肢	右上肢 + 左上肢

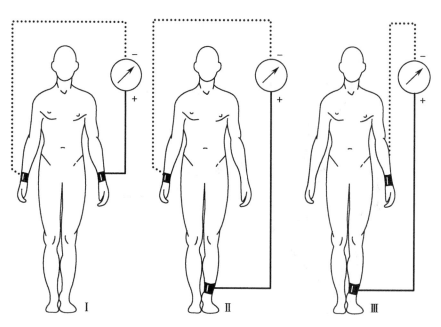

图 8-7　标准导联连接方法示意图

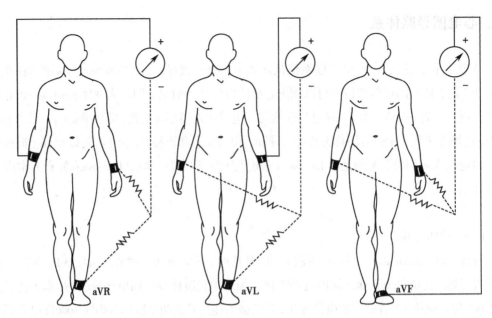

图 8-8　加压单极肢体导联连接方法示意图

（二）胸导联

胸导联（chest leads）属单极导联，反映检测部位的电位变化，包括 $V_1 \sim V_6$ 导联，又称为心前区导联。心前区导联的正极置于胸壁固定部位（表 8-2、图 8-9），其负极为肢体导联 3 个电极各串联 5000Ω 电阻后并联起来构成的中心电端或无干电极，该处电位接近零电位且较稳定。

表 8-2　心前区导联电极位置

导联名称	正极（探查电极）	负极
V_1	胸骨右缘第 4 肋间	中心电端
V_2	胸骨左缘第 4 肋间	中心电端
V_3	V_2 与 V_4 连线的中点	中心电端
V_4	左锁骨中线与第 5 肋间相交处	中心电端
V_5	左腋前线与 V_4 同一水平处	中心电端
V_6	左腋中线与 V_4 同一水平处	中心电端

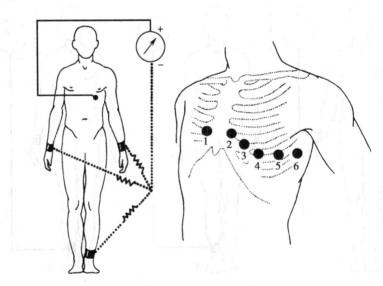

图 8-9　常规胸导联电极位置

（三）附加导联

附加导联是一种单极心前区导联，作为一般常规导联的补充。怀疑后壁心肌梗死时可加做 V_7、V_8、V_9 导联，怀疑右室壁心肌梗死或右心室肥大时可加做 V_3R、V_4R、V_5R 导联。其探测电极可根据需要置于相应位置（表 8-3）。

表 8-3　附加导联电极位置

导联名称	正极（探查电极）	负极
V_7	左腋后线与 V_4 同一水平处	中心电端
V_8	左肩胛线与 V_4 同一水平处	中心电端
V_9	左侧脊柱旁线与 V_4 同一水平处	中心电端
V_3R	右胸前壁与 V_3 对称处	中心电端
V_4R	右胸前壁与 V_4 对称处	中心电端
V_5R	右胸前壁与 V_5 对称处	中心电端

（四）导联轴

某一导联正负两极之间的假想连线称该导联的导联轴，方向由负极指向正极。这样，6 个肢体导联就可以有 6 个不同方向的导联轴。

为了更清楚地表明这 6 个导联轴之间的关系，可将 3 个标准导联的导联轴平行移动，使各导联轴均通过中心电端 0 点，再加上加压单极肢体导联的 3 个导联轴，这样就构成额面六轴系统（hexaxial system）。每一个导联轴从中心 0 点分为正负两半，各个轴之间均为 30°，从 I 导联正侧端顺钟向的角度为正，逆钟向的角度为负，例如 I 导联的正侧为 0°，负侧为 ±180°；aVF 导联的正侧为 +90°，负侧为 −90°，II 导联的正侧为 +60°，负侧为 −120°（或 +240°），依次类推。六轴系统对测定额面心电轴及判断肢体导联心电图波形有很大帮助（图 8-10）。

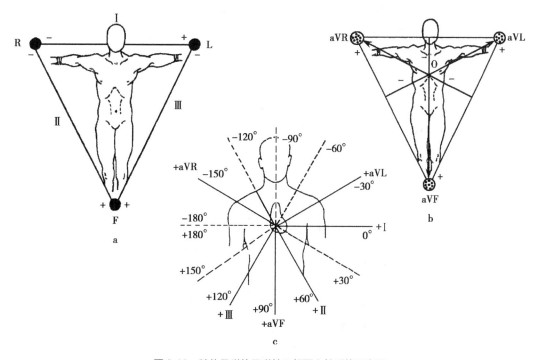

图 8-10　肢体导联的导联轴及额面六轴系统示意图
a 标准肢体导联的导联轴；b 加压单极肢体导联的导联轴；c 肢体导联六轴系统

同样,6个胸导联的导联轴分别从人体水平面的不同部位探测心电活动,以中心电端为中心,探测电极侧为正,其对侧为负,构成了胸导联的横面六轴系统,对判断胸导联心电图波形有帮助(图8-11)。

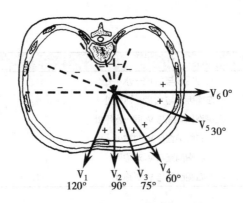

图 8-11　胸导联的导联系统轴示意图

第二节　正常心电图

一、心电图测量

心电图是一种具有正向波及负向波的波形曲线,可以直接将图形描记在心电图记录纸上。心电图记录纸是一种由无数个边长为 1mm 的小方格组成的记录纸(图 8-12),横向距离(小格的宽度)代表时间,用来计算各波和各间期所占的时间。按国内采用的 25mm/s 走纸速度描记心电图时,每一小格相当于 0.04 秒,5 小格(两根粗竖线之间)为 0.2 秒;纵向距离(小格的高度)代表电压,用来计算各波波幅的高度或深度。当输入定标电压为 1mV 时,正好能将心电记录器上的描笔上下移动 10mm,每小格相当于 0.1mV 的电压。若改变走纸速度或定标电压,则一个小方格代表的时间或电压值亦随之改变。

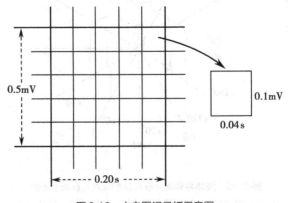

图 8-12　心电图记录纸示意图

(一)时间的测量

一般自波形起点的内缘开始,量至波形终点的内缘。正向波的时间应从基线的下缘开始上升处量到终点的内缘。负向波的时间则从基线上缘开始下降处量到终点的内缘。测量时应选择波幅最大、波形清晰的导联(图8-13)。

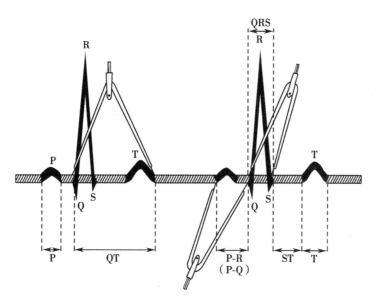

图8-13　心电图各波段时间测量方法示意图

(二)波幅的测量

测量一个正向波(如R波)的高度时,应从等电位线的上缘量至该波的顶点间的垂直距离;测量一个负向波(如Q波或S波)的深度时,应从等电位线的下缘量至该波的最低处间的垂直距离;若为双向波,则以正负相加的绝对值和来计算(图8-14)。P波起始前的水平线是测量P波波幅的参考水平线,QRS波起始部是测量QRS波群、ST段、T波和U波波幅采用的参考水平线。所测量的波幅(即高度和深度)可以毫米计。

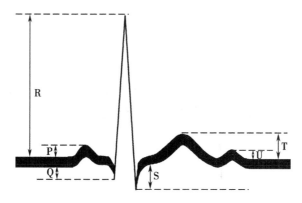

图8-14　心电图各波波幅测量方法示意图

测量ST段移位时,通常取J点后60毫秒或80毫秒处为测量点。当ST段抬高时,测量该点ST段上缘至对照基线上缘的垂直距离;当ST段下移时,测量该点ST段下缘至对照基线下缘的垂直距离(图8-15)。对照基线一般以T-P段为标准。临床上在报告ST段的测量结果时,应说明ST段测量点和ST段移位的类型(水平型、下垂型、上斜型)。

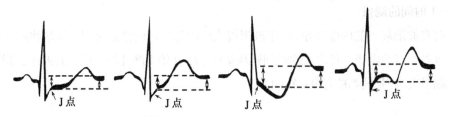

图 8-15　ST 段移位的测量示意图

（三）心率的计算

在心电图上检测心率时，如心律规则，只需测量一个 RR（或 PP）间期（一个心动周期时间）的秒数，然后被 60 除即可求出，即 HR=60/RR（或 PP）。还可以使用心率测量尺测量或按 RR/PP 间期查表获得。当心律不规则时，一般采取数个心动周期（如 10 个）的平均值来进行测算。

（四）平均心电轴

心电轴（cardiac electric axis）亦称平均心电轴，一般是指平均 QRS 电轴，代表左、右心室除极过程在额面上的总方向。通常用心电轴与 I 导联正侧端所构成角度表示心电轴的方向。正常人的心电轴在额面上的投影指向左下方，正常范围 −30°～+90°。临床上每份心电图的心电轴均有自己的方向和角度，心脏病变时该心电轴可能发生不同程度的偏移。

1. 平均心电轴的测量

（1）目测法：根据 I、III 导联 QRS 波群的主波方向可大致估计心电轴是否偏移，是最简单的测定方法（表 8-4、图 8-16）

表 8-4　目测法判断心电轴的方法

I 导联 QRS 波群主波方向	III 导联 QRS 波群主波方向	心电轴
向上	向上	不偏
向上	向下	左偏
向下	向上	右偏
向下	向下	不确定

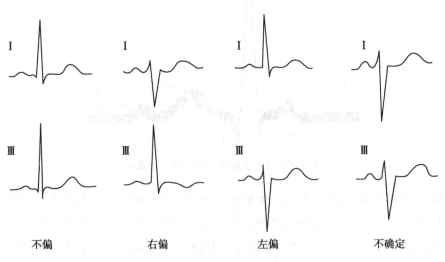

图 8-16　目测法判断心电轴的示意图

（2）作图计算法：分别求出Ⅰ和Ⅲ导联 QRS 波群波幅的代数和（R 波为正，Q、S 波为负），并将数值计于相应导联轴上，然后自上述两点各画出该导联轴的垂线，求得两垂线的交叉点，电偶中心 0 点与该交叉点相连即为心电轴。该心电轴与Ⅰ导联正侧的夹角即为心电轴的角度（图 8-17）。

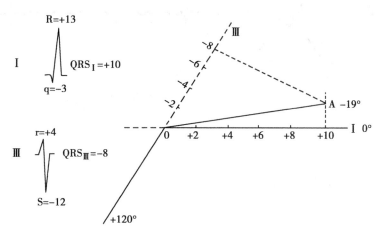

图 8-17　波幅计算法测定心电轴示意图

（3）查表法：分别计算Ⅰ、Ⅲ导联 QRS 波群电压代数和的正负值，将其数值从一专用的心电轴表中直接查到相应的额面心电轴角度。

2. 平均心电轴偏移的临床意义　临床上根据额面心电轴偏移的度数将其分为正常、轻、中、重度左偏或右偏、电轴不确定（图 8-18）。心电轴左偏，见于横位心（肥胖体型、晚期妊娠及重症腹水等）、左心室肥大、左前分支阻滞等。心电轴右偏见于正常垂位心、右心室肥大、侧壁心肌梗死、左后分支阻滞、重度右心室肥大、部分右心室流出道增大等。

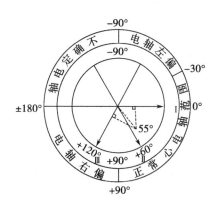

图 8-18　心电轴正常范围与偏移示意图

（五）钟向转位

钟向转位指心脏沿其长轴（自心尖向心底部观察）发生顺钟向或逆钟向的转动。可通过胸导联中过渡区波形出现的位置来判断（图 8-19）。正常人过渡区波形多出现在 V_3 导联或 V_4 导联上，其正向波与负向波之比约为 1。当过渡区波形出现在 V_5 导联或 V_6 导联的位置上时，提示心脏有顺钟向转位（clockwise rotation），常见于右心室肥大；当过渡区波形出现在 V_1 或 V_2 导联的位置时，提示心脏有逆钟向转位（counter clockwise rotation），常见于左心室肥大。正常人的心电图也可以出现这种转位图形。

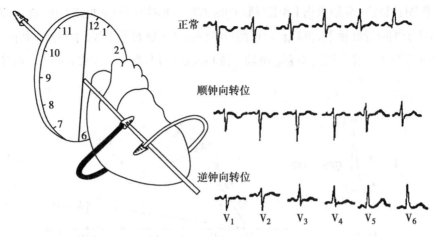

图 8-19　心脏钟向转位示意图

二、心电图波形特点与正常值

（一）P 波

1. **形态**　P 波的形态在大部分导联呈圆钝形，偶可有轻度切迹或双峰，但峰距<0.04 秒。

2. **方向**　P 波在 Ⅰ、Ⅱ、aVF、$V_4 \sim V_6$ 导联直立向上，aVR 导联倒置，Ⅲ、aVL、$V_1 \sim V_3$ 导联可倒置、双向或低平。

3. **时间**　正常人 P 波时间一般小于 0.12 秒。

4. **电压**　P 波波幅在肢体导联一般小于 0.25mV，胸导联一般小于 0.2mV。V_1 导联 P 波为双向波时，其负向波的波幅与时间的乘积称为 V_1 导联 P 波终末电势（P terminal force，$PtfV_1$）。正常人 $PtfV_1$（绝对值）<0.04mm·s。

5. **临床意义**　P 波时间超过正常范围，见于左房肥大或不完全性房内传导阻滞；P 波电压超过正常范围，见于右房肥大或右房内压力增高。P 波在 aVR 导联直立，Ⅱ、aVF 导联倒置，称为逆行 P 波，表示激动起源于房室交界区。

（二）PR 间期

心率在正常范围时，PR 间期为 0.12 ~ 0.20 秒。PR 间期与年龄及心率快慢有关，年龄越小、心率越快，PR 间期越短。

临床意义：PR 间期延长，表示有房室传导阻滞；PR 间期缩短，多见于预激综合征。

（三）QRS 波群

1. **形态与电压**

（1）肢体导联：①形态：一般 Ⅰ、Ⅱ、aVF 导联的 QRS 波群主波向上，呈 qR、RS 或 R 型；Ⅲ、aVL 导联变化较多；少数人在 aVL、aVF 导联中呈 QR 型；aVR 导联的 QRS 波群主波向下，可呈 rS、rSr′、Qr 或 QS 型；②电压：aVR 导联的 R 波<0.5mV，aVL 导联的 R 波<1.2mV，aVF 导联的 R 波<2.0mV，Ⅰ 导联的 R 波<1.5mV，Ⅱ 导联的 R 波<2.5mV，Ⅲ 导联的 R 波<1.5mV。

（2）胸导联：①形态：V_1、V_2 导联的 QRS 波群多呈 rS 型；V_5、V_6 导联的 QRS 波群多呈 qR、qRs、Rs 或 R 型；V_3、V_4 导联的 QRS 波群呈 RS 型（R 波与 S 波振幅大致相等）。②电压：V_1 导联的 R 波<1.0mV，V_5 导联的 R 波<2.5mV；V_1 导联的 R/S<1，V_5 导联的 R/S>1；$Rv_5+Sv_1 \leqslant 4.0mV$（男性）

或≤3.5mV（女性），$Rv_1+Sv_5<1.2mV$。

2. 时间 一般测量标准导联中最宽的 QRS 波群，或在 V_3 导联中测量，正常成人 QRS 波时间多数为 0.06～0.10 秒，最宽不超过 0.12 秒。儿童 0.04～0.08 秒。

临床意义：QRS 波群时间超过 0.12 秒，表示室内传导障碍。QRS 波群电压超过上述指标，考虑左或右心室肥厚，若每个肢体导联的 QRS 波群的正向波和负向波的绝对值相加都不超过 0.5mV 或每个胸导联 QRS 波群的正向波和负向波的绝对值相加都不超过 0.8mV，称为低电压，常见于心包积液、肺气肿、甲状腺功能低下、胸腔积液或积气、高度水肿和肥胖患者。

3. R 峰时间 即室壁激动时间（VAT），指从 QRS 波群的起点到 R 波峰所做垂直线之间的水平距离。若 R 波有切迹或有 R′波，则以最后的 R 波峰为准。它代表心室激动波从心室肌的内膜面到达外膜面的时间，借以了解心室是否肥厚。正常人 V_1 导联的 R 峰时间<0.03 秒，V_5 导联的 R 峰时间<0.05 秒。

4. Q 波 除 aVR 导联可呈 QS 或 Qr 型外，其他导联的 Q 波波幅不超过同导联 R 波的 1/4，时间<0.04 秒。V_1、V_2 导联不应有 q 波，但可以呈 QS 型；V_5、V_6 导联经常可见到正常范围的 q 波。如出现超过正常范围的 Q 波称为异常 Q 波，常见于心肌梗死、心肌病等。

（四）J 点

QRS 波群的终点与 ST 段起始的交接点，称为 J 点。一般位于等电线上，可随 ST 段的偏移而发生移位。有时可因心肌提早复极等原因发生 J 点上移，还可由于心动过速等原因，使心房复极与心室除极并存，导致心房复极波重叠于 QRS 波群的后段，发生 J 点下移。辨别不清 J 点会直接影响 ST 段测量的准确性。

（五）ST 段

正常的 ST 段为一等电线，但可有轻度向上或向下偏移，下移在 R 波为主的导联上不应超过 0.05mV；而 V_1、V_2 导联 ST 段上移不超过 0.3mV，V_3 导联 ST 段上移不超过 0.5mV，其余导联不应超过 0.1mV。

临床意义：ST 段下移超过 0.05mV 提示心肌缺血或心肌损伤；ST 段异常上抬多见于急性心肌梗死、变异型心绞痛、急性心包炎等。

（六）T 波

1. 形态 T 波钝圆而宽大，波形多不对称，升支缓慢、降支陡峭。

2. 方向 正常 T 波的方向常和 QRS 波群的主波方向一致，在 I、II、V_4～V_6 导联直立，aVR 导联倒置，其他导联可以直立、双向或倒置，但若 V_1 导联直立，V_3 导联就不应倒置。

3. 电压 心前区导联中，T 波较高，可高达 1.2～1.5mV，但不应超过 1.5mV，在以 R 波为主的导联上，T 波不应低于同导联 R 波的 1/10。

4. 临床意义 T 波显著增高（尤其是双肢对称），可见于心肌梗死早期、高血钾；T 波低平或倒置，见于心肌缺血、心肌损伤、低血钾。

（七）QT 间期

QT 间期一般为 0.32～0.44 秒，其长短与心率的快慢有密切关系，心率越快，QT 间期越短，反之则越长。由于 QT 间期受心率的影响很大，所以常用校正的 QT 间期（QTc）。正常 QTc 的最高值为 0.44 秒，超过此限即为延长。QT 间期延长伴 T 波异常可出现极为严重的心律失常。

临床意义：QT 间期延长，见于先天性长 QT 间期综合征、低血钾、低血钙、心肌缺血、心肌损害、胺碘酮等药物影响或中毒；QT 间期缩短，见于洋地黄效应、高血钙等。

（八）U 波

在 T 波后 0.02~0.04 秒出现的一个振幅很小的波，其方向一般与 T 波一致，不高于同导联 T 波，一般在胸导联 V_2~V_4 导联较清楚，其电压可高达 0.2~0.3mV。

临床意义：U 波明显增高，常见于低血钾等；U 波倒置见于高血钾、心肌缺血、心肌梗死等。

第三节　常见异常心电图

问题与思考

1. 典型心绞痛和变异型心绞痛在心电图上有何区别？
2. 高血钾和低血钾的心电图特征有哪些？

一、心房、心室肥大

（一）心房肥大

心房肥大多表现为心腔扩大而较少为心房肌肥厚。心房扩大引起心房肌纤维增长变粗以及房间传导束牵拉和损伤，使整个心房肌除极综合向量增大、方向改变、时间延长。心电图上主要表现为 P 波的形态、时间及振幅的异常。

1. **右心房肥大（right atrial enlargement）** 正常情况下右心房先除极，左心房后除极。当右心房肥大时，除极时间延长，但不至于延长到左心房除极结束之后，因此，总的除极时间未延长。心电图主要表现为心房除极振幅增高，但时间仍在正常范围内。其心电图特征：①P 波尖而高耸，其振幅≥0.25mV，以Ⅱ、Ⅲ、aVF 导联表现最为突出；②P 波时间正常，<0.12 秒（图 8-20）。右心房肥大常见于慢性肺源性心脏病故称"肺型 P 波"，也可见于肺动脉高压及肺动脉瓣狭窄等疾病。

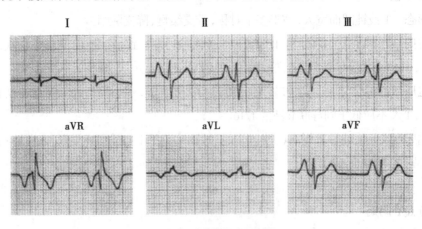

图 8-20　右心房肥大示意图

2. 左心房肥大（left atrial enlargement） 因左心房最后除极，当左心房肥大时，使左心房除极延迟，导致整个心房的除极时间延长。其心电图特征①P波增宽≥0.12秒，常呈"M"双峰型，两峰间距≥0.04秒，在Ⅰ、Ⅱ、aVL导联明显。②PR段缩短，P波时间与PR段时间之比>1.6。③V₁导联上P波呈先正后负的双向波，PtfV₁（绝对值）≥0.04mm·s（图8-21）。上述特征的P波多见于风湿性心脏病，尤其是二尖瓣狭窄，所以又称"二尖瓣型P波"。高血压、肥厚性心肌病等亦多见。

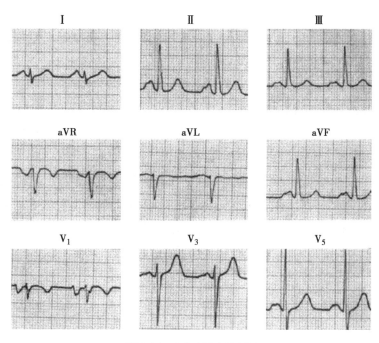

图8-21 左心房肥大示意图

3. 双心房肥大（biatrial enlargement） 双心房肥大时，由于左、右心房激动并非完全同时而有先后，故其向量不易抵消而各自表现出来，呈现异常高尖并增宽的双峰型P波。其心电图表现为：①P波增宽≥0.12秒，P波振幅≥0.25mV。②V₁导联P波高大双向，上下振幅均超过正常范围（图8-22）。多见于较严重的先天性心脏病，如早期的左向右分流的先天性心脏病，发展成肺动脉高压，致使双心房肥大。

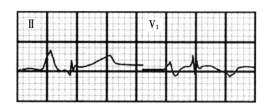

图8-22 双心房肥大示意图

（二）心室肥大

心室肥大（ventricular hypertrophy）包括心室壁肥厚和心室腔扩大，是器质性心脏病的常见后果。心室肥大可导致以下改变：①心肌纤维增粗，截面积增大，导致心肌除极电压增高；②因心室壁增厚、心室腔扩大及心肌细胞变性，导致传导功能低下，使心室肌激动时间延长；③心室肌肥厚、劳损及相对性供血不足引起心肌复极异常。

心电图诊断心室肥大的敏感性较低，临床实用价值远不如超声心动图，不能单凭某一项指标而作出结论。如轻度心室肥大时，心电图可在正常范围；双侧心室肥大时，方向相反的心电向量进行综合，相互抵消，心电图可正常。因此，诊断心室肥大时，需结合临床资料及其他检查结果，综合分析，以便得出正确结论。

1. **左心室肥大**（left ventricular hypertrophy, LVH） 正常成人左、右心室肌壁厚度之比约为3:1～4:1，故心室除极综合向量左心室占优势。左心室肥大可使左室优势更为突出，其心电图特征如下：

（1）左心室高电压：① R_{V_5} 或 R_{V_6}>2.5mv，$R_{V_5}+S_{V_1}$>4.0mv（男性）或>3.5mv（女性）；② R_I>1.5mv，R_{aVL}>1.2mv，R_{aVF}>2.0mV 或 R_I+S_{III}>2.5mV。

（2）QRS波群时间延长到0.10～0.11秒，但一般<0.12秒。

（3）额面QRS平均心电轴左偏。

（4）ST-T改变在以R波为主的导联，T波低平、双向或倒置，伴有ST段压低>0.05mV。在以S波为主的导联（如 V_1 导联）反而可见直立的T波。

在心电图诊断中，QRS波群电压增高是诊断左心室肥大的重要特征。当左心室电压增高同时伴有ST-T改变者，传统上称左室肥大伴劳损（图8-23），此类ST-T变化多为继发性改变，亦可能同时伴有心肌缺血。如仅有QRS波群电压增高，而无其他阳性指标者，可诊断为左室高电压。左心室肥大多见于高血压、冠状动脉粥样硬化性心脏病、风湿性心脏病及某些先天性心脏病。

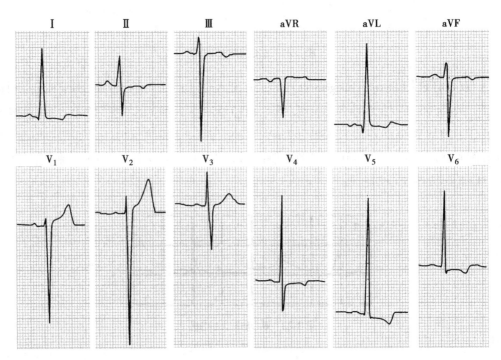

图8-23 左心室肥大示意图

2. **右心室肥大**（right ventricular hypertrophy, RVH） 右室壁厚度仅为左室壁的1/3，只有当右室肥大，室壁厚度达到相当程度时，才会使心室综合向量由左室优势转向为右室优势，导致右室导联（V_1、aVR）的R波增高，而左室导联（I、aVL、V_5）的S波加深。其心电图特征如下：

（1）右室高电压：① V_1 导联：呈R型或Rs型，R/S≥1，重度右心室肥大可使 V_1 导联呈qR型

（除外心肌梗死）；V_5 导联：R/S≤1，或 S 波比正常加深；aVR 导联：以 R 波为主，R/Q 或 R/S≥1。
② $R_{V1}+S_{V5}$>1.05mV（重者>1.20mV）；③ R_{aVR}>0.5mV。

（2）额面 QRS 平均心电轴右偏≥+90°，重症可>+110°。

（3）QRS 波群时限多正常，R 峰时间 V_1>0.03 秒。

（4）ST-T 改变：右胸导联（V_1、V_2）ST 压低>0.05mV、T 波倒置（图 8-24）。

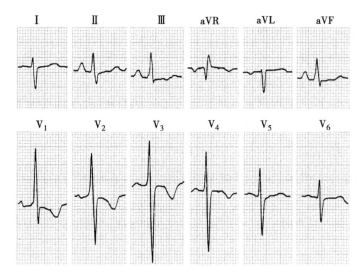

图 8-24　右心室肥大示意图

上述指标中，QRS 波群形态及电压的改变和电轴右偏是诊断右心室肥大的可靠指标。一般来说，阳性指标愈多，则诊断的可靠性越高。

3. 双侧心室肥大　双侧心室肥大（biventricular hypertrophy）多见于各种心脏病晚期。心电图诊断双侧心室肥大敏感性较差，与诊断双心房肥大不同，双侧心室肥大并不是简单地把左、右心室异常表现相加，心电图可出现下列情况：

（1）大致正常心电图：由于双侧心室的综合向量同时增大而互相抵消所致。

（2）单侧心室肥大心电图：只反映一侧心室肥大，而另一侧心室肥大的图形被掩盖。多表现为左心室肥大，而右心室肥大常被掩盖。

（3）双侧心室肥大心电图：既表现右室肥大的心电图特征，如 V_1 导联 R 波为主，电轴右偏等，又存在左室肥大的某些征象，如 V_5 导联 R/S>1，R 波振幅增高等（图 8-25）。

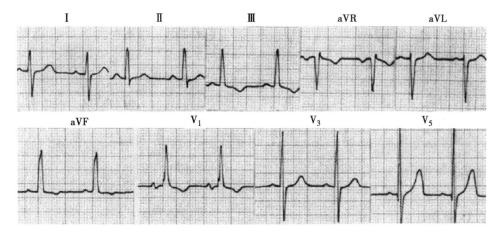

图 8-25　双侧心室肥大示意图

二、心肌缺血

心肌缺血的心电图改变类型取决于缺血的严重程度、持续时间和缺血发生部位。心肌缺血时，细胞代谢减慢，能量产生不足，直接影响心肌的正常除极和复极，心电图上表现为相关导联 ST-T 改变。

（一）心肌缺血的心电图类型

1. 缺血型心电图改变　正常心室的复极过程是从心外膜开始向心内膜方向推进，当心肌缺血时，复极过程发生改变，心电图上出现 T 波改变。

（1）T 波高大直立：当心内膜下心肌缺血，该处心肌复极速度较正常延迟，使原来存在的与心外膜复极向量相抗衡的心内膜复极向量减小或消失，致使 T 波向量增加，在相应导联上出现高大直立 T 波（图 8-26a）。

（2）T 波倒置：当心外膜下心肌缺血或心室壁全层缺血即透壁性心肌缺血，该处心肌复极过速度延迟，引起心肌复极顺序的逆转，即心肌复极从心内膜下心肌开始再向心外膜下心肌扩展，使心肌复极方向与正常时相反，此时面向缺血区的导联记录出与正常方向相反的 T 波，即倒置的 T 波（图 8-26b）。

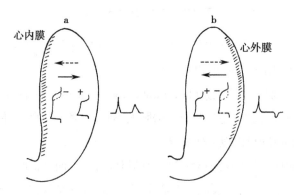

图 8-26　心肌缺血与 T 波变化关系示意图
a 心内膜下心肌缺血；b 心外膜下心肌缺血（虚线箭头示复极方向，实线箭头示 T 波向量方向）

（3）T 波低平或双向：心脏双侧对应部位心内膜下心肌均缺血，或心内膜与心外膜下心肌同时缺血，在这两种情况下，心肌心电向量的改变可部分相互抵消，心电图上可表现为低平或负正双向的 T 波。

2. 损伤型心电图改变　持续心肌缺血时引起心肌损伤，ST 向量从正常心肌指向损伤心肌。除 T 波改变外，还可出现损伤型 ST 段改变，表现为 ST 段压低和 ST 段抬高两种类型。

（1）心内膜下心肌损伤时 ST 向量由心外膜指向心内膜，使位于心外膜的导联出现相应的 ST 段压低（图 8-27a）。

（2）心外膜下心肌损伤时（包括透壁性心肌缺血）ST 向量由心内膜指向心外膜，使位于心外膜的相应导联出现 ST 段抬高图（8-27b）。

（二）临床意义

心肌缺血的心电图可表现为 ST 段改变或者 T 波改变，也可同时出现 ST-T 改变。临床上发现约 50% 左右的冠心病病人平时心电图可以正常,而仅于心绞痛发作时能记录到 ST-T 改变;约 10% 的冠心病病人在心绞痛发作时心电图也表现为正常或仅有轻度 ST-T 改变。

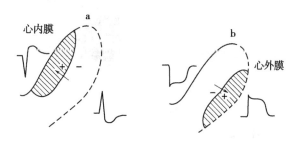

图 8-27　心肌损伤与 ST 偏移的关系示意图
a 心内膜下心肌损伤;b 心外膜下心肌损伤(箭头示 ST 向量方向)

心肌缺血类型不同,心电图表现也不一。急性冠状动脉供血不足时,典型心绞痛的心电图表现为缺血部位导联呈缺血型 ST 段压低(水平型、下斜型下移≥0.1mV)和(或)T 波倒置,变异型心绞痛表现为缺血部位导联出现暂时性 ST 段抬高伴高耸 T 波和对应部位导联出现 ST 段压低。后者为急性严重心肌缺血表现,若 ST 段持续抬高,提示可能发生心肌梗死。慢性冠状动脉供血不足时,心电图表现为长期的持续且较恒定的 ST 段改变(水平型或下斜型下移≥0.05mV)和(或)T 波低平、双向或倒置。

在此需要强调,心电图上 ST-T 改变只是非特异性心肌复极异常的表现,除冠心病外,尚可见于心肌炎、心肌病、心包炎、脑血管意外(尤其是颅内出血)等各种器质性疾病。电解质紊乱(低钾、高钾)、药物(洋地黄、奎尼丁)影响以及自主神经功能失调等也可引起非特异性 ST-T 改变。此外,心室肌肥大、束支传导阻滞、预激综合征等可引起继发性 ST-T 改变。因此心电图诊断"心肌缺血"或"冠状动脉供血不足"之前,必须结合临床资料进行鉴别诊断。

三、心肌梗死

心肌梗死(myocardial infarction,MI)大多是在冠状动脉粥样硬化的基础上,发生冠状动脉血供急剧减少或中断,使相应的心肌严重而持久地急性缺血、损伤和坏死,属于冠心病的严重类型。心电图的特征性改变及动态演变规律是诊断心肌梗死的重要依据。

(一)基本图形及机制

冠状动脉发生急性闭塞后,其供血的心肌由于缺乏有效的血液灌注而发生一系列病理变化,心电图上可先后出现缺血、损伤及坏死 3 种图形变化(图 8-28)。

1. 缺血型改变　冠脉血流急剧中断以后,最早出现的是 T 波呈缺血型改变。若缺血首先发生在心内膜下心肌,在对向缺血区的导联将出现高而直立的 T 波,此种变化持续时间甚短,临床实际工作中不易见到,属于心肌梗死早期或"超急性期"。若缺血首先发生在心外膜下心肌,则面向缺血区的导联将出现倒置的 T 波。

2. 损伤型改变　随着心肌缺血时间进一步延长,缺血程度进一步加重,则会造成心肌损伤,心电图主要表现为面向损伤区的导联出现 ST 段抬高。由于心肌除极过程无明显改变,抬高的 ST 段与 T 波融合,形成弓背向上高于基线的单向曲线。

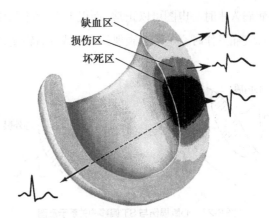

缺血区
损伤区
坏死区

图 8-28　心肌梗死病变的分布及相应的缺血、损伤、坏死综合图形

　　总之,心肌受损结果均为在心肌除极后与除极前相比发生了明显的电位差,形成 ST 向量。

　　3. 坏死型改变　长时间严重缺血可导致心肌变性、坏死,坏死的心肌细胞丧失了电活动,不再产生心电向量,但其余健康心肌仍照常除极,故产生一个方向与坏死区域相反的心电综合向量(图 8-29)。心电图表现为面向坏死区域的导联出现异常 Q 波(时间≥0.04 秒,振幅≥同导联 R 波 1/4)或呈 QS 波。

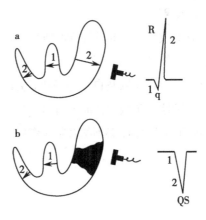

图 8-29　坏死型 Q 波或 QS 波产生机制示意图
a:正常心肌除极顺序:1 室间隔向量,产生 q 波;2 左右心室综合除极向量,产生 R 波;b:心肌坏死后,面向坏死区只能记录到相反的除极向量,产生 QS 波

　　临床上心电图是将探测电极置于体表上来描记,因此心肌梗死往往记录到心肌缺血、损伤和坏死三种改变的混合图形,即异常 Q 波、ST 段抬高及 T 波倒置(图 8-30)。在面对坏死区的导联可记录到异常 Q 波或 QS 波;在面对靠近坏死区周围受损心肌的导联可记录到 ST 段抬高;而面对外边受损较轻的心肌导联可记录到 T 波倒置。因此,如上述 3 种改变同时存在,则急性心肌梗死的诊断基本确立。

(二)心肌梗死的图形演变及分期

　　心肌梗死时,心电图除了具有前述的改变外,随着心肌缺血、损伤、坏死的发展和恢复过程而呈现一系列动态演变过程。根据心肌梗死的发生时间及心电图演变特点,可分为超急性期、急性期、近期(亚急性期)和陈旧期(图 8-31)。

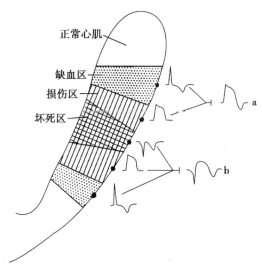

图 8-30　急性心肌梗死后心电图特征性改变示意图

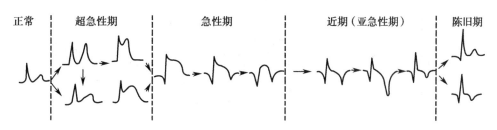

图 8-31　急性心肌梗死的图形演变过程及分期示意图

1. **超急性期（早期）**　急性心肌梗死发生数分钟后，心内膜下首先出现心肌缺血，此时因心肌细胞尚未坏死，心电图表现为：两肢对称的高尖 T 波；继而发生 ST 段呈上斜型抬高；不出现异常 Q 波。此期若治疗及时而有效，有可能避免发展为心肌梗死或使梗死的范围缩小。

2. **急性期（充分发展期）**　发生于梗死后数小时至数日，可持续数周，心电图表现为一个动态演变过程：ST 段呈弓背向上抬高，抬高显著者可形成单向曲线，继而逐渐下降或接近基线；直立 T 波逐渐降低至倒置，并逐渐加深；心肌坏死导致面向坏死区导联的 R 波振幅降低或丢失，出现异常 Q 波或 QS 波。

3. **近期（亚急性期）**　发生于梗死后数周至数月，心电图以坏死及缺血型图形为主要特征。心电图表现为：抬高的 ST 段逐渐下降至基线；坏死型 Q 波继续存在；倒置的 T 波逐逝变浅，直至恢复正常或恒定不变。

4. **陈旧期（恢复期）**　发生在心肌梗死后 3 个月之后或更久，心电图表现为 ST 段和 T 逐渐恢复正常，或者 T 波持续倒置、低平，一般梗死后的异常 Q 波永久存在，但有部分病人出现坏死型 Q 波变小，甚至消失。

关于心肌梗死的演变分期，现在临床上按病变发展过程仅将其分为急性期和陈旧期，急性期一般指发病后 4 周内。

（三）心肌梗死的定位诊断

心肌梗死的定位诊断主要依据心电图坏死型图形（异常 Q 波、QS 波及 ST 段移位）出现在代表心脏不同部位的相应导联来判定。心肌梗死的部位多与冠状动脉及分支的供血区域有关，因此，心电图的定位基本上与病理改变一致（表 8-5、图 8-32 ～图 8-34）。

表8-5　心肌梗死心电图的定位于冠状动脉供血的关系

导联	心室部位	供血的冠状动脉
Ⅱ、Ⅲ、aVF	下壁	右冠脉或回旋支
Ⅰ、aVL、V_5、V_6	侧壁	前降支的对角支或回旋支
$V_1 \sim V_3$	前间壁	前降支
$V_3 \sim V_5$	前壁	前降支
$V_1 \sim V_5$、Ⅰ、aVL	广泛前壁	前降支
$V_7 \sim V_9$	正后壁	回旋支或右冠脉
$V_3R \sim V_5R$	右室	右冠脉

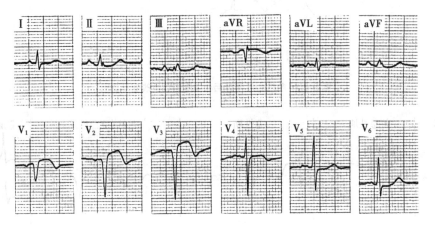

图8-32　急性前间壁心肌梗死示意图

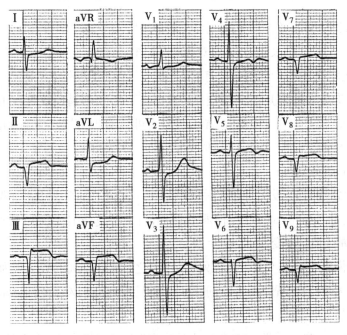

图8-33　急性下壁及后壁心肌梗死示意图

（四）心肌梗死的分类

1. Q波型和非Q波型心肌梗死　非Q波型心肌梗死既往亦称为"非透壁性心肌梗死"或"心内膜下心肌梗死"。病人心电图可只表现为ST段抬高或压低及T波倒置，ST-T改变可呈规律性演变，但不出现异常Q波，需要根据临床表现及其他检查指标明确诊断。近年研究发现，非Q波型心肌梗死可以是非透壁性，也可以是透壁性，多见于多支冠状动脉病变。

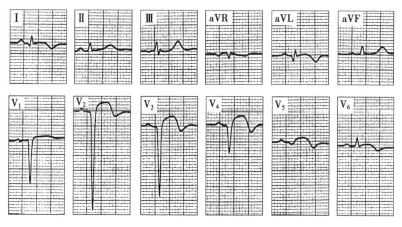

图 8-34　急性广泛前壁心肌梗死示意图

2. ST 段抬高与非 ST 段抬高心肌梗死　临床研究发现：ST 段抬高心肌梗死可以不出现 Q 波，而非 ST 段抬高心肌梗死有的可出现 Q 波，心肌梗死后是否出现 Q 波通常是回顾性诊断。

为了最大限度的改善心肌梗死病人的预后，近年提出把急性心肌梗死分类为 ST 段抬高和非 ST 段抬高心肌梗死，并且与不稳定心绞痛一起统称为急性冠脉综合征。以 ST 段改变对急性心肌梗死进行分类突出了早期干预的重要性。在作出 ST 段抬高或非 ST 段抬高心肌梗死诊断时，应该结合临床病史并注意排除其他原因引起的 ST 段改变。

四、心律失常

正常心脏激动起源于窦房结，并沿传导系统依次激动心房和心室，完成心脏电活动周期。如果心脏激动的起源异常或 / 和传导出现异常，从而引起心脏节律改变，称为心律失常（arrhythmias）。心律失常的发生与心肌细胞的自律性、传导性和兴奋性变化密切相关。根据发生机制，心律失常可分为如下两大类。

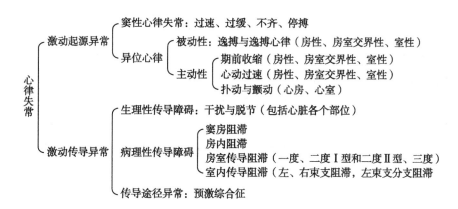

（一）窦性心律及窦性心律失常

凡起源于窦房结的心律，称为窦性心律（sinus rhythm）。窦性心律的心电图特征：①P 波呈钝圆形，在 Ⅰ、Ⅱ、aVF、V₄～V₆ 导联直立，在 aVR 导联倒置；②PR 间期 0.12～0.20 秒；③P 波规律出现，频率为 60～100 次 / 分；④P-P 间距固定，同一导联间距相差 <0.12 秒（图 8-35）。

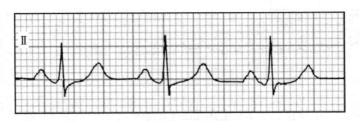

图 8-35　正常窦性心律示意图

1. 窦性心动过速（sinus tachycardia）

（1）心电图特征：①具有窦性心律的特点；②频率>100次/分（图8-36）。

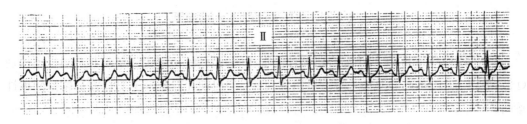

图 8-36　窦性心动过速示意图

（2）临床意义：常见于运动、精神紧张、疼痛等生理状态以及发热、贫血、急性失血、甲状腺功能亢进，心肌炎以及应用阿托品、肾上腺素类药物作用等病理状态。

2. 窦性心动过缓（sinus bradycardia）

（1）心电图特征：①具有窦性心律的特点；②频率<60次/分（图8-37）。

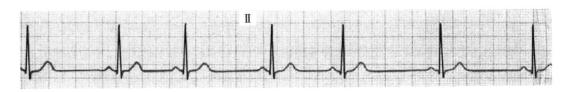

图 8-37　窦性心动过缓及窦性心律不齐示意图

（2）临床意义：常见于老年人、运动员、睡眠等生理状态；窦房结功能障碍、颅内压力增高、甲状腺功能低下以及服用某些药物（例如β受体阻滞剂）等病理状态。

3. 窦性心律不齐（sinus arrhythmia）

（1）心电图特征：①具有窦性心律的特点；②同一导联上的PP间期相差>0.12秒；③常与窦性心动过缓同时发生（见图8-37）。

（2）临床意义：多见于青少年或自主神经功能不稳定者，且常与呼吸有关，表现为吸气时心率较快，呼气时变慢；深呼吸时更明显，屏气时消失，称为呼吸性窦性心律不齐，多无临床意义。

4. 窦性静止或窦性停搏（sinus arrest）

（1）心电图特征：①具有窦性心律的特点；②规则的P-P间距中突然出现P波脱落，形成长PP间距，且长PP间距与正常PP间距不成倍数关系（图8-38）。

（2）临床意义：可发生于迷走神经张力过高或各种原因引起的窦房结功能障碍，如冠心病、心肌炎、心肌病及洋地黄药物过量等。

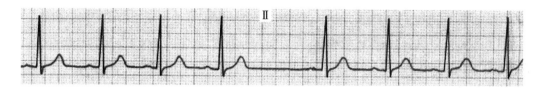

图 8-38　窦性停搏示意图

5. **病态窦房结综合征**（sick sinus syndrome，SSS）　是由于窦房结或周围组织病变和功能减退而引起一系列心律失常的综合征，简称病窦综合征。

（1）心电图特征：①持续的窦性心动过缓，心率<50 次／分，且不易用阿托品等药物纠正；②窦性停搏与窦房阻滞；③慢 - 快综合征：在显著窦性心动过缓基础上，常出现室上性快速心律失常（室上性心动过速、心房扑动、心房颤动等）；④双结病变：若病变同时累及房室交界区，可出现房室传导障碍，或发生窦性停搏时，长时间不出现交界性逸搏（图 8-39）。

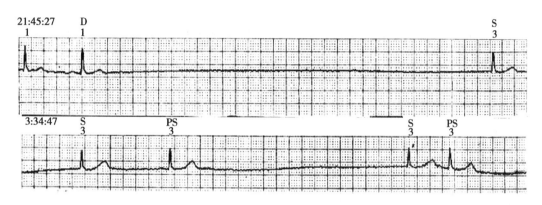

图 8-39　病态窦房结综合征示意图

（2）临床意义：常见于窦房结及其邻近组织炎症、缺血或退行性病变，如心肌炎、心肌病等。

（二）异位心律

异位心律包括主动性异位心律和被动性异位心律。主动性异位心律是指窦房结以外的异位起搏点发出激动，引起心房或心室搏动，主要包括期前收缩、心动过速、扑动与颤动。被动性异位心律指的是高位起搏点发生停搏，或节律减慢，或激动传导障碍不能下传时，低位起搏点被动发动冲动，继而激动心房或心室引起心房或心室搏动，主要包括逸搏和逸搏心律。

1. **期前收缩**　又称过早搏动，是指起源于窦房结以外的异位起搏点自律性增高、折返激动或触发活动，在窦房结激动尚未抵达之前，抢先发出激动而引起的一次心脏搏动，是临床上最常见的心律失常。根据异位搏动发生的部位，可分为房性、交界性和室性期前收缩，其中以室性期前收缩最为常见，房性次之，交界性较少见。

期前收缩心电图特征时常用到下列术语：

联律间期（coupling interval）：指异位搏动与其前窦性搏动之间的时距。房性期前收缩的联律间期应从异位 P 波起点测量至其前窦性 P 波起点；室性期前收缩的联律间期应从异位搏动的 QRS 起点测量至其前窦性 QRS 起点。

代偿间歇（compensatory pause）：指期前收缩后出现一个较正常心动周期为长的间歇。由于房性异位激动，常易逆传侵入窦房结，使其提前释放激动，引起窦房结节律重整，因此房性期前收缩大多为不完全性代偿间歇,即联律间期与代偿间歇之和小于正常心动周期的两倍。而交界性和室性期前收缩,距窦房结较远,不易侵入窦房结,故往往表现为完全性代偿间歇,即联律间期与代偿间歇之和等于正常心动周期的2倍。

多源性期前收缩:指在同一导联中出现2种或2种以上形态及联律间期互不相同的异位搏动。如联律间期固定,而形态各异,则称为多形性期前收缩,其临床意义与多源性期前收缩相似。

偶发和频发性期前收缩:依据出现的频度可人为地将期前收缩分为偶发和频发。偶发是指期前收缩每分钟在5次以内;如果每分钟在6次以上即为频发期前收缩。

联律:期前收缩有规律的发生,与窦性搏动形成联律。常见的有二联律(bigeminy)与三联律(trigeminy)。二联律是指期前收缩与窦性心搏交替出现。三联律是指每2个窦性心搏后出现1次期前收缩。

(1)心电图特征

1)房性期前收缩(premature atrial contraction)心电图特征:①提前出现的异位P'波,形态与正常窦性P波不同;②P'R间期≥0.12秒;③QRS一般呈室上性;④代偿间歇常不完全(期前收缩前后二个窦性P波间距短于正常PP间距的两倍)(图8-40);⑤部分期前收缩P'波之后无QRS波,呈阻滞型,称为未下传的房性期前收缩(图8-41);⑥有时P'下传到心室引起QRS波群增宽变形,称为房性期前收缩伴室内差异性传导。

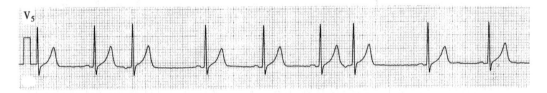

图8-40 房性期前收缩示意图

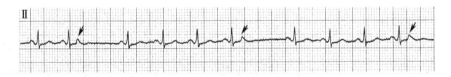

图8-41 房性期前收缩未下传示意图

箭头示异位P'波重叠在T波上,其后无QRS-T波

2)交界性期前收缩(premature junctional contraction)心电图特征:①提前出现的QRS波群,形态多为正常;②出现逆行P'波(Ⅱ、Ⅲ、aVF导联倒置、aVR导联直立),可发生于QRS波之前(P'R间期<0.12秒)、之后(RP'间期<0.20秒),或与QRS波群重叠;③多为完全性代偿间歇(图8-42)。

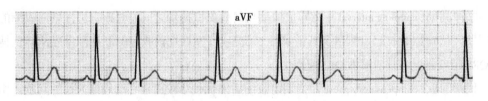

图8-42 交界性期前收缩示意图

3）室性期前收缩（premature ventricular contraction）心电图特征：①提前出现的 QRS-T 波群前无 P 波或无相关的 P 波；②提前出现的 QRS 波群宽大畸形，QRS 时间>0.12 秒，T 波方向多与主波相反；③完全性代偿间歇，即期前收缩前后的两个窦性 P 波间距等于正常 PP 间距的两倍（图 8-43）。

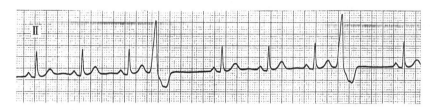

图 8-43　室性期前收缩示意图

插入性期前收缩指的是插入在两个相邻正常窦性心律之间，又称为间位性期前收缩（图 8-44）；室性期前收缩 RonT 现象指的是室性期前收缩的 QRS 波群落在前一个心动周期的 T 波上（图 8-45）；若室性期前收缩由两个以上异位起搏点发出者，称为多源性室性期前收缩（图 8-46）。室性期前收缩二联律可见图 8-47。

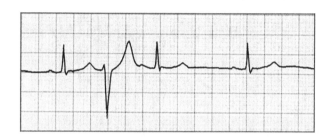

图 8-44　间位性室性期前收缩示意图

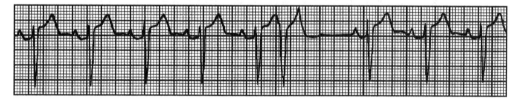

图 8-45　RonT 性室性期前收缩示意图

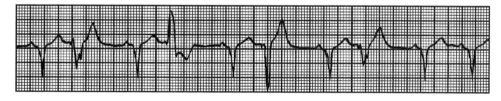

图 8-46　多源性室性期前收缩示意图

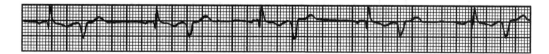

图 8-47　室性期前收缩二联律示意图

（2）临床意义：期前收缩多见于各种类型的器质性心脏病如急性心肌梗死、心肌炎、风湿性心脏病等，亦可见于精神紧张、过度疲劳、过量饮酒、心脏手术、体外循环、低血钾以及洋地黄过量等情况。

2. 异位性心动过速 异位性心动过速是指异位节律点兴奋性增强或折返激动引起的异位心律（期前收缩连续出现 3 次或 3 次以上）。临床常见为阵发性心动过速，其特点是突发突止、频率较快，常有复发，根据异位节律点发生的部位，可分为房性、交界性及室性心动过速。其中房性与房室交界性心动过速在心电图上常难以区别，且异位起搏点均在希氏束以上，故统称阵发性室上性心动过速。

（1）阵发性室上性心动过速（paroxysmal supraventricular tachycardia，PSVT）

1）心电图特征：①连续出现 3 个或 3 个以上快速的 QRS 波群，形态及时限正常，若伴有束支阻滞或室内差异性传导时，QRS 波可宽大畸形；②频率一般在 160～250 次 / 分，节律多规整；③P 波不易辨别；④常伴继发性 ST-T 改变（图 8-48）。

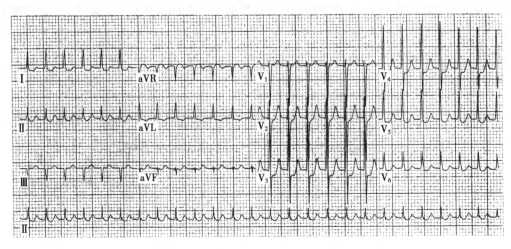

图 8-48　阵发性室上性心动过速示意图（心电生理证实为房室结内折返性心动过速）

2）临床意义：阵发性室上性心动过速常见于健康人和预激综合征者，多不具有器质性心脏疾病，形成折返环形通路的解剖学定位比较明确，可通过射频消融术根治。少数可见于风湿性心脏病、心肌梗死或甲状腺功能亢进等。房性心动过速包括自律性和房内折返性心动过速两种类型，多发生于器质性心脏病基础上。

（2）阵发性室性心动过速（paroxysmal ventricular tachycardia，PVT）

1）心电图特征：① QRS 波群呈宽大畸形，其时间>0.12 秒；②心室率为 140～200 次 / 分，节律略有不规则；③ QRS 波与 P 波无固定关系（房室分离），P 波频率慢于 QRS 波频率；④常伴继发 ST-T 改变；⑤偶有心房激动夺获心室或发生室性融合波，更支持室性心动过速诊断（图 8-49）。

aVF

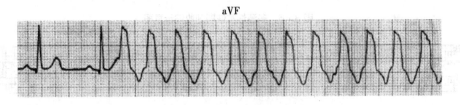

图 8-49　阵发性室性心动过速示意图

2）临床意义：阵发性室性心动过速是一种严重的心律失常，多见于器质性心脏病，如急性心肌梗死、心肌病、电解质紊乱、洋地黄中毒等。如发展为心室扑动或心室颤动，可致血压下降、休克或急性泵衰竭，甚至死亡。

（3）非阵发性心动过速（nonparoxysmal tachycardia）又称加速性自主心律，有房性、交界性和室性3种，此类心动过速发作一般呈渐起渐止的特点。其频率比阵发性心动过速慢，比逸搏心律快。交界性心律的频率为70～130次/分，室性心律的频率为60～100次/分。其发生机制是异位起搏点自律性增高，多发生于器质性心脏病。

（4）扭转型室性心动过速（torsade de pointes，TDP）

1）心电图特征：表现为一系列宽大畸形的QRS波群，以每3～10个心搏围绕基线不断扭转其主波的正负方向，每次发作持续数秒到数十秒而自行停止，但容易复发或转为心室颤动（图8-50）。

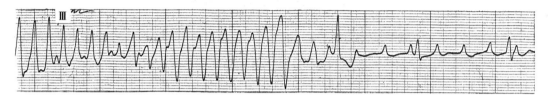

图8-50　扭转型室性心动过速示意图

2）临床意义：扭转型室性心动过速是一种严重的室性心律失常，常反复发作，预后凶险。临床上表现为反复发作心源性晕厥或阿-斯综合征，甚至猝死。常见的原因有：①先天性长QT间期综合征；②严重的房室传导阻滞；③严重低钾、低镁血症；④某些药物（例如奎尼丁、胺碘酮等）所致。

3. 扑动与颤动　扑动与颤动可发生在心房或心室，是一种较阵发性心动过速频率更快的主动性异位心律，主要的发生机制是异位起搏点自律性增高，同时伴有一定的传导障碍，形成环形激动及多发微折返。根据异位心律的起源与节律不同，可分为心房扑动、心房颤动、心室扑动及心室颤动。

（1）心房扑动（atrial flutter，AFL）：典型心房扑动发生机制多属于房内大折返环路激动所致。房扑多为短阵性发作，少数可呈持续性，常可转为心房颤动和窦性心律。

心电图特征：①P波消失，代之以形态、间距及振幅一致的连续呈锯齿状的心房扑动波（F波），频率为240～350次/分钟；②F波可按一定比例下传，常为2∶1、3∶1或4∶1；若传导比例固定，心室律规则，若传导比例不固定，心室律可不规则；③QRS波群形态和时限正常，有时可伴有差异传导（图8-51）。

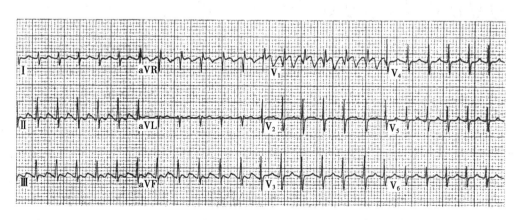

图8-51　心房扑动示意图

（2）心房颤动（atrial fibrillation，AF）：大多发生在有器质性心脏病基础上，发生机制较为复杂，多数病人可能由心房内小折返激动所致。部分病人可能是局灶性触发机制。

心电图特征：①P波消失，代之以大小不等、形态各异的颤动波（f波），频率为350～600次/分钟；②心室律绝对不规则；③QRS波群形态和时限正常，有时可伴有差异传导（图8-52）。

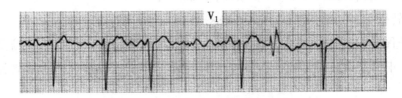

图8-52　心房颤动伴室内差异传导示意图

临床意义：心房扑动与颤动多见于有器质性心脏病基础者，如风湿性心脏病、冠心病、心肌病等。也有部分病人无明显器质性心脏病。房颤时整个心房失去协调一致的收缩，心排血量降低，易形成附壁血栓。

（3）心室扑动（ventricular flutter）：心室扑动由于心室异位起搏点发放激动加速（如发生于心室肌易激期的室性期前收缩或室性心动过速），和心室各部分心肌传导速度和复极不均匀，故其不应期长短不等，因而激动可从不应期较短的心肌折返到不应期较长的心肌，在心室肌内出现快速而较规则的局部折返现象所致。

心电图特征：正常P-QRS-T波不能分辨，代之以连续快速而相对规则的大振幅波动，频率达200～250次/分（图8-53）。

（4）心室颤动（ventricular fibrillation）：心室异位起搏点发放激动加速，或心室肌内出现快速而零乱的多发性局部折返现象所致。

心电图特征：正常P-QRS-T波完全消失，代之以大小不等、极不匀齐的低小波，频率为250～500次/分（见图8-53）。

临床意义：心室扑动和心室颤动均是极严重的致死性心律失常。心室颤动心脏完全失去排血功能，常见于严重心肺功能障碍、电解质紊乱、各种疾病的临终期。心室扑动常不能持久，不是很快恢复便会转为室颤而导致死亡。

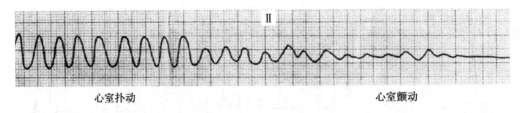

心室扑动　　　　　　　　　　　　　　　心室颤动

图8-53　心室扑动和心室颤动示意图

4. 逸搏与逸搏心律　逸搏和逸搏心律属被动性异位心律。当高位起搏点发生停搏或节律明显减慢时，或因传导障碍而不能下传时，作为一种保护性措施，低位起搏点被动发出冲动，激动心房或心室，从而减轻因长时间停搏造成的不良后果，这种被动的异位搏动即为逸搏（escape），连续3个或以上逸搏称为逸搏心律（escape rhythm）。按照起搏点位置不同，逸搏与逸搏心律可分为房性、房室交界性和室性，其中交界性逸搏最为多见，室性逸搏次之，房性逸搏较少见。其QRS波群形态特点与各相应的期前收缩相似，二者差别是期前收缩提前发生，属主动节律,而逸搏则在长间歇后出现,属被动节律(图8-54)。

(1)房性逸搏与逸搏心律:长间歇后出现的P′-QRS-T波群,形态符合房性期前收缩的特点。房性逸搏心律的频率为50~60次/分钟。

(2)交界性逸搏与逸搏心律:长间歇后出现的P′-QRS-T波群,形态符合交界性期前收缩的特点。交界性逸搏心律的频率为40~60次/分钟。

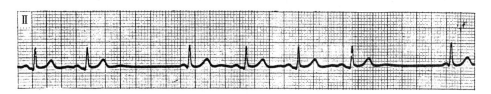

图8-54 二度Ⅱ型窦房阻滞伴交界性逸搏示意图

(3)室性逸搏与逸搏心律:长间歇后出现的QRS-T波群,形态符合室性期前收缩的特点。室性逸搏心律的频率为20~40次/分钟。若心室律小于22次/分钟,称为室性自主心律。

(三)传导阻滞

心脏传导阻滞(heart block)可由器质性心脏病引起,也可是迷走神经张力增高引起的功能性抑制或是药物作用及位相性影响。按阻滞发生的部位分为窦房传导阻滞、房内传导阻滞、房室传导阻滞和室内传导阻滞。按阻滞的程度可分为一度(传导延缓)、二度(部分激动传导中断,不能下传)、三度(传导完全中断)。

1. 窦房传导阻滞(sinoatrial block) 常规心电图不能直接描记出窦房结电位。因此,一度窦房传导阻滞不能观察到。三度窦房传导阻滞与窦性停搏无法鉴别。只有二度窦房传导阻滞出现心房和心室漏搏(P-QRS-T均脱落)时才能诊断,分为两型。

二度Ⅰ型窦房传导阻滞心电图特征:PP间距进行性缩短,直至出现一次长的PP间距,该长PP间距短于基本的PP间距的两倍(图8-55);二度Ⅱ型窦房传导阻滞心电图特征:在规律的窦性PP间距中突然出现一个长间歇,这一长间歇恰等于正常窦性PP间距的倍数(图8-56)。窦房传导阻滞后可出现低位起搏点逸搏或逸搏性心律。

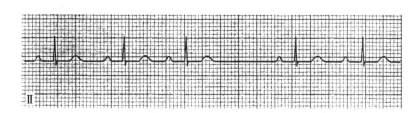

图8-55 二度Ⅰ型窦房传导阻滞示意图

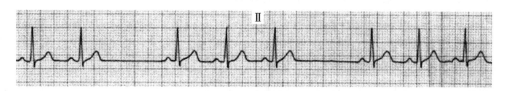

图8-56 二度Ⅱ型窦房传导阻滞示意图

2. 房内传导阻滞(intra-atrial block) 房内阻滞一般不产生心律不齐,心电图表现为P波增宽≥0.12秒,出现双峰,双峰间距≥0.04秒,与左房肥大难鉴别。

3. **房室传导阻滞**（atrioventricular block，AVB） 是临床上最常见的一种传导阻滞，根据阻滞的程度分为一度、二度、三度房室传导阻滞。

（1）一度房室传导阻滞心电图特征：① PR 间期延长＞0.20 秒；或在前后两次心电图检查中，出现心率相同而 PR 间期延长超过 0.04 秒；②每个 P 波之后均有相关 QRS 波群（图 8-57）。

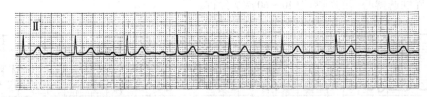

图 8-57　一度房室传导阻滞示意图

（2）二度房室传导阻滞：主要表现为部分 P 波后出现 QRS 波群脱落。按脱落的特点为分两型。

二度Ⅰ型房室传导阻滞（称 Morbiz Ⅰ型）：心电图表现为 P 波规律出现，PR 间期逐渐延长，RR 间期逐渐缩短，直至 P 波后 QRS 波群脱落，脱落后的第一个 PR 间期最短，以后又逐渐延长，直至 P 波后再有 QRS 波群脱落，如此周而复始出现，称为文氏现象（图 8-58）。

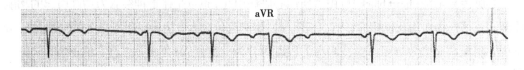

图 8-58　二度Ⅰ型房室传导阻滞示意图

二度Ⅱ型房室传导阻滞（称 Morbiz Ⅱ型）：心电图表现为 PR 间期恒定（正常或延长），有部分 P 波后无 QRS 波（图 8-59）。凡连续两次或两次以上的 P 波后出现 QRS 波群脱落者，称为高度房室传导阻滞。通常以 P 波数与下传数的比例表示房室传导阻滞的程度，如 6:5、5:4、4:1 房室传导阻滞等。

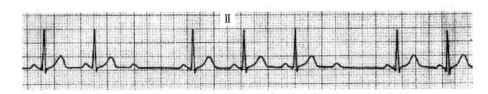

图 8-59　二度Ⅱ型房室传导阻滞

（3）三度房室传导阻滞：又称完全性房室传导阻滞。当来自房室交界区以上的激动完全不能通过阻滞部位时，致使阻滞部位以下的潜在起搏点发放冲动激动心室，出现逸搏性心律（交界性或室性）。心电图特征为：① P 波与 QRS 波毫无关系，各自保持固有节律，心房率快于心室率；② QRS 波的形态取决于起搏点的位置，起搏点在房室束分叉以上，出现交界性逸搏心律，则 QRS 波形态正常，QRS 波频率一般在 40～60 次／分；起搏点在房室束分叉以下，出现室性逸搏心律，则 QRS 波增宽畸形，QRS 波频率一般在 20～40 次／分（图 8-60、图 8-61）。

临床意义：一度或二度Ⅰ型房室传导阻滞多与迷走神经张力增高有关。二度Ⅱ型或三度房室传导阻滞多见于器质性心脏病，如心肌病、急性心肌梗死、药物中毒以及传导系统退行性变等。房室传导阻滞部位愈低，潜在节律点的稳定性愈差，危险性就愈大。准确判断阻滞发生的部位需要借助于希氏束电图。

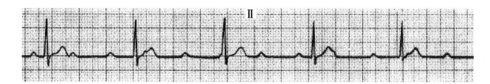

图 8-60　三度房室传导阻滞、交界性逸搏心律示意图

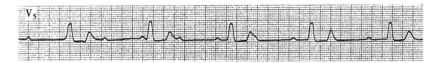

图 8-61　三度房室传导阻滞、室性逸搏心律示意图

4. 束支及分支传导阻滞　发生在房室束以下的各种阻滞,统称为室内传导阻滞或束支传导阻滞。根据阻滞部位可分为右束支阻滞、左束支阻滞、左束支分支(左前分支和左后分支)阻滞。根据 QRS 波群的时限是否≥0.12 秒而分为完全性束支阻滞与不完全性束支阻滞。所谓完全性束支阻滞并不意味着该束支绝对不能传导,只要两侧束支的传导时间差别超过 40 毫秒以上,延迟传导一侧的心室就会被对侧传导过来的激动所除极,从而表现出完全性束支阻滞的图形改变。

(1)右束支传导阻滞(right bundle branch block, RBBB):因右束支细长,单侧冠状动脉分支供血,不应期比左束支长,故较左束支更容易发生阻滞。可发生于各种器质性心脏病病人,也可见于健康人。当发生右束支传导阻滞时,激动沿左束支下传,室间隔除极和正常时顺序相同,由左向右进行,接着浦肯野纤维正常快速激动左室,最后通过缓慢的心室肌传导激动右室。因而,QRS 波群前半部接近正常,QRS 波群的后半部表现为时间延迟、形态异常。除极顺序与正常不同,复极过程也发生改变,故产生继发性 ST-T 改变。

心电图特征:① QRS 时间增宽≥0.12 秒;② QRS 波群形态改变:V_1、V_2 导联呈 rsR′型或 M 形波,此为最具特征性的改变;Ⅰ、V_5、V_6 导联 S 波增宽而有切迹,其时限≥0.04 秒;aVR 导联呈 QR 型,其 R 波宽而有切迹;③继发 ST-T 改变:V_1、V_2 导联 ST 段轻度压低,T 波倒置;Ⅰ、V_5、V_6 导联 T 波方向一般与终末 S 波方向相反,仍为直立(图 8-62)。

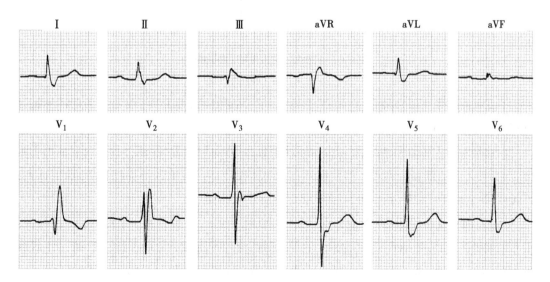

图 8-62　完全性右束支传导阻滞示意图

不完全性右束支传导阻滞时,QRS 图形与完全性右束支传导阻滞相同,仅 QRS 波时间不超过 0.12 秒,一般在 0.10～0.11 秒。

（2）左束支传导阻滞（left bundle branch block，LBBB）：左束支粗而短，由双侧冠状动脉供血，不易发生阻滞，如阻滞说明心肌病变广泛而严重。左束支发生阻滞时，激动沿右束支下传至右室前乳头肌根部才开始向不同方向扩布，导致心室除极顺序从开始就与正常相反。由于初始室间隔除极多为右向左方向除极，导致 I、V_5、V_6 导联正常室间隔除极波（q 波）消失；左室除极不是通过浦肯野纤维激动，而是通过心室肌缓慢传导激动，故心室除极时间明显延长；心室除极向量的 QRS 向量中部及终末部除极过程缓慢，使 QRS 主波增宽、粗钝或有切迹。除极顺序与正常不同，复极过程也发生改变，故产生继发性 ST-T 改变。

心电图特征：① QRS 波群时间≥0.12 秒；② QRS 波群形态改变：V_1、V_2 导联呈宽而深的 QS 型或 r 波极小的 rS 波；I、aVL、V_5、V_6 导联 R 波增宽、顶峰粗钝或有切迹；③ QRS 心电轴可有不同程度的左偏；④ V_5、V_6 导联 R 峰时间>0.06 秒；⑤ ST-T 方向与 QRS 主波方向相反（图 8-63）。

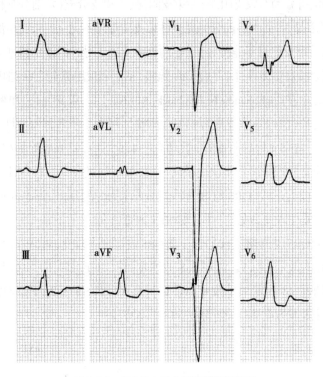

图 8-63　完全性左束支传导阻滞示意图

不完全性左束支传导阻滞的心电图形与完全左束支传导阻滞相同，仅 QRS 波时间不超过 0.12 秒，一般在 0.10～0.11 秒。

当发生左束支传导阻滞时，心室除极最初的向量方向与正常时相反，故很容易掩盖心肌梗死的图形，给诊断带来困难。若发现所有左胸导联呈 QS 形，I、V_6 导联出现异常性 Q 波，V_1、V_2 导联出现高 R 波时，应高度怀疑合并了心肌梗死的可能性。

（3）左前分支传导阻滞：左前分支细长，支配左室前上方，容易发生阻滞。心电图特征：①心电轴显著左偏，达 -30°～-90°，超过 -45° 有较肯定的诊断意义；② QRS 波在 II、III、aVF 导联呈 rS 型，S_{III}>S_{II}，I、aVL 导联呈 qR 型，R_{aVL}>R_I；③ QRS 时间可轻度延长，但<0.12 秒（图 8-64）。

（4）左后分支传导阻滞：左后分支较粗，双重血液供应，阻滞较少见。其心电图特征：①电轴显著右偏达 +90°～+180°，以超过 +120° 有较肯定的诊断价值；② QRS 波在 I、aVL 导联呈 rS 型，III、aVF 导联呈 qR 型，且 q 波时限<0.025 秒；R_{III}>R_{II}；③ QRS 时间<0.12 秒（图 8-65）。临床

上诊断左后分支传导阻滞时,应先排除引起心电轴右偏的其他原因。

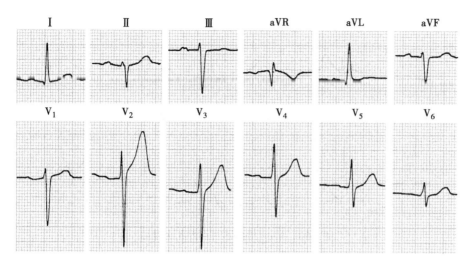

图 8-64　左前分支传导阻滞示意图

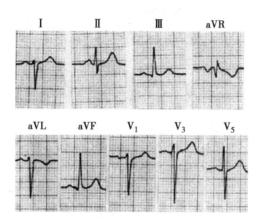

图 8-65　左后分支传导阻滞示意图

(四)预激综合征

预激综合征(preexcitation syndrome)属传导途径异常,是指在正常的房室结传导途径之外,沿房室环周围还存在附加的房室传导束(旁路),使室上性激动抢先抵达心室肌引起的心律失常。

1. WPW 综合征(Wolff-Parkinson-While syndrome)　又称经典型预激综合征,属显性房室旁路。其解剖学基础为 Kent 束,是房室环存在直接连接心房与心室的一束纤维,亦称房室旁路。窦房结激动或心房激动可经旁路下传预先激动部分心室肌。

心电图特征:①PR 间期<0.12 秒;②QRS 增宽≥0.12 秒;③QRS 起始部粗钝,称为预激波(亦称 delta 波);④P-J 间期正常;⑤可有继发性 ST-T 变化。

根据 V_1 导联 delta 波极性及 QRS 主波方向可对旁路进行初步定位。如 V_1 导联 delta 波正向且以 R 波为主,则一般为左侧旁路(图 8-66);V_1 导联 delta 波负向且主波以负向波为主,则多数为右侧旁路(图 8-67)。

2. L-G-L 综合征(Lown-Ganong-Levine-syndrome)　又称短 PR 综合征,目前认为其解剖学基础为存在绕过房室结传导的旁路纤维 James 束,或房室结内存在一条传导异常快的通道引起房室结加速传导。心电图特征:①PR 间期<0.12 秒;②QRS 时限正常;③QRS 波群起始部无预

激波。

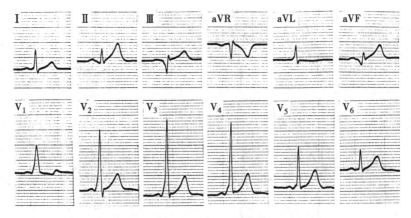

图 8-66　WPW 综合征(左侧旁路)示意图

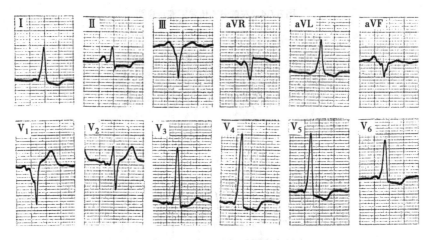

图 8-67　WPW 综合征(右侧旁路)示意图

3. Mahaim 型预激综合征(Mahaim)　解剖学基础为 Mahaim 束,是一种特殊的房室旁路,传导缓慢,呈递减性传导。旁路只有前传功能,没有逆传功能。心电图特征:① PR 间期正常;② QRS 波群增宽,时限≥0.12 秒;③ QRS 波起始部有预激波;④可有继发性 ST-T 改变。

临床意义:预激综合征多见于健康人,发作时常引起阵发性房室折返性心动过速。WPW 如合并房颤,可导致快速的心室率,甚至发生室颤,属于一种严重心律失常类型。临床上可以采用导管射频消融术对其进行根治。

五、药物和电解质紊乱对心电图的影响

(一)药物影响

许多药物可影响心肌的除极与复极过程,使心电图发生相应改变,如洋地黄类药、抗心律失常药物(奎尼丁、胺碘酮、β 受体阻滞剂)等。

1. **洋地黄类药物**　洋地黄类药物的安全范围狭窄,治疗剂量和中毒剂量十分接近,且个体差异大,用药后容易出现中毒反应。洋地黄类药物的治疗剂量和中毒剂量所引起的心电图变化有所不同,前者称为洋地黄效应或洋地黄作用心电图,后者称为洋地黄中毒或洋地黄过量心电图。

（1）洋地黄效应（digitalis effect）心电图特征：①在以 R 波为主的导联，ST 段下垂型压低；T 波低平、双向或倒置，ST 段与 T 波融合，形成"鱼钩形"；在以 S 波为主的导联，其 ST-T 变化方向与上述相反；②Q-T 间期缩短（图 8-68）。

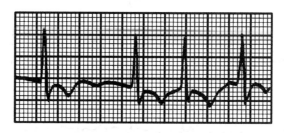

图 8-68　洋地黄作用示意图

（2）洋地黄中毒（digitalis toxicity）心电图特征：主要表现为各种心律失常，如用药后出现的频发、多源室性期前收缩甚至呈二联律、室性心动过速、房性心动过速、房性心动过速合并 2:1 房室传导阻滞、交界性心动过速合并不同程度的房室传导阻滞等。其中，当出现二度或三度房室传导阻滞时，则是洋地黄严重中毒表现。

2. 奎尼丁属 I$_A$ 类抗心律失常药物，并且对心电图有较明显影响。

（1）奎尼丁治疗剂量时的心电图特征：①Q-T 间期延长；②T 波低平或倒置；③u 波增高；④P 波增宽可有切迹，PR 间期稍延长。

（2）奎尼丁中毒时的心电图特征：①Q-T 间期明显延长；②QRS 时限明显延长；③心律失常，如窦性心动过缓、窦性静止或窦房阻滞、房室传导阻滞，严重者可发生扭转型室性心动过速，甚至室颤。

3. 其他药物如胺碘酮可使心电图 Q-T 间期延长，β 受体阻滞剂可使心电图出现窦性心动过缓、房室传导阻滞、窦性静止等。

（二）电解质紊乱

电解质紊乱（electrolytes disturbance）是指血清电解质浓度的增高与降低。一旦发生电解质紊乱都将影响心肌的除极、复极过程，并可反映在心电图上。需要强调，心电图虽有助于电解质紊乱的诊断，但由于受其他因素的影响，心电图改变与血清中电解质水平并不完全一致。如同时存在多种电解质紊乱时又可互相影响，加重或抵消心电图改变。故应密切结合病史和临床表现进行判断。

1. **低血钾**　低血钾是指血清钾浓度低于 3.5mmol/L。心电图特征：①ST 段压低，T 波低平或倒置；②u 波增高（u 波>0.1mV 或 u/T>l，或 T 波与 u 波融合呈双峰）；③QT 间期一般正常或轻度延长，表现为 QT-u 间期延长（图 8-69）。严重低血钾，可使 QRS 波群时限延长，P 波振幅增高。低钾血症时可出现室性期前收缩、房性或室性心动过速、传导阻滞等心律失常。

2. **高血钾**　高血钾是指血清钾浓度超过 5.5mmol/L。其心电图特征：①T 波高尖，基底部变窄；②QRS 波群增宽，P 波增宽，振幅减低，甚至消失，出现窦室传导；③ST 段压低（图 8-70）。高血钾可引起室性心动过速、心室扑动和心室颤动，甚至心脏停搏。

3. **高血钙**　高血钙是指血清钙浓度超过 2.58mmol/L。其电图特征：①ST 段缩短或消失；②QT 间期缩短；③T 波低平或倒置（图 8-71）。严重高血钙（如快速静注钙剂时），可发生窦性静止、窦房阻滞、室性期前收缩、阵发性室性心动过速等。

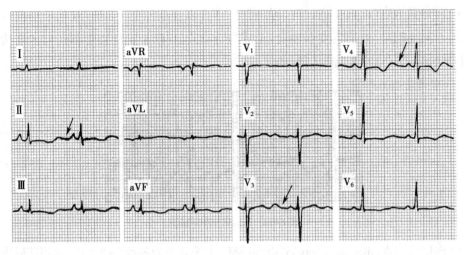

图 8-69　低血钾时心电图示意图

病人血钾水平：2.1mmol/L，箭头示 u 波，QT-u 间期 0.70 秒

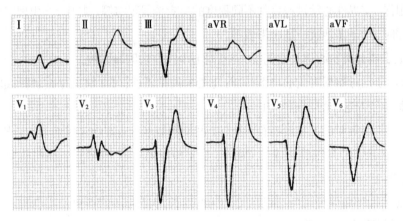

图 8-70　高血钾时心电图示意图

病人血钾水平：8.5mmol/L

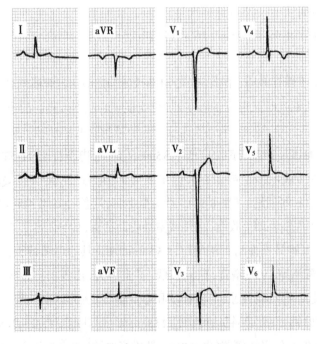

图 8-71　高血钙时心电图示意图

病人血钙水平：3.8mmol/L，QT-u 间期 0.30 秒

4. 低血钙　低血钙是指血清钙浓度低于 2.25mmol/L。其心电图特征：① ST 段明显延长，致 QT 间期延长；②直立 T 波变窄、低平或倒置；③心律失常很少发生（图 8-72）。

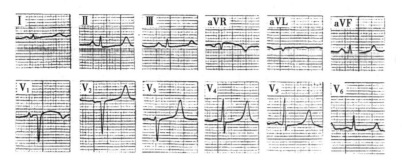

图 8-72　低血钙时心电图示意图
病人血钙水平：1.46mmol/L，QT-u 间期 0.46 秒

第四节　心电图的分析方法和临床应用

一、心电图的分析方法和步骤

临床工作中，要充分发挥心电图检查的作用，但不能只单纯死记硬背心电图诊断标准或指标数值，需要熟练掌握心电图的分析方法和技巧，并善于把心电图的各种变化与临床资料紧密结合起来，才可能对心电图做出正确的分析和诊断。

1. **快速浏览**　将各导联的心电图大致浏览一遍，确认定标电压、走纸速度等，注意有无伪差。凡不是由于心脏电激动而发生的心电图改变，都称为伪差。产生伪差的常见原因如下。

（1）交流电干扰：在心电图上出现每秒 50 次规则而纤细的锯齿状波形，应将附近可能发生交流电干扰的电源关闭，如电扇、电脑、电灯等。

（2）肌肉震颤干扰：由于被评估者精神紧张、寒冷或震颤性麻痹等，在心电图上出现杂乱不整的小波，频率 10～300 次/秒左右，有时很像心房颤动的 f 波。

（3）基线不稳：由于被评估者身体移动或呼吸影响，使心电图基线不完全在一水平线上，而是上下移动。基线不稳将影响对心电图各波，尤其是 ST 段的判断。

（4）导联有无连接错、松脱或断离：常见于左右手互换，可观察有关导联图形以判断。

（5）定标电压是否准确：临床心电图一般定标电压为 1mV。

（6）电极板生锈、皮肤准备不当，导致电极板与皮肤接触不良。

（7）心电图机性能不合格。

2. **判断心律与心率**　首先找出 P 波，根据 P 波的有无、形态来确定其基本心律是窦性心律或是异位心律并进一步确定其为房性、房室交界性或室性。一般 P 波在 Ⅱ、V₁ 导联最清楚。然后测量 P-P 间期或 R-R 间期，分别计算出心房率或心室率。

3. **判断心电轴是否偏移及钟向转位**　观察 Ⅰ、Ⅲ导联，判断心电轴有无偏移；观察胸导联,判断心脏的钟向转位。

4. 分析各导联波形的特点　观察和测量各导联的 P 波、QRS 波群、ST 段和 T 波的形态、方向、电压和时间,以及各波之间的相互关系,尤其注意分析 P 波与 QRS 波群的相互关系。

5. 测量 PR 间期及 Q-T 间期,判定是否有心律失常。

6. 作出心电图诊断　综合各导联图形及测量结果,并结合心电图申请单上的各项目,注意年龄、性别、用药情况、临床诊断以及其他检查结果等临床资料,最后作出心电图诊断。

二、心电图的临床应用

1. 分析和鉴别各种心律失常。

2. 了解有无心肌缺血和心肌梗死,明确心肌梗死的性质、部位和分期。

3. 反映心房、心室肥大的情况。

4. 客观评价某些药物对心肌的影响程度及心律失常的治疗效果,为临床用药提供依据。

5. 协助判断有无电解质紊乱。

6. 心电图和心电监护还广泛应用于手术麻醉及各种危险病人的病情监测。

7. 监护各种危重病人的心脏变化。

值得注意的是,心电图的某些改变并无特异性,同样的心电图改变可见于多种心脏疾病;某些较轻的心脏疾病或疾病早期,心电图可无异常。因此心电图应用中必须结合临床资料方可做出正确诊断。

第五节　其他常用心电图检查

一、动态心电图

动态心电图(ambulatory electro cardio graphy, AECG)是用随身携带的记录器连续记录人体 24 小时或更长时间的心电变化,经计算机处理分析及回放打印的心电图。该项检查首先是由 Holter 发明并于 1961 年首先应用于临床,故又称为 Holter 监测。

(一)导联系统

为了不妨碍受检者的活动,一般将电极固定在胸部。起初多采用双极导联,即为 5 根导联线或 7 根导联线的三通道模拟导联,目前多采用 12 导联系统。常用导联及电极放置部位如下:

Ⅰ、Ⅱ、Ⅲ、aVR、aVL、aVF、$V_1 \sim V_6$ 导联,共 10 个电极,安放位置依次是右肩(RA)、左肩(LA)、右下胸(RL)、左下胸(LL),构成 Ⅰ、Ⅱ、Ⅲ、aVR、aVL、aVF 导联,反映额面的心电活动,$V_1 \sim V_6$ 导联电极安放位置同静态心电图胸导联,反映横面的心电活动。

各自导联可反映相关部位心肌缺血,可定位诊断心肌梗死,同 12 导联同步心电图,并可定位诊断期前收缩起源部位。

（二）临床应用范围

1. 判定原因不明的头晕、黑蒙和昏厥病人是 AECG 的重要应用之一。必须是病人症状发作时记录结果才有意义。

2. 对心律失常进行定性、定量诊断。

3. 对判定心肌缺血有一定意义。目前尚无统一的判定标准，参考标准是"三个一"：ST 段呈水平型或下斜型下降等于或大于 1mm；持续 1 分钟或以上；两次发作间隔时间至少为 1 分钟。

4. 选择安装起搏器指征，评定起搏器功能。

5. 急性心肌梗死随访及预后评估。

6. 抗心律失常药物及抗心肌缺血药物的疗效评定。

二、心电图运动负荷试验

（一）概述

心电图运动负荷试验（exercise test，ECG）是指受检者进行体力活动达到一定的量，使心肌耗氧量增加，用以发现冠心病的一种诊断方法。该方法与冠状动脉造影结果对比虽然有一定比例的假阴性与假阳性，但由于其无创伤、安全、方便，仍被认为是一项重要的检查手段。

运动负荷试验的原理就在于狭窄的冠状动脉不能随着心脏负荷及心肌耗氧量增加而增加血流量，在心电图上可出现缺血性改变。

常用的运动负荷试验包括踏车运动试验和平板运动试验两种方法。即让被检查者做蹬车运动或在一活动的平板上走动，依次递增其负荷量，直至使被检者心率达到所需水平。运动负荷量可分为极量与亚极量两种，多数采用亚极量负荷试验，即使被检查心率达到 85%～90% 最大心率的负荷量。

运动前应描记受检者卧位和坐位 12 导联心电图，并测量血压作为对照。运动中通过监视器对心率、心律及 ST-T 改变进行检测，并按预定的方案每分钟记录心电图和测量血压一次。在达到预期亚极量负荷后，使预期最大心率保持 1～2 分钟再终止运动。运动终止后，每 2 分钟记录 1 次心电图，一般至少观察 6 分钟。如果 6 分钟后 ST 段缺血性改变仍未恢复到运动前图形，需继续观察直至恢复。分析运动前、中、后的心电图变化以判定结果。这是目前最常用的方法。

（二）运动试验的适应证和禁忌证

1. **适应证** ①对不典型胸痛或可疑冠心病病人进行鉴别诊断；②对冠心病病人进行体力活动的鉴定；③评价冠心病的药物疗效或手术治疗效果；④进行冠心病易患人群流行病学调查筛选试验。

2. **禁忌证** ①不稳定性心绞痛；②心肌梗死合并室壁瘤；③心力衰竭；④中、重度心脏瓣膜病或先天性心脏病；⑤血压≥160/100mmHg；⑥急性心肌炎或心包炎；⑦严重的梗阻型肥厚性心肌病；⑧其他不能或不宜运动的疾病。

病人如无禁忌证，在其进行运动试验时应坚持达到适宜的运动终点，即达到亚极量（或极量）水平。但对运动中未达到终点而出现下列情况之一时，应终止运动：①运动负荷量进行性增加而心率反而减慢；②运动负荷量进行性增加而血压进行性下降或异常升高；③严重心律失常（室性心动过速或传导阻滞）；④眩晕、面色苍白或发绀；⑤心绞痛或 ST 段呈缺血性下降≥0.2mV。

（三）结果判定：踏车和运动平板试验阳性标准

1. 运动中出现典型心绞痛。

2. 运动中心电图 ST 段呈水平型或下斜型下移≥0.1mV，并持续大于 1 分钟。

心电图运动试验结果有假阳性和假阴性，不能将结果阳性者等同于冠心病，也不可将结果阴性者完全排除冠心病，应结合临床其他资料进行综合判断。

案例分析（案例 8-1）

护士询问获知该案例胸痛从 2 年前开始，在劳累或激动时发作，呈压榨性，休息和舌下含化硝酸甘油 1～5 分钟可以缓解。今晨疼痛加重，服硝酸甘油无效，同时伴恶心呕吐、出冷汗，符合缺血性心脏病的表现。

身体评估：T 37℃、P 110 次 / 分、R 18 次 / 分、BP 150/90mmHg，体重 90kg。神志清，急性病容，双侧呼吸音减弱、无干湿啰音。心律不齐，第一心音强弱不等。未闻杂音。腹膨隆，肠鸣音 5 次 / 分。

护士分析病人心电图，显示 Ⅱ、Ⅲ、aVF ST 段抬高，有病理性 Q 波，高而直立 T 波，诊断为急性下壁心肌梗死。

结合临床表现和心电图诊断，优先考虑急性下壁心肌梗死的发生。

可能存在下列护理诊断 / 问题：

1. 疼痛：胸痛　与心肌缺血坏死有关。

2. 活动无耐力　与心肌氧的供需失调有关。

3. 潜在并发症：心力衰竭。

（吴武萍）

学习小结

心电图是临床上广泛应用的一种无创性检查技术，是评估患者生命体征最为实用的一种检查方法。通过本章学习，首先要学会常规心电图的描记，要准确快速识别恶性心律失常以及急性心肌梗死心电图特征，及时作出病情评估；其次要掌握常见心律失常的诊断；了解心电图的基本概念和心电图产生的基本原理；了解心电图各波段的形成及测量，以及正常心电图的波形特点与正常值。

复习思考题

1. 急性心肌梗死的心电图特征。

2. 试述房性、房室交界性、室性期前收缩的心电图特点。

3. 房室传导阻滞（一度、二度、三度）的心电图特征。

第九章　健康资料的整理、分析与记录

9

学习目标

掌握　护理诊断与合作性问题的概念；护理诊断与医疗诊断的区别；护理诊断的类型、构成；不同健康评估记录的书写内容。

熟悉　合作性问题与护理诊断的区别；护理诊断的思维方法与步骤，护理诊断的排序；不同健康评估记录的书写要求；健康评估记录书写的目的与意义。

了解　护理诊断的发展；常用的诊断性思维方法、特点；不同健康评估记录的常见格式。

王先生，男，67岁，农民。主诉因"劳累后胸痛2周，加重1日"入院。门诊以"冠心病"收入院。该病人2周前出现胸痛，干农活时加重，呈胸骨后压榨性疼痛，范围约手掌大小，可放射至后背，持续10分钟，休息后可缓解，未予重视。1天前无明显诱因突发胸痛，呈持续性压榨样，疼痛程度较重，难以忍受，完全不能活动，稍活动就加剧疼痛，休息不缓解。

入院后查体合作，神清语明，表情痛苦，测体温36.7℃，脉搏86次/分，呼吸18次/分，血压100/70mmHg；病人口唇无发绀。双肺呼吸音清，未闻及干湿啰音。胸廓无畸形，胸壁无压痛，皮肤无异常。心率86次/分，律齐，心界正常，第一、第二心音无增强及减弱，无胸膜摩擦感和胸膜摩擦音，无心包摩擦感。腹软，无压痛，肝脾未触及，双下肢无浮肿。生理反射存在，病理反射未引出。

吸烟史20年，10支/日；饮酒史20年，白酒3两/日。平日入睡困难，发病后睡眠更加不好。

辅助检查与实验室检查：ECG：窦性心律，$V_1 \sim V_5$ 导联ST段弓背向上抬高。血清肌钙蛋白I：18.256μg/L，肌酸激酶同工酶23.5μg/L。

病人自述2年前老伴去世，对自己打击很大，儿子一家在外地打工，很少关心老人情况，自己独居，整日闷闷不乐。一日三餐不规律，吃得很少，多以咸菜为主。从未检查过身体，本次胸口痛觉得没什么大事，以为是饮食寒凉导致胃部不适所致，还是一位远方亲戚来看望，发现他胸痛难忍而把他送到医院。

思考：

1. 如何运用诊断性思维对上述资料进行整理分析？
2. 针对该病人可提出哪些护理诊断？这些护理诊断如何排序？

第一节 健康资料的整理与分析

一、护理诊断的概念与发展

护理诊断（nursing diagnosis）是护士针对个体、家庭、社区对现存的或潜在的健康问题或生命过程（包括生理、心理和社会适应等诸方面）的反应所作的临床判断。护理诊断贯穿于整个护理程序，是护士对被评估者不断进行系统评估，运用护理诊断的思维方法确定被评估者健康问题，为达到预期的结果选择护理措施的基础，这些预期结果应能通过护理职能达到。

护理诊断的概念最早于20世纪50年代由美国学者麦克迈纳斯（McManus）提出。1953年弗吉尼亚·弗莱（Virginia Fry）认为在护理计划中应包括护理诊断这一步骤，并提出护理诊断应由具有一定资格的人去完成，但这一有关护理诊断的重要思想在当时并未引起重视。

此后的 20 年中，护理诊断这一概念只是散在地出现在护理文献中。1973 年，美国护士协会（American Nursing Association, ANA）出版的《护理实践标准》一书将护理诊断纳入护理程序，并授权在护理实践中使用。同年在美国密苏里州的圣路易市召开的第 1 次全美护理诊断分类会议上，提出了护理诊断的基本框架，并成立了全美护理诊断分类小组。1982 年 4 月召开的第 5 次会议因有加拿大代表的参加而更名为北美护理诊断协会（North American Nursing Diagnosis Association, NANDA）。此后 NANDA 每两年召开一次会议，对原有的护理诊断进行修订和增补。2002 年该组织更名为北美国际护理诊断协会（NANDA International），以更好地反映其成员来自多个国家。护理诊断已由第 1 次全美护理诊断分类会议发表的 34 项发展到目前的 200 多项，可以说护理诊断在不断发展和完善，其分类系统也在不断得到发展并日趋成熟。

我国对护理诊断的认识始于 20 世纪 80 年代初期。1980 年，美国波士顿大学护理研究院的美籍华人学者李式鸾博士来华讲学，将护理诊断概念首次引入中国。目前我国尚无统一的护理诊断名称，现在广泛使用的多为 NANDA 认可的护理诊断。

二、护理诊断与医疗诊断的区别

明确护理诊断与医疗诊断的区别，对于区分护理和医疗两个专业、确定各自的工作范畴和应负的法律责任来说非常重要。两者的区别如下：①决策者不同：医疗诊断是医生使用的名词，用于指导疾病治疗，而护理诊断则是护士使用的名词，主要用于指导独立的护理活动；②目标不同：医疗诊断侧重于对疾病的本质做出判断，护理诊断则侧重于对病人现存的或潜在的健康问题或疾病的反应做出判断，例如高血压是医疗诊断，医生的目标是如何使病人血压降至正常水平，最大限度地降低心脑血管并发症，而护士关心的是病人血压升高后的反应，相应的护理诊断可能是"头痛"和"有受伤的危险"等；③数目和稳定性不同：医疗诊断数目较少，在疾病发展过程中相对稳定，而护理诊断的数目则较多，且常随病人反应的变化而变化；④适用范围不同：医疗诊断在医疗职责范围内，有相应的治疗方法，而护理诊断则在护理职责范围内，有相应的护理措施；⑤服务对象不同：医疗诊断针对个体，而护理诊断则是针对个体、家庭和社会；⑥服务手段不同：医疗诊断采用药物或手术等医疗手段解决病人的健康问题，而护理诊断则是通过护理手段为病人服务。

三、护理诊断的构成元素

一个全面的护理诊断的提出，需要护士明确诊断的名称、诊断的定义、诊断的依据（症状和体征、心理、社会资料等）以及该诊断的相关因素（产生因素或危险因素）。

（一）诊断名称
是对被评估者的健康状态或疾病的反应（可能出现的反应）进行的概括性描述，应使用简明的术语以表达诊断的意义。包括现存的、潜在的、可能的、健康的等。主要以一些特定的词语描绘健康状态的变化，但无法表明变化的程度，例如"气体交换受损""活动无耐力""有皮肤完整性受损的危险"等。

（二）定义

定义是对护理诊断名称清晰、准确的描述，并以此与其他护理诊断相区别。每一个护理诊断都有与之相应的特征性的定义，例如"活动无耐力"是指个体处于生理上和心理上都无足够的能量来耐受或完成必须或希望进行的日常活动的状态。

（三）诊断依据

诊断依据是做出该诊断的临床判断标准，多来自健康评估所获得的主观和客观资料，也可以是危险因素。诊断依据按其重要性可分为主要依据和次要依据。主要依据为做出某一护理诊断必须具备的依据，次要依据为对做出某一护理诊断有支持作用，但不是必须具备的依据。例如"活动无耐力"这一护理诊断的主要依据为病人出现活动后疲乏、无力，活动后出现心率增快，呼吸困难、胸闷气短等异常生理反应；次要依据为病人面色苍白、发绀，心电图显示心肌缺血改变等。

（四）相关因素

相关因素为促成护理诊断成立和维持的因素。包括两个方面的内容，一方面指造成个体健康状况改变或引起问题产生的内外因素，另一方面指导致病人健康状况发生改变的可能性增加的因素。症状和体征是确认现存性护理诊断的依据，危险因素是确认有危险的护理诊断的重要依据。这些因素都是与护理诊断有关的。危险因素的来源与现存性护理诊断的相关因素相同。相关因素主要来自于以下几个方面。

1. **病理生理因素**　指疾病引起的各种改变。如与"疼痛：胸痛"这一护理诊断相关的病理生理因素可能是心肌缺血坏死。

2. **治疗因素**　指用药、检查、手术等。如急性心肌梗死病人急性期因医源性限制需要绝对卧床是提出"自理能力缺陷"这一护理诊断的治疗相关因素。

3. **情境因素**　为涉及环境、生活经历、生活习惯、角色等方面的因素。如"情境性低自尊"这一护理诊断的相关情境因素可能为病人因疾病导致肢体残缺或者直肠造瘘等。

4. **成熟因素**　是指与年龄有关的健康因素，包括认知、生理、心理、社会、情感的发展状况，比单纯年龄因素所包含的内容更广。如"记忆功能障碍"这一护理诊断相关的成熟方面的因素可能是脑组织萎缩性变化所致的记忆能力下降有关。

一个护理诊断通常可涉及多个方面的相关因素，例如急性心肌梗死病人"自理能力缺陷"这一护理诊断，可能因疾病所致的剧烈疼痛引起，也可能因医嘱为绝对卧床减少心肌耗氧的限制所致。确定相关因素可以为制定护理措施提供依据。

四、护理诊断的分型

NANDA 将护理诊断分为现存性护理诊断、危险性护理诊断、健康促进护理诊断和综合征。

1. **现存性护理诊断（actual nursing diagnoses）**　是护士对个体、家庭或社区已出现的健康状况或生命过程的反应做出的临床判断。现存性护理诊断由名称、定义、诊断依据和相关因素 4 部分构成。

2. **危险性护理诊断（risk nursing diagnoses）**　是护士对易感的个体、家庭或社区对健康状况或生命过程可能出现的反应所做出的临床判断。病人此时虽然还没有发生问题，但如果不采取护理措施则很有可能出现问题，例如长期卧床病人，存在"有皮肤完整性受损的危险"。因此，危险性护理诊断要求护士具有预见性，当病人有导致易感性增加的危险因素存在时，要能够预测到可能会出现哪些问题。有危险的护理诊断由名称、定义和危险因素3部分组成。

3. **健康促进护理诊断**（health-promotion nursing diagnoses） 是护士对个体、家庭或社区增进健康，实现人的健康潜力的动机和愿望做出的判断。健康促进护理诊断仅包含名称一个部分而无相关因素。名称以有更高的健康趋势表述，如"有自我健康管理改善的趋势"。

4. **综合征**（syndrome） 是对一组特定且同时发生的，最好采用相似的措施进行干预的现存或有危险的护理诊断的描述。综合征与健康促进护理诊断一样仅有名称，例如"创伤后综合征""有失用综合征的危险"。

五、合作性护理问题

在临床护理工作中，往往存在一些由于脏器的病理生理改变、检查、治疗等所致的潜在并发症，这些并发症虽然未被包含在现有的临床护理诊断体系中，但很多这些并发症是需要医生护士共同密切配合来预防与处理的。因此，1983年卡波尼（Carpenito）提出了合作性问题的概念。即合作性问题是指需要护士通过观察和监测，以及时发现的某些疾病过程中的并发症，护士以执行医嘱和采取护理措施减少其发生，但无法独立通过护理措施阻止其发生。合作性问题不属于护理诊断，但属于护理工作的范围项目，需要医生护士共同干预对这些并发症做出反应。所有的合作性问题均以"潜在并发症"开始，其后为潜在并发症的名称。例如急性广泛前壁心肌梗死的病人在24小时内最容易发生较为严重的心律失常，由于护士无法通过护理措施预防心律失常这一并发症的发生，此时就应提出"潜在并发症：心律失常"这一护理诊断。护士的主要作用是密切进行心电监测观察以及时发现严重心律失常的发生并与医生合作进行处理。

六、护理诊断的思维方法

通过交谈、身体评估、辅助检查获得了病人的健康资料，这只完成了健康评估的第一步，要确定正确的护理诊断，还需对所收集的资料进行整理、归纳、分析、综合和判断及推理等过程。要使评估者更深刻地认识疾病的本质，除了取决于客观物质条件及评估者的知识、技术和经验外，更重要的是思维方法。确定护理诊断的过程实质是将不同的科学思维方法应用于护理领域的诊断性思维过程。只有掌握科学的思维方法，评估者才能做出及时、正确的判断，通过护理职能达到预期的护理目标。学习临床常用的思维方法，对提高评估者自身思维能力、积累经验及提高对病人的护理水平，都具有重要的意义。

（一）诊断性思维的两大要素

1. **临床实践**（clinical practice） 通过与病人的接触与交流，进行病史采集、身体评估、心理社会评估、观察病情变化和实施护理措施等临床护理活动，发现和分析问题、解决问题，又不断提出新的问题,这就是实践出真知的道理,没有实践就没有临床思维。通过实践不断发现问题、解决问题,从而为病人实施个体化护理及满足病人高水平健康期望奠定基础。

2. **科学思维(scientific thinking)** 是指将病人对现存的或潜在的健康问题或生命过程的反应的一般规律运用于判断特定个体反应的思维过程,是对临床实践资料进行加工、分析与综合的过程,也是对具体护理问题综合比较、逻辑联系、判断推理的过程,在此基础上确定护理诊断或护理问题。这一过程是复杂、迅速的联系和整合过程。要做出正确的判断,护士需要具有丰富的知识和经验以及获得充分的临床资料。

(二)护理诊断性思维的特点

护理学科的服务对象是具有社会性的病人,它不同于自然科学,也与基础医学有明显区别。服务对象的特征决定了护理诊断性思维的特点。为了使护理诊断及时、全面、准确的体现病人对健康问题在生理、心理、社会适应等方面的反应,护士在确定护理诊断的过程中应明确诊断性思维的特点。

1. **交互性** 护理的诊断性思维与病人的思维有明显的交互性,亦即病人参与护理诊断性思维。如病人对健康问题反应的感受和描述,对护理措施实施的配合程度,都能体现出病人的主观能动性,对诊断性护理思维有直接的影响。因此,护理诊断性思维既要考虑病人的客观情况,更要考虑其主体性,积极调动病人的主观能动性并加以正确引导。

2. **时限性** 早期发现病人的护理问题是解决问题的重要前提。只有早期确定护理诊断,才能进行及时的干预和早期预防。因此,护理人员必须具备扎实的护理专业知识才能观察到病人对健康问题的各种反应,从而进行科学假设,动态观察和审慎推导,早期做出正确的判断。

3. **个体性** 健康问题的发生、发展具有共同的特征和普遍规律,但是具体到每一个病人,其对健康问题的反应都会有明显的个体性。这就要求护士在诊断思维时,在遵守普遍规律做指导的同时,要针对每一位病人、每一疾病反应过程开展个体性思维,实施个体性护理措施。

4. **动态性** 诊断性思维的认识对象是人,任何一种疾病都有其特定的发生、发展和变化过程,病人在疾病的不同阶段会有不同的反应。护士要对病人的病情变化及护理需求不断进行动态的评估,及时对护理诊断进行补充或修订,即使最初的护理诊断非常正确,亦必须根据变化的反应及时作出调整。护理的过程,亦即诊断性思维不是一次就能完成的,而是一个不断观察、反复思考、反复验证的动态过程。

5. **综合性** 综合性就是诊断时力求完整、全面。作为整体的人,护理服务对象对健康问题的反应不仅仅是疾病本身的表现,还涉及心理、社会、文化发展和精神诸多方面,需要护理人员从生理领域、心理社会领域等各方面综合考虑,判断病人个体、家庭和社区在生活状态、自理能力、安全防护、自我保健、心理社会适应等方面的反应,进而进行综合性诊断思维。

(三)常用的诊断性思维方法

1. **分类与比较思维**

(1)概述

1)分类(classification):分类是根据事物的本质属性或显著特征将对象划分为具有稳定性和系统性、同时具有从属关系的分类的逻辑方法。

2）比较（comparison）：比较是确定不同对象之间异同关系的一种逻辑思维方法，目的是区别不同对象之间的相同和相异之处，包括相同点的比较、相异点的比较以及同异综合比较。通过比较，既有利于对对象进行分类考察与全面分析，也有利于深入分析和探究对象的内在联系。进行比较时需要注意：第一，被比较的对象必须具有可比性；第二，进行比较时必须保证被比较对象在同一标准条件下进行，这是以后做出定量和定性比较的基础；第三，由于客观对象本身复杂，所以比较时需要全面；第四，比较时要抓住对象的本质属性，做到透过现象把握本质。

（2）分类与比较思维在护理诊断过程中的应用：在护理诊断的过程中可以按照不同的模式对资料进行整理，整理资料的过程就是分类的过程。临床常用的比较法是对临床资料进行分析，从寻找被评估者和健康人之间的不同点入手，再由浅入深地进行比较分析。综合起来，可以将收集到的临床资料按照不同的模式进行分类，然后根据病人的临床资料去对照护理诊断的依据，将病人的典型、特异临床表现逐一与诊断标准对照，从而形成初步的护理诊断。

2. 分析与综合思维

（1）概述

1）分析（analysis）：分析法是将客观对象的整体分解为各个部分，将复杂的事物或现象分解为简单的要素，然后具体考察各个部分或要素在思维对象的整体中分别具有何种性质、占何种地位、起什么作用等，从而了解这些部分、要素各自具有的特殊本质的思维方法。分析是认识事物整体的必要阶段，但由于分析时着眼于对象、事物或现象的局部，容易导致认识的片面性。

2）综合（synthesis）：综合法是指在思维过程中，将思维对象被分析出来的各个部分或要素重新组合起来，作为一个统一的整体加以考察的思维过程与方法。因为单纯的分析具有片面性，所以必须在分析的基础上进行综合。综合不是各个部分或要素的简单相加，在综合的过程中，要抓住各个部分或要素之间的内在联系，从而把握思维对象的本质和规律。通过分析 - 综合 - 再分析 - 再综合的反复循环的思维方式，可使认识不断深化，从而全面深刻地揭示事物的本质和规律。

（2）分析与综合思维在护理诊断过程中的应用：在护理诊断的过程中，经过对有意义的临床资料进行分类和解释，可以形成一个或多个初步护理诊断，之后再对初步护理诊断进行验证，检查初步护理诊断是否能涵盖、解释被评估者的全部问题；如果不能或不能完全涵盖或解释，应重新分析；在初步护理诊断确定后，也需不断修订护理诊断，直到对被评估者提出全面、完整和正确的护理诊断为止。在对资料进行分类、解释及确定和修订护理诊断的整个过程中都贯穿了分析 - 综合 - 再分析 - 再综合的思维过程。

3. 归纳与演绎思维

（1）概述

1）归纳（induction）：归纳是从个别性事实概括出一般性结论的思维过程和方法。归纳可以从经验中概括出科学规律，也可以将低层次原理升华为高层次原理，因而具有概括性。归纳可以从部分对象扩展到全体，突破了前提所判定的范围，扩大了人们的认识领域，因而具有扩展性。但要注意这部分对象不一定适用于全体，避免发生"以偏概全"的错误，归纳亦不具有必然性。

2）演绎（deduction）：演绎是由一般性前提推出个别性结论的思维过程形式，也就是从带有共性或普遍性的原理出发,来推论对个别事物的认识并导出新结论的思维过程。使用演绎思维时,前提的一般原理或原则涵盖了所研究事物的所有个体的共同性,因而适用于所有个体,针对个体所导出的结论所断定的范围也不会超过前提所断定的范围。

3)归纳与演绎的关系:归纳和演绎构成了一个从个别到一般,又从一般到个别的论证过程。这一过程的完成,必须建立在对大量个别事物分析研究并发现一般规律的基础之上。没有对临床资料的分析研究,就无法进行归纳;没有归纳,也就没有演绎。归纳法往往是演绎的基础和前提。归纳和演绎两者之间互相补充,互相渗透,在一定条件下两者亦可以相互转化。

(2)归纳与演绎思维在护理诊断过程中的应用:科学归纳首先要求探求事物之间的因果联系,而对因果联系的把握是发现和掌握自然规律的重要线索。在护理诊断的过程中,应探求被评估者的护理问题和所产生的原因。因为有时一个原因可能导致不同的结果,一个影响健康的因素可能引起不同的临床表现,而有时一个结果可能由不同的原因引起,一种临床表现可能由多种影响健康的因素引起。护士可以根据同类病人经常会出现的问题,预见性地考虑到某病人可能也会出现该问题。但在演绎推理的过程中,还需注意病人个体的差异性。护士不能仅注重临床表现的一般规律而忽视被评估者健康问题的特殊性,比如环境、心理、社会因素等对个体的影响。这需要护士认真对待每一位被评估者,详细地收集和分析资料。

4. 类比思维

(1)类比(analogy):类比是指根据两个对象在某些属性上相同或相似,从而推出它们在其他属性上也相同或相似的思维过程与方法。通过对两个对象进行比较,找出其共同点或相似点,在此基础上把一个对象的已知属性推演到另一个对象中去,从而得出对后者的新认识。运用好类比思维,可以做到举一反三和触类旁通。但要注意类比的两个对象,既有相似的一面,也有差异的一面,使用类比思维时,注意要与其他方法结合使用,类比得出的结论也要接受进一步的检验。

(2)类比思维在护理诊断过程中的应用:类比法是将逻辑学上的类比推理运用于临床的一种诊断方法。它在临床工作中应用较为普遍,不仅可以用于症状和体征较典型的病例,也可以用于病情复杂的病例。评估者将被评估者的症状、体征和辅助检查资料与评估者熟悉的理论模型或经验模型进行对照和比较,从而得出初步护理诊断。在提出护理诊断过程中,类比有助于分析和解释正常或异常表现的可能原因,也有助于预测病人可能潜在的健康问题或对健康问题的反应。此外,在分析资料的关系时,可以由病人的一个属性推知其可能具有的另一个属性,再与实际收集的资料进行比较,可以起到协助判断资料真实性的作用。

5. 评判性思维

(1)评判性思维(critical thinking):评判性思维是以可靠的推理及有效的证据为基础,在复杂情景中能灵活运用自己的知识和经验对问题的解决方法进行选择,在反思的基础上加以分析、推理,做出合理的判断,在面临各种复杂问题及各种选择的时候能正确进行判断取舍。评判性思维是建立在良好思维品质基础上的,而良好的思维品质主要包括:①清晰性:评估者做到思维清晰,思考问题有层次、有条理,能清晰准确地使用概念和语言,避免思维混乱;②相关性:评估者要围绕所思考的问题收集相关的信息,从不同的角度、方向运用多种方法来对问题做出有针对性地回答,注意避免情感与心理因素对思维过程的干扰;③一致性:主要是针对同一个对象具有或不具有某种属性,或针对同一个问题的不同回答而言,避免不一致做出错误决定;④正当性:要选择真实可靠的依据和强有力的推理;⑤预见性:评估者善于深入地思考问题,抓住事物的本质和规律,预见事物的发展过程。思维的预见性可以引导行动的主动性。

（2）评判性思维在护理诊断过程中的应用:评判性思维与诊断性思维关系密切。在护理诊断中,资料的收集以及对资料的分析与综合、推理与判断,都需要具有评判性思维的能力。护士若具有较好的评判性思维,收集的资料会更全面、更系统、更具有针对性;在确定护理诊断时,不仅能发现病人现存的问题,还能预测病人潜在的问题,及时消除或防范不利因素。运用好评判性思维,护士可将理论与实践有机结合,能发现一般人难以发现的细微变化,做出更切实际的护理诊断,相应的护理计划和护理措施也会更有效。评判性思维能力的培养需要知识、实践和经验的积累。经过反复实践,具有一定临床经验的护士可在临床工作中达到应用直觉进行判断和处理问题的水平。

| 理论与实践 | 诊断性思维方法在该案例资料整理分析中的应用 |

      1. **分类与比较思维** 按照生理 - 心理 - 社会模式,可将资料进行分类,例如在分析病人资料过程中,首先考虑病人疼痛、疼痛的诱因、伴随症状等以及身体评估、实验室检查、心电图检查的结果,这些内容可归类于生理方面的内容,而针对病人自述两年前老伴去世,对自己打击很大,儿子一家在外地打工,很少关心老人情况,自己独居,整日闷闷不乐。一日三餐不规律,吃得很少,多以咸菜为主。从未检查过身体,本次胸口痛觉得没什么大事,以为是饮食寒凉导致胃部不适所致,还是一位远方亲戚来看望,发现他胸痛难忍而把他送到医院。这部分资料归为一类,属于心理社会资料。针对具体的资料可以用比较法分析,例如资料中肌钙蛋白、心肌酶的数值与正常数值进行比较,心电图 ST 段与正常人心电图进行比较,将病人的典型疼痛、心电图、肌钙蛋白等与心肌梗死诊断标准对照,可形成初步护理诊断。

      2. **分析与综合思维** 收集的该病人资料中,病人两周前出现胸痛、干农活时加重、呈胸骨后压榨性疼痛,范围约手掌大小,可放射至后背。另外在收集到 1 天前无明显诱因突发胸痛、呈持续性压榨性,疼痛程度较重,难以忍受,稍活动就加剧,对上述资料进行分析与综合发现病人病情与两周前相比,疼痛的程度、诱因等均发生变化,说明病人病情由心绞痛进展到心肌梗死,从而进一步完善修订护理诊断。

      3. **归纳与演绎思维** 在提出该病人护理诊断的过程中,应探究病人护理问题及其产生的原因,在本案例中护士会去探究该病人为什么会产生上述的症状体征,发现病人吸烟史 20 年,10 支 / 日;饮酒史 20 年,白酒 3 两 / 日。一日三餐不规律,吃得很少,多以咸菜为主。结合病人这些资料,考虑到冠心病患者的危险因素,在此基础上进行推理演绎,进一步推理该病人这些不良生活习惯与其本次发病有密切关系。

      总之,在对该案例进行诊断性思维过程中,护士会对收集到的资料进行分类比较、分析与综合、推理与推断,在这个过程中,评判性思维始终贯穿其中,从而做出正确的护理诊断。

　　　　　　　循证护理实践方法与诊断性思维

　　　　　　循证医学是近十余年快速发展的一门新兴的临床学科。循证医学的学术思想、研究方法及结果引起了全球的临床诊疗的革命。循证护理的发展源于循证医学，是指护理人员在计划其护理活动过程中，审慎地、明确地、明智地将科研结论与其临床经验以及病人愿望相结合，获取证据，作为临床护理决策的依据的过程。它深刻影响着中国的临床护理实践，因此，循证护理的方法也将深刻影响护理诊断思维。循证护理实践包括 3 个阶段：证据综合、证据传播以及证据应用。护士作为循证护理证据的提供者与使用者，应该明确循证护理带来的新思路和新方法，尤其在证据应用的过程中，对正确诊断思维的引导作用也是明显的。

七、护理诊断步骤

　　护理诊断的形成是护士将经评估所获得的临床资料进行分析、综合、推理、判断，最终对病人所出现的健康问题提出符合临床思维逻辑结论的过程。这一逻辑思维过程，包括收集资料、整理资料、分析资料、确定护理诊断及对护理诊断进行排序等步骤。整个过程需要临床思维方法，之后还需动态观察和验证护理诊断。

（一）收集资料

　　全面、准确地收集资料是确定护理诊断的基础。健康资料主要来源于病人本身，另外还可从其他人员或相关记录中获取所需资料。健康评估收集的资料不仅包括病人的身体健康状态，还包括其心理健康和社会适应情况等；不仅要获得有关病人健康状况的主观资料，还要获得客观资料。资料收集的重点在于确认病人目前和既往的健康状况，对治疗和护理的反应，潜在健康问题的危险因素以及对更高健康水平的期望等。

　　在收集资料的过程中，需要注意一些有可能影响主观资料和客观资料真实性和准确性的因素。影响主观资料真实性和准确性的因素主要有病人的语言表达能力或理解力差，病人有意夸大病情，以期引起医务人员的重视，或因某些原因隐瞒病情，代述者不能真实体验病人的感受或者对病人的病情不完全了解，以及护士在收集主观资料时采取先入为主或主观臆断的态度等。影响客观资料真实性和准确性的因素包括护士不能为病人进行全面、细致的身体评估，检查方法不熟练或不正确，自身医学知识和临床经验不足不能及早发现异常体征，以及辅助检查结果不真实或错误等。护士要根据具体情况对资料的真实性和准确性做出恰当的判断，以反映病人的真实状况。

（二）整理资料

　　完成资料的收集后，则进入下一个步骤，即资料的整理，这对资料的分析及护理诊断的选择和确定起着重要的作用。在整理资料的过程中，需要先对资料进行核实，然后对资料进行分类。

　　1. 资料的核实　对获得的资料进行核实是一个非常重要的环节。疾病的表现是复杂多样的，又有多种因素影响资料的真实性和准确性，因此护士必须对病史资料、身体评估结果和辅助检查结果进行整理并核实资料，以确保资料收集的真实性、系统性和完整性。

2. **资料的分类** 在经问诊、身体评估、辅助检查所获得的资料进行综合归纳的基础上，将相关资料组合在一起，对资料进行分类。无论采用何种分类方法，必须坚持采用同一模式来完成资料收集、组织、核实和记录的过程。常用的分类方法有以下几种。

（1）马斯洛（Maslow）的需要层次模式：依据 Maslow 的需要层次论，该模式将资料按照需要的层次进行分类整理。需要可分为生理需要、安全需要、爱与归属的需要、尊重与被尊重的需要以及自我实现的需要 5 个方面。该分类方法要求评估者从病人的生理、心理和社会等方面收集资料，但与护理诊断没有对应关系。

（2）生理 - 心理 - 社会系统模式：该系统模式是将资料按照生理系统、心理系统和社会系统进行分类组织。该模式来源于传统的身体系统模式。传统的身体系统模式是指按组织器官的功能将身体分为不同的系统模式来组织资料，如呼吸系统、循环系统、消化系统等。随着医学模式的转变，又增加了心理和社会系统的内容，便形成了目前国内护理评估较常用的生理 - 心理 - 社会系统模式。

（3）功能性健康型态模式：功能性健康型态是 Majory Gordon 于 1982 年提出的护理诊断分类方法，主要涉及人类健康生命过程的 11 个方面。功能性健康型态模式是按照 Gordon 的 11 个功能性健康型态对资料进行分类组织。该分类方法与临床上常用的护理诊断分类法相对应，所以能够帮助护士顺利找出护理诊断，并可作为护士收集、整理、分析资料的框架。目前该模式已得到越来越广泛的应用。

（4）人类反应型态模式：在 NANDA 第 3、4、5 次会议上，以 Sister Callista Roy 为主席组成的护理理论专家组提出了以"整体人的 9 种型态（nine patterns of unitary man）"作为诊断分类系统的概念框架。经过数年发展，在 1986 年 NANDA 第 7 次会议上通过按人类反应型态进行分类的方法可作为护理诊断的分类方法（NANDA 护理诊断分类 I），并投入使用以便得到检验和进一步发展。"人的 9 个反应型态"是这一分类系统的概念框架。1994 年 NANDA 第 11 次会议后，发现新增设的护理诊断分类面临困难，随后对分类法构架进行改善和发展，并于 2000 年 NANDA 第 14 次会议上讨论并通过了在分类法 I 的基础上提出的新护理诊断分类系统——NANDA 护理诊断分类 II。这一分类系统是在 Majory Gordon 的功能性健康型态的基础上进行了改进和发展。该分类法包括领域（domains）、级别（classes）、诊断概念和护理诊断 4 级结构。虽然结构与 Gordon 的构架差别很大，但该分类法减少了分类错误，也减少了多余和重复，因而更具有可操作性，也顺应了当今世界科学技术迅猛发展和信息网络快速增长的需要。它是一个"多轴系健康型态框架（a multiaxial health patterns framework）"。该分类方法与护理诊断对应，但比较抽象。

（三）分析资料

资料的分析是指对所收集的资料及其相互关系进行解释和推理的过程，以做出尽可能合理的解释，从而产生护理诊断。

1. **找出异常** 对收集的病人资料按照某一评估模式进行整理后，护士可根据所学的基础医学知识、护理学知识、人文及社会学科知识以及自身的临床经验，将资料与正常标准逐一比较，以发现异常。在分析资料时，护士不仅要熟练掌握各种健康指标的正常范围或标准，还要充分考虑到个体的差异性。

2. 形成诊断假设 分析资料发现异常后，护士应将可能性较大的问题罗列出来，形成一个或多个诊断假设。诊断假设形成后，护士应收集与诊断假设相关联或引起某一诊断的更多资料，将其与相关护理诊断的诊断依据进行比较，确认这些资料与假设的一个或多个护理诊断的主要依据和次要依据之间的匹配关系，一旦建立匹配关系并符合某一护理诊断的定义特征，即形成初步的护理诊断。若证据不充分，应考虑其他护理诊断的可能性，并进一步收集资料，予以确定或排除。在提出初步护理诊断及其相关因素后，还要继续寻找其他可能支持或否定的资料与线索。例如对于一位心绞痛病人主诉"活动能力明显下降"，护理人员除了关注心绞痛病人心肌供血不足这一相关因素外，还应询问病人的年龄、心理状态、工作负荷等，同时护理人员还要关注病人是否有肢体活动障碍的因素例如关节疼痛，或者病人是否有贫血、低钾等。在这个过程中需要注意的是：①尽可能将有关信息综合起来考虑，绝不能根据单一的资料和线索就轻易得出结论；②即使有多个资料和线索支持，也要注意是否还需要其他的资料支持；③尽可能给出更多可能的诊断假设。只有这样才能增加结论的准确性和全面性。

（四）确定护理诊断

护士经过反复分析、综合、推理、推断，对所提出的可能护理诊断进行评价和筛选，最后对照相应的护理诊断标准做出恰当的护理诊断。确定护理诊断时应注意遵循如下原则和注意事项。

1. 护理诊断名称规范 护理诊断如同医疗诊断，同样具有严谨的科学性。应使用 NANDA 认可的护理诊断，不可随意编造护理诊断。护理诊断名称的修订和增加必须通过 NANDA 认证，任何人不能随意编造。护理诊断名称的标准化和统一有利于护士之间的探讨和交流，有利于与国际接轨，有利于护理教学的规范，也有利于护理学科的发展。

2. 选择恰当的护理诊断 护理诊断是制订护理计划的依据，这就要求提出恰当和准确的护理诊断，以真实、准确地反映病人的护理需求。在 NANDA 的护理诊断中，有些护理诊断的概念非常接近，需要护士根据定义和诊断依据仔细加以区别。

3. 严格依照护理诊断依据 护理诊断依据是做出护理诊断的判断标准，这就要求护士熟知每一个护理诊断的依据，并在临床工作实践中不断提高运用这些护理诊断依据确定护理诊断的能力。

4. 验证和修订护理诊断 初步护理诊断是否正确，应在临床实践中进一步验证。客观、细致地观察病人的病情变化，护士随时提出问题，询问自己，查阅文献寻找证据，对新的发现、新的检查结果不断进行反思，予以解释，进一步验证和修订护理诊断。随着病人健康状况的变化，病人对健康问题的反应也随之而改变。因此，护士要通过对病人的动态评估，不断收集、核实相关资料，以确认或修订原有的护理诊断，从而维持护理诊断的有效性。

5. 书写护理诊断的注意事项 护理诊断由名称、定义、诊断依据以及相关因素（或危险因素）4 个部分组成。书写护理诊断时，需要注意如下问题：①护理诊断名称必须是规范的；②护理诊断是应用护理措施能够解决的问题；③一个护理诊断只针对病人的某一健康问题；④护理诊断必须有相关因素，潜在的护理诊断应有危险因素；⑤一个病人可有多个护理诊断，是一个动态的过程，随病情发展而变化；⑥贯彻整体护理原则，即在确定护理诊断时，应全面考虑病人的生理、心理和社会等方面的情况并尽量纳入一个护理诊断；⑦遵循"一元化"原则，即尽量用一个护理诊断名称来解释多种健康问题，主要适用于由一种原因造成的多种结果，而这多种结果可以使用一个适用范围大的护理诊断来涵盖;⑧应避免在护理诊断的描述中使用有可能引起法律纠纷的语句,如"皮肤完整性受损:与护士未及时予以翻身有关";⑨要避免做出对病人带有价值判断的护理诊断,如"知识缺乏:缺乏认识事物的知识";⑩问题和相关因素应尽量使用护理术语而不用医学术语,如"清理呼吸道无效:痰液不易咳出与呼吸道内分泌物积聚有关"使用护理术语,说法正确;"清理呼吸道无效:痰液不易咳出与肺气肿有关"使用医学术语,说法错误。

(五)护理诊断排序

确定护理诊断后,病人可以同时存在多个护理诊断和合作性问题,在实际工作中需要将这些护理诊断或合作性问题按其重要性和紧迫性进行排序。按照优先顺序常将护理诊断分为首优问题(high-priority problem)、中优问题(medium-priority problem)和次优问题(low-priority problem)3类。

1. **首优问题** 是指直接威胁病人生命的紧急情况,需要护士立即采取措施去解决的问题。常见的首优问题包括:气道、呼吸、循环的问题,生命体征异常的问题等。急危重症病人在紧急状态下,可能存在多个首优问题。

2. **中优问题** 是指虽不直接威胁病人的生命,但也能导致病人身体不健康或情绪变化的问题。常见的中优问题包括意识改变、急性疼痛、急性排尿障碍、辅助检查异常(如高钾血症等)、感染的危险、受伤的危险,以及需要及时处理的医疗问题(如糖尿病病人未注射胰岛素)等。

3. **次优问题** 是指与此次发病关系不大,不属于此次发病所涉及的问题,可等到疾病恢复期处理的问题。这些问题并非不重要,护士可在安排护理工作时稍后考虑,优先处理首优和中优问题。

对护理诊断进行排序时,需要注意如下几点:①需要把对病人生命和健康威胁最大的问题放在首位,其他的依次排列;②需要注意护理诊断的优先顺序是随着疾病的进展、病情的变化以及病人对健康问题的反应而发生变化的;③危险性护理诊断与潜在并发症,虽目前尚未发生,但不能忽视而认为其不重要,如白血病病人化疗期间应首先考虑病人有"感染的危险";④在遵循护理基本原则的前提下,对病人主观感觉最为迫切的问题可以考虑优先解决。

案例分析(案例9-1) ·······

　　问题1:对上述案例运用诊断性思维方法进行资料的分析、整理、归纳,可提出如下护理诊断。

　　1. 现存护理诊断

　　(1)疼痛:胸痛:与心肌缺血坏死有关。

　　(2)活动无耐力:与心肌氧的供需失调有关。

　　(3)自理能力缺陷:与急性期医源性限制和疾病影响有关。

　　(4)睡眠型态紊乱:与独居情绪不良及疾病疼痛有关。

　　(5)知识缺乏:缺乏心肌梗死相关知识。

　　(6)依附关系受损:与家属不能有效支持有关。

（7）持续性悲伤：与丧偶长期抑郁及子女情感关怀缺失有关。

2. 有危险的护理诊断　有便秘的危险：与进食少、不习惯床上排便有关。

3. 健康的护理诊断　健康维护能力低下：未建立健康信念，健康管理意识差。

4. 合作性问题　潜在并发症：心力衰竭、心律失常、心源性休克、猝死。

问题2：按照护理诊断的排序原则，将上述护理诊断做如下排序。

（1）疼痛：胸痛。

（2）活动无耐力。

（3）潜在并发症。

（4）自理能力缺陷。

（5）依附关系受损。

（6）睡眠型态紊乱。

（7）有便秘的危险。

（8）知识缺乏。

（9）持续性悲伤。

（10）健康维护能力低下。

第二节　健康评估记录

问题与思考　　病人，李先生，男性，45岁。主诉"间断性头晕头痛3年，近3天加重"，病人表情焦虑，测血压：170/100mmHg。门诊以"高血压"收入院。入住病区为心血管内科二病区，床号为501-1床。

病人入院后护士需要完成的健康评估记录包括哪些？

健康评估记录是护理文件的一部分，是护士将通过交谈、身体评估和辅助检查获得的资料进行归纳、整理和分析，得出结论后而形成的书面记录。健康评估记录反映的是护理人员为病人进行护理的全过程，是执行护理程序、实施整体护理不可或缺的文件，它体现了护理人员对病人动态评估及护理的过程，同时也便于不同班次护士进行无缝衔接护理，为病人更好地提供优质护理服务。健康评估记录也是临床、教学与科研工作中不可缺少的重要资料。它是衡量医院护理质量的重要标志，也是医疗纠纷与诉讼的重要法律依据。因此，护士必须刻苦练习，以认真负责的工作精神、实事求是的科学态度书写好每一份健康评估记录。

一、健康评估记录的意义

1. **指导临床护理实践**　健康评估记录是对病人健康状况及其演变过程的客观记录，是护士制订或修订护理计划、评价治疗和护理措施效果的重要依据。健康评估记录通过向各班次护士提供有关病人健康问题的各种信息,使她(他)们能够了解病人存在的健康问题及其发展与变化以及治疗与护理措施的有效性,从而增强医疗护理团队成员之间的沟通与协作,维持护理工作的连续性和完整性,以确保护理质量。

2. **评价临床护理质量** 健康评估记录记录了病人从入院到出院的措施和效果,其质量的好坏不仅体现了护士的工作能力、业务水平和责任心,也反映了临床护理活动的质量及医疗护理管理的水平。健康评估记录既是医院护理管理的重要信息资源,也是医院等级评定、护士考核的参考资料。通过回顾性检查健康评估记录,可评价护理质量,也为最终提高护理水平、优化护理质量提供依据。

3. **指导护理教学与研究** 健康评估记录全面、及时、准确地记录了某一疾病发生发展和转归过程中的临床护理活动,充分体现了理论在实践中的具体应用,是最为真实的教学素材,为学生的理论和实践架起了一座桥梁,可用于各种形式的临床护理教学,尤其适用于个案讨论式教学或以问题为基础的教学。健康评估记录也是护理研究的重要资料,不仅可以从中总结和分析不同病人的健康问题、护理需要以及护理工作的效果等,也可总结某一疾病的护理客观规律和成熟经验,从而促进循证护理的发展。

4. **提供法律依据** 健康评估记录是护理实施过程的真实记录,是护理活动的主要证明文件。法律上,因为健康评估记录反映了护士对病人进行护理活动的原始情况而具有重要的法律意义,所以它成为保证护理活动中护士和病人合法权益的凭证性文件。2002年国务院颁布实施的《医疗事故处理条例》和2010年原国家卫生部下发的《病历书写基本规范》,进一步明确了健康评估记录的法律效力。健康评估记录是医疗纠纷和医疗事故处理以及医疗保险理赔等的重要依据,所以健康评估记录应准确无误,记录者必须签全名,并对记录的内容负法律责任。

二、健康评估记录的基本要求

1. **记录及时准确** 健康评估记录必须按照规定的格式及时完成,以便随时反映病人健康状况的变化,不能拖延或提早,更不能漏记,以保证记录的实效性。一般新病人入院,记录书写应在24小时内完成。因抢救急危重症病人,未能及时书写记录时,应在抢救结束6小时内据实补记并加以说明。

2. **内容全面真实** 健康评估记录必须客观真实地反映病人的健康状况、健康问题、病情变化与转归以及所实施的治疗、护理措施等。护士应认真仔细、全面系统地收集病人的有关资料,要依据病人的实际情况和治疗进行客观、公正的记录,尤其对病人的主诉和行为要进行详细、真实、客观的描述,绝不能以主观臆断代替客观而真实的评估。记录的内容要与医疗病历的记录相吻合,以免引起法律纠纷。

3. **填写完整清晰** 我国各医疗单位尚无统一的健康评估记录书写格式,但每个医疗单位都有自己的规定和要求,须按相应规定的格式进行书写。健康评估记录的眉栏须首先填写,各项记录应按要求逐项填写,避免遗漏。记录应连续,不留空白。记录者必须是执行者,各种记录须注明日期和时间,并签全名,以示负责。实习护士、试用期护士、未取得护士资格证书或未经注册的护士书写的记录,须经本医疗机构取得合法资格并注册的护士审阅、修改并签全名;进修护士由接受进修的医疗机构认定其工作能力后方可书写记录,认定前须由本院执业护士修改并签名;审核签名方式为:记录者/审核者。

4. 描述精练、准确 健康评估记录要求所记录的资料准确无误,书写时要用确切具体的语言表述,使用中文和规范的医学词汇、术语及通用的外文缩写,无正式中文译名的症状、体征和疾病名称等可使用外文。书写中度量衡单位使用国家统一规定的名称和标准。书写内容力求精练、准确、重点突出、条理清晰、标点符号正确,不重复记录。

5. 书写规范工整 纸质的健康评估记录书写应使用蓝黑墨水、碳素墨水,需复写的记录资料可以使用蓝色或黑色油水的圆珠笔。记录的文字书写应工整,字迹要清晰,不得随意涂改或粘贴。若书写过程中出现错字,应用同色笔双横线划在错字上,保持原记录清晰可辨,在其后或旁边写上正确的字,并注明修改时间,修改人签名。上级护士在审查下级护士健康评估记录时,用红笔在错字上划双线认真修改,修改后签名并注明日期,也须保持原记录清晰可辨。健康评估记录书写采用24小时制记录,除体温单外一律使用阿拉伯数字书写日期和时间。

随着电子技术的发展及医院管理信息化的需要,电子健康评估记录正逐步取代原有的纸质记录方式,成为医院信息化发展的必然趋势。目前国内已有不少医院以医院信息系统为平台,开发和研制了符合自己医院需求的健康评估记录电子系统,护理人员采用自己的工号权限进行健康评估记录的书写。原有的《病历书写基本规范》仍适合现有电子系统。

相关链接 《病历书写基本规范》

原国家卫生部要求自 2010 年 3 月 1 日起在全国各医疗机构施行修订完善后的《病历书写基本规范》。《病历书写基本规范》对各医疗机构的病历书写行为进行了详细规范,以提高病历的质量,保障医疗质量和安全。其中,对医患双方易发生误解、争执的环节,提出了明确要求。根据《病历书写基本规范》,护士需要填写或书写的护理文书包括体温单、医嘱单、病重(病危)病人护理记录和手术物品清点记录。手术室巡回护士还应配合手术医师、麻醉医师共同完成手术安全核查记录。

相关链接 《电子病历应用管理规范》

随着电子病历应用的不断推进,原《电子病历基本规范》的部分规定已不适应新形势下电子病历的管理要求。为贯彻落实全国卫生与健康大会精神及深化医药卫生体制改革有关要求,规范电子病历临床使用与管理,促进电子病历有效共享,推进医疗机构信息化建设,国家卫生计生委会同国家中医药管理局组织专家对原《电子病历基本规范》进行了修订,并征求全国各省(区、市)意见,进一步修改完善,于2017 年 2 月形成了新的《电子病历应用管理规范(试行)》。其中第七条规定:《医疗机构病历管理规定(2013 年版)》《病历书写基本规范》《中医病历书写基本规范》适用于电子病历管理。

三、健康评估记录的格式与内容

目前,我国为切实减轻临床护士书写护理文书的负担,使护士有更多的时间和精力为病人提供直接护理服务，密切护患关系，提高护理质量，健康评估的记录书写内容逐步简化，书写格式基本采取表格形式。主要包括病人入院评估单、护理计划单、护理记录单、健康教育计划单、出院评估单等。其中护理记录单属于医疗机构病人可以要求复印或者复制的病历资料，具有法律效力，是健康评估记录中不可或缺的部分；健康评估记录的其他部分，如入院病人评估单、护理计划单和健康教育计划单等，则各地区、各医疗机构根据实际情况自行决定，因而尚无统一格式。

（一）入院评估单

入院评估单是病人入院后首次进行的系统的健康评估记录，内容包括病人在生理、心理和社会等方面的基本情况。首次入院评估单多以护理理论为指导而设计。目前多以生理 - 心理 - 社会模式、戈登的功能性健康型态模式作为收集和组织资料的理论框架，其他的有奥瑞姆（Orem）自理模式、马斯洛（Maslow）的人类基本需要层次论和人类健康反应类型等。

1. 记录内容

（1）生理 - 心理 - 社会模式：①一般资料：包括病人的姓名、性别、年龄、民族、婚姻状况、籍贯、职业、文化程度、家庭地址及联系电话、入院诊断、入院类型、入院方式等。②健康史：包括主诉、现病史、既往史、目前用药情况、成长发展史、日常生活状况、家族史、系统回顾和心理社会状况。③身体评估：包括生命体征、各系统生理功能的评估。重点检查与护理工作有关的、有助于发现护理问题的项目，比如皮肤、营养、视力、听力等。吸氧、气管插管、气管切开、留置导尿、造瘘、引流、牵引等评估，也应包含在此栏目，可统称为"专科评估 / 情况"。④辅助检查：包括对医疗和护理诊断有支持意义的实验室及其他如心电图、影像检查等辅助检查的结果。⑤初步护理诊断。

（2）按照功能性健康型态模式设计的入院评估单主要包括：①一般资料：同生理 - 心理 - 社会模式；②健康史：包括主诉、现病史、目前用药情况、既往史和功能性健康型态所属 11 个方面的内容；③身体评估：包括生命体征、全身各系统检查；④辅助检查：可作为护理诊断依据的辅助检查结果；⑤初步护理诊断。

（3）危险因素评估单：病人安全问题已经成为世界各国医院质量管理关注的焦点，原国家卫生计生委针对病人安全问题也提出了《患者十大安全目标》，其中目标七为防范与减少病人跌倒事件发生，目标八为防范与减少病人压疮发生。随着病人护理变得更加复杂，越来越强调病人安全，因此不同医疗机构在对病人进行入院评估时，常以上述内容为基础，结合专科特色对评估项目进行调整和增减。例如，不少医院的入院评估单还包含"住院病人跌倒 / 坠床危险因素评估""压疮危险因素评估"和"导管滑脱危险因素评估"等内容。

2. 格式 入院评估单书写格式有填写式、表格式和混合式 3 种。填写式书写内容多，重复性大；表格式书写少，容易填写，但不能包含所有的内容，故目前临床多采用以表格为主、填写为辅的混合式病人入院评估单。这种评估单事先印制好，将要评估的内容提示出来，记录方式以在预留的方框内打钩为主，必要时可加简单的文字描述。使用入院评估单，护士既可系统地收集病人入院资料，也可有效地减少书写时间和书写负担。但因评估单形式固定，一定程度上也限制了使用者的主动性及评判性思维能力的发挥。全国各地医院使用的入院评估单格式无统一规定。表 9-1 是参照生理 - 心理 - 社会模式设计的病人入院评估单。表 9-2 是参照戈登的 11 个功能性健康型态设计的病人入院评估单，这两种评估单现在临床都较为常用。表 9-3

是"压疮危险因素评估单"。表9-4是"住院病人跌倒/坠床危险因素评估单"。表9-5是"导管滑脱危险因素评估单"。目前很多医院均在临床工作中使用上述危险因素评估单，各医院的评估单形式不一。

3. **书写要求** 入院评估单应由责任护士或值班护士在病人入院后24小时内完成。入院护理评估单必须由护士通过交谈、观察、体格检查、查阅记录及诊断报告等方式获得病人各项健康资料，经评估而逐项填写。填写时要求无漏项，凡栏目前有"□"，应根据评估结果，在相应"□"内打"√"，有横线的地方，应根据评估结果填写具体内容。

表9-1 入院病人护理评估表

科别_____ 病区_____ 床号_____ 住院号_____

一般资料

姓名:_____ 性别:□男 □女 年龄:_____ 民族:_____ 籍贯:_____

住址:_____ 联系电话:_____

入院时间:_____ 入院诊断:_____

入院类型:□门诊 □急诊 □转入(转出科室_____)

入院方式:□步行 □扶行 □轮椅 □平车 □担架 □其他

资料来源:□病人 □家属 □其他_____

可靠程度:□可靠 □基本可靠 □不可靠 记录时间:

健康史

主诉:_____

现病史:_____

_____

_____

_____

日常生活状况

　　膳食类型:□普食 □半流 □流质 □禁食 □鼻饲 □治疗膳食_____

　　进食方式:□正常 □鼻饲 □空肠造瘘 □全静脉营养 □其他_____

　　食欲:□正常 □增加 □亢进 □下降 □厌食

　　排尿:□正常 □失禁 □排尿困难 □尿潴留 □留置尿管 □其他_____

　　排便:□正常 □便秘(1次/__日;辅助排便:□无 □有__) □腹泻(__次/日)

　　　　　□失禁 造瘘(能否自理:□能 □否) □其他_____

　　活动能力:□无限制 □坐椅子 □床旁活动 □卧床

　　自理能力:□完全自理 □部分自理 □完全依赖(进食/饮水、穿衣、沐浴/洗漱、如厕)

　　睡眠:□正常 □失眠(描述:_____)

　　吸烟:□无 □偶吸 □大量:___支/日 已抽___年 已戒___年

　　饮酒:□无 □偶饮 □大量:___两/日 已饮___年 已戒___年

　　药物依赖:□无 □有(药名/剂量:_____)

既往史

　　既往健康状况:□良好 □一般 □较差

　　既往患病/住院史:□无 □有(描述:_____)

　　传染病史:□无 □有(描述:_____)

　　预防接种史:□无 □有(描述:_____)

　　手术/外伤史:□无 □有(描述:_____)

　　输血史:□无 □有 血型:_____ Rh因子:□阴性 □阳性 □不详

　　过敏史:□无 □食物(描述:_____)□药物(描述:_____)

　　　　　□其他(描述:_____) □不详

目前用药情况

目前用药情况:□无 □有

药物名称＿＿＿＿＿＿＿＿＿ 剂量与用法＿＿＿＿＿＿＿＿＿＿＿＿＿ 本次用药时间＿＿＿＿＿＿＿＿＿

疗效＿＿＿＿＿＿＿＿＿＿＿ 不良反应＿＿＿＿＿＿＿＿＿＿＿＿＿＿＿＿＿＿＿＿＿

成长发展史

婚姻史:结婚年龄＿＿＿＿ 配偶健康状况:□健在　　□患病　　□已故　　死因＿＿＿＿＿＿＿＿＿＿

生育史:妊娠＿＿次　顺产＿＿胎　流产＿＿胎　早产＿＿胎　死产＿＿胎　月经史:初潮＿＿岁 行经期＿＿

（天）月经周期　　（天）绝经年龄　　岁或末次月经日期＿＿＿＿＿

家族史

父:健在□　　患病□＿＿＿＿＿＿＿＿＿＿＿＿＿＿＿ 已故□　　死因＿＿＿＿＿＿＿＿＿＿

母:健在□　　患病□＿＿＿＿＿＿＿＿＿＿＿＿＿＿＿ 已故□　　死因＿＿＿＿＿＿＿＿＿＿

子女:健在□　　患病□＿＿＿＿＿＿＿＿＿＿＿＿＿＿ 已故□　　死因＿＿＿＿＿＿＿＿＿＿

兄弟姐妹:健在□　　患病□＿＿＿＿＿＿＿＿＿＿＿＿＿ 已故□　　死因＿＿＿＿＿＿＿＿＿＿

系统回顾

头颅五官	呼吸系统	循环系统	消化系统	泌尿生殖系统
□正常／无异	□正常／无异	□正常／无异	□正常／无异	□正常／无异
□视力障碍	□咳嗽	□心悸	□食欲减退	□尿频
□耳聋	□咳痰	□活动后气促	□反酸	□尿急
□耳鸣	□咯血	□心前区疼痛	□嗳气	□尿痛
□眩晕	□呼吸困难	□下肢水肿	□恶心	□排尿困难
□鼻出血	□喘息	□晕厥	□呕吐	□尿量异常
□牙痛	□长期低热	□血压升高	□吞咽困难	□血尿
□牙龈出血	□盗汗	□其他＿＿＿＿	□腹胀	□尿的颜色改变
□声嘶	□消瘦史		□腹痛	□尿失禁
□其他＿＿＿＿	□胸痛		□腹泻	□颜面浮肿
	□其他＿＿＿＿		□便秘	□腰痛
			□呕血	□其他＿＿＿＿
			□黑便	
			□黄疸	
			□其他＿＿＿＿	
内分泌与代谢	造血系统	肌肉骨骼系统	神经系统	精神状态
□正常／无异	□正常／无异	□正常／无异	□正常／无异	□正常／无异
□食欲亢进	□乏力	□关节疼痛	□头痛	□情绪改变
□畏寒	□头晕	□关节红肿	□头晕	□焦虑
□怕热	□眼花	□关节畸形	□晕厥	□抑郁
□多汗	□皮肤黏膜苍白	□脊柱畸形	□失眠	□幻觉
□烦渴	□黄疸	□肢体活动障碍	□意识障碍	□妄想
□多尿	□皮肤黏膜出血	□肌无力	□抽搐	□定向力障碍
□双手震颤	□鼻出血	□肌肉萎缩	□瘫痪	□智能改变
□体重改变	□淋巴结肝脾大	□其他＿＿＿＿	□皮肤感觉异常	□其他＿＿＿＿
□毛发增多／脱落	□骨痛		□记忆力减退	
□色素沉着	□其他＿＿＿＿		□语言障碍	
□性功能改变			□其他＿＿＿＿	
□其他＿＿＿＿				

心理评估

对自我的看法:□满意　　　□不满意　　　□其他＿＿＿＿＿＿＿＿＿＿＿＿＿＿＿＿＿＿

情绪:□易激动　　□焦虑　　□恐惧　　□悲哀　　□其他＿＿＿＿＿＿＿＿＿＿＿＿＿＿＿

对疾病的认识:□完全　　□部分　　□不认识　　□未被告知

过去1年内重要生活事件:□无　□有(＿＿＿＿＿＿＿＿＿＿＿＿＿＿＿＿＿＿＿＿＿＿＿)

遇到困难最愿向谁倾诉:□父母　　□子女　　□其他＿＿＿＿＿＿＿＿＿＿＿＿＿＿＿＿

宗教信仰:□无　　□佛教　　□基督教　　□伊斯兰教　　□其他＿＿＿＿＿＿＿＿＿

社会评估

家庭关系:□和睦　　□冷淡　　□紧张

婚姻状况:□未婚　　□已婚　　□离婚　　□丧偶　　□其他＿＿＿＿＿＿＿＿＿＿＿＿

居住情况:□独居　　□和家人同住　　□和亲友同住　　□老人院　　□其他＿＿＿＿＿＿

职业情况：□在岗　　　□下岗　　　□务农　　　□无业　　　□个体经营　　□其他＿＿＿＿＿＿＿＿＿＿＿＿

文化程度：□文盲　　　□小学　　　□初中　　　□高中 / 中专　　□大专　　　□大学及以上

社会交往情况：□正常　　　□较少　　　□回避

医疗费用支付形式：□公费　　　□医疗保险　　　□自费　　　□其他＿＿＿＿＿＿＿＿＿＿＿＿＿

住院顾虑：□无　　　□经济负担　　　□自理能力　　　□预后　　　□其他＿＿＿＿＿＿＿＿＿＿＿＿

体格检查

T：＿＿℃　　P：＿＿次 / 分　　R：＿＿次 / 分　　BP：＿＿mmHg　　身高：＿＿cm　　体重：＿＿kg

全身状态

发育：□正常　　□异常（描述：＿＿＿＿＿＿＿＿＿＿＿＿＿＿＿＿＿＿＿＿＿＿＿＿）

营养：□良好　　□中等　　□不良

体型：□正常　　□肥胖　　□消瘦

面容：□正常　　□病容（类型＿＿＿＿＿＿＿＿＿＿＿＿＿＿＿＿＿＿＿＿＿＿＿＿＿）

体位：□主动体位　　□被动体位　　□强迫体位（类型＿＿＿＿＿＿＿＿＿＿＿＿＿＿＿）

步态：□正常　　□异常（类型＿＿＿＿＿＿＿＿＿＿＿＿＿＿＿＿＿＿＿＿＿＿＿＿＿）

意识状态：□清楚　　□嗜睡　　□模糊　　□昏睡　　□浅昏迷　　□深昏迷　　□谵妄

语言表达：□清楚　　□含糊　　□语言困难　　□失语

皮肤黏膜

颜色：□正常　　□发红　　□苍白　　□发绀　　□黄染　　□色素沉着 / 脱失　　□其他＿＿＿＿＿＿＿＿＿

湿度：□正常　　□潮湿　　□干燥

温度：□正常　　□热　　□冷

弹性：□正常　　□减退

水肿：□无　　□有（部位 / 程度：＿＿＿＿＿＿＿＿＿＿＿＿＿＿＿＿＿＿＿＿＿）

完整性：□完整　　□皮疹　　□皮下出血（部位 / 范围：＿＿＿＿＿＿＿＿＿＿＿＿）

□压疮（＿＿期，部位 / 范围：＿＿＿＿＿＿＿＿＿＿＿＿＿＿＿＿＿＿＿＿＿＿＿）

□其他＿＿＿＿＿＿＿＿＿＿＿＿＿＿＿＿＿＿＿＿＿＿＿＿＿＿＿＿＿＿＿＿＿＿＿

淋巴结：□正常　　□肿大（部位 / 大小 / 数量 / 质地 / 活动度＿＿＿＿＿＿＿＿＿＿）

头面部

眼睑：□正常　　□水肿

结膜：□正常　　□水肿　　□出血

巩膜：□正常　　□黄染

瞳孔：□正常　　□异常（大小 / 形状：＿＿＿）对光反射：□正常　　□迟钝　　□消失

口唇：□红润　　□发绀　　□红肿　　□苍白　　□疱疹　　□歪斜

口腔黏膜：□正常　　□充血　　□出血点　　□糜烂溃疡　　□疱疹　　□白斑　　□其他＿＿＿＿＿＿＿＿

牙齿：□完好　　□缺齿　　□龋齿　　□义齿

视力：□正常　　□异常（描述：＿＿＿＿＿＿＿＿＿＿＿＿＿＿＿＿＿＿＿＿＿＿）

听力：□正常　　□异常（描述：＿＿＿＿＿＿＿＿＿＿＿＿＿＿＿＿＿＿＿＿＿＿）

嗅觉：□正常　　□异常（描述：＿＿＿＿＿＿＿＿＿＿＿＿＿＿＿＿＿＿＿＿＿＿）

颈部

颈项强直：□无　　□有

颈静脉：□正常　　□充盈

气管：□居中　　□偏移

肝颈静脉回流征：□阴性　　□阳性

胸部

呼吸方式：□自主呼吸　　□机械呼吸

呼吸节律：□规则　　□不规则（描述：＿＿＿＿＿＿＿＿＿＿＿＿＿＿＿＿＿＿＿）

呼吸困难：□无　　□轻度　　□中度　　□重度　　□极重度

呼吸音：□正常　　□异常（描述：＿＿＿＿＿＿＿＿＿＿＿＿＿＿＿＿＿＿＿＿＿）

啰音：□无　　□有（描述：＿＿＿＿＿＿＿＿＿＿＿＿＿＿＿＿＿＿＿＿＿＿＿＿）

心率：＿＿次 / 分　　心律：□齐　　□不齐（描述：＿＿＿＿＿＿＿＿＿＿＿＿＿＿）

杂音：□无　　□有（描述：＿＿＿＿＿＿＿＿＿＿＿＿＿＿＿＿＿＿＿＿＿＿＿＿）

腹部

外形：□正常　　□膨隆　　□凹陷　　□胃型　　□肠型

可触及包块: □无　　□有(描述:＿＿＿＿＿＿＿＿＿＿＿＿＿＿＿＿＿＿＿＿＿)

腹肌紧张: □无　　□有(描述:＿＿＿＿＿＿＿＿＿＿＿＿＿＿＿＿＿＿＿＿＿)

压痛: □无　　□有(描述:＿＿＿＿＿＿＿＿＿＿＿＿＿＿＿＿＿＿＿＿＿＿＿)

反跳痛: □无　　□有(描述:＿＿＿＿＿＿＿＿＿＿＿＿＿＿＿＿＿＿＿＿＿)

肝大: □无　　□有(描述:＿＿＿＿＿＿＿＿＿＿＿＿＿＿＿＿＿＿＿＿＿＿＿)

脾大: □无　　□有(描述:＿＿＿＿＿＿＿＿＿＿＿＿＿＿＿＿＿＿＿＿＿＿＿)

移动性浊音: □阴性　　□阳性

肠鸣音:＿＿＿次/分　　□正常　　□亢进　　□减弱　　□消失

直肠肛门: □未查　　□正常　　□异常(描述:＿＿＿＿＿＿＿＿＿＿＿＿＿＿＿＿)

外生殖器: □未查　　□正常　　□异常(描述:＿＿＿＿＿＿＿＿＿＿＿＿＿＿＿＿)

脊柱: 外形: □正常　□畸形(描述:＿＿＿＿＿＿＿)　　活动: □正常　　□受限

四肢: 外形: □正常　□畸形(描述:＿＿＿＿＿＿＿)　　活动: □正常　　□受限

神经系统

疼痛: □无　　□有(部位:＿＿＿＿＿＿＿＿＿)

疼痛程度: □0分无痛　□1~3分轻微痛　□4~6分比较痛　□9分非常痛　□10分剧痛

```
0    1    2    3    4    5    6    7    8    9    10分
```

肌张力: □正常　　□增强　　□减弱

肢体瘫痪: □无　　□有(描述:＿＿＿＿＿＿＿＿＿)　　肌力:＿＿＿＿级

病理反射: □阴性　　□阳性

脑膜刺激征: □无　　□有(□颈强直　　□Kerning征　　□Brudzinski征)

专科情况

吸氧: □无　　□有(描述:＿＿＿＿＿＿＿＿＿＿＿＿＿＿＿＿＿＿＿＿＿＿＿)

气管切开/插管: □无　　□有(描述:＿＿＿＿＿＿＿＿＿＿＿＿＿＿＿＿＿＿＿)

留置导尿: □无　　□有(描述:＿＿＿＿＿＿＿＿＿＿＿＿＿＿＿＿＿＿＿＿＿)

引流管: □无　　□有(描述:＿＿＿＿＿＿＿　引流液:(颜色:＿＿＿＿＿　性质:＿＿＿＿　量:＿＿＿＿＿)

造瘘: □无　　□有(描述:＿＿＿＿＿＿＿＿＿＿＿＿＿＿＿＿＿＿＿＿＿＿＿)

牵引: □无　　□有(描述:＿＿＿＿＿＿＿＿＿＿＿＿＿＿＿＿＿＿＿＿＿＿＿)

其他:＿＿＿＿＿＿＿＿＿＿＿＿＿＿＿＿＿＿＿＿＿＿＿＿＿＿＿＿＿＿＿＿＿

实验室及其他检查

初步护理诊断

护士签名:＿＿＿＿＿＿＿＿

年　　月　　日

表 9-2　病人入院评估单

科别:　　　　　病室:　　　　　床号:　　　　　住院号:

一般资料

姓名:　　　　　性别:　　　　　年龄:　　　　　民族:　　　　　婚姻:　　　　籍贯:

职业:　　　　　文化程度:　　　　　　医疗费用支付形式:

住址:　　　　　　　　　　　　　　联系电话:

入院日期:　　　　　　　　　　　　病史叙述者:　　　　　可靠程度:

记录日期:　　　　　　　　　　　　主管医生:　　　　　主管护士:

入院医疗诊断:

入院类型:□门诊　　□急诊　　□转入(转出医院或科别　　　　　　　　　)

入院方式:□步行　　□扶走　　□轮椅　　□平车　　□其他

入院处置:□沐浴　　□更衣　　□未处置

入院介绍:□住院须知 □对症宣教 □饮食 □作息制度 □探陪制度 □其他

健康史

主诉:

现病史:

目前用药情况:□无　□有

_____

药物名称　　剂量与用法　　本次用药时间　　疗效　　不良反应

_____

_____

既往史:

既往健康状况:□良好　□一般　□较差

疾病史(含传染病):□无　□有(描述:　　　　　　　　　　　　)

外伤史:□无　　□有(描述:　　　　　　　　　　　　)

手术史:□无　　□有(描述:　　　　　　　　　　　　)

过敏史:□无　　□有(描述:　　　　　　　　　　　　)

个人史:

月经史:初潮 ____ 岁　经期(天)____　　月经周期(天)____

　　　　　末次月经年龄 ___ 年 ___ 月 ___ 日　绝经年龄 _____ 岁

结婚年龄: _____　　　夫妻关系: _____

健康感知 - 健康管理型态	自觉健康状况:□良好　□一般　□较差　□差
	家族史:□无　　□有(　　　　　　　　　　)
	过敏史: 药物:□无　□不详　□有(　　　　　　　　　)
	食物:□无　□不详　□有(　　　　　　　　　)
	吸烟:□无 □有(__ 年,平均__ 支/日,戒酒:□未□已戒 __ 年)
	饮酒:□无 □有(__ 年,平均__ 两/日,戒酒:□未□已戒 __ 年)
	药物依赖/药瘾/吸毒:□无 □有(名称 __,剂量 __/日,__ 年)
	环境中危险因素:□无 □有(　　　　　　　　　　)
	遵从医护计划/健康指导:□完全遵从　　□部分遵从
	□不遵从(原因　　　　　　)
	对疾病的认识:□完全认识 □部分认识 □不认识
营养 - 代谢型态	饮食型态:□普食(_ 餐/日)□软食(_ 餐/日)□半流质(_ 餐/日)
	□流质(_ 餐/日)□治疗饮食(　　　)□禁食
	□忌食(　　)□偏食(　　)□其他(　　)
	食欲:□正常　□亢进　□减退
	饮水:□正常　□多饮(__ ml/d)□限制饮水(__ ml/d)
	近六个月内体重变化:□无　□增加(__ kg)□减少(__ kg)
	咀嚼困难:□无 □有(原因:　　　　　　　　　　)
	吞咽困难:□无 □有(原因:　　　　　　　　　　)

排泄型态	排便：□正常　□便秘(__次/日)□腹泻(__次/日)
	失禁：□无 □有(__次/日)
	造瘘：□无 □有(类型：____，能否自理：□能□否)
	应用泻剂：□无 □有(药物名称：____，用法：____)
	排尿：□正常□增多(　次/日)□减少(　次/日)颜色：(　)
	排尿异常：□无 □有(描述：　　　)
	引流：□无 □有(类型：____性状：____量：____ml)

生活自理能力

项目	0	1	2	3	4	
进食/饮水						
穿衣/洗漱						0= 能独立完成
如厕						1= 需借助辅助工具才能完成
沐浴						2= 需要他人帮助才能完成
床上活动						3= 需要他人帮助，并借助辅助用具才
转位						能完成
行走						4= 自己不能完成，完全依赖他人帮助
上下楼梯						
购物						
烹饪						
理家						

活动 - 运动型态

	辅助用具：□无 □手杖 □拐杖 □助行器 □义肢
	□其他(　　　)
	活动耐力：□正常 □容易疲劳 □呼吸困难 □吸氧
	体位：□主动体位 □被动体位 □半卧位 □其他(描述：　)
	步态：□正常 □异常(描述：　　　)肌力：__级
	瘫痪：□无 □有(描述：　　　)

睡眠 - 休息型态	睡眠：□正常 □入睡困难 □多梦 □早醒 □失眠
	睡眠/休息后精力充沛：□是 □否
	辅助睡眠：□无 □有(描述：　　　)

认知 - 感知型态	疼痛：□无 □有(部位：____性质____程度：____)
	持续时间：____)辅助用药：□无 □有(□无效 □有效)
	视力：□正常 □近视 □远视 □失明(□右眼 □左眼)
	听力：□正常 □耳鸣 □减退(□左耳 □右耳)
	□耳聋(□左耳 □右耳)助听器(□无□有)
	味觉：□正常□减退 □缺失 □其他：____
	眩晕：□无 □有(原因：　　　)
	定向力：□正常□障碍
	记忆力：□良好□减退(□短时记忆 □长时记忆)□丧失
	注意力：□正常 □分散
	语言能力：□正常 □失语 □构音困难

| 自我感知 - 自我概念型态 | 对自我的看法：□满意 □不满意 □其他(描述：　) |
| | 情绪：□正常□紧张□焦虑□抑郁□愤怒□恐惧□绝望 |

角色 - 关系型态	就职情况：□胜任□勉强胜任□不能胜任
	家庭结构：(描述：　　　)
	家庭关系：□和睦□紧张□其他(描述：　)
	家庭功能：□正常□异常
	社会交往：□正常□较少□回避
	角色适应：□良好□角色冲突□角色缺如□角色强化□角色消退
	家庭及个人经济情况：□足够□勉强够 □不够

性 - 生殖型态	月经：□正常 □失调 □痛经 □绝经
	经量：□正常 □较多 □较少　持续时间：_____
	生育史：孕次：___　产次：___
	性生活：□正常 □障碍
应对 - 应激耐受型态	对疾病和住院的反应：□否认 □适应 □依赖
	过去1年内重要生活事件：□无 □有（描述：　　）
	适应能力：□能独立解决问题 □需要帮助 □依赖他人解决
	照顾者：□胜任 □勉强 □不胜任
	家庭应对：□忽视 □能满足 □过于关心
价值 - 信念型态	宗教信仰：□无 □佛教 □基督教 □天主教 □其他（描述：　）

身体评估

生命体征	体温：__℃ 脉搏：__次/分 呼吸：__次/分 血压：__mmHg
全身状况	身高：__cm　体重：__kg
	营养：□良好 □中等 □不良 □肥胖 □消瘦 □恶病质
	面容：□正常 □病容（类型：　　）
	意识状态：□清醒 □嗜睡 □意识模糊 □昏睡 □浅昏迷 □深昏迷
	□谵妄

皮肤黏膜	体位：□自动体位 □被动体位 □强迫体位（类型：　　）
	步态：□正常 □异常（类型：　　）
	色泽：□正常 □潮红 □苍白 □发绀 □黄染 □色素沉着 □色素脱失
	湿度：□正常 □潮湿 □干燥
	温度：□正常 □热 □冷
	弹性：□正常 □减退
	完整性：□完整 □皮疹 □皮下出血（部位及分布：　　）
	□破损（部位：　　）
	压疮：□无 □有（描述：　　）
	水肿：□无 □有（描述：　　）
	瘙痒：□无 □有（描述：　　）
淋巴结	□正常 □肿大（描述：　　）
头部	眼睑：□正常 □水肿
	结膜：□正常 □水肿 □出血 □充血
	巩膜：□正常 □黄染
	瞳孔：□正常 □异常（描述：　　）
	对光反射：□正常 □迟钝 □消失
	口唇：□红润 □发绀 □苍白 □疱疹 □其他（描述：　　）
	口腔黏膜：□正常 □出血点 □溃疡 □其他（描述：　　）
	牙齿：□完好 □缺失（描述：　　）□义齿（描述：　　）
颈部	颈强直：□无 □有
	颈静脉：□正常 □充盈 □怒张
	气管：□居中 □偏移（描述：　　）
	肝颈静脉回流征：□阴性 □阳性
胸部	呼吸方式：□自主呼吸 □机械呼吸 □简易呼吸器辅助呼吸
	呼吸频率：___次/分
	呼吸节律：□规则 □不规则（描述：　　）
	呼吸困难：□无 □有（描述：　　）
	吸氧：□无 □有（描述：　　）
	呼吸音：□正常 □异常（描述：　　）
	啰音：□无 □有（描述：　　）
	心率：___次/分　心律：□齐 □不齐（描述：　　）
	杂音：□无 □有（描述：　　）

腹部	外形:□正常 □膨隆 □凹陷 □胃型 □肠型	
	腹肌紧张:□无 □有(描述:　　　)	
	压痛:□无 □有(描述:　　　)	
	反跳痛:□无 □有(描述:　　　)	
	肝大:□无 □有(描述:　　　)	
	脾大:□无 □有(描述:　　　)	
	移动性浊音:□阴性 □阳性	
	肠鸣音:□正常 □亢进 □减弱 □消失	
肛门直肠	□未查 □正常 □异常(描述:　　　)	
生殖器	□未查 □正常 □异常(描述:　　　)	
脊柱四肢	脊柱:□正常 □畸形(描述:　　)活动:□正常 □受限	
	四肢:□正常 □畸形(描述:　　)活动:□正常 □受限	
神经系统	肌张力:□正常 □增强 □减弱	
	肌力:___级	
	肢体瘫痪:□无 □有(描述:　　　)	
	巴宾斯基征:□无 □有	
	其他:(描述:　　　)	

辅助检查

初步护理诊断

护士签名:

年　月　日

表9-3 病人压疮评估表

病人姓名：　　性别：　　年龄：　　科室：　　床号：　　住院号：　　诊断：

参数	评估项目	分数
体形	中等	0
	超过中等	1
	肥胖	2
	低于健康	3
皮肤类型	健康	0
	薄如纸	1
	干燥	1
	水肿	1
	潮湿	1
	颜色差	2
	裂开或红斑	3
性别和年龄	男性	1
	女性	2
	14岁至49岁	1
	50岁至64岁	2
	65岁至74岁	3
	75岁至80岁	4
	81岁以上	5
组织营养	恶病质	8
	心力衰竭	5
	外周血管病	5
	贫血	2
	吸烟	1
控便能力	完全控制	0
	偶失禁	1
	尿或便失禁	2
	大小便失禁	3
运动能力	完全	0
	烦躁不安	1
	冷漠的	2
	限制的	3
	迟钝的	4
	固定	5
食欲	中等	0
	差	1
	鼻饲流质	2
	禁食	3
	厌食	3
营养缺乏	糖尿病或截瘫	5
	大手术或创伤	5
	腰以下或脊椎手术	5
	手术时间大于2h	5
药物	类固醇	4
	细胞毒性药	4
	大剂量消炎药	4

（评估时间　总分　危险分级　护士签名）

注：危险分级：极度危险≥20分，高度危险≥15分，中度危险12～15分，低度危险≤10分

评估对象：1. 特级护理；2. 报病重；3. 报病危；4. 特殊病人

评估频率：评分≥15分病人每周评分1次

评分≥15分的高危病人须上报护理部，采取护理措施，床尾悬挂警示牌，转为中危时即取消警示牌

本表仅供参考，来源于黑龙江省某三甲医院各专科特点设定记录项目

表9-4 病人跌倒坠床评估表

病人姓名：＿＿＿　性别：＿＿＿　年龄：＿＿＿　科室：＿＿＿　床号：＿＿＿　住院号：＿＿＿　诊断：＿＿＿

参数	结果	分数
年龄	1至3岁、≥70岁	5
意识状态	昏迷	4
	清醒	0
	嗜睡	2
	朦胧	3
	谵妄/躁动	4
精神状态	精神正常	0
	精神异常	2
行为能力	完全自理能	1
	部分自理能	2
	完全不能自理	3
	肢体残缺	4
病情	与疾病有关	2
	低血糖	3
	体位性低血压	3
	视力听力障碍	4
	老年痴呆	5
药物影响	抗阻胺药、镇静药	2
排泄	正常	0
	频繁如厕	2
眩晕	有眩晕史	1
	目前有眩晕	5
跌倒史	有	1
	无	0
睡眠状态	正常	0
	昼夜颠倒	1
	失眠	2

护理措施：通知医生　悬挂警示牌　告知家属并宣教注意事项　专人陪护　使用约束带　使用床栏　其他

评估时间：＿＿＿　总分：＿＿＿　危险分级：＿＿＿　护士签名：＿＿＿

注：危险分级：高度危险≥16分，中度危险12~15分，低度危险≤11分

评估对象：1. 特级护理；2. 报病重；3. 报病危；4. 特殊病人

评估频率：高危病人每周评分1次

采取措施：每次评估有采取措施的请勾选

评分≥16分的高危病人须上报护理部，采取护理措施，床尾悬挂警示牌，转为中危时即刻取消警示牌

本表仅供参考，来源于黑龙江省某三甲医院样式。医院应该根据本院各专科特点设定记录项目

表9-5 病人管道滑脱评估表

病人姓名: 性别: 年龄: 科室: 床号: 住院号: 诊断:

评估时间	导管种类														语言沟通		意识状态					年龄			护理措施							总分	是否有拔管倾向	危险分级	护士签名
	气管插管	气管切开套管	中心静脉置管PICC	引流管1条	引流管2条	引流管3条	引流管4条	引流管5条	胃肠减压	鼻饲胃管	十二指肠营养管	吸氧管	外周静脉输液管1	外周静脉输液管2	有效沟通	沟通障碍	昏迷	清醒	嗜睡	朦胧	谵妄/躁动	成年	儿童	幼儿/老人	通知医生	悬挂警示牌	宣教注意事项	导管固定	专人陪护	使用约束带	其他				
评估时间结果参数																																			
分数	2	2	2	2	4	6	8	10	2	1	1	1	1	2	0	2	0	1	2	3	5	1	2	3											

注:危险分级:高度危险≥16分,中度危险12～15分,低度危险≤11分,有拔管倾向者评分危险程度自动跳到高一级

评估对象:1. 特级护理;2. 报病重;3. 报病危;4. 特殊病人

评估频率:高危病人每周评分1次

采取措施:每次评估有采取措施的请勾选

评分≥16分的高危病人须上报护理部,采取护理措施,床尾悬挂警示牌,转为中危时即取消警示牌

本表仅供参考,来源于黑龙江省某三甲医院样式。医院应该根据本院各专科特点设定记录项目

（二）护理计划单

护理计划单是护士为病人在住院期间所制订的个体化护理计划及效果评价的全面、系统的记录（表9-6）。通过护理计划单可了解病人在整个住院期间存在的所有护理问题、实施的护理措施和实施后的效果，提示已经解决的护理问题、出院时仍然存在的护理问题，以及需在出院后进一步采取的措施。

最初，在护理计划单使用过程中，护士常重复书写大量常规的护理措施，这增加了护士的书写负担。为避免此情况发生，遂将各种疾病常见的护理诊断／合作性问题、预期目标和护理措施等编写成表格式的"标准护理计划单"，并发展出"护理诊断项目表"。标准护理计划单的使用有利于护士将更多的时间和精力用于分析和判断病人的健康状况、制订相应的护理计划和提供直接的护理措施，同时也为经验缺乏者提供学习机会，但是可能会阻碍护士主动思考以及为病人提供个体化护理的积极性。近年来，护理计划单在我国各医院临床应用的范围正在逐渐缩小，但是护理计划单在对新护士及学生的临床思维锻炼中有着非常重要的作用。

1. 记录内容　记录内容包括确定护理诊断／合作性问题的时间和名称、预期目标、护理措施、停止时间、效果评价和护士签名。护理计划单可根据病人的情况随时修订。

2. 书写要求　护士填写完眉栏后，可根据病人的病情及时、准确地提出护理诊断／合作性问题、预期目标和护理措施，制订计划者及效果评价者要签全名。若同时存在多个护理诊断或合作性问题时，应根据其重要性和紧迫性安排出主次顺序；预期目标包括长期目标和短期目标，护理计划的停止时间应根据护理措施实施后的效果评价情况决定。书写护理计划单时还需要注意以下几点。

（1）选择预期目标的注意事项：①切合实际；②确定达成目标的日期；③所选的预期目标需要经病人和（或）主要近亲属同意；④一个护理诊断有时可选择多个预期目标，但其中至少有一项预期目标是能解决、促进或控制问题本身的。

（2）选择护理措施的注意事项：①要结合病人实际情况，具有可行性；②尊重病人的风俗习惯、信仰和价值观；③护理措施具有安全性。

（3）选择效果评价的注意事项：效果评价要根据本单位的医疗水平、护理水平和护理资源等情况，根据病人实际能力，对照预期目标如实选择。

（4）护士应经常注意实施过程中病人及家属对效果的反馈，及时做出评价，并停止实施已完成的项目；对效果不好的护理措施应进行分析，是最初制定的护理目标过高还是护理措施不妥当导致，从而改进目标或者修订护理措施。若病程中出现新的护理诊断／合作性问题，应及时采取相应护理措施，以满足病人护理需求。

3. 护理计划单格式　见表9-6。

表9-6　标准护理计划单

科别_____病区_____床号_____姓名_____医疗诊断_____住院号_____

日期时间	护理诊断／合作性问题	预期目标	护理措施	签名	效果评价	停止时间	签名

（三）护理记录

护理记录（nursing records）是指护士根据医嘱和病情对病人住院期间护理过程的客观记录。护理记录分为一般病人护理记录和病重（病危）病人护理记录。根据医嘱和病情选用不同的记录单，有些医院采用合二为一的记录单。护理记录以整体护理为思维模式，体现护理程序的应用，目前临床多采用 PIO 护理记录模式，即 P——Problem（问题）是指护理诊断或合作性问题；I——Intervention（措施）是指所执行的护理措施；O——Outcome（结果）是指措施实施后对病人的效果评价。

相关链接　　　　护理记录记什么？怎么记？

护理记录应反映病人病情的动态变化。目前，国外应用较多的是问题导向的医疗记录模式（problem oriented medical records，POMR），多采用简洁而用时较少的表格式记录形式。其中以 SOAP 或 SOAPIE R 最为常用，其组织书写内容的顺序如下。

1. 主观资料（Subjective data）　病人的主观感受。

2. 客观资料（Objective data）　生命体征、体格检查和实验室检查。

3. 评估（Assessment）　病人的健康状况和护理问题。

4. 计划（Plan）和实施（Implementation）　包括护理目标、措施和修改护理计划，及护理计划的实施。

5. 评价（Evaluation）　病人对护理措施的反应是什么？

6. 修改（Revision）　需要对护理计划进行哪些修改？

护理记录应当根据相应专科的护理特点设计并书写，遵循责任明确、安全、简洁、完整、实用的原则，能保证病人安全和履行护士职责。各医疗机构都根据专科特点和医院自身护理工作的实际需要，参考原卫生部办公厅《在医疗机构推行表格式护理文书的通知》，适当增加或减少记录项目，合理编制或选择适合自己医院工作特点的护理记录单格式，确保护理记录客观、及时、完整，并与医疗记录互为补充，突出描述生命体征、出入量、体位、管道护理、病情变化和护理措施等内容。

1. **一般病人护理记录**　是指护士根据医嘱和病情对一般病人住院期间护理过程的客观记录。

（1）记录对象：一般要求记录病情发生变化、需要监护的病人，需要观察某项症状、体征或其他特殊情况的病人，如术后病人、一级护理病人病情不稳定者、特殊病人（如新生儿、老年人等）、接受特殊检查或治疗者、输血治疗者，也包括病情稳定的一级、二级和三级护理的病人。

（2）记录内容：内容包括病人姓名、科别、住院病历号（或病案号）、床号、页码、记录日期和时间、病情观察情况、护理措施和护理效果以及护士签名。

（3）格式：见表9-7。

表9-7　一般病人护理记录

科别_____ 病区_____ 床号_____ 姓名_____ 医疗诊断_____ 住院号_____

日期	时间	护理记录	签名

（4）书写要求

1）眉栏项目填写齐全，记录内容如上所述。日期记录为"- 年 - 月 - 日"，时间可具体到分钟。记录应及时，依时间顺序记录，体现病情的动态变化、记录的连续性和完整性。记录后签全名。随着电子病历的普及，对于记录中的各眉栏，系统会自动识别，减轻了护士书写负担。

2）护士应根据专科特点，准确地评估、动态观察病人症状、体征等病情变化，予以客观描述并做好记录。

3）护理记录中，关键性内容必须与医疗记录相一致。如诊疗过程时间（如住院、手术、分娩、抢救、死亡等时间）及药物治疗性内容（如药名、剂量、用法、给药时间、用药后反应等）应与医疗记录、医嘱内容相一致。

4）原卫生部印发的《2010 年"优质护理服务示范工程"活动方案》（卫办医政发〔2010〕13 号）的通知指出，取消不必要的护理文件书写，简化护理文书。在这一精神的指导下，护理人员对于一般病人护理记录的书写已经不再机械规定书写频次（例如：既往一般要求病情稳定的二级、三级护理病人至少每周记录 1～2 次），而是根据医院自身及专科工作特点，制定了相应护理记录书写要求。一般选择根据病人病情决定记录频次，病情变化随时记录。

5）新入院病人护理记录应在病人入院后 24 小时内完成。记录内容包括：病人主诉，简要病史，入院时间，诊断，入院方式，入院时体温、脉搏、呼吸、血压、病情，护理级别，饮食，入院时生理、心理、社会文化等方面的情况，采取的护理措施及执行医嘱等情况。

6）手术病人护理记录：①术前记录：一般在术前 1 日记录。记录内容包括病人拟定手术名称、麻醉方法、术前准备、病人心理状态、症状控制情况、采取护理措施及术中和术后需注意的问题，需特殊交代的问题。②术后记录：病人返回病房处置后应即刻记录。记录内容包括病人手术时间、麻醉方法、手术名称、返回病房时间、护理级别、意识状态、体位、生命体征、各种引流管情况、伤口出血情况、治疗、护理措施、效果等。

7）护理记录可采取阶段性的小结形式：①一级护理中对病情不稳定病人，每班应有病情小结，对病情较稳定的病人，视病情变化及医嘱情况随时进行病情及护理过程记录；②一般手术后、病情尚未稳定的病人，每班至少需要有病情小结记录 1 次并根据病情随时记录。

8）转入或转出记录：病人转入或转出科室时，应根据病人病情及转科原因做好病情小结。

9）出院小结：一般于出院前 1～2 天对即将出院病人进行出院指导并记录。记录内容包括病人一般情况、住院天数、康复情况、出院时间、出院指导（如饮食、用药、管道护理、活动、休息）等。

10）病人在住院过程中发生突发事件，应给予及时、准确、真实、客观的记录。

11）对于病重、病危、大抢救及大手术等需要建立病重（病危）病人护理记录单的病人，则不再使用一般病人护理记录单，但两种记录单应紧密衔接，避免遗漏或脱节。

2. 病重（病危）病人护理记录 是指护士根据医嘱和病情，对病重（病危）病人住院期间护理过程的客观记录。

（1）记录内容：根据相应专科的护理特点书写，内容包括病人姓名、性别、年龄、科别、住院病历号（或病案号）、床号、页码、记录日期和时间、出入液量、体温、脉搏、心率、呼吸、血压等病情观察、护理措施和效果、护士签名等，其内容较一般病人护理记录更为详细。各医疗机构及各不同专科根据原卫生部办公厅关于《在医疗机构推行表格式护理文书的通知》(卫办医协发〔2010〕125号)，会增加相应的内容，例如瞳孔大小(mm)和对光反射(灵敏、迟钝、消失)、中心静脉压(cmH_2O)、血糖等。

（2）格式：见表9-8。

（3）书写要求

1）记录内容如上所述，记录时间应具体到分钟。重症监护病房可根据其监护的特殊需要设重症监护记录单。

2）对病重（病危）病人应当根据病情变化随时记录，如病情稳定，每班至少记录1～2次。目前各医疗机构根据不同专科特点，对记录频次均设定了符合自己医院特点的要求。

3）护理记录中，关键性内容必须与医疗记录相一致。要求同一般病人护理记录单。

4）病人一旦发生病情变化，护士应准确记录病情变化时间、抢救时间、用药时间、医疗护理技术操作时间、各项特殊检查时间等，应与医生记录保持一致。并根据相关专科的护理特点，详细描述其生命体征、意识状态、瞳孔变化、与疾病相关的阳性、阴性体征等，还应记录各种仪器监测指标以及检查结果、皮肤及管道情况、护理措施及效果等。因抢救急危病人未能及时书写护理记录，应在抢救后6小时内据实补记，并注明补记的时间，补记时间应具体到分钟。

5）死亡病人应重点记录抢救时间、抢救经过及死亡时间。

6）准确记录出入量。入量包括每餐所进食物、饮水量、输液量（输液应注明液体加入药物后的总量）、输血量等；出量包括尿量、呕吐量、大便、出血量、各种引流量等，需要时，还应记录颜色、性状。

7）病重（病危）病人护理记录应有记录小结。小结内容包括病人生命体征、意识、特殊用药、根据专科特点记录的病情变化、护理措施、效果、总结记录出入量等。7:00～19:00用蓝色水笔划横线，在其下总结12小时出入量，用蓝色水笔简明扼要记录12小时病情变化；19:00至次日7:00用红色水笔划横线，在其下总结24小时出入量，用蓝色水笔简明扼要记录24小时病情变化。24小时总出入量记录于体温单的相应栏内。

8）皮肤情况可用完好、压疮、出血点、破损、水肿、其他描述，对于异常皮肤情况应在护理措施栏内记录部位、范围、程度、相应的处理及效果等。在目前大多数医疗机构的表格式记录单中，这些内容可在表格下方备注，用数字代表不同内容，方便护理人员记录。

9）管路护理：根据病人置管情况填写，如静脉置管、导尿管、引流管等。

理论与实践　　　　　病人入院后，经过精心治疗与护理，血压控制良好，严格遵医嘱服用口服降压药物。入院第3天，病人与家属发生争吵，突然再次头痛、头晕，颜面绯红，测体温36.3℃，脉搏80次/分，呼吸19次/分，心率80次/分，血压195/110mmHg，血氧饱和度监测示98%。护士立即协助病人平卧于床，给予心电、血压、血氧监护，遵医嘱给予5%葡萄糖50ml，硝普钠50mg泵入(3ml/h)，用药1小时后，病人主诉症状缓解，血压降至150/100mmHg。作为当班护士，应该如何书写护理记录？

护理记录内容详见表9-8。

表 9-8 病重（危重）病人护理记录单

科别 心血管内科　病区 二病区　床号 501-1 床　姓名 李某某　性别 男　年龄 45 岁　住院号 0001685542　入院时间 2017-08-10 09:34:24　入院诊断 高血压

日期	时间	意识	体温 ℃	脉搏 次/分	心率 次/分	呼吸 次/分	血压 mmHg	血氧饱和度 %	吸氧 L/min	入量项目 名称	入量项目 ml/μ/治疗量	出量项目 名称	出量项目 ml	出量项目 颜色性状	皮肤情况	管路护理名称	病情观察、措施及效果	护士签名
08-13	14:00	1	36.3	80	80	19	195/110	98							1		病人神清语明，今日与家属争吵后，突然出现头痛、头晕，颜面潮红，测血压 195/110mmHg，遵医嘱给予心电、测血压、血氧监护。5% 葡萄糖 50ml，硝普钠 50mg 泵入（3ml/h），指导病人绝对卧床休息，避免情绪激动，告知病人使用静推泵的注意事项，讲解硝普钠的作用、不良反应及预防直立性低血压的表现及预防直立性低血压的方法。并密切监测病人血压变化，按时巡视病房	刘杰
08-13	15:00	1	36.2	85	85	19	150/100	98							1		病人平卧于床，神清语明，情绪平稳，头痛、头晕症状缓解，面色红润，测量血压 150/110mmHg。硝普钠泵入顺利进行中，继续监测病人病情变化	刘杰

日期	时间	意识	体温 ℃	脉搏 次/分	心率 次/分	呼吸 次/分	血压 mmHg	血氧饱和度 %	吸氧 L/min	入量项目 名称	入量项目 ml/µ/治疗量	出量项目 名称	出量项目 ml	出量项目 颜色 性状	皮肤情况	管路护理名称	病情观察、措施及效果	护士签名

注：1. 意识的填写代码为：1 清醒 2 模糊 3 谵妄 4 嗜睡 5 昏睡 6 浅昏迷 7 中昏迷 8 深昏迷 9 丧失 10 睡眠中

2. 皮肤情况的填写代码为：1 正常 2 压疮 3 出血点 4 破损 5 水肿 6 其他

3. 脉搏的填写代码为：a 测不清

※ 本表为参考表，各医疗机构应根据本院实际情况及专科特点设定记录项目

（四）健康教育计划

健康教育（health education）是护理工作的重要组成部分，是促进病人康复、恢复其健康水平的重要环节。通过向病人及其家属提供与病人有关的健康状况、治疗、护理、预防和康复等方面的知识，不仅能增进病人对医护活动的理解和支持，提高其参与健康决策的意识和能力，还能提高病人的自我护理能力，有效发挥家庭等支持系统的作用，共同促进病人早日康复。健康教育计划即护理人员为病人及其相关人员所制定的具体的健康教育实施方案。

1. **记录内容** 健康教育的内容涉及恢复和促进病人健康有关的知识和技能。主要包括：

1）入院教育：旨在使病人及其家属尽快熟悉住院环境，减轻焦虑、不安、恐惧等情绪，并能遵守医院规章制度，积极配合治疗和护理。教育内容主要包括责任医师和主管护士介绍、病室环境和设施介绍、住院制度、标本留取方法等。

2）住院期间教育：是住院健康教育的重点。旨在为病人及其家属提供恢复和促进健康有关各方面的知识与技能。包括疾病相关知识、目前采取的治疗及护理方案、相关检查的目的、饮食、活动、休息的注意事项、用药指导、术前、术后指导等。

3）出院教育：旨在使病人出院后巩固住院治疗效果，为病人及家属提供康复护理及自我保健相关知识，最终达到康复及改变不良生活习惯的目的。宣教内容包括营养和饮食指导、康复功能锻炼方法、出院后用药指导、疾病的预防及自我监测、复诊指导等。

2. **格式** 因为护士人手短缺、专业水平和健康教育能力参差不齐，所以健康教育的效果会受到影响。如何对病人进行有效的、高质量的健康教育，是广大护士所关心的问题，标准健康教育计划（表9-9、表9-10）可在一定程度上解决此问题。标准健康教育计划就是护士根据不同疾病的特点，将病人及相关人员需了解或掌握的有关知识和技能编制成较规范的条文，护士以此条文作为基础，对病人实施既有共性、又有个性的健康教育。一般健康教育计划的详细内容每个护理单元都应有针对性的标准版本，以便经验不足的护士使用；不同科别所采取的表格根据健康教育侧重点的不同也应有所区别。健康教育的内容及方式应根据病人的文化层次、认知能力、对相关知识和技能的了解程度及现有条件等具体情况而定。可采用讲解、示范、模拟、提供书面或视频材料等方式。健康教育应个体化、有针对性，可一次或多次进行教育，切忌照本宣科。

3. **书写要求** 根据设计的标准健康教育计划单格式，眉栏填写清楚，在教育内容相对应的项目栏（如教育对象、效果评价等）内打"√"，护士签名，病人或家属也签名，并记录教育日期。若标准健康教育计划单内未涉及但需对病人进行健康教育的项目，应在"其他"项目内填写清楚。每位住院病人的健康教育不得少于3次，即入院、住院和出院各一次。对于手术或特殊检查（操作）前、后都应有一次健康教育。总的来说，健康教育的内容应该是基本、简单、重要、有用，并多次重复，以加深病人印象或者掌握某种疾病康复技能。

（五）其他健康评估记录

1. **手术清点记录** 手术清点记录是指巡回护士对手术病人术中所用血液、器械、敷料等的记录。应当在手术结束后即时完成。

1）书写内容：手术清点记录应当另页书写，内容包括病人姓名、住院病历号（或病案号）、手术日期、手术名称、输血情况、术中所用各种器械和敷料数量的清点核对、巡回护士和手术器械护士签名等。

表9-9 内科健康教育计划单

科别_____ 病区_____ 床号_____ 住院号_____ 姓名_____

教育内容			教育对象		效果评价			护士签名	病人/家属签名	日期
			病人	家属	未掌握	部分掌握	完全掌握			
入院教育		责任医生、责任护士								
		科室环境、设施								
		病房管理要求及规则(作息、探视、陪护、物品保管等)								
		住院期间安全教育								
		标本留取方法								
		其他								
住院教育	疾病指导	有利于疾病康复的心理指导								
		本疾病的常见病因和诱因								
		本疾病的症状及特点								
		预防本疾病发展的相关措施								
		饮食注意								
		活动及功能锻炼								
		其他								
	药物指导	本疾病的主要治疗方法								
		所服药物的名称及用法								
		服药时的注意事项								
		静脉用药说明								
		特殊药物的注意事项								
		其他								

续表

教育内容	教育对象		效果评价			护士签名	病人/家属签名	日期
	病人	家属	未掌握	部分掌握	完全掌握			
检查指导　本疾病常规检查的目的及注意事项								
本疾病特殊检查的目的及注意事项　项目1____ 项目2____ 其他								
特殊治疗的目的及注意事项								
出院教育　预防疾病的自我保健知识与措施								
饮食种类及注意事项								
功能锻炼								
建立良好的健康行为								
随诊与复查的注意事项								
其他								

表9-10　外科健康教育计划单

科别_____　病区_____　姓名_____　床号_____　住院号_____

教育内容	教育对象		效果评价			护士签名	病人/家属签名	日期
	病人	家属	未掌握	部分掌握	完全掌握			
入院教育　责任医生、责任护士等								
科室环境、设施								
病房管理要求及规则(作息、探视、陪客、物品保管等)								
住院期间安全教育								
标本留取方法								
其他								

教育内容		教育对象		效果评价			护士签名	病人/家属签名	日期
		病人	家属	未掌握	部分掌握	完全掌握			
术前指导	有利于疾病康复的心理指导								
	术前各项准备的配合								
	术前特殊检查的目的和注意事项 项目1 ___ 项目2 ___								
	术前训练:咳嗽、咳痰、床上排便								
	其他								
术后指导	术后进食的时间及种类								
	卧位选择的目的及配合								
	床上活动的目的及方法								
	下床活动的目的、时间、注意事项								
	各类导管的目的及注意事项								
	特殊功能锻炼的方法与步骤								
	伤口的管理方法								
	特殊治疗的目的及注意事项								
	其他								
出院教育	预防疾病的自我保健知识与措施								
	饮食种类及注意事项								
	带管出院的注意事项								
	功能锻炼								
	建立良好的健康行为								
	随诊及复查的注意事项								
	其他								

2）书写要求：①记录内容必须真实及明确，记录逐项填写；②手术名称原则上按"手术通知单"中的名称记录，如冠脉造影手术等，但根据造影结果增加了 OCT 和支架植入术，则应根据实际施行的手术填写；③巡回护士和器械护士在术前、关体腔前、关体腔后清点核对各种器械和敷料等物品的数量和完整性，并做好记录，手术中追加的器械、敷料应及时记录；④手术中需要交接班时，器械护士、巡回护士要共同交按手术进展及该台手术所用器械、敷料清点情况，并由巡回护士如实记录；⑤清点时，如发现器械、敷料的数量与术前不符，护士应当及时要求手术医师共同查找，如手术医师拒绝，护士应记录清楚，并由手术医师签名；⑥手术所用的无菌包灭菌指示卡及术中体内植入物（如支架、人工关节、人工瓣膜等）的标志，经查验后粘贴于手术清点记录单的相应栏目；⑦空格处可以填写其他手术物品；⑧器械护士、巡回护士在清点记录单上签全名；⑨手术结束，巡回护士将手术清点记录单归入病人病例中，一同送回病房。

3）格式：见表 9-11。

表 9-11　手术清点记录

科别_____　姓名_____　性别_____　年龄_____　住院病历号_____

手术日期_____年_____月_____日　手术名称_____

输血：血型_____　血液成分名称_____　血量_____ml

器械名称	术前清点	术中加数	关体腔前	关体腔后	器械名称	术前清点	术中加数	关体腔前	关体腔后
卵圆钳					咬骨钳				
巾钳					骨刀、凿				
持针钳					拉钩				
组织钳					刮匙				
大弯血管钳					脊柱牵开器				
弯血管钳					腹腔牵开器				
直血管钳					胸腔牵开器				
蚊式钳					有齿镊				
直角钳					无齿镊				
扁桃体钳					刀柄				
柯克钳					手术剪				
胃钳					吸引头				
肠钳					电烧（头）				
取石钳									
胆石刮									
胆道探子					大纱垫				
肾蒂钳					小纱垫				
输尿管钳					纱布				
沙式钳					纱条				
持瓣钳					棉片				
阻断钳					棉签				
肺叶钳					阻断带				
心房钳					花生米钳				
心耳钳					缝针				
哈巴狗钳					注射器				
气管钳					针头				
剥离子					棉球				
髓核钳									

器械名称	术前清点	术中加数	关体腔前	关体腔后	器械名称	术前清点	术中加数	关体腔前	关体腔后
体内植入物条形码粘贴处									

手术器械护士签名_____   巡回护士签名_____

填表说明:

1. 表格内的清点数必须用数字说明,不得用"√"表示

2. 空格处可以填写其他手术物品

3. 表格内的清点数目必须清晰,不得采用刮、粘、涂等方法涂改

本表为参考表,可根据各自医院实际设定相关内容

2. 手术安全核查记录　是指由手术医师、麻醉医师和巡回护士三方,在麻醉实施前、手术开始前和病人离室前,共同对病人身份、手术部位、手术方式、麻醉及手术风险、手术使用物品清点等内容进行核对的记录,输血的病人还应核对血型、用血量。应有手术医师、麻醉医师和巡回护士三方核对,确认并签字。手术安全核查表格式见表9-12。

表9-12 手术安全核查表(原卫生部样式)

科　别:_____　　　病人姓名:_____　　　性别:_____　　　年龄:_____

病案号:_____　　　麻醉方式:_____　　　手术方式:_____

术　者:_____　　　　　　　　　　　　　手术日期:_____

麻醉实施前	手术开始前	病人离开手术前
病人姓名、性别、年龄正确: 是□ 否□	病人姓名、性别、年龄正确: 是□ 否□	病人姓名、性别、年龄正确: 是□ 否□
手术方式确认: 是□ 否□	手术方式确认: 是□ 否□	实际手术方式确认:
手术部位与标志正确:	手术部位与标志确认:	是□ 否□
是□ 否□	是□ 否□	手术用药、输血的核查:
手术知情同意: 是□ 否□	手术、麻醉风险预警:	是□ 否□
麻醉知情同意: 是□ 否□	手术医师陈述:	手术用药清点正确:

麻醉实施前	手术开始前	病人离开手术前
麻醉方式确认： 是□否□	预计手术时间□	是□否□
麻醉设备安全检查完成：	预计失血量□	手术标本确认：
是□否□	手术关注点□	是□否□
皮肤是否完整： 是□否□	其他□	皮肤是否完整：
术野皮肤正确： 是□否□	麻醉医师陈述：	是□否□
静脉通道建立完成：	麻醉关注点□	各种管路：
是□否□	其他□	中心静脉通路□
病人是否有过敏史：	手术护士陈述：	动脉通路□
是□否□	物品灭菌合格□	气管插管□
抗菌药物皮试结果： 有□无□	仪器设备□	伤口引流□
术前备血： 有□无□	术前术中特殊用药情况□	胃管□尿管□
假体□/体内植入物□/影像学资料□	其他□	其他_____□
	是否需要相关影像资料：	病人去向：
	是□否□	恢复室□
		病房□
		ICU病房□
		急诊□
		离院□
其他：_____	其他：_____	其他：_____
手术医师签名：_____	麻醉医师签名：_____	
手术室护士签名：_____		

（刘国杰）

学习小结

通过本章的学习，掌握护理诊断的概念、护理诊断的类型、步骤及排序，明确护理诊断与医疗诊断的差异，熟悉临床常用健康评估记录的格式与内容及其书写的基本原则与要求；能够综合运用健康评估的基本方法与技能及有效的沟通技巧，收集病人健康评估资料，并建立正确的护理诊断性思维方法，对收集的健康资料综合评估，进行整理、分析，识别护理问题，做出合理的护理诊断，并应用于临床病人的护理中，同时能够撰写规范的健康评估记录。

复习思考题

1. 简述护理诊断的步骤。
2. 简述护理诊断与医疗诊断的区别。
3. 简述病重（病危）病人护理记录的书写要求。

参考文献

<<<<<< 1.　吴光煜,孙玉梅,张立力.健康评估.第2版.北京: 北京大学医学出版社,2016.

<<<<<< 2.　吕探云,孙玉梅.健康评估.第3版.北京:人民卫 生出版社,2014.

<<<<<< 3.　余丽君,姜亚芳.健康评估.第2版.北京:中国协 和医科大学出版社,2012.

<<<<<< 4.　章雅青,丁磊.健康评估.上海:复旦大学出版社, 2015.

<<<<<< 5.　董荟,杨辉.健康评估.武汉:武汉大学出版社, 2013.

<<<<<< 6.　姜安丽.新编护理学基础.第2版.北京:人民卫生 出版社,2013.

<<<<<< 7.　刘纯燕.健康评估.北京:人民卫生出版社,2007.

<<<<<< 8.　薛宏伟.健康评估.第2版.北京:人民卫生出版 社,2011.

<<<<<< 9.　李小妹.护理学导论.第3版.北京:人民卫生出版 社,2012.

<<<<<< 10.　张雅丽,陈淑英,郭荣珍.新编健康评估.上海:复旦 大学出版社,2011.

<<<<<< 11.　张雅丽,王瑞莉.健康评估.北京:人民卫生出版社, 2013.

<<<<<< 12.　尹志勤,李秋萍.健康评估.北京:人民卫生出版社, 2009.

<<<<<< 13.　吕探云,王蓓玲.健康评估.上海:复旦大学出版社, 2008.

<<<<<< 14.　万学红,卢雪峰.诊断学.北京:人民卫生出版社, 2016

<<<<<< 15.　陈新,黄宛.临床心电图学.北京:人民卫生出版社, 2011

<<<<<< 16.　萧传实,王红宇.心电系列检查方法与诊断标准.太 原:山西出版社,2000.

<<<<< 17. 王秀华,丁萍．健康评估．第 3 版．北京：中国医药科技出版社,2016.

<<<<< 18. 白人驹,徐克．医学影像学．第 7 版．北京：人民卫生出版社,2013.

<<<<< 19 尹志勤,张清格,健康评估．第 2 版．北京：清华大学出版社,2014.

<<<<< 20. 张立力．健康评估．北京：科技出版社,2008.

<<<<< 21. 张立力,张彩虹,赵莉．健康评估(第 2 版).北京：人民卫生出版社,2013.

<<<<< 22. 胡雁．循证护理学．北京：人民卫生出版社,2012

<<<<< 23. 孙玉梅,吕伟波．健康评估．北京：北京大学医学出版社,2015

<<<<< 24. 黄晓琳,燕铁斌．康复医学．第 5 版．北京：人民卫生出版社,2015.

<<<<< 25. 王茂斌,王红静．社区保健与康复．北京：人民卫生出版社,2016.

<<<<< 26. 刘成玉,罗春丽.临床检验基础．第 5 版．北京：人民卫生出版社,2013.

<<<<< 27. 万学红,卢雪峰．诊断学．第 8 版．北京：人民卫生出版社,2013.

<<<<< 28. 刘成玉,郑文芝．实验诊断学．第 2 版．北京：人民卫生出版社,2017.

<<<<< 29. 府伟灵,徐克前．临床生物化学检验．第 5 版．北京：人民卫生出版社,2012.

<<<<< 30. 尹一兵,倪培华．临床生物化学检验技术．北京：人民卫生出版社,2015.

<<<<< 31. 马克·斯沃茨．诊断学：问诊与查体．第 7 版．北京：中国协和医科大学出版社,2015.

<<<<< 32. 郑修霞．妇产科护理学．第 5 版．北京：人民卫生出版社,2012.

<<<<< 33. 路孝琴．全科医学概论．北京：中国医药科技出版社,2016.

<<<<< 34. 化前珍．老年护理学．第 3 版．北京．人民卫生出版社,2012.

<<<<< 35. 中华人民共和国国家卫生部．病历书写基本规范(卫医政发[2010]11 号).2010-01-22

<<<<< 36. 中华人民共和国国家卫生和计划生育委员会．关于印发电子病历应用管理规范(试行)(国卫办医发[2017]8 号).2017-02-15

附录一　实践指导

实践一　健康史采集角色扮演

【目标】

1. 掌握健康史的主要内容。
2. 能运用交谈的方法与技巧完成健康史的采集。
3. 学习与病人建立良好关系。
4. 培养学生认真严谨的工作作风和团结协作的精神。

【内容和要求】

1. 每个示教室分 6 组,每组针对一种疾病或一个症状进行健康史采集。
2. 各示教室带教老师在学生练习过程中随时给予指导。
3. 每个示教室选一个角色扮演小组进行表演。

【指导老师要求】

1. 清楚学生角色扮演练习分组情况。
2. 指导学生撰写脚本,协助准备所需道具。
3. 随时掌握学生准备情况。
4. 控制时间,每组采集健康史时间不超过 15 分钟。
5. 指导学生在表演教室做一张病情基本情况介绍幻灯,并写上表演者,脚本撰写者的名字。

【学生要求】

1. 明确自己所在组的任务(针对某种疾病或症状进行健康史采集),集体商量后确定脚本撰写者、表演者、指导者。
2. 撰写脚本,交给老师审阅。
3. 脚本通过后,开始排练。
4. 练习过程中有问题、借道具等随时咨询各示教室的指导老师。

(赵　莉)

实践二　头颈部的评估

【目标】

1. 说出头颈部评估的内容。

2. 正确实施头颈部评估。

3. 陈述各评估项目的正常状态。

【准备】

手电筒、软尺、压舌板、听诊器、笔、瞳孔测量尺。

【步骤和方法】

步骤	方法和要点
一、头部评估	头部评估内容及顺序：头发→头皮→头颅→眼→耳→鼻→口。
1. 头发	观察头发色泽、分布、密度及脱发情况。
2. 头皮	按顺序拨开头发观察头皮。
3. 头颅	测量头围：以软尺自眉间绕到颅后通过枕骨粗隆，再从对侧绕回到眉间。 记录。
4. 眼	
（1）眉毛及眼睑	观察眉毛分布，有无脱落，眼睑有无内翻、水肿、闭合障碍。
（2）结膜及巩膜	评估上睑结膜时需翻眼睑，注意评估者手要干净。其要领为：嘱被检查者下视，评估者用示指和拇指捏住被检查者左上睑中外 1/3 交界处边缘，轻轻向前下牵拉，然后示指向下压迫睑板上缘并与拇指配合将睑缘向上捻转翻转上眼睑。观察睑结膜和穹隆结膜。评估后提起上眼睑皮肤，同时嘱被检查者向上看，翻转复原。 评估被检查者下睑结膜时，用双手拇指置于下眼睑中部，请受检者向上看，同时向下牵拉下眼睑边缘，观察下眼睑结膜、球结膜及巩膜。
（3）眼球	观察眼球的外形有无突出或下陷、评估眼球运动。 评估方法：被检查者坐位，评估者在其对面，被检查者如为卧位，评估者在其右侧。告知被检查者头部保持不动，一般先评估左眼，再评估右眼。评估者伸右臂，竖示指，距受检者眼前约 40cm 左右，嘱其注视。手指按以下顺序移动，水平向右→右上→右下→水平向左→左上→左下共 6 个方向。评估每个方向时，都要从中位开始（即两眼平视前方）。不能将各方向连起来画圆圈。评估时注意眼球转动幅度、灵活性、两眼是否同步、有无眼球震颤、斜视、复视等。
（4）瞳孔	
1）瞳孔的大小及形状	测量瞳孔直径，双侧瞳孔是否等大同圆。
2）对光反射	包括直接对光反射和间接对光反射。先查被检查者左侧瞳孔：取手电筒，聚光→手电光由外向内移动，直接照射瞳孔，瞳孔缩小，称为直接对光反射。用手于被检查者鼻根部隔开双眼，用手电光直接照射左瞳孔并观察右侧瞳孔，如缩小，称间接对光反射。同法评估右侧。
3）集合反射	嘱被检查者注视 1m 以外的示指，然后将示指逐渐向眼球方向移动至距眼球约 5～10cm 处，观察两侧眼球和瞳孔变化。

步骤	方法和要点
5. 耳	评估耳廓、外耳道、乳突并初测听力。
	评估耳廓有无畸形、结节或触痛→使被检查者头部转向右侧,将左手拇指放在耳屏前向外上牵拉,右手持手电筒观察外耳道的皮肤及有无溢液,先左后右→评估乳突有无压痛→粗测听力:嘱被检查者闭目,并用手指堵塞未被检测的外耳。评估者站在被检查者后面以拇指与示指相摩擦,自1m以外逐渐移近被检耳部,直到被检查者听到声音或接近耳部为止。以同法测对侧听力,并与正常人做比较。
6. 鼻	
(1)鼻外形	观察皮肤颜色及外部形态。
(2)鼻前庭、鼻通气	左手拇指将被检查者鼻尖上推,借手电光观察鼻前庭和鼻腔、分泌物、鼻中隔有无偏曲、鼻息肉或肿瘤等→查被检查者鼻通气时手在鼻上,分别用拇指和示指压闭一侧鼻翼,嘱其用力呼气,评估另一侧的通气情况。同法评估另一侧。
(3)鼻窦压痛	评估顺序为额窦、筛窦、上颌窦。
1)额窦	评估者双手置于被检查者两侧颞部,双手拇指分别置于左右眼眶上方稍内,用力向后按压,观察并询问有无疼痛现象。
2)筛窦	评估者双手置于被检查者颈部耳廓部,双手拇指分别置于鼻根部与眼内角处向内后方按压。
3)上颌窦	评估者双手置于被检查者两侧耳后,双手拇指分别于左右颧部向后按压。
7. 口	
(1)唇	观察颜色,有无疱疹、糜烂、畸形。
(2)口腔黏膜	取手电筒和消毒压舌板,观察被检查者口腔黏膜。注意腮腺开口情况(上颌第二磨牙对面的颊黏膜上),有无红肿或分泌物。
(3)牙齿	如发现牙齿有龋齿、缺齿或义齿,应按格式标明所在部位。
(4)牙龈	以压舌板轻轻压迫牙龈,注意有无肿胀、出血、溢脓和疼痛。
(5)舌	请被检查者伸舌,观察舌体、舌苔和伸舌运动。
(6)咽部及扁桃体	嘱被检查者张大口并发"啊"音,手持压舌板在舌前2/3与后1/3交界处将舌迅速下压,借助手电光观察硬腭、软腭弓、腭垂、扁桃体。如扁桃体肿大则应注意分度(分为Ⅲ度:Ⅰ度肿大之扁桃体不超过咽腭弓;Ⅱ度超过咽腭弓,未达到咽后壁中线;Ⅲ度处于或超过咽后壁中线)。
二、颈部评估	
1. 颈静脉	被检查者分别取平卧位、30°~45°的半卧位,观察锁骨上缘至下颌角颈静脉充盈的情况。
2. 甲状腺	
(1)视诊	嘱被检查者做吞咽动作,观察甲状腺的大小和对称性。
(2)触诊	前面触诊:以左手拇指置于被检查者甲状软骨下气管右侧,向左轻推甲状腺右叶,右手示、中指在病人左侧胸锁乳突肌后缘向前推挤甲状腺侧叶,拇指在胸锁乳突肌前缘触诊,配合吞咽动作,以拇指滑动触诊来确定甲状腺状态。用同样方法换手检查另一侧甲状腺。
	后面触诊:左手拇指放在被检查者颈后,示、中指施压于其左侧甲状软骨,将甲状腺推向右侧;右手拇指在被检查者右侧胸锁乳突肌后缘向前推挤甲状腺,示、中指在其前缘触诊右侧甲状腺。配合吞咽动作。用同样方法换手检查左侧甲状腺。评估时注意甲状腺大小、质地、有无结节、是否对称、有无压痛及震颤等。评估动作宜轻柔,避免过于重压引起疼痛、咳嗽、憋气等。注意甲状腺肿大的分度及描述。
(3)听诊	如有甲状腺肿大,应注意听甲状腺有无血管杂音。
3. 气管	将示指与环指(无名指)分别放在被检查者两侧胸锁关节上;将中指置于气管上,判断有否气管移位。
4. 强直与运动	被检查者仰卧,去枕,评估者用一手置于被检查者后颈部轻轻抬高头部并屈颈及向左右转动,观察并感觉有无颈项强直及运动障碍。

(余丽君)

实践三 头颈部的病理体征

【目标】

1. 正确识别头、面、颈部的病理体征。
2. 分析头、面、颈部病理体征的发生机制及临床意义。

【准备与要求】

1. 预习课堂上讲授内容。
2. 学生分组,每组由 1 名教师带领,进病室观察上述异常体征,教师边床旁示教病理体征,边解释其评估要点及临床意义。

【步骤与方法】

步骤	方法和要点
1. 头、面部病理体征	头颅异常如小颅、巨颅、头部不随意颤动;眼的异常如上睑下垂,眼睑闭合障碍,眼睑水肿,结膜苍白、充血、出血点,眼球突出或下陷,巩膜黄染,瞳孔大小改变,对光反射迟钝或消失,调节与集合反射消失;耳、鼻异常;口腔病变如口唇苍白、发绀,口唇疱疹,口腔黏膜色素沉着、出血点或瘀斑;咽及扁桃体异常如咽部黏膜充血、红肿,扁桃体红肿、增大,口腔异常气味;腮腺肿大等。
2. 颈部病理体征	颈静脉怒张、甲状腺肿大及描述方法、气管移位等。

(余丽君)

实践四 胸廓与肺部检查

【目标】

1. 掌握胸部的体表标志、人工划线和分区。
2. 掌握胸部视诊方法与内容。
3. 掌握胸部触诊方法与内容。
4. 掌握胸部叩诊方法,辨别各种叩诊音。
5. 掌握肺部听诊方法,以及 3 种正常呼吸音的听诊部位与特点。

【准备】

听诊器、软尺、笔。

【步骤与方法】

步骤	方法和要点
1. 胸部体表标志 （1）骨骼标志	指出下列胸部骨性标志：胸骨角、肩胛下角、第7颈椎棘突，并在前胸和后背计数相应肋骨。
（2）人工划线与分区	指出前正中线、锁骨中线、腋前线、腋中线、腋后线、肩胛下角线、肩胛上区、肩胛间区、肩胛下区。
（3）指出自然凹陷	指出胸骨上窝和锁骨上窝。
2. 肺和胸膜 （1）视诊	检查者帮助病人充分暴露胸部后，检查者站于受检者右侧，视诊受检者呼吸运动的类型及两侧是否对称，呼吸频率、深度和节律。
（2）触诊 1）胸廓扩张度	检查前胸壁时，检查者两手置于病人胸廓前下侧部，左右拇指沿两侧肋缘指向剑突，拇指尖在前正中线两侧对称部位，两手掌和伸展的手指置于前侧胸壁，嘱受检者做深呼吸，两手随之移动，观察两手拇指距离中线的动度是否一致。检查后胸壁时，检查者将两手平置于受检者背部，手掌腕关节处约平第10肋骨，拇指与后正中线平行，余同前胸壁。
2）语音震颤	检查前胸壁时，检查者将左右手掌尺侧缘轻置于受检者两侧胸壁对称部位，请受检者以同等强度重复发长音"一"，自上而下（第2、4、6肋间水平），从外向内，两手交叉比较两侧相应部位语音震颤的异同，有无语颤增强、减弱或消失。检查后胸壁时，检查者将左右手掌尺侧缘轻置于受检者背部肩胛间区、肩胛下区及侧胸壁的对称部位，请受检者重复发长音"一"，双手交叉比较。
（3）叩诊 1）胸部叩诊音	首先分辨正常胸部清音、浊音、实音和鼓音4种叩诊音及其分布。正常人肺部叩诊呈清音，各部位略有不同。 检查前胸壁时请受检者胸部稍向前挺，检查侧胸壁时双臂抱头。检查背部时头稍低，上半身略向前倾，双手交叉抱肩，尽可能使肩胛骨移向外侧。先直接叩诊，后间接叩诊。叩诊过程注意左右、上下、内外比较。
2）肺部叩诊	直接叩诊：检查前侧胸壁时，检查者用2～5指并拢的右手掌面按第2、4、6肋间水平直接拍击被检查部位，先左后右，自上而下，由外向内，直至肋弓下缘。检查后胸壁时，用右手掌面直接拍击受检者双侧肩胛间区、肩胛下区和侧胸壁。 间接叩诊：检查者左手中指与肋骨平行并紧贴于被叩部位作为板指，其他手指微微抬起，右手指自然弯曲，以右手中指指端叩击扳指，叩击方向与叩击部位与体表垂直，用腕关节和掌指关节作弹跳式短促叩击，肘、肩关节不参与运动。前、侧胸壁叩诊自第2肋间隙开始，按2、4、6肋间水平自上而下，由外向内，左右交替，逐一肋间叩击。背部叩诊时，受检者取坐位，稍低头，双上肢交叉抱肩。检查者于病人背后，按第3、6、9肋间水平，自上而下，由外向内，左右交替叩击。于肩胛间区，板指与脊柱平行，肩胛下区板指与脊柱垂直。注意双侧对比。
3）肩胛线上肺下界及肺下界移动度叩诊	受检者取坐位，稍低头，双上肢交叉抱肩，平静呼吸，检查者以指指叩诊法于受检者肩胛线上自上而下逐一肋间叩击，自清音变为浊音时，作一标记，此为平静呼吸时的肺下界；然后嘱受检者作深吸气，

步骤	方法和要点
	屏住呼吸的同时沿该线继续往下叩击,直至清音变为浊音,作一标记,此即为肺下界最低点;当恢复平静呼吸时嘱病人深呼气后屏气,从平静呼吸时的肺下界开始往上叩击,直至浊音变为清音,作一标记,此即为肺下界最高点。同法叩击右侧。测量左右两侧最高点至最低点的距离。正常肺下界移动度为6~8cm。
(4)听诊	
1)肺部呼吸音	首先分辨3种正常呼吸音的听诊部位与听诊特点。正常情况下于胸骨上窝可听到支气管呼吸音;胸骨旁可听到支气管肺泡呼吸音;除支气管呼吸音和支气管肺泡呼吸音以外的部位均可闻及肺泡呼吸音,以乳房下部、肩胛下部和腋窝下部较强,肺尖和肺下缘较弱。
	请受检者取坐位或卧位,微张口均匀呼吸。前、侧胸壁按第2、4、6肋间水平,左右交替依次听诊,每一肋间听诊2个点,每一点至少听诊1~2个呼吸周期。后胸壁听诊按肩胛间区第3、6胸椎水平、肩胛下区肩胛线第9胸椎水平、腋后线第9胸椎水平依次听诊。听诊过程中注意上、下、左、右对称部位的对比,是否有呼吸音以外的附加音,必要时请受检者做深呼吸或咳嗽。
2)语音共振	嘱受检者重复发"1、2、3"音,按第2、4、6肋间水平,左右交替,自上而下,依次听诊前侧胸壁左右、上下和内外语音共振的变化。后胸壁检查时,按肩胛间区第3、6胸椎水平、肩胛下区肩胛线第9胸椎水平、腋后线第9胸椎水平自上而下听诊。

(任海蓉)

实践五　肺脏模拟人病理体征听诊

【目标】

1. 掌握3种正常呼吸音及异常呼吸音的听诊部位与听诊特点。

2. 掌握干性啰音、湿性啰音的听诊特点。

3. 掌握胸膜摩擦音的听诊特点。

【准备与要求】

1. 由教师于实践开始前开启电脑和心肺听诊模拟人。

2. 教师在电脑上点出所要检查的内容或体征,并指出在模拟人身上的位置。

3. 学生每两人使用一具模拟人进行听诊。教师巡回指导,发现问题及时纠正。

4. 结束前教师根据学生普遍存在的问题进行总结。

【实习内容】

1. 肺部听诊方法。

2. 肺泡呼吸音　包括正常肺泡呼吸音、肺泡呼吸音增强、肺泡呼吸音粗糙。

3. 支气管呼吸音　包括正常支气管呼吸音、异常支气管呼吸音。

4. 支气管肺泡呼吸音　包括正常支气管肺泡呼吸音、异常支气管肺泡呼吸音。

5. 啰音　包括干啰音和湿啰音。

6. 胸膜摩擦音。

（任海蓉）

实践六　正常心血管系统评估

【目标】

1. 评估正常心尖搏动（位置、强弱、性质和范围）。

2. 掌握心脏相对浊音界的叩诊和测量。

3. 初步掌握心脏听诊方法和内容。

（1）心音的性质、强度、节律、频率。

（2）第一心音与第二心音的鉴别。

4. 熟悉外周大血管的评估。

【准备】

听诊器、直尺、标记笔、记录本。

【步骤和方法】

步骤	方法和要点
备物、洗手、解释	物品准备齐全,推车到病室,洗手,解释评估目的和要求,消除其紧张情绪。
一、心脏评估	
1. 视诊 心前区是否隆起、观察心尖搏动	被检者取平卧位。 评估者下蹲,视线以切线方向观察被检者心前区是否隆起,心尖搏动的位置(第5肋间左锁骨中线内侧0.5~1.0cm)、强弱和范围,心前区有无异常搏动。
2. 触诊 心尖搏动、震颤、心包摩擦感	评估者先以用右手全手掌置于心前区,感觉心尖搏动的位置以及心前区有无震颤。示指和中指并拢,以指腹进一步触摸心尖搏动的位置、范围(直径为2.0~2.5cm),节律、强度,是否弥散,有无抬举性搏动以及其他异常搏动。最后以手掌在胸骨左缘第4肋间触诊有无心包摩擦感。
3. 叩诊 （1）左界	先左后右,自下而上,从外向内。 从心尖搏动的肋间开始,在心尖搏动外2~3cm处(通常为第5肋间锁骨中线稍外)由外向内进行叩诊,当叩诊音由清音变为相对浊音时,表示已达心界,用笔作一标记,用此方法逐一肋间确定心界,直至上移至第2肋间为止。
（2）右界	先沿右锁骨中线自上而下叩出肺肝界,在肺肝界上一肋间由外向内叩诊,直至第2肋间,辨音及标记同前。 用直尺测量前正中线至各标记点的垂直距离;再测量左锁骨中线至前正中线的距离。按统一格式纪录结果。

步骤	方法和要点
4. 听诊	
（1）顺序 听诊 5 个听诊区	逆时针方向听诊 5 个听诊区。 二尖瓣区（心尖区）肺动脉瓣区（胸骨左缘第 2 肋间）主动脉瓣听诊区（胸骨右缘第 2 肋间）主动脉瓣第一听诊区（胸骨左缘第 3、4 肋间）三尖瓣区（胸骨下端近剑突左侧处）。
（2）内容 心率、心律、心音、杂音、心包摩擦音	心率、心律（齐与不齐）、心音（强度改变、心音分裂、额外心音；第一心音心尖部最强且清晰，音调低、持续时间长，标志心室收缩开始；第二心音心底部最强且清晰，音调高、清脆，持续时间短，标志心室舒张开始；第三心音在部分青少年心室舒张早期第二心音后可有，也可见于先天性心脏病及二尖瓣或三尖瓣关闭不全的人）；杂音：如果听到杂音，应认真辨别其最响的部位、时期、性质、传导、强度及与体位、呼吸、运动的关系；心包摩擦音：胸骨左缘第 3、4 肋间听诊。
二、外周大血管评估	
1. 视诊和触诊	
大血管的位置	大血管的位置、管壁的弹性，脉搏、速率、节律、紧张度、强弱。 颈动脉：胸锁乳突肌前缘，深部。 颞动脉：耳前方。 肱动脉：上臂肱二头肌内侧向肱骨方向按压可扪及。 桡动脉：腕部曲面桡侧，桡骨茎突的内方易扪及，两侧对比。 股动脉：腹股沟韧带下方于髂前上棘与耻骨联合的中内 1/3 交界处，两侧对比。 足背动脉：内外踝连线的中点与第 1、2 趾间的连线上。 判断有无： 水冲脉：坐位：将病人手臂抬高过头，紧握其手腕掌面，若脉搏骤起骤降，急促有力者。若仰卧位则将病人手臂前伸超过头。 奇脉：吸气时脉搏的幅度明显减弱或消失者。 短绌脉：脉率和心率不一致者，计数时两人分别记数心率和脉率。
毛细血管搏动征 2. 听诊	手指轻压被检者指甲末端，观察甲床苍白有无随脉搏跳动而变窄继而又扩大。
动脉、静脉	股动脉有无射枪音、Duroziez 双重杂音等。颈静脉、颈动脉有无血管杂音。
周围血管征	由脉压增大所致的一组症状。包括：水冲脉、毛细血管搏动征、枪击音和 Duroziez 双重杂音。

（周艳丽）

实践七 心血管病理体征评估

【目标】

1. 能运用所学知识正确判断下列心脏病理体征：心尖搏动位置、强弱和范围的改变，心浊音界的改变，心率、心律、心音的改变，二尖瓣及主动脉瓣区收缩期及舒张期杂音。

2. 能分析常见异常脉形的特征和临床意义。

3. 掌握毛细血管搏动征、周围血管征阳性的特点和临床意义。

【准备与要求】

1. 提前预习课堂教授内容。

2. 带听诊器或多道听诊器。

3. 学生分组，每组由 1 名教师带入病室，在教师指导下，见习心脏及外周血管的病理体征。要求示教病种：风湿性瓣膜病、心功能不全、心脏扩大，其次为先天性心脏病等。

【内容】

1. 视诊心前区隆起、心尖搏动弥散、二尖瓣面容、端坐呼吸、颈静脉怒张、颈动脉搏动、毛细血管搏动征。

2. 触诊心尖抬举样搏动、心前区震颤、水冲脉、奇脉、肝颈静脉反流征。

3. 叩诊心脏浊音界扩大。

4. 听诊心房颤动、期前收缩、收缩期与舒张期杂音，枪击音、Duroziez 双重杂音，并描述杂音强度。

（周艳丽）

实践八　正常腹部评估

【目标】

1. 能正确指出腹部体表标志、体表划线和分区。

2. 能正确实施腹部触诊的基本手法（浅、深触诊法）。

3. 能正确实施肝、脾等主要脏器触诊。

4. 能正确听诊肠鸣音。

【准备】

软尺、听诊器、笔。

【步骤和方法】

步骤	方法和要点
备物、洗手、解释	物品准备齐全，推车到病室，当被检者面洗手，解释评估目的和要求，消除其紧张情绪。
一、体表标志	肋弓、剑突、腹直肌外缘、胆囊点、季肋点、髂前上棘、麦氏点、肋脊角。
	腹直肌外缘（嘱被检者屈颈抬肩以使腹直肌收缩而显露）
	胆囊点（右侧腹直肌与肋缘交点，压痛为胆囊病变）
	季肋点（第 10 肋前端，压痛表明肾病变）
	麦氏点（脐与右侧髂前上棘连线中外 1/3 处，压痛示阑尾炎）
二、腹部分区法	
1. 四区法	通过脐作水平和垂直线，将腹部分为 4 个区，分别称为左上腹部、右上腹部和左下腹部、右下腹部。
2. 九区法	分别于两侧肋弓下缘、两侧髂前上棘作两条横线，再从左、右两侧髂前上棘与前正中线之中点作两条横线的垂直线，将腹部分为 9 个区，分别称为：右上腹、上腹、左上腹、右腰部、中腹部、左腰部、右下腹、下腹部、左下腹。

步骤	方法和要点
三、腹部评估方法	腹部评估顺序为视诊、听诊、触诊、叩诊。
1. 视诊	嘱被检者取仰卧位,充分暴露腹部。蹲下平视腹部外形是否平坦。再视腹部皮肤、呼吸运动、腹壁静脉、胃肠形及蠕动波、脐的状态。通过脐围绕腹部一周,测量腹围。
2. 听诊	
(1)肠鸣音	用听诊器置于脐周或右下腹,听诊1分钟,以"次/分"记录,并判断肠鸣音有无活跃、亢进、减弱或消失。
(2)振水音	被检者仰卧位,评估者将听诊器放在左上腹部,用稍弯曲之手指在被检者上腹部作连续迅速的冲击动作,如胃内有液体存在,可听到振水音。
(3)腹部血管音	用听诊器在脐部和脐上两侧可听到腹主动脉搏动音,并注意有无血管杂音。
3. 触诊	总要求: (1)被检者取仰卧位,两手放在躯干两侧,两腿弯曲,使腹壁肌肉松弛。 (2)先训练被检者作均匀而较深的腹式呼吸,利用被检者的呼吸运动进行触诊。 (3)评估者站于被检者右侧,面对被检者,右手平放于腹壁表面,手指并拢、温暖、轻巧、用力均匀地触诊,并随时观察被检者的面部表情。 (4)触诊顺序一般是自左下腹开始逆时针方向至右下腹,再至脐部。原则是先触诊健康部位,逐渐移向病变区域。 (5)注意腹壁紧张度及有无腹壁紧张度、压痛及反跳痛、腹部肿块、波动感。
(1)浅触诊法	用自然平放的手指掌心面不加压力轻柔地进行试探式触诊,以了解腹壁软硬度,有无抵抗及疼痛。触及深度约为1cm。
(2)深部触诊法	检查时,单手或两手重叠由浅入深,可触及的深度常在2cm以上。
1)深压触诊法(反跳痛)	评估者用1个或2个垂直于腹壁的手指指尖,逐渐而均匀用力地深按局限的某一部位,用以确定腹腔的压痛点。当触诊被检者腹部压痛后,在压痛处稍停片刻,然后迅速将手抬起,若被检者感觉疼痛骤然加剧,并伴有痛苦表情或呻吟,称为反跳痛。
2)双手触诊法	评估者用左手把被评估的区域或器官保持于一定的位置,并将其略推向右手方向,同时右手随被检者的腹式呼吸运动进行触诊。此法常用于评估肝、脾、肾和腹腔肿物。
3)滑行触诊法	在被检者呼气时评估者利用腹壁的松弛,将稍弯曲而并拢的手指逐渐触向腹腔后壁的脏器或包块,并连同该处的腹壁皮肤一起,在被触及的脏器或包块上,作上下左右的滑动触摸,如为肠管或索条状包块则应作与长轴相垂直方向(即横轴方向)的滑动触诊。此法有利于腹腔深部包块和胃肠病变的评估。
4)冲击触诊法	以3~4个并拢的手指,取几乎垂直的角度,置于被检者腹壁上相应的部位,作数次急速而有力的冲击动作,在冲击腹壁时指端会感觉出脏器或包块在腹腔内的浮沉。此法只用于大量腹水时对肝脾等的大致了解,不宜用力过猛而引起被检者不适。
(3)腹部脏器触诊	被检者取仰卧位,两膝关节弯曲,使腹壁放松。
1)肝脏触诊	单手触诊法:评估者将右手四指并拢,掌指关节伸直,与肋缘大致平行地放在右上腹部估计肝下缘的下方,随被检查者呼气时,手指压向腹壁深部,吸气时,手指缓慢抬起朝肋缘向上迎触下移的肝缘,直到触到肝缘或肋缘为止。需在右锁骨中线及前正中线上分别触诊肝缘,并测量其与肋缘或剑突根部的距离,以厘米表示。 双手触诊法:评估者用左手拇指于季肋部,其余四指置于被检者背部。右手手法与位置同单手法。在前正中线触诊肝脏,一般从脐部开始,自下向上滑行移动,与呼吸运动配合。剑突下肝脏的测量是以两侧肋弓缘在前正中线相交处(腹上角顶端)为起点。
2)胆囊触诊(胆囊触痛):钩指触诊法	左手掌放在被检者的右肋缘部,将拇指放在胆囊点(腹直肌外缘与肋弓交界处),先以拇指用中度压力压迫腹壁,然后嘱被检者深吸气,若被检者因胆囊触及拇指而疼痛称为胆囊触痛,此时如突然屏气,称墨菲(Murphy)征阳性。若胆囊肿大,应描述其大小、形状、质地、压痛与呼吸关系等特征。
3)脾脏触诊	双手触诊法。左手掌置于被检者左腰部第9~11肋处,右手掌平放于腹壁。一般从脐部开始,随呼吸运动深部滑行向与左肋弓垂直方向触诊脾脏。必要时取右侧卧位,双下肢屈曲,再做触诊。脾脏肿大明显时可用浅触诊法。触及脾脏时,要了解其大小、表面形状、边缘、质地、压痛等特征。
(4)膀胱触诊	膀胱触诊一般采用单手滑行法,评估者以左手自脐开始向被检者耻骨方向触摸。触及肿块后应详查其性质,膀胱胀大多由积尿所致,呈扁圆形或圆形,触之囊性感,不能用手推移。

步骤	方法和要点
4. 叩诊	
（1）肝浊音界	沿右锁骨中线自第2肋间向下逐一肋间叩诊，至叩诊音由清音变为相对浊音的肋间为肝上界。确定肝下界时由腹部鼓音区沿右锁骨中线或正中线向上叩，由鼓音转为浊音处即是。因肝下界与胃、结肠等重叠很难叩准，故多用触诊确定。如触及肝下缘时，记录肝上界至下缘之距离，即为肝脏的上下径，正常人约为10～11cm。
（2）胃泡鼓音区	于左前胸下部，左肋缘以上，呈半月形鼓音区，正常时其大小与胃内气体多少有关。
（3）移动性浊音	先从被检者脐部开始，向左侧叩诊，直达左中腹边缘，如叩诊变为浊音，叩诊板指位置固定（不离开皮肤），嘱被检者向右侧卧位，重新叩诊该处，若呈鼓音，表明浊音移动。然后向右侧移动叩诊，直达浊音区或右中腹边缘，叩诊板指固定位置，嘱被检者取左侧卧位，再次叩诊，听取音调之变化。这种浊音区随体位变动而变动的现象，称为移动性浊音。
（4）肾脏叩诊	被检者侧卧位，评估者用左手掌平放在被检者的肾区（即肋脊角），右手握拳，用轻到中等度的力量向左手背进行叩击，了解有无叩击痛。

（王　艳）

实践九　腹部病理体征评估

【目标】

1. 能运用所学知识正确判断下列腹部病理体征：腹部外形的改变，腹壁压痛和反跳痛、肝大、脾大，胆囊触痛、腹水征、肠鸣音异常。

2. 能分析腹部常见病理体征的发生机制及其临床意义。

【准备与要求】

1. 预习课堂上讲授内容。

2. 带听诊器或多道听诊器。

3. 学生分组，每组由1名教师带入病室，在教师指导下，见习腹部病理体征。示教病种：肝硬化腹水、慢性粒细胞性白血病脾大，其次为腹膜炎、不完全性幽门梗阻、肠梗阻等。

【内容】

1. **视诊**　慢性肝病面容、黄疸、肝掌、蜘蛛痣、腹部隆起、蛙腹、舟状腹、脐疝、腹壁静脉曲张等。

2. **触诊**　压痛和反跳痛、溃疡病压痛点，胆囊炎压痛点，腹块触诊，肝、脾触诊。

3. **叩诊**　移动性浊音及液波感的叩诊。

4. **听诊**　肠鸣音活跃、亢进或减弱、振水音。

（王　艳）

实践十 脊柱、四肢和神经系统评估

【目标】

1. 掌握脊柱、四肢的评估内容和方法。
2. 熟练掌握常用神经反射的评估方法。

【准备】

叩诊锤、棉签。

【步骤和方法】

步骤	方法和要点
备物、洗手、解释	物品准备齐全,推车到病室,当被检者面洗手,解释评估目的和要求,消除其紧张情绪。
一、脊柱的评估	被检者取坐位或立位。
1. 正常弯曲度	从侧面观察,正常人脊柱有 4 个生理弯曲(颈椎前凸、胸椎后凸、腰椎前凸、骶椎后凸)。
2. 脊椎畸形	从后面观察脊柱是否有驼背,左、右侧弯。 评估者用手指沿被检者脊椎的棘突尖以适当的压力从上往下划压,划压后皮肤出现一条红色充血线,以此线为标准,观察脊柱有无侧弯。正常人脊柱无侧弯。
3. 压痛	被检者取坐位,身体稍向前倾。评估者用右手拇指自上而下逐个按压脊柱棘突直至骶部,询问有无压痛。正常每个棘突均无压痛。
4. 叩击痛	
(1)间接叩击法	嘱被检者坐正,将左手掌置于被检者头顶部,右手半握拳叩击左手背,观察被检者有无疼痛。
(2)直接叩诊法	用叩诊锤直接叩击被检者胸椎和腰椎棘突,询问有无叩击痛。如有压痛和叩痛,则计数病变椎体位置。
二、四肢评估	常用视诊与触诊。评估四肢及关节的形态、肢体位置、活动度或运动等情况。 (1)腕、掌、肘关节:手腕翻转、肘部屈伸。 (2)肩关节:手指绕过头顶摸对侧耳朵。 (3)髋部关节和膝关节运动:伸臂下蹲、前后踢腿、下肢伸直外展、内旋等。
三、神经系统评估	
(一)肌力评估	肌肉克服阻力的力量,即肌力。
上肢肌力的评估	请被检者活动上肢,右手置于被检者左上臂内侧,嘱其作屈肘动作;右手置被检者前臂外侧,嘱其作伸肘运动,观察。同样的方法测试右前臂肌力,并与左侧比较。 请被检者双手紧握评估者示指和中指,评估者用力回抽,比较双侧握力。
下肢肌力的评估	嘱被检者仰卧位,做屈髋、外旋、伸膝、踝关节背伸、伸跗、踝跖屈;侧卧位或俯卧位做髋关节后伸、外展、内收、膝关节屈曲,检查者对以上动作给予阻力,观察并触摸被检者肌肉收缩程度。
(二)生理反射	
1. 浅反射	
(1)角膜反射	
1)直接角膜反射	嘱被检者向内上方注视,用灭菌棉签的棉花纤维由角膜外缘轻触病人的角膜。正常时可见眼睑迅速闭合,称为直接角膜反射。

步骤	方法和要点
2）间接角膜反射	如对侧也出现眼睑闭合反应，称为间接角膜反射。角膜反射完全消失见于深昏迷的病人。
（2）腹壁反射	被检者平卧，两下肢稍屈以使腹肌松弛，以脐为中心，用较尖锐器具（如钝头竹签）轻轻划过被检者腹壁皮肤（从外到内），分别于上、中、下三部位，左、右对称进行评估，正常时可看到腹壁肌收缩，分别以"存在""减弱""消失"记录之。
（3）跖反射	被检者仰卧，髋及膝关节伸直，评估者一手持被检者踝部，使评估者足底与小腿约呈直角，另一手用钝头竹签自后向前划足底外侧至小趾掌关节处转向趾侧。正常可见足趾向跖面屈曲（巴宾斯基征阴性）。以"正常""亢进""减弱""消失"记录之。
2. 深反射	保持被检者肢体放松、叩打力量均匀、左右一致。
（1）肱二头肌反射	评估者扶托被检者上肢，使其肘部稍弯曲、前臂稍内旋，评估者以左拇指置于被检者的肱二头肌腱上，用叩诊锤叩击该拇指。正常反应为肱二头肌收缩，表现为前臂呈快速的屈曲动作。
（2）肱三头肌反射	使被检者上肢于肘部屈曲，前臂内旋，评估者托住其前臂及肘关节，用叩诊锤叩击尺骨鹰嘴的上方1.5～2cm处（肱三头肌附着部）。正常反应为肱三头肌收缩，前臂稍伸展。
（3）桡反射	评估者左手轻托被检者的腕部，嘱其肘关节屈曲，腕关节自然下垂，评估者以叩诊锤叩击被检者桡骨茎突。正常反应为前臂屈曲和旋后运动。
（4）膝腱反射	被检者取坐位时，小腿自然下垂，或取卧位，评估者立于被检者侧面（以防被踢及），用左手在被检者腘窝部托起双下肢，使髋、膝关节稍屈曲，叩击被检者髌骨下方股四头肌肌腱。正常反应为股四头肌收缩，小腿有伸展运动。
（5）跟腱反射	被检者仰卧位，髋及膝关节稍屈曲，下肢取外展及外旋位，评估者用左手托住被检者足掌，使足呈过伸位（脚趾背曲），用叩诊锤叩击跟腱。正常反射为腓肠肌收缩，足向跖屈曲。
（三）病理反射	
1. Babinski（巴宾斯基）征	用竹签由足跟开始沿被检者足底外侧向前轻划，至小趾跟部再转向趾侧。如趾背伸，其余四趾呈扇形展开，则为巴宾斯基征阳性。
2. Oppenheim（奥本海姆）征	评估者用拇指及示指沿被检者的胫骨前侧用力由上向下推动，有巴宾斯基征样反应者为阳性。
3. Gordon（戈登）征	评估者用拇指和其他四指分置于被检者腓肠肌部位，然后以适度的力量捏压，有巴宾斯基征样反应者为阳性。
4. Chaddock（查多克）征	评估者用竹签在被检者外踝下方由后向前划至趾跖关节处（足背外侧）为止，有巴宾斯基征样反应者为阳性。
	上述4种方法虽手法不同，但阳性表现和意义相同。
5. Hoffmann（霍夫曼）征	评估者用左手握住被检者前臂近腕关节处，右手示指和中指夹住被检者的中指，并稍向上提，再用拇指的指甲急速弹刮被检者中指的指甲。如被检者拇指屈曲内收，其余四指末节有屈曲动作时，为阳性反应。
6. 阵挛	是腱反射极度亢进的表现。
踝阵挛	被检者仰卧，髋膝关节稍屈曲，评估者一手握住被检者小腿，另一手握住被检者足掌前端，用力使踝关节背曲（过伸），若足呈节律性震颤，称为踝阵挛阳性。
（四）脑膜刺激征	
1. 颈强直	去枕，嘱被检者下肢自然伸直，颈部放松，评估者左手托住被检者枕部，做被动屈颈，测试有无颈项强直。
2. Brudzinski（布鲁津斯基）征	被检者仰卧，两下肢自然伸直，评估者一手置于被检者胸前以保持胸部位置不动，另一手托病人枕部使其头部前屈。若双膝关节与髋关节有反射性屈曲者为阳性。
3. Kerning（凯尔尼格）征	被检者仰卧，评估者先将其一侧髋关节和膝关节屈成直角，然后用手抬高其小腿，若被检者在135°以内出现抵抗，或沿坐骨神经发生疼痛者为阳性。有时还可引起对侧下肢屈曲。

（荣　芳）

实践十一 全身系统评估

【目标】

1. 进一步熟练身体各部分评估技能。
2. 准确、系统地对被检者实施全身系统评估。
3. 树立关心和尊重病患的仁爱观念。

【准备】

血压计、体温计、压舌板、听诊器、棉签、直尺、叩诊锤、笔、手电筒、软尺。

【步骤与方法】

1. 集中观看身体评估录像（约40分钟），之后分组练习。
2. 学员2人一组练习，教师指导及纠错。

步骤	方法
备物、洗手、解释	被检查者多取仰卧位。护士站在被检者右侧，告知查体内容、注意事项。通过简短的交流，消除其紧张情绪。
【仰卧位】 发育、营养、意识状态→皮肤→生命体征→头部（头颅、眼、耳、鼻、口）→颈部（甲状腺、气管、颈动静脉）→皮肤浅表淋巴结→胸廓→肺、心（视、触、叩、听）	发育、营养、意识状态→皮肤→体温、脉搏、呼吸、血压→头发、头皮、测头围、眉毛及眼睑、结膜及巩膜、瞳孔的大小及形状、对光反射、集合反射、耳廓、外耳道、乳突、粗测听力、鼻外形、鼻前庭、鼻通气、鼻窦压痛、唇、口腔黏膜、牙齿、牙龈、舌、咽部及扁桃体→甲状腺（视诊、触诊、听诊）、气管位置、颈部血管、强直与运动→头颈部、腋窝、滑车上淋巴结评估→胸部视诊（一般情况、胸壁静脉、呼吸运动、胸廓外形、乳房）、触诊（胸壁、胸骨压痛、乳房、胸廓扩张度、触觉语颤、胸膜摩擦感）肺部叩诊、听诊（3种呼吸音、啰音、语音共振、胸膜摩擦音）→心脏视诊（心前区是否隆起、心尖搏动的位置、强弱和范围、心前区有无异常搏动）、触诊（心尖搏动、震颤、心前区有无异常搏动、叩诊（心脏左界和右界）、听诊（心率、心律、心音、杂音、心包摩擦音）。
【坐位】 背部、肺的视、触、叩、听→腰背部皮肤、外形→脊肋角压痛→脊柱位置、弯曲、压痛、叩击痛	背部视诊、肺触诊（胸廓扩张度）、叩诊（背部和肺下界移动度）、听诊（呼吸音）→腰背部皮肤、外形→脊肋角压痛→脊柱位置、弯曲、压痛、叩击痛。
【仰卧位】 腹（视、听、叩、触）→腹壁反射→腹股沟淋巴结→股动脉听诊→四肢活动度	腹部视诊（腹部外形是否平坦、腹部皮肤、呼吸运动、腹壁静脉、胃肠形及蠕动、脐的状态、测量腹围）、听诊（肠鸣音、振水音、腹部血管音）、叩诊（胃泡鼓音区、移动性浊音）、触诊（腹壁紧张度、压痛、反跳痛、肝脏、胆囊、脾脏、腹部包块）→腹壁反射→腹股沟淋巴结→股动脉听诊→四肢活动度。
【仰卧位】 上肢水冲脉、毛细血管搏动→杵状指（趾）活动度、肌力和肌张力→生理、病理反射→下肢活动度、生理、病理反射→脑膜刺激征	盖好被子，上肢水冲脉、毛细血管搏动→杵状指（趾）、活动度、肌力和肌张力→生理反射（角膜反射、跖反射、肱二头肌反射、肱三头肌反射、桡反射）、病理反射（霍夫曼征）→下肢活动度、生理反射（膝腱反射、跟腱反射）、病理反射（巴宾斯基征、奥本海姆征、戈登征、查多克征、踝阵挛）→脑膜刺激征：布鲁津斯基征、凯尔尼格征。
【总结和感谢】	体检完毕，盖好被子，收拾器具，告知基本健康情况，感谢被检者的合作。

【内容和要求】

一、一般评估

1. 检查前准备　器具齐备，站在被检者右侧，向其问候，告知查体内容、注意事项。

2. 观察被检者发育、营养、体型、面容表情和体位。

3. 测量体温　把体温表放在腋窝深处紧贴皮肤。

4. 评估脉搏　若被检查者脉律较齐，至少计数30秒；若脉律不整，则严格监测1分钟。

5. 评估呼吸　观察病人呼吸频率，规则同测量脉搏一致。

6. 测量上臂血压　观察水银柱液面，袖带下缘距肘弯横纹上2～3cm；听诊器膜型体件与腋中线同一水平；两眼平视水银柱平面。同样的方法测定两次，间歇1分钟左右。测量完后倾斜血压计，关闭开关。

7. 10分钟后取出体温表，观察温度后甩下水银至35°以下。

二、头部

8. 观察头发、头颅外形。

9. 触诊头颅。

10. 观察眼睑，翻眼睑，观察上下睑结膜、穹隆结膜、球结膜及巩膜，先左后右。

11. 观察眼球的外形、双侧瞳孔，并测量瞳孔直径。

12. 取手电筒，评估左右瞳孔的直接和间接对光反射。

13. 评估左右眼球运动　示指按水平向外、外上、外下、水平向内、内上、内下，共6个方向进行，评估每个方向时均从中位开始。

14. 评估调节反射、辐辏反射。

15. 评估耳廓，观察外耳道，评估乳突，先左后右。

16. 观察鼻外形、鼻前庭和鼻腔，评估两侧鼻通气。

17. 触压双侧额窦、筛窦和上颌窦。

18. 观察口唇；用消毒压舌板观察口腔黏膜、牙齿、牙龈、扁桃体、咽后壁等；观察舌体、舌苔、伸舌运动、鼓腮、示齿动作。

三、颈部

19. 观察颈部皮肤、血管，先左后右，观察甲状腺。

20. 按顺序触诊头颈部淋巴结　耳前、耳后、乳突区、枕后、颈后三角（双手指尖沿斜方肌前缘和胸锁乳突肌后缘触诊）、颈前三角（翻掌，双手指沿胸锁乳突肌前缘触诊），被检者头稍低向左侧，评估者右手指尖分别触摸颌下和颏下淋巴结，同法触摸右侧颌下淋巴结、锁骨上淋巴结（被检者头部稍前屈，用双手指尖在锁骨上窝内由浅部逐渐触摸至锁骨后深部）。

21. 触诊甲状腺峡部和左右叶　右手拇指在胸骨上切迹向上触摸，请受检者做吞咽动作；用左手拇指在甲状软骨下气管右侧向对侧轻推，右手示指、中指和环指在左胸锁乳突肌后缘，右手拇指在气管旁滑动触摸，请被检者吞咽；同法评估甲状腺右叶。

22. 触诊气管位置。

23. 听诊颈部血管性杂音,先左后右;甲状腺无肿大则无须听诊。

24. 测试颈项强直。去枕,左手托住被检者枕部,右手放在其胸前使被检者头部作被动屈颈动作,同时观察两膝关节和髋关节的活动(Brudzinski 征)。

四、前胸部和肺部

25. 观察前胸部皮肤、呼吸运动、肋间隙、胸壁静脉;蹲下观察胸廓外形;观察两侧乳房、乳头的位置。

26. 触诊腋窝淋巴结 左手扶着被检者左前臂,右手指并拢,掌面贴近胸壁向上直达腋窝顶部滑动触诊。然后依次触诊腋窝后壁、内侧壁、前壁。触诊腋窝前壁时,注意拇指和四指的配合。再翻掌向外,触诊腋窝外侧壁。左手评估右腋窝淋巴结,方法同前。

27. 触压胸廓,了解胸廓的弹性,评估皮下气肿、胸壁压痛、胸骨压痛。女性则常规触诊乳房,先查健侧,后查患侧。左乳按顺时针,右乳按逆时针的顺序由浅入深触诊,最后触诊乳头。

28. 评估胸廓扩张度 两手掌及伸展的手指置于胸廓前下部的对称位置,左右拇指分别沿两侧肋缘指向剑突,两拇指间距约2cm。然后嘱被检者做深呼吸动作。

29. 触诊语音震颤 将双手掌置于被检者胸部上、中、下三部位的对称位置,嘱其以同等强度发"一"长音,并双手作一次交换。

30. 触诊胸膜摩擦感 双手掌置于被检者胸廓下侧部,嘱其深吸气。

31. 评估胸部叩诊音分布 由第1肋间至第4肋间,按由外向内、自上而下、两侧对照的原则叩诊。

32. 肺下界叩诊 按右锁骨中线、左腋中线、右腋中线顺序叩3条线。被检者平静呼吸,自上而下,由清音叩到实音时翻转板指,取板指中部用标记笔作标记。

33. 肺部听诊:按锁骨中线、腋前线和腋中线3条线,上、中、下部左右对称部位听诊。必要时嘱被检者作深吸气动作。

34. 评估语音共振 嘱被检者以一致的声音强度重复发"一"长音,同语音震颤评估上、中、下3个部位,作两侧对比。

35. 听诊胸膜摩擦音 嘱被检者深吸气,在前下侧胸壁听诊。

五、心脏

36. 观察心前区是否隆起、心尖搏动。评估者下蹲,以切线方向进行观察;观察心前区异常搏动。

37. 触诊心尖搏动、心前区异常搏动(包括剑突下搏动)和震颤。用手掌在心前区和心底部触诊,必要时用手掌尺侧(小鱼际)确定具体位置和时期。

38. 触诊心包摩擦感 在胸骨左缘第3、4肋间用手掌触诊。

39. 心脏听诊 先将听诊器体件置于心尖搏动最强的部位。听诊心率(1分钟)、心律、心音(强度改变、心音分裂、额外心音)、杂音。然后依次在肺动脉瓣区、主动脉瓣区、主动脉瓣第二听诊区、三尖瓣区听诊。

40. 听诊心包摩擦音 在胸骨左缘3、4肋间听诊。

六、背部

41. 观察皮肤 被检者坐起，两手抱膝，暴露背部。

42. 触诊胸廓扩张度 双拇指在第 10 肋水平，对称性地把手掌放在背部两侧，两拇指间距约 2cm，两手向脊柱方向推挤，双手大拇指掌侧缘平行，然后嘱被检者做深呼吸动作。

43. 触诊语音震颤 两手掌置肩胛下区对称部位，请被检者发"一"长音，然后两手交换，请被检者以相等强度重复发"一"长音。

44. 背部叩诊 肩胛间区脊柱两侧上下共 4 个部位，左右腋后线、肩胛线上下共 4 点，先左后右。

45. 叩诊肺下界和肺下界移动范围 沿左肩胛线自上而下，叩出平静呼吸时的肺下界。嘱被检者作深吸气后屏住呼吸，迅速自上而下叩至浊音区，翻转板指，在其中点作一标记。再嘱其深呼气后屏气，迅速自上而下叩出浊音区，翻转板指，再作标记，嘱被检者恢复正常呼吸。用直尺测量两个标记间的距离。再叩右侧。

46. 背部听诊 肩胛间区脊柱两侧上下共 4 个部位，左右腋后线、肩胛线上下共 4 点。

47. 听诊语音共振 嘱被检者以相同的声音强度发"一"长音，在肩胛间区脊柱两侧和肩胛下区左右共 4 点，两侧对比。

48. 评估肋脊点、肋腰点压痛和左右肾区叩击痛。

49. 观察脊柱的活动度。

50. 评估脊柱弯曲度、压痛、叩击痛（先用间接叩击法，再用直接叩击法）。

七、腹部

51. 观察腹部外形（蹲下平视）、腹部皮肤、呼吸运动、腹壁静脉曲张、胃肠型或蠕动波。

52. 右下腹听诊肠鸣音（1 分钟）。

53. 听诊有无血管杂音。

54. 腹部浅触诊 一般自左下腹开始滑行触诊，然后沿逆时针方向移动；评估 McBurney 点反跳痛。

55. 腹部深触诊 左手与右手重叠，以并拢的手指末端逐渐加压触摸深部脏器，一般自左下腹开始，按逆时针方向进行。

56. 肝脏触诊 用左手拇指置于季肋部，其余四指置于背部，右手自右髂窝沿右锁骨中线，与呼吸配合，向肋缘滑行移动，直至触及肝缘或肋缘。如果肋下触及肝脏，必要时宜在右锁骨中线叩出肝上界并测量肝脏的上下径。肝脏肿大者作肝颈静脉回流征评估。

在前正中线触诊肝脏：一般从脐部开始，自下向上滑行移动，与呼吸运动配合，测量肝缘与剑突根部间的距离。

57. 脾脏触诊 左手掌置于被检者左腰部第 7~10 肋处，右手掌自脐部开始，两手配合，随呼吸运动深部滑行向肋弓方向触诊脾脏，直至触及脾缘或左肋缘。触诊不满意时，可嘱被检者右侧卧位，右下肢伸直，左下肢屈曲再作触诊。如脾脏肿大，则测量甲乙线、甲丙线和丁戊线。

58. Murphy 征评估 以左拇指勾压腹直肌外缘与肋弓交界处，其余四指与肋骨交叉，嘱被检者做深吸气，同时注意被检者的面部表情，询问有无疼痛。

59. 双手拇指依次深压季肋点、上输尿管点和中输尿管点。

60. 评估肝区叩击痛。

61. 评估液波震颤　左手掌轻贴被检者右侧腹壁,右手指指腹部叩击左侧腹壁,必要时请被检者或助手用右手掌尺侧缘压在脐部腹正中线上,再叩击对侧腹壁。

62. 评估振水音　左耳凑近被检者上腹部,冲击触诊上腹部。

63. 评估腹部叩诊音分布　从左下腹开始,以逆时针方向叩诊。

64. 叩诊移动性浊音　从脐部开始,沿脐水平向左侧方向移动,叩及浊音时,板指位置固定,嘱被检者右侧卧位,稍停片刻,重新叩诊该处;然后向右侧移动叩诊,直达浊音区,叩诊板指固定位置;嘱被检者向左侧翻身180°呈左侧卧位,停留片刻后再次叩诊。

65. 触诊两侧腹股沟淋巴结、股动脉搏动。

66. 听诊有无射枪音和有无 Duroziez 双重杂音:听诊器体件置于股动脉上听诊。

67. 评估上、中、下腹壁反射。

八、四肢及部分神经反射

68. 观察上肢皮肤、关节、手指及指甲。

69. 评估上臂内侧肘上 3 ~ 4cm 处皮肤弹性,触诊左右滑车上淋巴结。

70. 触诊双侧桡动脉搏动、有无交替脉、奇脉、水冲脉和毛细血管征。评估水冲脉时,用左手指掌侧紧握被检者右手腕桡动脉处,将被检者前臂抬高过头。

71. 评估左右上肢运动功能和肌力。

72. 肱二头肌反射、肱三头肌反射、桡骨膜反射及 Hoffmann 征评估,先左后右。

73. 观察双下肢皮肤、下肢静脉、关节、踝部及趾甲。

74. 触摸腘窝淋巴结,触诊压陷性水肿,先评估左下肢,后查右下肢。触摸两侧足背动脉。

75. 评估左右下肢运动功能和肌力。

76. 左右膝反射、跟腱反射、Babinski 征、Oppenheim 征、Gordon 征、Kernig 征评估。

77. 盖好被子,收拾完毕后,简要告知被检者健康状况,感谢被检者的合作,并道别。

备注:

1. 要求评估者在 40 分钟内完成全身系统评估。时间一到,立即中止查体。

2. 操作错误、顺序颠倒,按程度扣分。

3. 如有阳性体征未发现者,按情况扣分。

(张彩虹)

实践十二　正常心电图操作与测量

【目标】

1. 掌握心电图的操作与测量。

2. 熟悉分析心电图的过程。

【准备】

心电图仪、生理盐水、棉签、记录笔。

【步骤与方法】

步骤	方法和要点
一、打开心电图仪键面 （Burdick EK10）	ON/STBY——电源 AUTO——自动模式　　MAN——手动模式 1mV 定标——标准电压 STOP——停止 P 键（V_6）——回到上一个菜单 M 键（V_5）——回到主菜单
二、接导联 肢体导联	被检查者休息 5min 后，取平卧位，平静呼吸，电极线勿纠缠 红——RA——右手腕 黄——LA——左手腕 绿——LL——左脚腕 黑——RL——右脚腕
胸前导联	红——V_1——胸骨右缘第 4 肋间 黄——V_2——胸骨左缘第 4 肋间 绿——V_3——V_2、V_4 连线中点 棕——V_4——胸骨左缘第 5 肋间与左锁骨中线相交处 黑——V_5——左腋前线与 V_4 在同一水平处 紫——V_6——左腋中线与 V_4 在同一水平处
三、选择菜单 MENU 菜单	S（走纸速度）=25mm/s　　L（肢体）=×1（1mV） C（胸导联）=×1（1mV）　　F=ON（滤波开）
四、选择 MAN	手动模式
五、定标电压	1mV 标准电压
六、选择并更换导联	Ⅰ　Ⅱ　Ⅲ　avR　avL　avF　$V_1 \sim V_6$（看到三个波后更换导联），如果在描记心电图中发现心律失常加做长Ⅱ导图形。
七、结束	检查导联是否完整，按 STOP 键

附1　光电心电图机 ECG-9020P 操作规程

1. 接上交流电源，按[电源]键打开心电图机。

2. 输入病人资料。按 F2 会提示输入 ID 号，输入[ID]号后，按下一步移动光标至[性别]，输入[性别]，按下一步移动光标至[年龄]输入[年龄]，最终按确定。

3. 打开[手动 / 自动]转换键，若[自动 / 手动]前指示灯亮为自动记录，否则为手动记录。

4. 若为自动方式，按[开始]键就会自动记录 10 秒的心电波形。

5. 若为手动方式，用功能键选择导联，按[开始]进行记录。

6. 若需加作节律导联,需按[节律]键会自动记录 1 分钟的长 II 导联。

7. 当记录纸不在黑点的标准位置,按[走纸]键会走到标准位置。

8. 当有外界干扰,波形失真时,可以按[滤波器]消除外界干扰。

备注:F1、F2、F3 为功能键

附2 心电图报告和记录内容

1. 被检查者姓名、性别、年龄、临床诊断等。

2. 心率 次/分。

3. P 波(方向、时间、波幅)。

4. P-R 间期时间。

5. QRS(方向、时间、波幅)。

6. ST 段(有无抬高或降低)。

7. T 波(形态、波幅)。

8. Q-T 间期时间。

9. 心电轴测量。

心电图诊断:

1.

2.

3.

报告人:

时间:

附:心电图的测量及报告书写模式

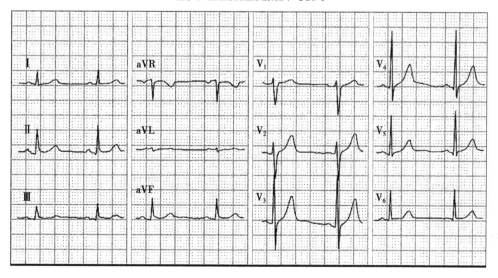

报告书写模式示例

【临床资料】

男性,21 岁。健康查体。

【心电图特征】

心率 70 次 / 分,心房率 70 次 / 分,心室率 70 次 / 分,P-R 间期 0.13 秒,Q-T 间期 0.38 秒。P 波:规律出现,Ⅰ、Ⅱ、aVF 导联直立,aVR 导联倒置,电压、时间、形态正常。QRS 波:Ⅰ导联呈 qRs 型,Ⅱ导联呈 qR 型,Ⅲ导联呈 qR 型,aVR 导联呈 QS 型,aVL 导联呈 RS 型,aVF 导联呈 R 型,V_1 导联呈 rS 型,V_2 导联呈 rS 型,V_3 导联呈 Rs 型,V_4 导联呈 qRs 型,V_5 导联呈 qRs 型,V_6 导联呈 qR 型。R_{V1}=0.2mV,R_{V5}=1.4mV,R_{V5}+S_{V1}=2.3mV,时限为 0.08 秒。ST-T:Ⅱ、Ⅲ、aVR、aVF ST 段稍有抬高但均<0.05mV。T 波形态正常,电压大于 1/10R。心电轴正常。

【心电图诊断】

1. 窦性心律
2. 心电图正常

报告人:

时间:

（吴武萍）

实践十三　健康史采集与健康评估记录书写见习

【目标】

1. 熟悉健康史内容。
2. 掌握交谈法技巧和身体评估规范操作。
3. 具备人文关怀能力,善用临床知识,精通护理技能,掌握有效与病人沟通的技巧。
4. 初步书写健康评估记录。

【准备与要求】

1. 进病房前应着工作服、戴工作帽;备好口罩、笔记本及记录用笔。
2. 进入医院和病房应严格遵守各项医疗规章制度及工作秩序。
3. 严格按健康评估记录书写格式和质量要求按时完成书写作业。

【方法】

1. 由临床带教老师带领学员在病房内对指定病人进行交谈。

2. 每 3~4 名学员为一个小组,每个同学负责一部分内容的交谈,其他同学注意聆听及记录,并对遗漏内容作补充询问,带教老师在各组间巡视、指导。

3. 交谈结束后小组应进行简短的讨论和小结,对遗漏及缺项内容再作补充。

4. 各组交谈结束后,由带教老师总结,布置健康评估记录书写作业,健康评估记录书写时用蓝黑墨水钢笔,不准涂改,字迹规整,标点符号规范。

【内容】

(一)页眉

页眉上要求注明科室名称、病人所处的病室以及所在的床位,病人的住院号。

(二)一般资料和健康史

一般资料里的项目包括姓名、性别、年龄、婚姻、职业、籍贯、民族、住址、工作单位、入院日期、记录日期、病史陈述者及可靠程度等。基本上在病人的门诊病历里都有描述。如果有些项目不够清楚的话,可以在和病人交谈的过程中询问。

健康史部分主要包括主诉、现病史、既往健康史、目前用药史、日常生活状况、家庭健康史和系统回顾,心理社会状况,女性病人还要加上成长发育史(女性病人的月经史、结婚年龄和生育史)。既往健康史中要注意问清楚病人以往健康状况如何,患过什么疾病,以及有无住院史、手术史、外伤史、传染病史、预防接种史以及有无对药物、食品和特殊物质如花粉过敏的现象。

系统回顾(以 Majory Gordon 的功能性健康型态为例):

(1)健康感知-健康管理型态:在这一型态里,主要是了解病人对自我健康的感知程度以及是否具有参与健康管理的各种行为。

(2)营养-代谢型态:本型态的重点在于了解病人平常食欲如何,食物和液体摄入的种类、性质和量,身体对摄入物的利用(代谢),以及可能影响摄入量的一些问题。

(3)排泄型态:主要是了解病人膀胱、尿道和肠道的功能,也即排便和排尿。

(4)活动-运动型态:了解病人在日常生活活动中的自理能力,也就是维持自我照顾的能力。

(5)睡眠-休息型态:了解病人日常的睡眠型态:如入睡时间、睡眠持续时间,有无入睡困难、多梦、早醒、失眠,是否借助药物或其他方式辅助入睡(安眠药、进食或听催眠的音乐)等。睡眠后精力是否充沛。

(6)认知-感知型态:在这一型态中,了解病人有无视、听、嗅、味、触、本体、疼痛感觉的异常,病人思维、记忆力、语言能力有无改变,能否正常阅读和写作,理解力如何,定向力如何,有无眩晕的感觉等。

(7)自我感知-自我概念型态:这是一个如何看待自己的问题。病人大多数时间里自我感觉如何,情绪如何;个性心理特征一方面参考病人自己的认识和评价,另一方面通过与病人交谈护士自己感知分析之后得出结论。

(8)角色-关系型态:本型态的重点是了解病人的就业情况、社交情况,家庭关系、经济情况如何,社会角色适应情况是否良好等内容。

(9)性-生殖型态:练习中可省略此部分。主要了解病人夫妻关系是否和谐等与性、生殖有关的内容。女病人还要注意月经情况。前面健康史中已经有相应的内容,因此这里不需要重复问。

（10）应对 - 应激型态：病人近期生活中有无重大改变和危机，是否存在压力及其性质、程度，病人对此压力的反应及适应程度等。对照顾自己的亲属是否满意等。

（11）价值 - 信念型态：病人有无宗教信仰，对人生价值的理解。

【资料整理】

注意所采集的资料是否完整及真实。

【书写健康评估记录】

附入院病人护理评估表书写样式，以循环系统疾病为例。

入院护理评估记录

一般资料

姓名：王某	入院日期：2017 年 6 月 10 日
性别：男	入院方式：轮椅
年龄：47 岁	病历采集日期：2017 年 6 月 10 日
职业：工人	病史陈述者：患者本人
民族：汉	可靠程度：可靠
籍贯：黑龙江	入院医疗诊断：冠心病
婚姻：已婚	主管医生：张××
文化程度：初中	责任护士：刘××
住址：黑龙江省哈尔滨市阿城区	

健康史

入院原因

主诉：反复劳累后胸痛 1 年，加重 2 天。

现病史：病人于 1 年前开始于劳累后出现胸骨后压榨样疼痛，范围约手掌大小，伴心前区及左肩部放射性疼痛和咽部紧缩感，伴出汗、乏力、恶心，略感气促，无呕吐、头晕、咳嗽、咳痰，症状持续约 10 分钟，于休息后逐渐缓解，就诊于当地医院，对症治疗后症状明显缓解后出院，出院后规律口服阿司匹林、阿乐等药物治疗。1 年间上述症状反复发作，每次发作诱因、部位、性质、持续时间无明显改变，休息或含服"硝酸甘油"后均可缓解。2 天前无明显诱因再次出现上述症状发作伴加重，疼痛性质较前剧烈，持续时间延长至半小时，发作时伴有明显胸闷，含服"硝酸甘油"仍可缓解。2 天来自觉发作频繁，呈进行性加重。为求明确诊治于今日来我院就诊，门诊以"冠心病"收入院。

日常生活型态及自理能力

健康感知 - 健康管理型态：吸烟 20 年，每天 15 支左右，饮酒 20 年，一般每天饮啤酒 1 瓶，白酒 2 ~ 3 两。无药物及毒品依赖，对自己所患疾病不太了解。

饮食型态：平时 3 餐 / 日，每餐主食 3 ~ 4 两左右，早餐以鸡蛋、咸菜、稀饭为主，午餐于单位食堂就餐，晚餐较丰盛。食欲好，喜肉食，少蔬菜，喜热食，进餐较快。无咀嚼及吞咽困难，无特殊忌口。饮水 2000ml/d 左右，以白开水为主。体重 80kg 左右，皮肤光洁，皮肤伤口易于愈合。患病后食欲尚可，3 餐 / 日，每餐 3 两左右，以米饭为主，饮水量正常。

休息与睡眠型态：平时睡眠较规律，一般晚 10 ~ 11 点就寝，早 6 点起床，夜间可连续睡眠 7 ~ 8 小时，无入睡困难、多梦、早醒等，晨起精力充沛，无午睡习惯。患病后，因担心、焦虑疾病而影响睡眠，精神萎靡，常感困倦。

排泄型态：平时小便 4～5 次 / 日，量约 2000ml/d，尿色淡黄、清亮，无尿频、尿急、尿痛、尿失禁及排尿困难。大便规律，每日于晨起后大便 1 次，为黄色软便，易于排出，量 200g 左右，无腹泻、便秘及排便困难。患病后小便次数与平时相比无变化，尿色、尿量正常；大便隔日 1 次，较干，排便稍感费力，但无须应用辅助措施。

自理能力及日常活动：平时日常活动完全自理，作为工人劳动量较大，就当是锻炼身体了，近 1 年因劳累后胸痛在单位的劳动量有所减少，日常活动可自理。本次发病后请假在家，大多时间卧床休息，家属协助进餐、如厕等。

既往史

自觉既往身体健康，高血压病史 5 年。否认高血脂、糖尿病及传染病等病史，无药物及食物过敏史，否认手术及外伤史，无疫区居住史及传染病接触史。

用药情况

规律服用降压药物拜新同。

婚育史

结婚 20 年，妻子现年 45 岁，身体健康，夫妻关系和睦。29 岁时生育一子。

家族史

父母健在，父亲曾发生心肌梗死，母亲体健，兄弟、姐妹及儿子无相同疾病及高血压、糖尿病、肺结核等病史。

心理评估

认知能力：听力、视力、味觉、触觉及嗅觉均正常；无定向力障碍，记忆力、理解力、计算力及判断力良好；语言表达主动，语音流畅，语意连贯、有逻辑性，无语言沟通障碍。

情绪状态：表情自然，言语平和，情绪焦虑，担心自己疾病加重影响自己工作。

自我概念和自尊：自述"在生活及工作上都对自己感到满意，能够受到他人尊重""现在在单位很受领导赏识，因而对自己的未来充满信心"。

对健康与疾病的理解和期望：认为"身体没有病就是健康""健康对一个人来说是最重要的""自己身体不健康，完全是因为遗传自父亲，自己吸烟、饮酒和疾病没什么关系""自己是工人，在劳动中就是锻炼身体了，所以平时没有锻炼身体的意识与习惯"。平时脾气较急躁，爱发脾气。对自己所患疾病不是很了解，很想知道加重的原因是什么。既然住了院，一切就听医生、护士的，但希望知道用的什么药？治疗过程中应注意些什么？怎样才能更快的康复？

重大应激事件及应对情况：近期无重大应激事件，但是对于劳累后胸痛发作很担心，恐惧。害怕像父亲一样心肌梗死，需要放支架，担心因为自己的病情影响工作。平时遇事多能独立处理，不愿意给妻子增加压力，遇有困难的事情多请朋友帮忙。

价值观与信仰：无任何宗教信仰。认为"自己才是一个人命运的主宰""一个人应该以乐观的态度面对生活、享受生活，善待自己、善待他人""生活不会一帆风顺，总会遇到各种困难或挫折，正是这些磨砺才使一个人逐渐成熟""家人的支持、对生活的自我追求是克服困难的力量源泉"。

社会评估

家庭关系：夫妻二人与父母同住，家庭关系和睦，妻子与父母关系融洽。患病后家人给予了极大的关心和照顾，并督促其住院诊治，妻子亲自陪同入院。病人患病后家里一些事情落在妻子身上，妻子平时工作很忙，给妻子增加了很大压力，父母年纪大了，自己住院很担心父母的照护问题。儿子在外地上学，没有告诉儿子自己生病的事情。

生活与居住环境：家庭居住条件一般，两居室。所在小区为老旧小区，小区内没有绿地、娱乐活动场所、便民健身设施及社区诊所。

工作与受教育情况：职业技术学校毕业，毕业后便分配到药厂做工人。

工作表现很好，领导重视，任务较多，在车间接触药物较多。

社交状况：性格较外向，爱交往，朋友较多，业余时间常与家人、朋友聚会或郊游等。此外，还是单位工会代表，常参与组织各种工会活动。

经济状况：家庭状况一般，住院医疗费 70% 报销，有点担心医疗费用。

文化评估：源于同种文化背景，无特殊记述。

身体评估

T 36℃　P 86次/分　R 19次/分　BP 150/90mmHg　身高 175cm　体重 80kg

一般状态：发育正常、营养良好、自动体位、神志清楚、面色红润、表情自然、眼睑无浮肿，无特殊病容。

皮肤黏膜：无苍白、发绀及黄染，皮肤弹性良好，无皮疹及出血点，无水肿，无蜘蛛痣及溃疡。

口腔：无异味，唇色红润，牙齿排列整齐，无松动及脱落，无义齿、残齿及龋齿，咬合无障碍，牙龈无红肿、溢脓及出血，舌苔红润、舌质红润、伸舌无偏曲，口腔黏膜无出血点及溃疡，咽部无充血，扁桃体正常。

颈部：颈静脉无怒张，颈动脉搏动正常，气管居中，肝颈回流征阴性。

胸廓：呈椭圆形、左右对称，未见胸壁静脉曲张，胸壁无压痛

肺部

视诊：腹式呼吸为主，节律规整，呼吸运动正常。

触诊：语颤正常，无胸膜摩擦感。

叩诊：双肺呼吸音清，肺下界位于锁骨中线第6肋间，腋中线第8肋间，肩胛线第10肋间。

听诊：呼吸节律规整，呼吸音正常，未闻及干啰音及胸膜摩擦音。

心脏

视诊：心前区无异常隆起，心尖搏动正常，心尖搏动位于左侧锁骨中线第5肋间内0.5cm。

触诊：心尖搏动正常，无心前区震颤及心包摩擦感。

叩诊：相对浊音界正常。

右(cm)	肋间	左(cm)
	II	
	III	
	IV	
	V	
锁骨中线距前正中线 8.0cm		

听诊：心率86次/分，心律齐，心音正常，无额外心音及杂音，无心包摩擦音，周围血管征阴性。

腹部

腹平软，无压痛及反跳痛，肝脾未触及。

双下肢无水肿。

辅助检查

血脂 TG 1.80mmol/L，TC 5.92mmol/L，LDL 3.25mmol/L，HDL 1.01mmol/L，BG 6.2mmol/L，cTnT 和 CK-MB 均正常。血常规正常。

心电图示: 窦性心律, Ⅱ、Ⅲ、aVF 导联出现 2 个相邻的 ST 段下移 0.3mV。

超声心动图未见明显异常。

主要护理诊断/问题

1. 疼痛: 胸痛　与心肌缺血、缺氧有关。

2. 活动无耐力　与心肌氧的供需失调有关。

3. 焦虑　与心绞痛反复发作有关。

4. 知识缺乏: 缺乏疾病相关治疗及预防相关知识。

5. 潜在并发症: 心肌梗死。

记录者　刘××

（刘国杰）

附1　部分操作项目评分标准

一、全身状态(包括生命征)、皮肤、淋巴结检查评分标准

内容	项目	分值
态度指标 (15分)	着装整齐(头发、指甲、站位)	5
	礼貌称呼, 交代检查内容和目的	5
	关心体贴被检查者, 沟通及时有效	5
操作指标 (50分)	体温: 检查有无影响测温的因素, 如进热(冷)水, 活动, 冷(热)源, 腋窝汗液等(1分), 检查体温计的汞柱是否在 36℃以下(1分), 放置, 夹紧, 10min(腋测法)后取出读数(1分), 读数后将体温计的汞柱甩到36℃以下, 放至专用消毒瓶或消毒盒(1分)	4
	呼吸: 呼吸的类型(1分), 节律(1分), 频率(1分), 深度(1分)	4
	脉搏: 脉搏的频率(1分), 节律(1分), 左右对比情况(1分)	3
	血压: 1. 病人准备　半小时前禁烟, 禁咖啡, 至少休息 5min, 取合适体位(1分) 2. 器械准备　校正血压计, 备听诊器, 检查血压计水银柱是否在"0"点(1分) 3. 缠气袖　气袖下缘距肘窝 2～3cm, 气袖中央位于肱动脉表面(1分) 4. 触肱动脉, 置听器胸件于肱动脉上(不能塞在气袖下)(1分) 5. 向气囊充气至肱动脉搏动消失后再升高 20～30mmHg(1分) 6. 缓慢放气, 双眼随汞柱下降, 平视汞柱表面, 读出血压值, 反复测量 2 次(1分) 7. 测后关闭水银柱开关, 关闭血压计, 整齐地放入存放处(1分)	7
	发育是否正常(1分), 属于何种体型(1分), 营养状态是否良好(1分)	3
	意识是否清晰(2分)	2
	有无特殊面容(1分), 表情是否自然(1分), 体位检查(1分)(自主体位, 被动体位和强迫体位)	3
	皮肤颜色、温度, 弹性等(2分), 有无出血点, 蜘蛛痣, 皮疹, 皮下结节, 瘢痕和水肿等(4分)	6
	检查顺序: 耳前、耳后(1分)、枕部(1分)、颌下(1分)、颏下(1分)、颈前、颈后(1分)、锁骨上窝(1分)、腋窝(1分)、滑车上(1分)、腹股沟(1分)、腘窝(1分); 内容: 肿大淋巴结的部位、大小、数目、质地、压痛、活动度、有无粘连、局部皮肤有无红肿、瘢痕及瘘管等	10
	检查方法: 用手指滑行触诊由浅入深触摸皮下的淋巴结是否肿大。检查时要使被检查的部位皮肤及皮下组织松弛	8
整体要求 (35分)	洗手	5
	操作熟练, 手法正确	10
	结果描述: 判断结果有无异常	10
	回答问题正确	10
总分		100

（尹凯）

二、瞳孔的评估

内容	项目		分值
态度指标 （15分）	着装整齐（头发、指甲、站位）		5
	礼貌称呼，交代检查内容和目的		5
	关心体贴被检查者，沟通及时有效		5
操作指标 （50分）	测量瞳孔直径		2.5×2
	观察双侧瞳孔是否等大等圆		2.5×2
	直接对光反射	手电光由外向内移动，直接照射瞳孔并观察瞳孔变化	5×2
	间接对光反射	用手于鼻根部隔开双眼	2.5×2
		手电光照射一侧瞳孔并观察另一侧瞳孔变化	5×2
	集合反射	头部固定，注视1m以外的示指	5
		示指逐渐向眼球方向移动至距眼球约5～10cm处	5
		观察两侧眼球和瞳孔变化	5
整体要求 （35分）	洗手		5
	操作熟练，手法正确		10
	结果描述：判断结果有无异常		10
	回答问题正确		10
总分			100

（余丽君）

三、耳的评估

内容	项目		分值
态度指标 （15分）	着装整齐（头发、指甲、站位）		5
	礼貌称呼，交代检查内容和目的		5
	关心体贴被检查者，沟通及时有效		5
操作指标 （50分）	检查耳廓	观察耳廓形态，有无畸形、结节	2.5×2
	检查外耳道	嘱被检查者头部转向右侧	2.5×2
		将左手拇指放在右侧耳屏前向外上牵拉耳廓	3.5×2
		右手持手电筒观察外耳道的皮肤及有无溢液	4×2
	检查乳突	观察乳突部皮肤情况	2.5×2
		触诊乳突部压痛	2.5×2
	粗测听力	嘱被检查者闭目，并用手指堵塞未被检测的外耳	2.5×2
		在被检查者后面以拇指与示指相摩擦	2.5×2
		自1m以外逐渐移近被检耳部，询问能否听到声音	2.5×2
整体要求 （35分）	洗手		5
	操作熟练，手法正确		10
	结果描述：判断结果有无异常		10
	回答问题正确		10
总分			100

（余丽君）

四、咽部及扁桃体评估

内容	项目	分值
态度指标 （15分）	着装整齐（头发、指甲、站位）	5
	礼貌称呼，交代检查内容和目的	5
	关心体贴被检查者，沟通及时有效	5

内容	项目	分值
操作指标 （50分）	病人取坐位	5
	头部轻微后仰	10
	用压舌板将舌前2/3与后1/3交界处迅速下压	15
	张口发"啊"音	5
	看到软腭、悬雍垂、舌腭弓、咽腭弓、扁桃体及咽后壁	15
整体要求 （35分）	洗手、物品准备齐全	5
	操作熟练，手法正确，未引起被检查者不适	10
	结果描述：判断结果有无异常	10
	回答问题正确	10
总分		100

（余丽君）

五、甲状腺触诊

内容	项目		分值
态度指标 （15分）	着装整齐（头发、指甲、站位）		5
	礼貌称呼，交代检查内容和目的		5
	关心体贴被检查者，沟通及时有效		5
操作指标 （50分）	嘱病人取坐位		5
	检查时配合做吞咽动作		5
	前面触诊	一手拇指轻推环状软骨及气管向对侧	2.5×2
		另一手拇指在气管旁	2.5×2
		示指、中指在左胸锁乳头肌后缘	2.5×2
		以拇指滑动触诊来确定甲状腺状态	2.5×2
	后面触诊	左手拇指放在被检查者颈后，示、中指施压于同侧甲状软骨	2.5×2
		将甲状腺推向右侧	2.5×2
		右手拇指在被检查者右侧胸锁乳突肌后缘向前推挤甲状腺	2.5×2
		示、中指在其前缘触诊右侧甲状腺	2.5×2
整体要求 （35分）	洗手、物品准备齐全		5
	操作熟练，手法正确，未引起被检查者不适		10
	结果描述：判断结果有无异常		10
	回答问题正确		10
总分			100

（余丽君）

六、肺和胸膜的评估——触诊

内容	项目		分值
态度指标 （15分）	着装整齐（衣帽、头发、指甲、站位）		4
	礼貌称呼，交代检查内容和目的		4
	洗手，戴口罩		4
	关心体贴被检查者，沟通及时有效		3
操作指标 （50分）	肺和胸膜的触诊	前胸廓扩张度的检查：考生两手置于被检查者胸廓下面的前侧部（3分），左右手拇指分别沿两侧肋缘指向剑突（3分），拇指尖在前正中线两侧对称部位（3分），两手掌和伸展的手指置于前侧胸壁（2分）。嘱被检查者做深呼吸运动（2分），观察比较两手的动度是否一致，以此对比被检查者呼吸时两侧胸廓扩张度（2分）	15

内容		项目	分值
操作指标 （50分）	肺和胸膜的触诊	后胸廓扩张度的检查：考生将两手平置于被检查者背部，约于第十肋骨水平（2分），拇指与中线平行（2分），并将两侧皮肤向中线轻推（2分），嘱被检查者做深呼吸运动（3分），比较两手的动度是否一致（2分）	11
		语音震颤检查：①考生将左右手掌的尺侧缘或掌面轻放于被检查者两侧胸壁的对称部位（3分），告知被检查者用同等强度重复轻发"yi"长音（3分）。②自上而下（3分），从内到外（3分），两手交叉检查（3分）	15
		胸膜摩擦感检查：受检者取仰卧位（3分），令受检者反复作深慢呼吸运动（3分），检查者用手掌轻贴前胸下前侧部或腋中线第5、6肋间胸壁（3分）	9
整体要求 （35分）	洗手，脱口罩，记录		5
	操作熟练，手法正确		10
	结果描述：判断结果有无异常		8
	回答问题正确		12
总分			100

（任海蓉）

七、肺和胸膜的评估——叩诊

内容		项目	分值
态度指标 （15分）	着装整齐（头发、指甲、站位）		4
	礼貌称呼，交代检查内容和目的		4
	洗手，戴口罩		4
	关心体贴被检查者，沟通及时有效		3
操作指标 （50分）	肺脏的叩诊	间接叩诊方法：被检查者平卧，考生站其右侧（2分），考生左手中指第一节和第二节作为叩诊扳指（2分），紧贴于欲叩诊的部位上（2分），右手指自然弯曲，中指指端以垂直的方向叩诊于扳指上（2分），叩击手法正确，力量适当（2分） 双肺野叩诊：护士在左右两侧胸部对称部位进行对比叩诊（2分）。前胸叩诊板指平贴于肋间隙与肋骨平行（2分）；背部叩诊：在肩胛间区板指与脊柱平行（2分），肩胛下区板指仍需平贴于肋间隙与肋骨平行（2分）	18
		肺下界移动度叩诊：被检查者取坐位双手抱肩（3分），在平静呼吸时（3分），检查者在被检查者右肩胛线上叩出肺下界的位置（5分）。然后告知被检查者做深呼吸后在屏住呼吸的同时（3分），沿右肩胛线继续向下叩诊（3分），当由清音变为浊音时，即为肩胛线上肺下界的最低点，做标记（3分）。当检查者恢复平静呼吸后，同样先于肩胛线上叩出平静呼吸时的肺下界，嘱被检查者做深呼吸后再屏住呼吸（3分），再由下向上叩诊（3分），直至浊音变为清音时，即为肩胛线上肺下界的最高点，做标记（3分）。由此测量出最高点与最低点之间的距离（厘米）即为肺下界移动的范围（3分）两标记点的距离为肺下界移动度	32
整体要求 （35分）	洗手，脱口罩，做记录		5
	操作熟练，手法正确		10
	结果描述：判断结果有无异常		8
	回答问题正确		12
总分			100

（任海蓉）

八、肺和胸膜的评估——听诊

内容	项目		分值
态度指标 （15分）	着装整齐（头发、指甲、站位）		4
	礼貌称呼，交代检查内容和目的		4
	洗手，戴口罩		4
	关心体贴被检查者，沟通及时有效		3
操作指标 （50分）	肺脏的听诊	方法：双耳戴上听诊器耳件，紧密而适度地置于听诊部位（4分），（隔衣服叩诊应扣1分）	4
		听诊顺序：被检查者取坐位或仰卧位．张口均匀呼吸（2分） 护士用听诊器沿肺尖开始听诊（2分）．顺序应自上而下（2分），先前胸后侧胸再听背部（2分） 前胸沿锁骨中线和腋前线（2分），侧胸沿腋中线和腋后线（2分），背部沿肩胛线听诊（2分） 听诊时应在上下、左右对称部位相互对比（2分） （考生边演示边指出听诊部位）	16
		（1）肺泡呼吸音：正常肺组织上都可听到肺泡呼吸音（3分），在乳房下部和肩胛下部最强（3分），腋窝下部次之（3分），肺尖与近肺下缘区域较弱（3分） （2）支气管呼吸音：正常只在胸骨上窝（3分）、背部第6、第7颈椎（3分）及第1、第2胸椎（3分）附近可听到。（3）支气管肺泡呼吸音正常部位：胸骨两侧第1、2肋间（3分）。肩胛区第3、4胸椎水平（3分）以及肺尖前、后部的肺野部位（3分） （以上各部位考生应在被检查者身上指出具体部位才得分）	30
整体要求 （35分）	洗手，脱口罩，记录		5
	操作熟练，手法正确		10
	结果描述：判断结果有无异常		8
	回答问题正确		12
	总分		100

（任海蓉）

九、心尖搏动视诊和触诊

内容	项目		分值
态度指标 （15分）	着装整齐（头发、指甲、站位）		5
	礼貌称呼，自我介绍，交代检查内容和目的		5
	关心体贴病人（保护病人隐私）		5
操作指标 （50分）	视诊	体位端正、暴露部位	8
		切线视诊	8
		搏动位置、强弱和范围	3×3
	触诊	手掌或手掌尺侧轻放心前区	8
		示指和中指并拢，以指腹放心尖部	8
		触位置、范围、强度	3×3
整体要求 （35分）	洗手		5
	手法正确，操作熟练		10
	没引起病人的不适（暖手）		5
	结果报告：术语得当、有无异常		5
	回答问题正确（至少2个问题）		10
	总分		100

（周艳丽）

十、心脏听诊

内容	项目	分值
态度指标 （15分）	着装整齐（头发、指甲、站位）	5
	礼貌称呼，交代检查内容和目的	5
	关心体贴病人，沟通及时有效	5
操作指标 （50分）	暴露充分	4
	逆时针方向听诊5个瓣膜区	5
	二尖瓣区（心尖区）	5
	肺动脉瓣区（胸骨左缘第2肋间）	5
	主动脉瓣听诊区（胸骨右缘第2肋间）	5
	主动脉瓣第二听诊区（胸骨左缘第3、4肋间）	5
	三尖瓣区（胸骨下端近剑突左侧处）	5
	计数心率（特别指出）	10
	判断节律	6
整体要求 （35分）	洗手、物品准备齐全	5
	操作熟练，手法正确	10
	结果描述：判断结果有无异常	10
	回答问题正确（至少2个问题）	10
总分		100

（周艳丽）

十一、周围血管征评估

内容	项目		分值
态度指标 （15分）	着装整齐（头发、指甲、站位）		5
	礼貌称呼，自我介绍，交代检查内容和目的		5
	关心体贴病人（保护病人隐私）		5
操作指标 （50分）	水冲脉	将病人手臂抬高过头	2.5×2
		紧握其手腕掌面	3×2
		脉搏骤起骤降，急促有力者	8
	搏动征	手指轻压病人指甲末端	2.5×2
		甲床苍白有无随脉搏跳动而变窄继而又扩大	8
	枪击音	选择股动脉	2.5×2
		轻放听诊器胸件	2.5×2
		闻及与心跳一致短促射枪的声音	8
整体要求 （35分）	洗手、备物齐全		10
	手法正确，操作熟练		10
	结果报告：术语得当、有无异常		5
	回答问题正确（至少2个问题）		10
总分			100

（周艳丽）

十二、腹部视诊

内容	项目	分值
态度指标 （15分）	着装整齐（头发、指甲、站位）	5
	礼貌称呼，交代检查内容和目的	5
	关心体贴被检者，沟通及时有效	5

内容	项目	分值
操作指标 （50分）	暴露充分	5
	腹部的体表标志：麦氏点、胆囊点、季肋点、腹直肌外缘及腹部分区（4区法、9区法）	15
	视诊方法正确	5
	视诊主要内容：腹部外形、腹壁静脉、呼吸运动、胃肠型和蠕动波	15
	测量腹围（特别指出）	10
整体要求 （35分）	洗手、物品准备齐全	5
	操作熟练，手法正确	10
	结果描述：判断结果有无异常	10
	回答问题正确（至少2个问题）	10
总分		100

（王　艳）

十三、腹部听诊

内容	项目		分值
态度指标 （15分）	着装整齐（头发、指甲、站位）		5
	礼貌称呼，交代检查内容和目的		5
	关心体贴被检者，沟通及时有效		5
操作指标 （50分）	暴露充分		5
	肠鸣音	听诊部位包括脐周右下腹部	5
		正常肠鸣音：每分钟4～5次	5
		肠鸣音活跃、亢进	5
		肠鸣音减弱、消失	5
	振水音	听诊器放在左上腹部	5
		稍弯曲之手指在被检者上腹部作连续迅速的冲击动作	5
		听液体和胃壁撞击的声音	5
	腹部血管杂音	动脉性杂音听诊常在腹中部或腹部两侧	5
		静脉性杂音听诊常在脐周或上腹部	5
整体要求 （35分）	洗手、物品准备齐全		5
	操作熟练，手法正确，未引起被检者不适		10
	结果描述：判断结果有无异常		10
	回答问题正确（至少2个问题）		10
总分			100

（王　艳）

十四、麦氏点压痛、反跳痛评估

内容	项目	分值
态度指标 （15分）	着装整齐（头发、指甲、站位）	5
	礼貌称呼，交代检查内容和目的	5
	关心体贴被检者，沟通及时有效	5
操作指标 （50分）	暴露充分	5
	被检者体位正确	5
	麦氏点处：右髂前上棘与脐连线的中外1/3处	10
	由浅入深按压该处腹壁	5
	稍停片刻	5
	观察并询问被检者有无疼痛	5
	手指迅速上抬撤离该处	10
	再次观察被检者有无疼痛	5

内容	项目	分值
整体要求 （35分）	洗手	5
	操作熟练，手法正确	10
	结果描述：判断结果有无异常	10
	回答问题正确（至少2个问题）	10
总分		100

（王　艳）

十五、胆囊触痛评估

内容	项目	分值
态度指标 （15分）	着装整齐（头发、指甲、站位）	5
	礼貌称呼，交代检查内容和目的	5
	关心体贴被检者，沟通及时有效	5
操作指标 （50分）	暴露充分	5
	被检者体位正确	5
	评估者左手掌平放在被检者右肋部	5
	左手拇指放在胆囊压痛点（腹直肌外缘与右肋弓交界处）	10
	嘱被检者深吸气	10
	拇指由浅入深按压该处腹壁	10
	观察并询问被检者有无疼痛	5
整体要求 （35分）	洗手	5
	操作熟练，手法正确	10
	结果描述：判断结果有无异常	10
	回答问题正确（至少2个问题）	10
总分		100

（王　艳）

十六、移动性浊音评估

内容	项目	分值
态度指标 （15分）	着装整齐（头发、指甲、站位）	5
	礼貌称呼，交代检查内容和目的	5
	关心体贴被检者，沟通及时有效	5
操作指标 （50分）	暴露充分	5
	间接叩诊手法正确	10
	由脐向左中腹边缘叩诊，判断声音	5
	板指固定	5
	嘱被检者右侧卧位，再次叩诊该处，判断声音有否改变	10
	板指固定	5
	嘱被检者左侧卧位，再次叩诊该处，判断声音有否改变	10
整体要求 （35分）	洗手	5
	操作熟练，手法正确	10
	结果描述：判断结果有无异常	10
	回答问题正确（至少2个问题）	10
总分		100

（王　艳）

十七、肝脏下界触诊

内容	项目		分值
态度指标 （15分）	着装整齐(头发、指甲、站位)		5
	礼貌称呼，交代检查内容和目的		5
	关心体贴被检者，沟通及时有效		5
操作指标 （50分）	暴露充分		5
	被检者体位正确		5
	训练被检者腹式呼吸		5
	触诊手法	单/双手滑行触诊法	5
		右叶：自右髂窝沿右锁骨中线向上触诊	5
		呼气时下压腹壁	6
		吸气时手被动抬起，手指向前迎触下移的肝脏边缘	8
		向肋缘的方向滑行移动触诊	6
		左叶：沿前正中线脐部至腹上角顶端触诊	5
整体要求 （35分）	洗手、保持温暖		10
	操作熟练，动作与呼吸配合协调		5
	结果描述：判断结果有无异常		10
	回答问题正确（至少2个问题）		10
	总分		100

（王　艳）

十八、浅反射评估

内容	项目		分值
态度指标 （15分）	着装整齐(头发、指甲、站位)		5
	礼貌称呼，自我介绍，交代检查内容和目的		5
	关心体贴病人(保护病人隐私)，沟通及时有效		5
操作指标 （50分）	角膜反射	备好棉花纤维	5
		触及角膜外缘	5×2
	腹壁反射	充分暴露	4
		放松腹部	5
		由外向内	2
		上、中、下3个部位，左右对比	3×3
	跖反射	固定踝部	5
		足底外侧至小趾跟部转内侧，左右对比	5×2
整体要求 （35分）	洗手，备物齐全		10
	手法正确，操作熟练		
	结果报告：判断结果有无异常		10
	回答问题正确（至少2个问题）		10
	总分		100

（荣　芳）

十九、上肢深反射评估

内容	项目	分值
态度指标 （15分）	着装整齐(头发、指甲、站位)	5
	礼貌称呼，自我介绍，交代检查内容和目的	5
	关心体贴病人(保护病人隐私)，沟通及时有效	5

内容		项目	分值
操作指标 （50分）	肱二头肌反射	叩诊锤的使用	5
		自然放松（肘部屈曲），拇指位于肱二头肌肌腱上	5
		叩击拇指甲，左右对比	5×2
	肱三头肌反射	自然放松（肘部屈曲）	5
		叩击鹰嘴上方1.5~2.0cm，左右对比	5×2
	桡反射	托腕部，使腕关节自然下垂	5
		叩击桡骨茎突上方或桡骨茎突上4~5cm	5×2
整体要求 （35分）		洗手，备物齐全	10
		手法正确，操作熟练	5
		结果报告：判断结果有无异常	10
		回答问题正确（至少2个问题）	10
总分			100

（荣　芳）

二十、病理反射评估

内容		项目	分值
态度指标 （15分）		着装整齐（头发、指甲、站位）	5
		礼貌称呼，自我介绍，交代检查内容和目的	5
		关心体贴病人（保护病人隐私），沟通及时有效	5
操作指标 （50分）	Babinski征	固定踝部	2
		足底外侧至小趾跟部转内侧	4
		左右对比	2×2
	Oppenheim征	拇指和示指沿胫前自上而下	6
		左右对比	2×2
	Gordon征	适度力量挤压腓肠肌	6
		左右对比	2×2
	Chaddock征	竹签由外踝下方划至足背外侧	6
		左右对比	2×2
	Hoffmann征	左手握住被检者腕关节处，右手示指和中指夹住病人中指	2
		稍向上提	2
		急速弹刮病人中指指甲，左右对比	3×2
整体要求 （35分）		洗手，备物齐全	10
		手法正确，操作熟练	5
		结果报告：判断结果有无异常	10
		回答问题正确（至少2个问题）	10
总分			100

（荣　芳）

二十一、脑膜刺激征评估

内容	项目	分值
态度指标 （15分）	着装整齐（头发、指甲、站位）	5
	礼貌称呼，自我介绍，交代检查内容和目的	5
	关心体贴病人（保护病人隐私），沟通及时有效	5

内容		项目	分值
操作指标 （50分）		平卧位,去枕	5
	颈强直	嘱病人下肢自然伸直,颈部放松	2
		评估者左手托住病人枕部	2
		被动做屈颈动作或左右转头	4
	Brudzinski 征	双下肢自然伸直	4
		评估者一手托病人枕部,一手置于胸前,使头屈曲	3×3
		观察双膝关节与髋关节	4
	Kernig 征	双下肢自然伸直	4
		将病人一侧髋关节和膝关节屈成直角	4×2
		用手抬高小腿伸膝,速度不可过快	4
		询问或观察病人有无疼痛	4
整体要求 （35分）		洗手	5
		手法正确,操作熟练	10
		结果报告:判断结果有无异常	10
		回答问题正确(至少2个问题)	10
总分			100

（荣　芳）

附2　各部分评估作业

一、一般状态、皮肤、淋巴结、头颈部评估

一般状态　体温　　℃　脉搏　　次/分　呼吸　　次/分　血压　　/mmHg（kPa）

发育:正常　不良　　　营养:良好　中等　不良　恶病质

面容:无病容　急性　慢性病容　其他:

表情:自如　痛苦　忧虑　恐惧　淡漠　其他:

体位:自主　半卧位　其他(　　)　步态:正常　不正常(　　　　)

意识:清楚　嗜睡　模糊　昏睡　昏迷　谵妄　**配合评估**:合作　不合作

皮肤黏膜

颜色:正常　潮红　苍白　发绀　黄染　色素沉着

皮疹:无　有　　（类型及分布　　　　　　　　　　　　）

皮下出血:无　有　　（类型及分布　　　　　　　　　　）

毛发分布:正常　多毛　稀疏　脱落　（部位　　　　　　　）

温度与湿度:正常　冷　干　湿　弹性:正常　减退

水肿:无　有　　（部位及程度　　　　）肝掌:无　有

蜘蛛痣:无　有　　（部位　　数目　　）其他:

淋巴结　全身浅表淋巴结:无肿大　肿大　（部位及特征　　　　　　　　）

头部

头颅 头围： cm正常 畸形：无 有（尖颅 方颅）

其他异常：压痛 包块 （部位 ）

眼 眼睑：正常 水肿 下垂 倒睫 结膜：正常 苍白 充血 出血

眼球：正常 突出 下陷 震颤 运动 障碍（左 右 ）

巩膜：黄染：无 有 角膜：正常 异常（左 右 ）

瞳孔：等圆 等大 左 mm，右 mm不等： 左 mm，右 mm

对光反射 正常 迟钝（左 右 ）消失（左 右 ）

耳 耳廓：正常 畸形 其他： （左 右 ）

外耳道分泌物：无 有 （左 右 性质 ）乳突压痛：无 有 （左 右 ）

听力粗测障碍：无 有 （左 右）

鼻 外形：正常 异常（ ）其他异常：无 有 （鼻翼扇动 鼻塞分泌物 ）

鼻旁窦压痛 无 有 （部位： ）

口唇 红润 发绀 苍白 疱疹 皲裂

黏膜：正常 异常 （苍白出血点 ）

腮腺导管开口：正常 异常 （肿胀 脓性分泌物 ）

舌：正常 异常 （舌苔 伸舌震颤 向左 右偏斜 ）

齿龈：正常 肿胀 溢脓 出血 色素沉着 铅线

齿列：齐 缺牙 龋齿 义牙

扁桃体：正常 肿大 度 咽：正常 异常（充血、水肿、分泌物）声音：正常 嘶哑

颈部 强直：无 有 颈静脉：正常 充盈 怒张 气管：正中 偏移 （向左 向右）

甲状腺 正常 肿大 度 对称 侧为主：弥漫性 结节性：质软 质硬

其他异常：无 有 （压痛 震颤 血管杂音）

二、胸部评估

胸廓： 正常 桶状胸 扁平胸 鸡胸 漏斗胸

膨隆或凹陷（左 右 ） 胸壁压痛 无 有（部位 ）

乳房： 正常 对称 异常：左 右（男乳女化 包块 压痛 乳头分泌物）

肺

视诊： 呼吸运动 正常 异常： 左 右（增强 减弱 ）呼吸频率 次／分

呼吸类型：腹式 胸式 肋间隙 正常 增宽 变窄（部位： ）

触诊： 语颤 正常 异常：左 右（增强 减弱） 胸膜摩擦感 无 有（部位 ）

胸廓扩张度：正常 异常：左 右（增强 减弱）

皮下捻发感 无 有（部位： ）

叩诊： 正常清音 异常叩诊音 浊音 实音 过清音 鼓音

肺下界 移动度：右 cm，左 cm

听诊： 呼吸 规整 不规整

呼吸音 正常 异常（性质、部位描写： ）

啰音 无 有 干性：鼾音 哨笛音 湿性：大 中 小水泡音

捻发音（部位 ）

语音共振　正常　异常:减弱　增强(部位:　　　　　　　　)

胸膜摩擦音　无　有(部位:　　　)

三、心脏评估

视诊:心前区隆起　无　有　心尖搏动　正常　未见　增强

心尖搏动位置　正常　移位（距左锁骨中线内　外　　cm）

其他部位搏动　无　有(部位:　　　　　　　　　)

触诊:心尖搏动　正常　增强　抬举感　触不清

震颤　无　有(部位　　　　　时期　　　　　　)

心包摩擦感　无　有

叩诊:相对浊音界:正常　缩小　　扩大

右(cm)	肋间	左(cm)
	II	
	III	
	IV	
	V	
左锁骨中线距前正中线 （cm）		

心音　S_1正常　增强　减弱　分裂

S_2正常　增强　减弱　分裂

S_3无　有

额外心音　无　奔马律(舒张期　　　收缩期前　　重叠)开瓣音　其他

杂音　无　有(具体描述　　　　　　　　　　　　)

心包摩擦音　有　无

周围血管　无异常血管征　大血管枪击音　Duroziez 双重杂音　水冲脉

毛细血管搏动　脉搏短绌　奇脉　交替脉　其他

四、腹部评估

视诊	外形	正常　膨隆　蛙腹(腹围　　cm)舟状　尖腹 胃型　肠型蠕动波
	腹式呼吸	存在　消失　脐　正常　凸出　分泌物
	其他异常	无　有(腹壁静脉曲张　腹纹　手术瘢痕　疝)
听诊	肠鸣音　正常　亢进　减弱　消失	
	血管杂音　无　有(部位:　　　　　　　　　)	
触诊	柔软　腹肌紧张　部位:　　　压痛　无　有　反跳痛　无　有	
	液波震颤　无　有　振水声　无　有	
	腹部包块　无　有(部位　大小　　特征描述:　　　　　)	
	肝:未触及　可触及:大小　　cm　　剑突下　　cm特征描述:	
	胆囊:未触及　可触及:大小　　cm　压痛　无　有　Murphy征	
	脾:未触及　可触及:肋下　　cm　特征描述:	
	输尿管压痛点　无　有(部位:　　)	
叩诊	肝浊音界(存在　缩小　消失)肝上界位于右锁骨中线　　肋间	
	移动性浊音　无　有　肾区叩痛　无　有(左　　右　　)	

五、脊柱与四肢

脊柱	正常 畸形(侧 前 后凸)
部位活动度	正常 受限
棘突	正常 压痛 叩痛
四肢	正常 异常 畸形 关节红肿 关节强直 肌肉压痛 肌肉萎缩 下肢静脉曲张
部位及特征	杵状指趾

六、神经系统

腹壁反射	(正常 ↓ 0 ↑)
肌张力	(正常 ↑ ↓)
肌力	(级)
肢体瘫痪	无 有(左 右 上 下)
肱二头肌反射	左(正常 ↓ 0 ↑)右(正常 ↓ 0 ↑)
膝腱反射	左(正常 ↓ 0 ↑)右(正常 ↓ 0 ↑)
跟腱反射	左(正常 ↓ 0 ↑)右(正常 ↓ 0 ↑)
Hoffmann 征	(左 右)
Babinski 征	(左 右)
Kernig 征	(左 右)

↑表示亢进,0表示消失,↓表示减弱;阳性用"+"表示,阴性用"-"表示

附录二 北美护理诊断协会护理诊断一览表（2015—2017）

领域1：健康促进（health promotion）

老年综合征（frail elderly syndrome）

有老年综合征的危险（risk for frail elderly syndrome）

健康管理无效（ineffective health management）

有健康管理改善的趋势（readiness for enhanced health management）

家庭健康管理无效（ineffective family health management）

不依从行为（noncompliance）

缺乏娱乐活动（deficient diversional activity）

久坐的生活方式（sedentary lifestyle）

缺乏社区保健（deficient community health）

有健康行为改善的趋势（risk-prone health behavior）

健康维持无效（ineffective health maintenance）

防护无效（ineffective protection）

领域2：营养（nutrition）

肥胖（obesity）

超重（overweight）

有超重的危险（risk for overweight）

母乳喂养无效（ineffective breastfeeding）

母乳喂养中断（interrupted breastfeeding）

有母乳喂养改善的趋势（readiness for enhanced breastfeeding）

乳汁不足（insufficient breast milk）

无效性婴儿喂养型态（ineffective infant feeding pattern）

营养失调：低于机体需要量（imbalanced nutrition: less than body requirements）

有营养改善的趋势（readiness for enhanced nutrition）

吞咽障碍（impaired swallowing）

有血糖不稳定的危险（risk for unstable blood glucose level）

新生儿黄疸（neonatal jaundice）

有新生儿黄疸的危险（risk for neonatal jaundice）

有肝功能受损的危险（risk for impaired liver function）

有电解质失衡的危险（risk for electrolyte imbalance）

有体液平衡改善的趋势（readiness for enhanced fluid balance）

体液不足（deficient fluid volume）

有体液不足的危险（risk for deficient fluid volume）

体液过多（excess fluid volume）

有体液失衡的危险（risk for imbalanced fluid volume）

领域 3：排泄（elimination and exchange）

慢性功能性便秘（chronic functional constipation）

有慢性功能性便秘的危险（risk for chronic functional constipation）

排尿障碍（impaired urinary elimination）

有排尿功能改善的趋势（readiness for enhanced urinary elimination）

功能性尿失禁（functional urinary incontinence）

溢出性尿失禁（overflow urinary incontinence）

反射性尿失禁（reflex urinary incontinence）

压力性尿失禁（stress urinary incontinence）

急迫性尿失禁（urge urinary incontinence）

有急迫性尿失禁的危险（risk for urge urinary ncontinence）

尿潴留（urinary retention）

便秘（constipation）

有便秘的危险（risk for constipation）

感知性便秘（perceived constipation）

腹泻（diarrhea）

胃肠动力失调（dysfunctional gastrointestinal motility）

有胃肠动力失调的危险（risk for dysfunctional gastrointestinal motility）

排便失禁（bowel incontinence）

气体交换障碍（impaired gas exchange）

领域 4：活动 / 休息（activity/rest）

坐起障碍（impaired sitting）

站立障碍（impaired standing）

有心输出量减少的危险（risk for decreased cardiac output）

有心血管功能受损的危险（risk for impaired cardiovascular function）

失眠（insomnia）

睡眠剥夺（sleep deprivation）

有睡眠改善的趋势（readiness for enhanced sleep）

睡眠型态紊乱（disturbed sleep pattern）

有失用综合征的危险（risk for disuse syndrome）

床上活动障碍（impaired bed mobility）

躯体活动障碍（impaired physical mobility）

借助轮椅活动障碍（impaired wheelchair mobility）

移动能力障碍（impaired transfer ability）

行走障碍（impaired walking）

疲乏（fatigue）

漫游状态（wandering）

活动无耐力（activity intolerance）

有活动无耐力的危险（risk for activity intolerance）

低效性呼吸型态（ineffective breathing pattern）

心输出量减少（decreased cardiac output）

有胃肠道灌注无效的危险（risk for ineffective gastrointestinal perfusion）

有肾脏灌注无效的危险（risk for ineffective renal perfusion）

自主呼吸障碍（impaired spontaneous ventilation）

有心脏组织灌注不足的危险（risk for decreased cardiac tissue perfusion）

有脑组织灌注无效的危险（risk for ineffective cerebral tissue perfusion）

外周组织灌注无效（ineffective peripheral tissue perfusion）

有外周组织灌注无效的危险（risk for ineffective peripheral tissue perfusion）

呼吸机依赖（dysfunctional ventilatory weaning response）

持家能力障碍（impaired home maintenance）

沐浴自理缺陷（bathing self-care deficit）

穿着自理缺陷（dressing self-care deficit）

进食自理缺陷（feeding self-care deficit）

如厕自理缺陷（toileting self-care deficit）

有自理能力改善的趋势（readiness for enhanced self-care）

自我忽视（self-neglect）

领域 5：感知 / 认知（perception/cognition）

情绪控制失调（labile emotional control）

单侧身体忽视（unilateral neglect）

急性意识障碍（acute confusion）

有急性意识障碍的危险（risk for acute confusion）

慢性意识障碍（chronic confusion）

冲动控制无效（ineffective impulse control）

知识缺乏（deficient knowledge）

有知识增进的趋势（readiness for enhanced knowledge）

记忆功能障碍（impaired memory）

有沟通增进的趋势（readiness for enhanced communication）

语言沟通障碍（impaired verbal communication）

领域 6：自我感知（self-perception）

有希望增强的趋势（readiness for enhanced hope）

无望感（hopelessness）

有个人尊严受损的危险（risk for compromised human dignity）

自我认同紊乱（disturbed personal identity）

有自我认同紊乱的危险（risk for disturbed personal identity）

有自控能力增强的趋势（readiness for enhanced self-control）

长期低自尊（chronic low self-esteem）

有长期低自尊的危险（risk for chronic low self-esteem）

有情境性低自尊的危险（risk for situational low self-esteem）

情境性低自尊（situational low self-esteem）

体像紊乱（disturbed body image）

领域7：角色关系（role relationships）

照顾者角色紧张（caregiver role strain）

有照顾者角色紧张的危险（risk for caregiver role strain）

养育功能障碍（impaired parenting）

有养育功能改善的趋势（readiness for enhanced parenting）

有养育功能障碍的危险（risk for impaired parenting）

有依附关系受损的危险（risk for impaired attachment）

家庭运作过程失常（dysfunctional family processes）

家庭运作过程改变（interrupted family processes）

有家庭运作过程改善的趋势（readiness for enhanced family processes）

关系无效（ineffective relationship）

有关系改善的趋势（readiness for enhanced relationship）

有关系无效的危险（risk for ineffective relationship）

父母角色冲突（parental role conflict）

无效性角色行为（ineffective role performance）

社会交往障碍（impaired social interaction）

领域8：性（sexuality）

性功能障碍（sexual dysfunction）

性生活型态无效（ineffective sexuality pattern）

生育进程无效（ineffective childbearing process）

有生育进程改善的趋势（readiness for enhanced childbearing process）

有生育进程无效的危险（risk for ineffective childbearing process）

有母体与胎儿双方受干扰的危险（risk for disturbed maternal-fetal dyad）

领域9：应对/应激耐受性（coping/ stress tolerance）

有社区应对增强的趋势（readiness for enhanced community coping）

情绪调控受损（impaired mood regulation）

有恢复能力障碍的危险（risk for impaired resilience）

创伤后综合征（post-trauma syndrome）

有创伤后综合征的危险（risk for post-trauma syndrome）

强暴创伤综合征（rape-trauma syndrome）

迁移应激综合征（relocation stress syndrome）

有迁移应激综合征的危险（risk for relocation stress syndrome）

活动计划无效（ineffective activity planning）

有活动计划无效的危险（risk for ineffective activity planning）

焦虑（anxiety）

妥协性家庭应对（compromised family coping）

无能性家庭应对（disabled family coping）

防卫性应对（defensive coping）

应对无效（ineffective coping）

有应对增强的趋势（readiness for enhanced coping）

社区应对无效（ineffective community coping）

有家庭应对增强的趋势（readiness for enhanced family coping）

对死亡的焦虑（death anxiety）

无效性否认（ineffective denial）

恐惧（fear）

悲伤（grieving）

复杂性悲伤（complicated grieving）

有复杂性悲伤的危险（risk for complicated grieving）

有能力增强的趋势（readiness for enhanced power）

无能为力感（powerlessness）

有无能为力感的危险（risk for powerlessness）

恢复能力障碍（impaired resilience）

有恢复能力增强的趋势（readiness for enhanced resilience）

持续性悲伤（chronic sorrow）

压力负荷过重（stress overload）

颅内调适能力降低（decreased intracranial adaptive capacity）

自主反射失调（autonomic dysreflexia）

有自主反射失调的危险（risk for autonomic dysreflexia）

婴儿行为紊乱（disorganized infant behavior）

有婴儿行为调节改善的趋势 readiness for enhanced organized infant behavior）

有婴儿行为紊乱的危险（risk for disorganized infant behavior）

领域10：生活准则（life principles）

独立决策能力减弱（impaired emancipated decision-making）

有独立决策能力增强的趋势（readiness for enhanced emancipated decision-making）

有独立决策能力减弱的危险（risk for impaired emancipated decision-making）

有精神安适增进的趋势（readiness for enhanced spiritual well-being）

有决策能力增强的趋势（readiness for enhanced decision making）

抉择冲突（decisional conflict）

道德困扰（moral distress）

宗教信仰减弱（impaired religiosity）

有宗教信仰增强的趋势（readiness for enhanced religiosity）

有宗教信仰减弱的危险（risk for impaired religiosity）

精神困扰（spiritual distress）

有精神困扰的危险（risk for spiritual distress）

领域 11：安全 / 防护（safety/protection）

有角膜受损的危险（risk for corneal injury）

有尿道损伤的危险（risk for urinary tract injury）

有口腔黏膜受损的危险（risk for impaired oral mucous membrane）

有压疮的危险（risk for pressure ulcer）

有组织完整性受损（risk for impaired tissue integrity）

有体温过低的危险（risk for hypothermia）

有手术期体温过低的危险（risk for perioperative hypothermia）

有感染的危险（risk for infection）

清理呼吸道无效（ineffective airway clearance）

有误吸的危险（risk for aspiration）

有出血的危险（risk for bleeding）

有干眼症的危险（risk for dry eye）

有跌倒的危险（risk for falls）

有受伤的危险（risk for injury）

有手术期体位性损伤的危险（risk for perioperative positioning injury）

有热损伤的危险（risk for thermal injury）

牙齿受损（impaired dentition）

口腔黏膜受损（impaired oral mucous membrane）

有外周神经血管功能障碍的危险（risk for peripheral neurovascular dysfunction）

有休克的危险（risk for shock）

皮肤完整性受损（impaired skin integrity）

有皮肤完整性受损的危险（risk for impaired skin integrity）

有婴儿猝死综合征的危险（risk for sudden infant death syndrome）

有窒息的危险（risk for suffocation）

术后康复迟缓（delayed surgical recovery）

组织完整性受损（impaired tissue integrity）

有外伤的危险（risk for trauma）

有血管损伤的危险（risk for vascular trauma）

有对他人施行暴力的危险（risk for other-directed violence）

有对自己施行暴力的危险（risk for self-directed violence）

自残（self-mutilation）

有自残的危险（risk for self-mutilation）

有自杀的危险（risk for suicide）

受污染（contamination）

有受污染的危险（risk for contamination）

有中毒的危险（risk for poisoning）

有碘造影剂不良反应的危险（risk for adverse reaction to iodinated contrast media）

有过敏反应的危险（risk for allergy response）

乳胶过敏反应（latex allergy response）

有乳胶过敏反应的危险（risk for latex allergy response）

有体温失调的危险（risk for imbalanced body temperature）

体温过高（hyperthermia）

体温过低（hypothermia）

体温调节无效（ineffective thermoregulation）

领域 12: 舒适（comfort）

分娩疼痛（labor pain）

慢性疼痛综合征（chronic pain syndrome）

有孤独的危险（risk for loneliness）

舒适度减弱（impaired comfort）

有舒适增进的趋势（readiness for enhanced comfort）

恶心（nausea）

急性疼痛（acute pain）

慢性疼痛（chronic pain）

社交孤立（social isolation）

领域 13: 生长 / 发展（growth/development）

有发育迟缓的危险（risk for delayed development）

有生长比例失调的危险（risk for disproportionate growth）

索 引